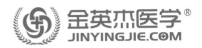

口腔执业助理医师资格考试

命题规律之专项夺分题典

口腔组织病理学　口腔解剖生理学
口腔预防医学　基础医学综合　人文医学综合

赵庆乐　主编
金英杰医学教育研究院　组织编写

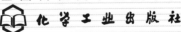

·北京·

图书在版编目（CIP）数据

口腔执业助理医师资格考试命题规律之专项夺分题典 / 赵庆乐主编；金英杰医学教育研究院组织编写. —北京：化学工业出版社，2023.5（2025.4重印）
ISBN 978-7-122-42911-7

Ⅰ.①口… Ⅱ.①赵…②金… Ⅲ.①口腔科学-资格考试-习题集 Ⅳ.①R78-44

中国国家版本馆CIP数据核字（2023）第017388号

责任编辑：杨燕玲　邱飞婵　满孝涵　　　　装帧设计：关　飞
责任校对：王鹏飞

出版发行：化学工业出版社（北京市东城区青年湖南街13号　邮政编码100011）
印　　装：天津千鹤文化传播有限公司
880mm×1230mm　1/16　印张74¾　字数2826千字　2025年4月北京第1版第5次印刷

购书咨询：010-64518888　　　　　　　　　售后服务：010-64518899
网　　址：http://www.cip.com.cn
凡购买本书，如有缺损质量问题，本社销售中心负责调换。

定　　价：259.00元（全3册）　　　　　　　　　　　　　　　　　　　　　　　版权所有　违者必究

编写人员名单

主　　编　赵庆乐

副 主 编　温　桐　苏　静　郭晓华　赵　鑫　乔　颖
　　　　　　郝立辉　杨凯丽　赵　哲　袁　媛　张　健
　　　　　　邓　斌　郭晓娇　吴泽秀　郭　楠　刘宇飞
　　　　　　夏阳丹　李　宁　马文妮　翟丹妮

编　　者　赵庆乐　温　桐　苏　静　郭晓华　赵　鑫
　　　　　　乔　颖　郝立辉　杨凯丽　赵　哲　袁　媛
　　　　　　张　健　邓　斌　郭晓娇　吴泽秀　郭　楠
　　　　　　刘宇飞　夏阳丹　李　宁　马文妮　翟丹妮
　　　　　　赵博儿　薛佳昕　闫艺文　詹　星　郭　婧
　　　　　　曲潇雪　韩凤首　汪　洋　朱　海　康怀潮
　　　　　　王一茗　王　恺　陈凤金　赵书怡　陈杨阳
　　　　　　黄晓丹　张国良　武梦洁　元子路　安　欣
　　　　　　王继昆　王　媛　刘　洋　王林未　李　智
　　　　　　王文君　要帅帅　刘冰华　马洪超　张　双
　　　　　　张　翠　刘一锦　许　丽　闫琳翘　崔　彤
　　　　　　王金珠　李　梅　马海荣　刘洋洋　王海燕
　　　　　　王　睿　杨超男　李倩倩　白晓磊　李归平
　　　　　　孟繁强　林子豪　孙　平　姚　丽　邢　丽
　　　　　　依　琳　刘金华　韩志凯　殷潮江　张　乾
　　　　　　王怀升　徐　维　宋　毅　杨丽艳　成美恩
　　　　　　胡静杰　陆艳芳

组织编写　金英杰医学教育研究院

编写说明

从 2017 年开始，国家执业（含助理）医师资格考试合格分数线固定不变，而出题难度逐年增加。与此同时，报考人数呈现逐年上升趋势。且近年来，考生学历和专业水平越发提升，考生之间的竞争也越发激烈。所以考生开始纷纷寻求高效的备考方法和配套的学习资料。但是面对着厚厚的教材，很多考生不知从何入手，不知方向、不知考点。对此，金英杰医学教育研究院根据《医师资格考试大纲》的要求和特点，研发了一套"医考四重奏"系列教辅图书，致力于打造助力医考通关、减负的图书。

"医考四重奏"系列图书中的《口腔执业助理医师资格考试 命题规律之专项夺分题典》共三册，结合老师多年的培训授课经验，精心研究，是一套考点全面、重点突出、三级解析、高效应试的参考习题。

一、聚焦考试大纲，精编高频考点

本书汇总了大量习题，全面覆盖考点，满足考生考前"刷题"需求，并且通过对最新考试大纲、相关教材和口腔执业助理医师资格考试历年真题进行分析，研究命题规律，让考生清楚了解考试方向。

二、直击真题详情，总结命题规律

透过真题研究考试方向，并总结每年命题规律，突出重点、考点，让考生精准把握，达到减负式学习。

三、体例重点突出，三级解析

金英杰医学教育研究院团队在体例设计时，打破了医学教辅类图书的单一性，设计出了更符合考生学习习惯、学习方法的体例，首创三级解析，让考生可以清楚了解每一道考题正确、错误原因，在学习过程中举一反三，融会贯通。

四、分册设计，使用高效

考虑到考生使用的方便性，金英杰医学教育研究院团队按照相关学科的关联性，将题典分为三册，打造更为精薄的习题册，方便考生随身携带、高效使用。

金英杰医学教育研究院本着对考生负责的态度，在编写过程中力求精益求精，即便如此也难免有疏漏。广大考生在使用本书过程中，如发现不足之处，欢迎及时指正。

金英杰医学教育研究院

目录

口腔组织病理学 / 001

  第一单元 口腔颌面部发育 ……………………………………………………… 003

  第二单元 牙的发育 ……………………………………………………………… 011

  第三单元 牙体组织 ……………………………………………………………… 018

  第四单元 牙周组织 ……………………………………………………………… 036

  第五单元 口腔黏膜 ……………………………………………………………… 044

  第六单元 唾液腺 ………………………………………………………………… 051

  第七单元 牙发育异常 …………………………………………………………… 054

  第八单元 龋病 …………………………………………………………………… 057

  第九单元 牙髓病 ………………………………………………………………… 061

  第十单元 根尖周炎 ……………………………………………………………… 067

  第十一单元 牙周组织疾病 ………………………………………………………… 070

  第十二单元 口腔黏膜病 …………………………………………………………… 073

  第十三单元 唾液腺疾病 …………………………………………………………… 080

  第十四单元 口腔颌面部囊肿 ……………………………………………………… 088

  第十五单元 牙源性肿瘤 …………………………………………………………… 095

  第十六单元 其他肿瘤及瘤样病变 ………………………………………………… 103

口腔解剖生理学 / 107

  第一单元 牙体解剖生理 ………………………………………………………… 109

  第二单元 𬌗与颌位 ……………………………………………………………… 141

  第三单元 口腔颌面颈部解剖 …………………………………………………… 155

  第四单元 口腔生理功能 ………………………………………………………… 194

口腔预防医学 / 207

  第一单元 绪论 …………………………………………………………………… 209

  第二单元 口腔流行病学 ………………………………………………………… 210

  第三单元 龋病预防 ……………………………………………………………… 217

  第四单元 牙周病预防 …………………………………………………………… 248

  第五单元 其他口腔疾病的预防 ………………………………………………… 255

  第六单元 自我口腔保健 …………………………………………………………… 259

第七单元　口腔健康促进 ……………………………………………………… 268

　　第八单元　特定人群的口腔保健 ………………………………………………… 275

　　第九单元　社区口腔卫生服务 …………………………………………………… 284

　　第十单元　口腔医疗保健中的感染与控制 ……………………………………… 286

基础医学综合 / 295

　　第一单元　生物化学 ……………………………………………………………… 297

　　第二单元　药理学 ………………………………………………………………… 308

　　第三单元　医学免疫学 …………………………………………………………… 317

　　第四单元　医学微生物学 ………………………………………………………… 327

人文医学综合 / 339

　　第一单元　医学心理学 …………………………………………………………… 341

　　第二单元　医学伦理学 …………………………………………………………… 348

　　第三单元　卫生法规 ……………………………………………………………… 354

　　第四单元　预防医学综合 ………………………………………………………… 367

口腔组织病理学

第一单元　口腔颌面部发育

1. 因致畸因子影响，面部突起联合失败而导致面部畸形的时间是胚胎
   A. 第 6 周和第 7 周
   B. 第 8 周和第 9 周
   C. 第 10 周和第 11 周
   D. 第 12 周和第 13 周
   E. 第 14 周和第 15 周

   【答案】A
   【解析】在本题中面部突起联合失败而导致面部畸形的时间是：第 6 周和第 7 周。

   【破题思路】面部发育起于胚胎第 3 周，终于胚胎第 8 周。在胚胎的第 6 周，面部的突起一面继续生长，一面与相邻或对侧的突起联合，故致畸因子影响面部突起生长与联合，导致面部发育异常的时间是胚胎第 6 周和第 7 周。

2. 舌弓指
   A. 第一鳃弓
   B. 第二鳃弓
   C. 第三鳃弓
   D. 第四鳃弓
   E. 第五鳃弓

   【答案】B
   【解析】在本题中舌弓是：第二鳃弓。
   A 选项——第一鳃弓最大，称为下颌弓。
   B 选项——第二鳃弓称舌弓。
   C 选项——第三对鳃弓称舌咽弓。
   D 选项——第四对鳃弓与 E 选项——第五鳃弓均无特别的名称。

   【破题思路】第一对鳃弓最大，称为下颌弓；第二对鳃弓称为舌弓；第三对鳃弓称为舌咽弓，其余两对无特别的名称。

3. 与面部发育相关的突起不包括
   A. 球状突
   B. 前腭突
   C. 侧鼻突
   D. 上颌突
   E. 下颌突

   【答案】B
   【解析】在本题中与面部发育不相关的是：前腭突，故答案是 B。
   A 选项——球状突，胚胎第 5 周，中鼻突生长迅速，其末端出现两个球状突。
   B 选项——前腭突不参与面部的发育。
   C 选项——侧鼻突，胚胎第 4 周，额鼻突分为三个突起即中鼻突和两侧的侧鼻突。
   D 选项——上颌突，胚胎约第 24 天时，在下颌突两端的上缘，又长出两个圆形隆起，此即上颌突。
   E 选项——下颌突，胚胎第 3 周时，在前脑的下端出现额鼻突。额鼻突的下方是第一鳃弓，即下颌突。

   【破题思路】

   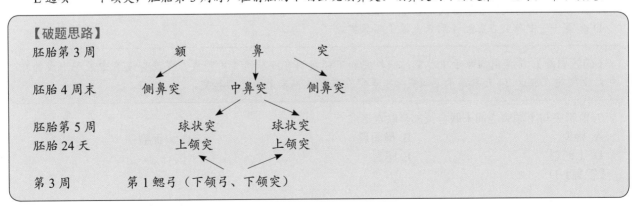

4. 不参与舌发育的鳃弓是
A. 第一鳃弓　　　　　　　　B. 第二鳃弓　　　　　　　　C. 第三鳃弓
D. 第四鳃弓　　　　　　　　E. 第五鳃弓

【答案】E

【解析】在本题中不参与舌的发育的是：第五鳃弓。

A 选项——第一鳃弓称下颌弓，形成侧舌隆突和奇结节。

B 选项——第二鳃弓称舌弓，形成联合突。

C 选项——第三鳃弓称舌咽弓，与 D 选项——第四鳃弓形成鳃下隆起。

E 选项——第五鳃弓无特别的名称，不参与舌的发育。

【破题思路】舌体发育自第一、二、三、四鳃弓，其中第一鳃弓形成两侧对称的侧舌隆突和侧舌隆突稍下方中线处的奇结节，形成舌体（被覆外胚层上皮）。第二鳃弓的联合突和第三、四鳃弓形成的鳃下隆起形成舌根（被覆内胚层上皮）。舌体与舌根联合形成舌，联合线处形成的浅沟称界沟。第五鳃弓形成即很快消失，不参与舌的发育。

5. 上颌突与下颌突联合过多将形成
A. 小口畸形　　　　　　　　B. 大口畸形　　　　　　　　C. 横面裂
D. 斜面裂　　　　　　　　　E. 侧鼻裂

【答案】A

【解析】在本题中上颌突与下颌突联合过多是：小口畸形。

A 选项——小口畸形——上颌突与下颌突联合过多导致。

B 选项——大口畸形——上颌突与下颌突联合过少导致。

C 选项——横面裂——上颌突与下颌突未联合或部分联合导致（口角至耳屏前）。

D 选项——斜面裂——上颌突与侧鼻突未联合或部分联合导致（上唇沿鼻翼基部至眼睑下缘）。

E 选项——侧鼻裂——侧鼻突与中鼻突之间发育不全，在鼻部形成纵行的侧鼻裂。

【破题思路】

面裂	成因
横面裂	上、下颌突未联合或部分联合
斜面裂	上颌突及外侧鼻突未联合

6. 前腭突起源于
A. 额鼻突　　　　　　　　　B. 上颌突　　　　　　　　　C. 中鼻突
D. 侧鼻突　　　　　　　　　E. 下颌突

【答案】C

【解析】在本题中前腭突起源是：中鼻突。

A 选项——额鼻突和 E 选项——下颌突均在胚胎第 3 周形成，是面部发育中最早形成的突起。

B 选项——上颌突在胚胎 24 天来源于下颌突。

C 选项——前腭突胚胎第 6 周来源于中鼻突。

D 选项——中鼻突在胚胎 4 周末来源于额鼻突。

【破题思路】前腭突来源于中鼻突；额鼻突和下颌突均在胚胎第 3 周形成，是面部发育中最早形成的突起；上颌突在胚胎 24 天来源于下颌突；中鼻突在胚胎 4 周末来源于额鼻突。

7. 前腭突与上颌突之间未联合或部分联合形成
A. 唇裂　　　　　　　　　　B. 横面裂　　　　　　　　　C. 斜面裂
D. 上颌裂　　　　　　　　　E. 腭裂

【答案】D

【解析】在本题中前腭突与上颌突之间未联合或部分联合形成的是：上颌裂。

A 选项——唇裂——球状突和上颌突未联合或部分联合形成唇裂（多见于上唇）。

B 选项——横面裂——上颌突和下颌突未联合或部分联合将发生横面裂（口角至耳屏前），联合过多——小口畸形；联合过少——大口畸形。

C 选项——斜面裂——上颌突和侧鼻突未联合或部分联合形成斜面裂（上唇沿鼻翼至眼睑下缘）。

D 选项——上颌裂——前腭突与上颌突之间未联合或部分联合。

E 选项——腭裂——两侧侧腭突与鼻中隔未融合或部分融合。

【破题思路】

唇裂	成因
单侧唇裂	单侧球状突与同侧上颌突未联合或部分联合所致
双侧唇裂	双侧球状突与同侧上颌突未联合或部分联合所致
正中唇裂	两侧球状突之间未联合或部分联合 两侧下颌突在中缝处未联合

面裂	成因
横面裂	上、下颌突未联合或部分联合
斜面裂	上颌突及外侧鼻突未联合

8. 颈窦的形成是由于以下哪个鳃弓生长速度快并与颈部组织融合形成的
A. 第一鳃弓　　　　B. 第二鳃弓　　　　C. 第三鳃弓
D. 第四鳃弓　　　　E. 第五鳃弓

【答案】B

【解析】在本题中颈窦的形成是：第二鳃弓发育异常。

【破题思路】第二鳃弓生长速度快，覆盖了第二、三、四鳃沟和第三、四、五鳃弓并与颈部组织融合，形成由外胚层覆盖的腔称颈窦。颈窦在以后的发育中消失。如果未消失会形成颈部囊肿，如果囊肿与外部相通，即形成鳃瘘，开口可以在胸锁乳突肌前缘任何部位。

（第一鳃弓、第二鳃弓＝下颌弓、舌弓＝第一鳃沟）发育异常时，可在耳屏前方形成皮肤的狭窄盲管或点状凹陷，称先天性耳前窦道。如果此盲管继续向深部延伸，与鼓室相通，即为耳前瘘管。

9. 唇裂发生的原因是
A. 上颌突和下颌突未联合或部分联合
B. 中鼻突和侧鼻突未联合或部分联合
C. 上颌突和侧鼻突未联合或部分联合
D. 球状突和上颌突未联合或部分联合
E. 两侧侧腭突未融合或部分融合

【答案】D

【解析】在本题中唇裂形成的原因是：球状突和上颌突未联合或部分联合。

A 选项——上颌突和下颌突未联合或部分联合将发生横面裂（口角至耳屏前），联合过多——小口畸形；联合过少——大口畸形。

B 选项——中鼻突和侧鼻突之间未联合或部分联合，在鼻部形成纵行的侧鼻裂。

C 选项——上颌突和侧鼻突未联合或部分联合形成斜面裂（上唇沿鼻翼至眼睑下缘）。

D 选项——球状突和上颌突未联合或部分联合形成唇裂（多见上唇）。

E 选项——两侧侧腭突与鼻中隔未融合或部分融合形成腭裂。

【破题思路】

腭裂	成因
腭裂	两个侧腭突之间及其与鼻中隔之间未融合或部分融合
上颌裂	前腭突与上颌突之间未联合或部分联合所致

续表

唇裂	成因
单侧唇裂	单侧球状突与同侧上颌突未联合或部分联合所致
双侧唇裂	双侧球状突与同侧上颌突未联合或部分联合所致
正中唇裂	两侧球状突之间未联合或部分联合 两侧下颌突在中缝处未联合

面裂	成因
横面裂	上、下颌突未联合或部分联合
斜面裂	上颌突及外侧鼻突未联合

10. 上颌切牙由哪个突起发育完成

A. 上颌突　　　　　　　　B. 下颌突　　　　　　　　C. 球状突
D. 额鼻突　　　　　　　　E. 侧鼻突

【答案】C

【解析】在本题中上颌切牙来源是：球状突。

A 选项——上颌突——形成大部分上颌软组织、上颌骨及其上颌尖牙和磨牙。

B 选项——下颌突——形成下颌的软、硬组织。

C 选项——球状突（又称内侧鼻突）——上颌切牙。

E 选项——侧鼻突——形成鼻侧面、鼻翼、部分面颊、上颌骨额突和泪骨。

【破题思路】

起源	突起	软组织形成物	硬组织形成物
额鼻突	中鼻突 （球状突）	鼻梁、鼻尖、鼻中隔各软组织上颌切牙、牙龈、腭乳头、上唇中部	筛骨、犁骨、前颌骨、上颌切牙、鼻骨
	侧鼻突	鼻侧面、鼻翼、部分面颊	上颌骨额突、泪骨
第一鳃弓	上颌突	上唇、上颌后牙牙龈、部分面颊	上颌骨、颧骨、腭骨、上颌磨牙及尖牙
	下颌突	下唇、下颌牙龈、面颊下部	下颌骨、下颌牙

11. 神经嵴可衍化为下列细胞，除了

A. 成釉细胞　　　　　　　B. 成牙本质细胞　　　　　C. 成牙骨质细胞
D. 牙髓细胞　　　　　　　E. 牙周膜成纤维细胞

【答案】A

【解析】在本题中神经嵴不可衍化的细胞是：成釉细胞。

神经嵴的结缔组织称外胚间充质组织，它可分化形成成牙本质细胞、成牙骨质细胞、牙髓（成纤维细胞）和牙周膜（成纤维细胞）。

【破题思路】神经嵴来源于外胚层，经转化为间充质即所谓的外胚-间充质转化成外胚间充质，并将来形成牙本质、牙髓、牙骨质、牙周膜等组织器官。

12. 口咽膜破裂的时间是胚胎发育的

A. 第 2 周初　　　　　　　B. 第 2 周末　　　　　　　C. 第 3 周初
D. 第 4 周　　　　　　　　E. 第 5 周

【答案】D

【解析】在本题中口咽膜破裂时间是：胚胎第 4 周。

【破题思路】大约在胚胎第24天时，在第一鳃弓两端的上缘，又长出两个圆形隆起，此即上颌突。这时上以额鼻突、下以下颌突、两侧以上颌突为界，围成一个凹陷，称为口凹，就是未来的口腔。口凹底部与前肠之间有口咽膜相隔，第4周口咽膜破裂，口腔与前肠相通。

13．两个球状突未联合将形成
A. 单侧唇裂　　　　　　　B. 双侧唇裂　　　　　　　C. 正中唇裂
D. 斜面裂　　　　　　　　E. 颌裂
【答案】C
【解析】在本题中两个球状突未联合形成是：正中唇裂。
A选项——唇裂——球状突与上颌突未联合或部分联合（多见于上唇，单、双侧均可发生，单侧者较多见）。
C选项——正中唇裂——两个球状突未联合或部分联合。
D选项——斜面裂——侧鼻突与上颌突未联合（上唇沿鼻翼至眼睑下缘）。
E选项颌裂——上颌裂较常见。上颌裂为前腭突与上颌突未联合或部分联合所致；下颌裂为两侧下颌突未联合或部分联合所致。

14．腭裂发生于胚胎
A. 第3周　　　　　　　　B. 第6周　　　　　　　　C. 第7周
D. 第8周　　　　　　　　E. 第9周以后
【答案】E
【解析】在本题中腭裂形成的时间是：胚胎9～12周。

【破题思路】胚胎第8周，前腭突和侧腭突发生反转，胚胎9～12周逐渐发生融合和联合，此过程持续数周，如果在此期间发育受到影响，会形成腭裂。

15．患者男，3个月，自出生后发现上腭未闭合，吸母乳时从鼻孔溢出，检查见软腭完全裂开并伴有部分硬腭裂开，口鼻腔相通，该患儿的畸形是由于
A. 前腭突和侧腭突融合不全
B. 一侧侧腭突和对侧侧腭突及鼻中隔融合不全或部分融合的结果
C. 一侧上颌突和球状突融合不全
D. 前腭突与上颌突融合不全
E. 一侧侧腭突和对侧侧腭突融合不全
【答案】B
【解析】在本题中软腭完全裂开并伴有部分硬腭裂开，腭裂形成是：一侧侧腭突和对侧侧腭突及鼻中隔融合不全或部分融合。
A选项——前腭突和侧腭突融合不全导致腭裂（不会伴有软腭的完全裂开）。
B选项——一侧侧腭突和对侧侧腭突及鼻中隔融合不全或部分融合腭裂（伴软腭完全裂开）。
C选项——一侧上颌突和球状突联合不全导致唇裂。
D选项——前腭突与上颌突联合不全导致上颌裂。
E选项——一侧侧腭突和对侧侧腭突融合不全导致腭裂（不伴有口鼻腔完全相通）。

16．斜面裂形成的原因是
A. 中鼻突与侧鼻突未联合或联合不全　　　B. 侧鼻突与上颌突未联合或联合不全
C. 中鼻突与上颌突未联合或联合不全　　　D. 上颌突与下颌突未联合或联合不全
E. 上颌突与球状突未联合或联合不全
【答案】B
【解析】在本题中斜面裂形成是：侧鼻突与上颌突未联合或联合不全。
A选项——中鼻突与侧鼻突未联合或联合不全，在鼻部形成纵行的侧鼻裂。
B选项——侧鼻突与上颌突未联合或部分联合将发生斜面裂（上唇沿鼻翼至眼睑下缘）。
D选项——上颌突与下颌突未联合或部分联合导致横面裂（口角至耳屏前）。
E选项——上颌突与球状突未联合或联合不全导致上唇唇裂。

17. 上颌尖牙来源于哪个突起
    A. 上颌突　　　　　　　　　B. 下颌突　　　　　　　　　C. 球状突
    D. 鼻突　　　　　　　　　　E. 侧鼻突
    【答案】A
    【解析】在本题中上颌尖牙的来源是：上颌突。

18. 原始口腔在第4周时是由以下哪组突起形成的
    A. 上颌突、下颌突和额鼻突　　　　　B. 中鼻突、侧鼻突和上颌突
    C. 中鼻突、侧鼻突和下颌突　　　　　D. 球状突、侧鼻突和上颌突
    E. 球状突、上颌突和下颌突
    【答案】A
    【解析】在本题中胚胎第4周原口形成是：上颌突、下颌突和额鼻突。

    【破题思路】在胚胎第4周，下颌突两侧的上方区域的间充质细胞增殖活跃，长出两个分支状突起，称上颌突，此时在额鼻突、上颌突和下颌突的中央，形成一个凹陷，称为原始口腔。

19. 侧腭突来源于
    A. 上颌突　　　　　　　　　B. 下颌突　　　　　　　　　C. 侧鼻突
    D. 球状突　　　　　　　　　E. 中鼻突
    【答案】A
    【解析】在本题中侧腭突来源于是：上颌突。

    【破题思路】腭主要由两个前腭突和两个侧腭突发育而来。前腭突（又称原发腭突）来自中鼻突，侧腭突（又称继发腭突）来自上颌突。

20. 面部的发育来自
    A. 第一鳃弓和额鼻突衍化出的面突　　　B. 第二鳃弓和额鼻突衍化出的面突
    C. 第三鳃弓和额鼻突衍化出的面突　　　D. 第四鳃弓和额鼻突衍化出的面突
    E. 第五鳃弓和额鼻突衍化出的面突
    【答案】A
    【解析】在本题中面部发育来自于是：第一鳃弓和额鼻突衍化出的面突。

    【破题思路】口腔颌面部发育起于胚胎第3周，在胚胎第3周，在前脑下端出现的一个突起称额鼻突，在额鼻突两侧的下方出现第一鳃弓（下颌弓）。

21. 耳屏前形成的皮肤盲管可能是由于
    A. 第一鳃沟发育异常　　　　　B. 第三鳃弓发育异常
    C. 第三鳃沟发育异常　　　　　D. 第四鳃弓发育异常
    E. 面突发育异常
    【答案】A
    【解析】在本题中耳屏前盲管形成是：第一鳃沟发育异常。

    【破题思路】（第一鳃弓、第二鳃弓＝下颌弓、舌弓＝第一鳃沟）发育异常时，可在耳屏前方形成皮肤的狭窄盲管或点状凹陷，称先天性耳前窦道。如果此盲管继续向深部延伸，与鼓室相通，即为耳前瘘管。

22. 口腔颌面部发育基本上在哪期发育完成
    A. 受孕后1周　　　　　　　　B. 受孕后2周　　　　　　　　C. 受孕后10周
    D. 受孕后3～8周　　　　　　E. 受孕后9周
    【答案】D
    【解析】在本题中颌面部发育时期是：胚胎3～8周。

【破题思路】

第一时期	增殖期	0～2周
第二时期	胚胎期	3～8周（面部发育周期）
第三时期	胎儿期	9周开始至出生

（23～25题共用备选答案）

A. 胚胎第6周末   B. 胚胎第4周   C. 胚胎第10周
D. 胚胎第6～7周   E. 胚胎第7～8周

23. 原始口腔的下颌突是在
24. 侧腭突形成于
25. 面部各突起联合融合完成，面部初具人形

【答案】 B、A、E

【解析】 原始口腔胚胎第4周——由上颌突、下颌突和额鼻突形成；侧腭突形成于第六周末（7周）；面部发育始于胚胎第3周，终于胚胎第8周。

【破题思路】 原始口腔胚胎第3周——原口的上界为额鼻突，下界为心脏膨大，两侧为第一鳃弓（下颌突）。

前腭突胚胎第6周，侧腭突形成于第六周末（7周）。

面部发育始于胚胎第3周，终于胚胎第8周。

（26～29题共用备选答案）

A. 侧鼻裂   B. 横面裂   C. 单侧唇裂
D. 上唇正中裂   E. 下唇唇裂

26. 上颌突与下颌突未联合或部分联合
27. 侧鼻突与中鼻突之间发育不全
28. 两侧下颌突未联合
29. 一侧球状突与上颌突未联合或部分联合

【答案】 B、A、E、C

【解析】

A 选项——侧鼻裂——侧鼻突与中鼻突之间发育不全。
B 选项——横面裂——上颌突与下颌突未联合或部分联合。
C 选项——单侧唇裂——一侧球状突与上颌突未联合或部分联合。
D 选项——上唇正中裂——球状突和球状突未联合。
E 选项——下唇唇裂——两侧下颌突未联合。

【破题思路】

侧鼻裂	侧鼻突与中鼻突之间发育不全
横面裂	上颌突与下颌突未联合或部分联合
单侧唇裂	一侧球状突与上颌突未联合或部分联合
上唇正中裂	两个球状突未联合
下唇唇裂	两侧下颌突未联合

30. 甲状舌管开始退化的时间在

A. 胚胎第3周   B. 胚胎第7周   C. 胚胎第8周
D. 生后第3周   E. 胚胎第9周

【答案】 B

【解析】 在本题中甲状舌管退化的时间是：胚胎第6周末、第7周。

胚胎第7周甲状舌管增生至颈部甲状软骨处，迅速发育成甲状腺。甲状腺形成后甲状舌管开始退化。

【破题思路】胚胎第4周此上皮沿中线向深部增生，形成管状上皮条索，称甲状舌管。

胚胎第7周甲状舌管增生至颈部甲状软骨处，迅速发育成甲状腺。

甲状腺形成后，甲状舌管与表面失去联系，在舌背部留下一浅凹，即舌盲孔。

31. 口腔颌面部发育中发生融合的部位是

A. 人中　　　　　　　　B. 口角　　　　　　　　C. 腭部
D. 舌　　　　　　　　　E. 下颌

【答案】C

【解析】在本题中融合发生的部位是：腭部。

A 选项——人中——两球状突联合。

B 选项——口角——上颌突和下颌突联合终点。

C 选项——腭部——两个侧腭突融合。

D 选项——舌——两个侧舌隆突联合覆盖奇结节——舌前2/3，联合突（2、3、4鳃弓）——舌后1/3。

E 选项——下颌——两侧下颌突联合。

【破题思路】人中、口角、舌、下颌在口腔颌面部发育中发生联合。

（32～36题共用备选答案）

A. 中鼻突可形成　　　　B. 侧鼻突可形成　　　　C. 上颌突可形成
D. 下颌突可形成　　　　E. 球状突可形成

32. 前颌骨

33. 人中

34. 上颌骨额突

35. 下颌骨

36. 腭骨

【答案】A、E、B、D、C

【解析】

A 选项——中鼻突——前颌骨。

B 选项——侧鼻突——上颌骨额突。

C 选项——上颌突——腭骨。

D 选项——下颌突——下颌骨。

E 选项——球状突——人中。

第二单元 牙的发育

1. 牙发育时，X线片上最先出现的是
   A. 牙骨质
   B. 牙本质
   C. 釉质
   D. 低密度牙髓影
   E. 圆形密度低的牙囊影

【答案】E

【解析】在本题中牙发育时，X线片上最先出现的是：圆形密度低的牙囊影。

牙囊起源于外胚间充质，是包绕在成釉器外围的一层致密的结缔组织，在牙齿发育及萌出过程中，牙囊细胞在上皮根鞘及牙乳头细胞的诱导下分化形成成牙骨质细胞、成纤维细胞及成骨细胞，分泌牙骨质基质、胶原纤维、骨基质，最终形成牙周组织。所以牙发育时，X线片上最先出现的是圆形密度低的牙囊影。

> 【破题思路】牙发育时，X线片上最先出现的是：圆形的低密度的牙囊影。最早出现的牙体硬组织是：牙本质。

2. 钟状期的成釉器由几层细胞构成
   A. 2
   B. 3
   C. 4
   D. 5
   E. 6

【答案】C

【解析】在本题中钟状期成釉器是：4层。

成釉器钟状期由外到内四层细胞：

外釉上皮层：细胞立方状。

星网状层：营养和缓冲作用。

中间层：在内釉上皮与星网状层之间有2～3层扁平细胞，碱性磷酸酶活性，与釉质的形成有关。

内釉上皮层：呈高柱状，可形成牙釉质。

> 【破题思路】钟状期成釉器由外釉上皮层、内釉上皮层、星网状层、中间层四层细胞组成。

3. 形成侧支根管的原因是
   A. 上皮根鞘连续性受到破坏
   B. 上皮隔的位置发生改变
   C. 根分叉处上皮根鞘的舌侧突起未发生融合
   D. 上皮根鞘的上皮在规定时间内没有断裂
   E. 上皮根鞘的上皮与牙根未形成角度

【答案】C

【解析】在本题中根分叉处上皮根鞘的舌侧突起未发生融合会形成副根管。

上皮根鞘连续性受到破坏，形成了侧支根管。上皮根鞘在规定时间没有断裂，形成牙骨质缺如。当根部牙本质形成时，牙囊细胞穿过断裂成网状的上皮根鞘，分化为成牙骨质细胞。剩余的上皮细胞离开牙根表面并保留在发育的牙周膜中，即牙周上皮剩余，也称马拉瑟（Malasses）上皮剩余。

> 【破题思路】上皮根鞘连续断裂则形成侧支根管。
> 牙本质形成后不断形成牙本质过敏。
> 上皮根鞘残留在牙周膜中称Malasses上皮剩余。

4. 可进一步分化为成牙本质细胞的结构是
   A. 牙囊
   B. 成釉器
   C. 牙板
   D. 牙乳头
   E. 前庭板

【答案】D

【解析】在本题中牙乳头分化成牙本质细胞。

A选项——牙囊——来源于外胚间充质，形成牙骨质（成牙骨质细胞）、牙周膜（成纤维细胞）和固有牙槽骨（成骨细胞）。

B 选项——成釉器——来自口腔外胚层,形成牙釉质(成釉细胞)。

C 选项——牙板——胚胎第5周在颌骨的外形成一马蹄形的上皮带称原发性上皮带。胚胎第7周,这一上皮带向深层生长,并分叉为两个:向唇(颊)方向生长的上皮称前庭板——前庭沟;向舌(腭)方向生长的上皮称为牙板(目的形成成釉器)。

D 选项——牙乳头——来源于外胚间充质,形成牙髓(成纤维细胞)和牙本质(成牙本质细胞)。

E 选项——前庭板——胚胎第5周在颌骨的外形成一马蹄形的上皮带称原发性上皮带。胚胎第7周,这一上皮带向深层生长,并分叉为两个:向唇(颊)方向生长的上皮称前庭板——前庭沟;向舌(腭)方向生长的上皮称为牙板(目的形成成釉器)。

【破题思路】成釉器——外胚层——牙釉质。

牙乳头——外胚间充质——牙髓、牙本质。

牙囊——外胚间充质——牙周膜、固有牙槽骨、牙骨质。

5. 关于牙齿发育,错误的是
A. 牙胚由牙板及邻近的外胚间充质发育而来
B. 帽状期成釉器细胞分化为3层
C. 多根牙的形成是由上皮隔的发育所决定的
D. 最早形成的牙体组织是釉基质
E. 牙胚是在成釉器的帽状期形成的

【答案】D

【解析】在本题中牙体发育最早形成的牙体硬组织是:牙本质。

在牙体及牙周组织的形成过程中,牙本质最先开始形成,其次是牙釉质。

牙釉质和牙本质的沉积过程有严格的节律性,二者交叉进行,层层沉积。

【破题思路】牙体硬组织形成的先后顺序是:牙本质、牙釉质、牙骨质。

6. 牙板来自
A. 口腔上皮
B. 帽状期成釉器
C. 钟状期成釉器
D. 牙乳头
E. 牙囊

【答案】A

【解析】在本题中牙板来源是:原发性上皮带,故答案是:A。

A 选项——口腔上皮——上皮带继续向深层生长,很快分裂成两个部分,即向颊(唇)方向生长的上皮板称为前庭板,位于舌(腭)侧的上皮板称为牙板。

B 选项——帽状期成釉器——三层细胞:外釉上皮细胞、内釉上皮细胞、星网状层。

C 选项——钟状期成釉器——四层细胞:外釉上皮细胞、内釉上皮细胞、星网状层、中间层。

D 选项——牙乳头——形成牙本质和牙髓。

E 选项——牙囊——形成固有牙槽骨、牙骨质、牙周膜。

【破题思路】在胚胎的第5周,原发性上皮带形成。胚胎第7周,此上皮带继续向深层生长,很快分裂成两个部分,即向颊(唇)方向生长的上皮板称为前庭板,位于舌(腭)侧的上皮板称为牙板。成釉器来自牙板,牙乳头和牙囊来自外胚间充质。

7. 决定牙齿形态的重要的结构是
A. 成釉器
B. 牙囊
C. 牙乳头
D. 缩余釉上皮
E. 上皮根鞘

【答案】C

【解析】在本题中决定牙齿形态的是:牙乳头。

A 选项——成釉器——来源于外胚层,形成牙釉质。

B 选项——牙囊——来源于外胚间充质,形成牙周膜、牙骨质和固有牙槽骨。

C 选项——牙乳头——来源于外胚间充质,形成牙本质和牙髓,牙乳头决定了牙齿形状。

D 选项——缩余釉上皮——釉质发育完成后,成釉细胞、中间层细胞和星网状层与外釉上皮细胞结合,形成的一层鳞状上皮覆盖在釉小皮上,称为缩余釉上皮(结合上皮)。

E选项——上皮根鞘——内釉和外釉上皮细胞在颈环处增生，形成上皮根鞘，诱导牙乳头分化成牙本质细胞，形成根部的牙本质。

> 【破题思路】牙乳头是决定牙形态的重要因素，在牙发育的起始后期，牙形态的决定作用由牙胚上皮转至牙乳头。

8. 牙体硬组织的形成始于
A. 帽状早期　　　　　　　B. 帽状晚期　　　　　　　C. 钟状早期
D. 钟状晚期　　　　　　　E. 牙板形成期

【答案】D

【解析】在本题中牙体硬组织形成是：钟状期晚期。
成釉器钟状期由外到内四层细胞：
外釉上皮层：细胞立方状。
星网状层：营养和缓冲作用。
中间层：在内釉上皮与星网状层之间有2～3层扁平细胞，碱性磷酸酶活性，与釉质的形成有关。
内釉上皮层：低柱状转变为呈高柱状。

> 【破题思路】成釉器钟状期晚期形成牙齿硬组织；牙胚在成釉器帽状期形成。

9. 钟状晚期成釉器外釉上皮的形态特点是
A. 直线排列的低柱状细胞　　B. 直线排列的假复层柱状上皮　　C. 与牙囊组织无明显关系
D. 皱褶样排列的低立方状细胞　E. 皱褶样排列的高柱状细胞

【答案】D

【解析】在本题中成釉器外釉上皮细胞一直是：立方状。

> 【破题思路】钟状期晚期，外釉上皮由先前平整的立方状转变为低立方状并呈皱褶样排列。
> 内釉细胞：低柱状转变为高柱状。

10. 釉基质初矿化矿物质占有
A. 10%　　　　　　　　　B. 20%　　　　　　　　　C. 30%
D. 40%　　　　　　　　　E. 50%

【答案】C

【解析】在本题中釉基质形成最初矿化是：30%。
第一次矿化发生在基质分泌时，经过第一次矿化，牙釉质中无机物只能达到30%，当釉质沉积到应有的厚度时，则发生第二次矿化。最后使牙釉中的无机物达96%左右。

> 【破题思路】钟状期晚期，内釉上皮细胞分化为成釉细胞形成牙釉质，第一次矿化发生在基质分泌时，经过第一次矿化，牙釉质中无机物只能达到30%，当釉质沉积到应有的厚度时，则发生第二次矿化。最后使牙釉中的无机物达96%左右。

11. 形成牙釉质的细胞为
A. 外釉上皮细胞　　　　　B. 内釉上皮细胞　　　　　C. 星网状层细胞
D. 中间层细胞　　　　　　E. 成牙本质细胞

【答案】B

【解析】在本题中形成牙釉质的是：内釉上皮细胞。
钟状期晚期内釉上皮细胞开始分化为成釉细胞，形成牙釉质。

> 【破题思路】钟状期晚期，内釉上皮细胞分化为成釉细胞形成牙釉质。

12. 残留的牙板上皮以上皮岛或上皮团的形式存在于颌骨或牙龈中，婴儿出生不久，偶见牙龈上出现针头大小的白色突起，成为上皮珠，俗称

A. 马牙   B. 上皮隔   C. 釉小皮
D. 上皮剩余   E. 牙蕾
【答案】A
【解析】钟状期末，牙板被间充质侵入而断裂成小的上皮团块，并退化和消失，成釉器与口腔上皮分离。有时残留的牙板上皮团未能正常退化，以上皮岛或上皮团的形式残留于颌骨或牙龈中。镜下这些上皮细胞团类似于腺体，称为Serres上皮剩余。婴儿出生后不久，偶见牙龈上出现针头大小的白色突起，即角化的上皮珠，俗称马牙，可自行脱落。有时残留的上皮可形成牙源性肿瘤或囊肿。

【破题思路】牙板上皮剩余即Serres上皮剩余。婴儿出生后不久，偶见牙龈上出现针头大小的白色突起，即角化的上皮珠，俗称马牙，可自行脱落。

13. 牙发育时的上皮根鞘
A. 由内釉上皮和外釉上皮构成   B. 由内釉上皮和星网状层细胞构成
C. 由内釉上皮、中间层和外釉上皮构成   D. 由内釉上皮、星网状层和外釉上皮构成
E. 由内釉上皮，星网状层、中间层和外釉上皮构成
【答案】A
【解析】在本题中上皮根鞘是：内釉上皮细胞和外釉上皮细胞构成。
A选项——由内釉上皮和外釉上皮构成——颈环——上皮根鞘。
D选项——由内釉上皮、星网状层和外釉上皮构成——帽状期成釉器。
E选项——由内釉上皮，星网状层、中间层和外釉上皮构成——钟状期成釉器。

【破题思路】在牙发育过程中，内釉上皮和外釉上皮增生，形成颈环，再生长形成上皮根鞘。

14. 根部牙本质的形成取决于
A. 成釉器   B. 牙乳头   C. 牙囊
D. 上皮根鞘   E. 上皮隔
【答案】D
【解析】在本题中根部牙本质形成取决是：上皮根鞘。
A选项——成釉器——形成牙釉质。
B选项——牙乳头——形成牙本质和牙髓。
C选项——牙囊——形成固有牙槽骨、牙周膜、牙骨质。
D选项——上皮根鞘——诱导牙乳头形成根部的牙本质。
E选项——上皮隔——决定牙根的数目。

【破题思路】上皮根鞘决定了牙根牙本质的正常发育；牙冠发育完成后，内釉和外釉上皮增生成上皮根鞘，上皮根鞘的内侧面包围着牙乳头，分化出成牙本质细胞，进而形成根部牙本质；上皮隔决定牙根的数目。

15. 乳牙牙胚的发育约是从胚胎第几周开始的
A. 2   B. 4   C. 6
D. 8   E. 10
【答案】D
【解析】在本题中乳牙牙胚开始是：第8周。
乳牙牙胚的发育从胚胎第8周开始发生，到3岁多牙根发育完成。

【破题思路】乳牙牙胚的发育从胚胎第8周开始发生，第10周形成；恒牙牙胚在胚胎第四个月形成，恒7牙胚出生后1年形成，恒8牙胚出生后4～5岁形成。

16. 关于牙齿的发生不正确的是
A. 成釉器形成釉质   B. 牙乳头形成牙本质、牙骨质   C. 牙囊形成牙周膜
D. 牙乳头形成牙髓   E. 牙囊形成固有牙槽骨

【答案】B

【解析】在本题中牙乳头最终形成牙本质和牙髓，牙囊形成牙周膜、牙槽骨、牙骨质。

> 【破题思路】成釉器——外胚层——牙釉质。
> 牙乳头——外胚间充质——牙髓、牙本质。
> 牙囊——外胚间充质——牙周膜、固有牙槽骨、牙骨质。

17. 磨牙硬组织形成的生长中心位于
A. 牙尖　　　　　　　　B. 釉质牙本质界　　　　　　　C. 颈环
D. 根尖　　　　　　　　E. 根分叉

【答案】A

【解析】磨牙的生长中心位于牙尖处。

> 【破题思路】前牙的生长中心位于切缘和舌侧隆突的基底膜上，磨牙的生长中心位于牙尖处。

18. 下列哪种不属于牙源性上皮
A. 原发性上皮带　　　　B. 牙龈上皮　　　　　　　　　C. 缩余釉上皮
D. Malassez 上皮剩余　　E. Serre 上皮剩余

【答案】B

【解析】在本题中不属于牙源性上皮的是：牙龈上皮。

A 选项——原发性上皮带——胚胎第 5 周形成。

B 选项——牙龈上皮——有角化、有钉突。

C 选项——缩余釉上皮——釉质发育完成后，成釉细胞、中间层细胞与外釉上皮细胞结合，形成一层鳞状上皮覆盖在釉小皮上，称为缩余釉上皮。当牙齿萌出至口腔时，缩余釉上皮在牙颈部形成牙龈的结合上皮。

D 选项——Malassez 上皮剩余——断裂的上皮根鞘细胞进一步离开根面，大部分被吸收，部分可遗留在发育中的牙周膜中。

E 选项——Serre 上皮剩余——残留的牙板上皮以上皮岛或上皮团的形式存在于颌骨或牙龈中。

> 【破题思路】缩余釉上皮——釉质发育完成后，成釉细胞、中间层细胞与外釉上皮细胞结合，形成一层鳞状上皮覆盖在釉小皮上，称为缩余釉上皮。当牙齿萌出至口腔时，缩余釉上皮在牙颈部形成牙龈的结合上皮。
> Malassez 上皮剩余——断裂的上皮根鞘细胞进一步离开根面，大部分被吸收，部分可遗留在发育中的牙周膜中。
> Serre 上皮剩余——残留的牙板上皮以上皮岛或上皮珠的形式存在于颌骨或牙龈中，若残留于牙龈中，俗称马牙。

19. 牙根形成的多少取决于
A. 成釉器　　　　　　　B. 牙乳头　　　　　　　　　　C. 牙囊
D. 上皮隔　　　　　　　E. 上皮根鞘

【答案】D

【解析】在本题中上皮隔决定了牙根的数目。

A 选项——成釉器——形成牙釉质。

B 选项——牙乳头——形成牙本质和牙髓。

C 选项——牙囊——形成固有牙槽骨、牙周膜和牙骨质。

D 选项——上皮隔——内釉和外釉上皮细胞在颈环处增生，形成上皮根鞘。上皮根鞘继续生长，离开牙冠向牙髓方向呈 45°弯曲，形成上皮隔。上皮隔围成一个孔，即未来的根尖孔，以后则形成单根牙；若上皮隔向内长出几个舌状突起，突起向内生长在中央处相互融合，围成几个孔，则将来形成多根牙。

E 选项——上皮根鞘——内釉和外釉上皮细胞在颈环处增生，形成上皮根鞘，诱导牙乳头形成根部牙本质。

> 【破题思路】上皮隔决定牙根的数目；上皮根鞘决定牙根的长度和形态。

20. 上皮根鞘断裂后残留的细胞称为
A. Serre 上皮剩余　　　　　B. 缩余釉上皮　　　　　C. 牙板
D. Malassez 上皮剩余　　　E. 上皮隔
【答案】D
【解析】在本题中上皮根鞘断裂后残留的细胞是：Malassez 上皮剩余。
A 选项——Serre 上皮剩余——牙板的上皮剩余。
B 选项——缩余釉上皮——釉质发育完成后，成釉细胞、中间层细胞和星网状层与外釉上皮细胞结合，形成的一层鳞状上皮覆盖在釉小皮上。
C 选项——牙板——原发性上皮带向舌侧生长。
D 选项——Malassez 上皮剩余——上皮根鞘裂后残留的细胞离开牙根表面，并保留在发育的牙周膜中。
E 选项——上皮隔——决定牙根的数目。

【破题思路】上皮根鞘裂后残留的细胞离开牙根表面，并保留在发育的牙周膜中 Malassez 上皮剩余，被激活形成根尖周囊肿。

21. 牙体硬组织形成先后顺序正确的是
A. 牙釉质、牙本质、牙骨质　　B. 牙本质、牙釉质、牙骨质　　C. 牙骨质、牙本质、牙釉质
D. 牙本质、牙骨质、牙釉质　　E. 牙釉质、牙骨质、牙本质
【答案】B
【解析】在牙体及牙周组织的形成过程中，牙本质最先开始形成，其次是牙釉质，而且牙釉质和牙本质的沉积过程有严格的节律性，二者交叉进行，层层沉积。牙骨质、牙周膜及牙槽骨内壁形成较晚。

【破题思路】牙釉质、牙本质、牙骨质——牙齿硬组织的排序。
牙本质、牙釉质、牙骨质——牙齿硬组织的生长顺序。

22. 牙尖的数目是由什么决定的
A. 牙乳头　　　　　　　　B. 成釉器　　　　　　　C. 牙乳头和成釉器的相互诱导
D. 生长中心　　　　　　　E. 牙板
【答案】A
【解析】在本题中牙乳头决定牙齿的形态和牙尖的数目。

【破题思路】在牙的发育过程中牙乳头决定了牙齿形状和牙尖的数目。

23. 下列哪种结构可对内釉上皮细胞有营养和缓冲作用
A. 中间层细胞　　　　　　B. 星网状层细胞　　　　　C. 外釉上皮细胞
D. 釉丛　　　　　　　　　E. 釉龛
【答案】B
【解析】在本题中对内釉上皮细胞有营养和缓冲作用是：星网状层细胞。
A 选项——中间层细胞——对釉质的形成有关。
B 选项——星网状层细胞——对内釉上皮细胞有营养和缓冲作用。
C 选项——外釉上皮细胞——细胞呈立方状。
D 选项——釉丛——近釉牙本质界内 1/3 的釉质中，类似于草丛的结构。
E 选项——釉龛——充填在牙板的凹凸之间的结缔组织。

【破题思路】星网状层细胞：对内、外釉上皮细胞有营养和缓冲作用。

(24～29题共用备选答案)
A. 成釉器　　　　　　　　B. 牙乳头　　　　　　　C. 牙囊
D. 缩余釉上皮　　　　　　E. Malassez 上皮剩余

24. 形成釉质的是

25. 形成牙周膜的是
26. 上皮根鞘的残余上皮是
27. 形成牙本质的是
28. 形成牙髓组织的是
29. 形成牙骨质的是

【答案】A、C、E、B、B、C

(30~32题共用备选答案)

A. 原发上皮带　　　　　　B. 蕾状期　　　　　　C. 帽状期
D. 钟状期　　　　　　　　E. 缩余釉上皮

30. 成釉器分化成为三层——内釉上皮、外釉上皮、星网状层，应为
31. 成釉器形成釉质后缩合而成数列扁平上皮，应为
32. 成釉器分化成为四层——内釉上皮、外釉上皮、星网状层、中间层，应为

【答案】C、E、D

【破题思路】蕾状期：没有细胞分层。
帽状期：细胞分三层，即外釉上皮层、内釉上皮层和星网状层。
钟状期：细胞分四层，即外釉上皮层、内釉上皮层、星网状层和中间层。
原发性上皮带：胚胎第五周在颌骨外形形成一马蹄形上皮带。
缩余釉上皮：釉质发育完成后，成釉细胞、中间层细胞和星网状层与外釉上皮细胞结合，形成的一层鳞状上皮覆盖在釉小皮上，称为缩余釉上皮。

(33~36题共用备选答案)

A. 蕾状期成釉器　　　　　B. 帽状期成釉器　　　　　C. 牙乳头
D. 牙囊　　　　　　　　　E. 颈环

33. 在牙板最末端20个定点上，上皮细胞迅速增生，形成圆形或卵圆形的上皮芽，形状如花蕾，称为
34. 上皮芽向外胚间充质中生长，长入上皮的基底部向内凹陷，形状似帽，覆盖在球形的外胚间充质细胞凝聚区上，称为
35. 包绕成釉器和牙乳头边缘的外胚间充质细胞，密集成结缔组织层，称为
36. 在钟状期，外釉上皮和内釉上皮相连处称

【答案】A、B、D、E

【破题思路】蕾状期成釉器：形状类似花蕾。
帽状期成釉器：形状像帽子，分为三层细胞——外釉上皮细胞、内釉上皮细胞、星网状细胞。
牙乳头：形成牙本质和牙髓，决定牙的形态。
牙囊：形成牙骨质、牙周膜和固有牙槽骨。
颈环：内釉上皮细胞和外釉上皮细胞构成。

第三单元　牙体组织

1. 以下矿化程度最低的牙本质为
   A. 管周牙本质　　　　　B. 管间牙本质　　　　　C. 球间牙本质
   D. 修复性牙本质　　　　E. 继发性牙本质
   【答案】C
   【解析】在本题中矿化程度最低的牙本质是：球间牙本质。
   A 选项——管周牙本质：牙本质小管的壁，矿化程度高，纤维少。
   B 选项——管间牙本质：位于管周牙本质之间，矿化程度低，纤维多。
   C 选项——球间牙本质：钙球之间遗留未钙化的间质。
   D 选项——修复性牙本质：称第三期牙本质或反应性牙本质，在成牙本质细胞受到不等的刺激，有功能的成牙本质细胞分泌牙本质基质，继而矿化而成。
   E 选项——继发性牙本质：牙发育至根尖孔形成后，形成的牙本质（形成速度较慢）。

2. 牙本质钙化过程中，钙化团之间遗留的钙化区是
   A. 原发性牙本质　　　　B. 罩牙本质　　　　　　C. 前期牙本质
   D. 硬化牙本质　　　　　E. 球间牙本质
   【答案】E
   【解析】在本题中牙本质钙化过程中，钙化团之间遗留的钙化区是：球间牙本质。
   A 选项——原发性牙本质——牙根发育完成以前形成的牙本质。
   B 选项——罩牙本质——紧邻釉质牙本质界的最先形成的原发性牙本质。
   C 选项——前期牙本质——指刚刚形成尚未矿化的牙本质。
   D 选项——硬化牙本质——病理刺激下，牙本质小管封闭的牙本质。
   E 选项——球间牙本质——牙本质的钙化主要是球形钙化，以钙质小球为中心最后再融合而成，在牙本质钙化不良时，钙化团之间遗留一些未被钙化的间质。

   【破题思路】前期牙本质：矿化程度最低的牙本质。
   牙本质的矿化由矿质小球融合而成。牙本质矿化不良时，矿质小球之间出现一些未矿化的牙本质，称为球间牙本质。边缘呈凹形，很像许多球体之间的空隙。氟牙症及维生素 D 缺乏时更明显。

3. 牙本质小管近髓端和近表面每单位面积内数目之比是
   A. 3∶1　　　　　　　　B. 2.5∶1　　　　　　　C. 2∶1
   D. 1∶3　　　　　　　　E. 1∶2.5
   【答案】B
   【解析】在本题中牙本质小管近髓端和近表面每单位面积内数目之比是：2.5∶1。

   【破题思路】牙本质小管自牙髓表面向釉牙本质界呈放射状排列，小管近牙髓一端较粗，越向表面越细，因此牙本质在近髓侧和近表面每单位面积内小管数目之比约为 2.5∶1。

4. 釉牙骨质界正确的是
   A. 釉质和牙骨质端相接占 10%　　B. 釉质覆盖牙骨质少许占 30%　　C. 釉质覆盖牙骨质少许占 60%
   D. 牙骨质覆盖釉质少许占 60%　　E. 釉质和牙骨质分离占 30%
   【答案】D
   【解析】在本题中牙骨质覆盖釉质少许占 60%。
   釉质和牙骨质在牙颈部相接，其相接处有三种不同的情况：
   约有 60% 是牙骨质少许覆盖在釉质表面；
   约有 30% 是釉质和牙骨质端相接；
   10% 左右是二者不相接。

5. 下面有关管周牙本质的描述，不正确的为
A. 管周牙本质构成牙本质小管的壁
B. 管周牙本质矿化程度高
C. 管周牙本质含胶原纤维多
D. 在脱矿切片中，呈成牙本质细胞突起周围的环形空隙
E. 在球间牙本质和近釉牙本质界的牙本质中无管周牙本质

【答案】C

【解析】在本题中管周牙本质矿化程度高，胶原纤维少。

管周牙本质是成牙本质细胞突起周围的间质，其矿化程度高，胶原纤维少，构成牙本质小管的壁，磨片中呈环形透明带。在脱矿切片中，由于矿物盐脱失，此区域变成空的环形空隙。在球间牙本质和近釉质牙本质界处的牙本质中无管周牙本质。

【破题思路】管周牙本质：围绕成牙本质细胞突起周围的间质，构成牙本质小管的壁。
特点：矿化程度高，含胶原纤维少。

6. 在下列结构中，属于牙本质反应性改变的是
A. 继发性牙本质
B. 前期牙本质
C. 透明牙本质
D. 管周牙本质
E. 球间牙本质

【答案】C

【解析】在本题中牙本质反应性改变的是：透明牙本质。

A 选项——继发性牙本质——牙根发育完成，牙和对颌牙建立咬合关系之后形成的牙本质，形成速度较慢。

B 选项——前期牙本质——在成牙本质细胞和已经矿化的牙本质之间总有一层未矿化的牙本质（厚 10～12μm）。

C 选项——透明牙本质——牙齿受到磨损或较缓慢发展的龋刺激后，引起牙本质小管内成牙本质细胞突起发生变性，矿物质沉积封闭牙本质小管，同时其管周胶原纤维也发生变性，致使小管和周围间质的折光率没有明显差异。

D 选项——管周牙本质——成牙本质细胞突起周围的间质，其矿化程度高，构成牙本质小管的壁，磨片中呈环形透明带。在脱矿切片中，由于矿物盐脱失，此区域变成空的环形空隙。在球间牙本质和近釉质牙本质界处的牙本质中无管周牙本质。

E 选项——球间牙本质——牙本质主要是球形钙化，由很多钙化小球融合而成。在牙本质钙化不良时，钙质小球之间遗留一些未钙化的间质。氟牙症和维生素 D 缺乏时球间牙本质明显增多。

【破题思路】

反应性牙本质	
修复性牙本质（又称第三期牙本质、骨样牙本质）	在受刺激相对应地形成的牙本质
透明牙本质	成牙本质细胞突起钙化封闭小管
死区	成牙本质细胞突起溶解、分解

7. 无釉柱釉质位于
A. 近托姆斯突处
B. 釉质表层 3μm
C. 近釉质生长线处
D. 釉质最内层和表层 30μm
E. 釉质钙化程度较低处

【答案】D

【解析】在本题中釉质最内层和表层 30μm 看不到釉柱。

在近釉牙本质界最先形成的釉质和多数乳牙及恒牙表面，20～100μm 厚的釉质看不到釉柱结构。近釉牙本质界处的无釉柱釉质，是成釉细胞在最初分泌釉质时，Tomes 突尚未形成；而外层则是成釉细胞分泌活动停止及 Tomes 突退缩所致。

【破题思路】在釉质最内侧，最先形成的釉质和多数乳牙及恒牙表面 20～100μm 厚的釉质往往看不到釉柱结构。有人认为无釉质矿化程度高。

(8～10题共用备选答案)
A. 釉质周期，生长速率改变所形成的间歇线
B. 如发育期间受到障碍，则形成加重的生长线
C. 可以增强釉质对抗应力为
D. 与成釉细胞每天的周期性形成釉基质有关
E. 釉质钙化过程中的障碍
8. 釉柱横纹
9. 釉质生长线
10. 绞釉的形成
【答案】D、A、C
【解析】
A 选项——釉质周期，生长速率改变所形成的间歇线——牙釉质生长线（芮氏线）。
B 选项——如发育期间受到障碍，则形成加重的生长线——欧文线。
C 选项——可以增强釉质对抗应力为——绞釉。
D 选项——与成釉细胞每天的周期性形成釉基质有关——横纹。
E 选项——釉质钙化过程中的障碍——釉质钙化不全。

【破题思路】横纹：成釉细胞每天的周期性形成釉基质；每天沉积4μm。
釉质生长线（芮氏线）：釉质周期，生长速率改变所形成的间歇线；5～10天的釉质沉积量。
绞釉：釉质内2/3，可以增强釉质对抗应力。

11. 前期牙本质的描述不正确的是
A. 是未矿化的牙本质
B. 位于矿化牙本质内侧
C. 活髓牙中总有一层
D. 发育完成的牙比正在发育的牙厚
E. 是成牙本质细胞分泌的
【答案】D
【解析】发育完成的牙比正在发育的牙薄；前期牙本质是成牙本质细胞分泌的，在成牙本质细胞和矿化牙本质之间总有一层尚未矿化的牙本质，称前期牙本质；前期牙本质在牙本质形成活跃期最厚，随着增龄变薄。

【破题思路】前期牙本质在牙本质形成活跃期最厚，随着增龄变薄。

12. 生理情况下，牙齿发育完成以后形成的牙本质是
A. 原发性牙本质
B. 继发性牙本质
C. 修复性牙本质
D. 管间牙本质
E. 透明牙本质
【答案】B
【解析】生理情况下形成继发性牙本质，病理情况下形成修复性牙本质、透明牙本质和死区。

【破题思路】

原发性牙本质	牙发育过程中所形成的牙本质，它构成了牙本质的主体
继发性牙本质	牙根发育完成，牙和对颌牙建立了咬合关系之后形成的牙本质
修复性牙本质	也称第三期牙本质或反应性牙本质。成牙本质细胞受到不等的刺激，部分发生变性，尚有功能的成牙本质细胞一起共同分泌牙本质基质，继而矿化，形成修复性牙本质
管间牙本质	位于牙本质小管和小管之间的牙本质，纤维多，矿化低
透明牙本质	又称硬化性牙本质，成牙本质细胞突起变性，钙物盐沉着而矿化封闭小管

13. 釉质中含有机物较多的部位不包括
A. 釉质牙本质界
B. 釉梭
C. 釉板
D. 绞釉
E. 芮氏线
【答案】D

【破题思路】有些部位的釉质矿化程度低，含有机物较多，与釉质的代谢、龋的发展有一定关系。它们多构成特殊的形态，如釉质牙本质界、釉梭、釉丛、釉板和釉质生长线。釉质生长线又名芮氏线。

14. 牙髓中合成胶原纤维的细胞主要是
A. 牙髓细胞　　　　　　　　B. 成牙本质细胞　　　　　　　　C. 成骨细胞
D. 树突状细胞　　　　　　　　E. 未分化的间充质细胞

【答案】A
【解析】在本题牙髓细胞又称成纤维细胞。
A选项——牙髓细胞——牙髓的主要细胞又称成纤维细胞，合成胶原纤维。
B选项——成牙本质细胞——形成牙本质。
C选项——成骨细胞——牙周膜的细胞，形成牙槽骨。
D选项——树突状细胞——抗原呈递作用。
E选项——未分化的间充质细胞——牙髓中和牙周膜中的干细胞。

【破题思路】成纤维细胞是牙髓中的主要细胞，又称为牙髓细胞，主要功能是合成胶原。

15. 关于牙骨质的描述正确的是
A. 组织学结构与松质骨相似　　　　　　　　B. 不含血管和神经
C. 对吸收的抵抗性比骨弱　　　　　　　　　D. 无细胞牙骨质位于牙根近冠端1/3的牙本质表面
E. 不含穿通纤维

【答案】B
【解析】在本题中牙骨质内没有神经和血管。

【破题思路】牙骨质无神经、无血管。
牙骨质的组织学结构与密质骨相似，由细胞和矿化的细胞间质组成。根据有无牙骨质细胞分布可分为无细胞牙骨质和细胞牙骨质。无细胞牙骨质位于牙根近冠端2/3的牙本质表面，比较薄，主要由牙骨质层板构成，而细胞牙骨质常位于无细胞牙骨质表面及根端1/3的牙本质表面，较厚。牙骨质内不含血管，其营养供应主要依靠来自牙周膜的渗透；也不含神经，因此刮治无疼痛反应。牙骨质对吸收的抵抗性比骨强，因此在正畸治疗中，即使牙根不吸收也能在骨中移动，否则正畸治疗无法进行。细胞间质：由纤维和基质构成，有一些来自牙周膜的纤维称穿通纤维或沙比纤维（Sharpey fiber），与牙根表面垂直并穿插于其中，其作用是把牙固定于牙槽窝内。

16. 牙釉质新生线见于
A. 恒切牙　　　　　　　　B. 恒尖牙　　　　　　　　C. 恒前磨牙
D. 第一恒磨牙　　　　　　E. 第二恒磨牙

【答案】D
【解析】牙釉质新生线多见于乳牙和第一恒磨牙。

【破题思路】牙釉质新生线的形成是由于一部分牙釉质形成于婴儿出生前，一部分形成于出生后。出生时由于环境的突然改变使牙釉质的形成受到影响，因此形成了新生线。新生线见于乳牙和第一恒磨牙。

17. 关于牙本质的形成，正确的是
A. 其矿化形态是层板状钙化　　　　　　　　B. 先形成牙釉质，后形成牙本质
C. 其矿化是由牙乳头细胞完成的　　　　　　D. 牙本质基质主要是Ⅲ型胶原
E. 在成牙本质细胞层和矿化牙本质之间总有一层有机基质未矿化

【答案】E
【解析】
A选项——其矿化形态是层板状钙化——球形钙化。
B选项——先形成牙釉质，后形成牙本质——先形成牙本质，再形成牙釉质。
C选项——其矿化是由牙乳头细胞完成的——牙乳头分化的成牙本质细胞完成的。
D选项——牙本质基质主要是Ⅲ型胶原——Ⅰ型胶原。
E选项——在成牙本质细胞层和矿化牙本质之间总有一层有机基质未矿化——前期牙本质。

【破题思路】在成牙本质细胞层和矿化牙本质之间总有一层有机基质未矿化,称前期牙本质;牙本质其矿化形态是球形钙化;先形成牙本质,再形成牙釉质,最后形成牙骨质;其矿化是由牙乳头分化成牙本质细胞完成的。

18. 釉牙本质界弧形的凹面
A. 朝向牙本质　　　　　　B. 与釉质生长线平行　　　　　C. 朝向釉质
D. 与施雷格板平行　　　　E. 与釉板长轴平行
【答案】C
【解析】在本题中釉牙本质界凹面朝向是:牙釉质。

【破题思路】釉牙本质界有许多小弧线相连而成,凸向牙本质,凹向牙釉质;凸面位于牙釉质,凹面位于牙本质。

19. 釉梭多见于
A. 乳牙和第一恒磨牙　　　B. 牙尖部　　　　　　　　　　C. 新生线周围
D. 乳牙牙尖部　　　　　　E. 釉牙本质界
【答案】B
【解析】在本题中釉梭多见于是:牙尖和切缘。
A 选项——乳牙和第一恒磨牙——新生线好发。
B 选项——牙尖部——釉梭多见。
E 选项——釉牙本质界——有许多小弧线相连而成,凸向牙本质,凹向牙釉质。

【破题思路】釉梭多见于牙尖和切缘。

20. 成熟釉质中的蛋白质主要是
A. 釉原蛋白和非釉原蛋白　B. 釉丛蛋白　　　　　　　　　C. 釉蛋白
D. 成轴蛋白　　　　　　　E. 釉原蛋白和釉丛蛋白
【答案】A
【解析】在本题中釉质的蛋白质是釉原蛋白和非釉原蛋白。

【破题思路】成熟釉质中的蛋白质主要有釉原蛋白、非釉原蛋白和蛋白酶等三大类,非釉原蛋白包括釉蛋白、成釉蛋白和釉丛蛋白等。这些蛋白质的主要作用是引导牙釉质晶体的生长,也可能具有黏结晶体和釉柱的作用。

21. 关于修复性牙本质,错误的说法是
A. 沉积在髓腔内侧
B. 是牙髓牙本质生理性复合体对外界刺激的一种修复反应
C. 牙本质小管较多
D. 小管排列不规则
E. 在一定程度上遏制了牙本质龋的进展
【答案】C
【解析】修复性牙本质中牙本质小管少于正常牙本质;小管排列不规则,并有明显的弯曲,有的区域甚至没有小管(与原有牙本质界限清楚)。

【破题思路】成因——在病理情况下,如磨损、酸蚀和龋病等使牙本质暴露后,在与其相对应的髓腔壁上,新形成一些牙本质,称为修复性牙本质,也称为反应性牙本质或第三期牙本质。
特点——修复性牙本质内小管的数目大大减少,小管排列不规则,并有明显的弯曲,有的区域甚至没有小管(与原有牙本质界限清楚)。
本质——修复性牙本质的产生可以阻挡外界刺激的继续深入,是一种积极的防御反应,对牙髓有一定的保护作用。

在修复性牙本质形成过程中，成牙本质细胞常可包埋在形成很快的间质中，以后这些细胞变性，在该处遗留一空隙，很像骨组织，故有时又称为骨样牙本质。

22. 关于牙骨质错误的是
A. 组织学结构与密质骨相似　　　　　　　　B. 牙骨质细胞有许多细长的细胞质突起
C. 无细胞牙骨质一般紧贴牙本质表面　　　　D. 细胞牙骨质常位于牙颈部
E. 牙骨质内的纤维主要是成牙骨质细胞产生的胶原纤维

【答案】D

【解析】在本题中牙颈部的牙骨质为无细胞牙骨质。

① 无细胞牙骨质。紧贴牙本质表面，自牙颈部到近根尖 1/3 处。主要由牙骨质层板构成，而无细胞。主要功能是提供牙与牙周组织的附着。

② 细胞牙骨质。常位于无细胞牙骨质的表面，但在根尖部 1/3 可全部为细胞牙骨质，牙颈部则常常全部为无细胞牙骨质，细胞牙骨质和无细胞牙骨质也可以交替排列。细胞牙骨质主要起适应性作用，对牙的磨耗、移动作出反应，也与牙及牙周组织的修复有关。

【破题思路】牙颈部是由无细胞无纤维牙骨质覆盖其表面。

23. 牙体脱钙切片下不能观察到的是
A. 继发性牙本质　　　　　B. 髓周牙本质　　　　　C. 骨样牙本质
D. 前期牙本质　　　　　　E. 球间牙本质

【答案】E

【解析】球间牙本质含无机物较高，脱钙牙切片中不能观察到此组织。故在成牙本质细胞突起周围呈现一环形的空隙。

【破题思路】本题考查的是牙本质的相关知识。正确答案是牙本质由于矿化不均匀而有着特定的名字，因此在磨片上能够观察到这些结构，但脱钙后均为有机质，这种矿化差异不存在。

24. 观察釉质的组织学结构最好采用
A. 磨片偏光显微镜观察　　　B. 脱钙片光镜观察　　　C. 脱钙片荧光显微镜观察
D. 磨片普通光镜观察　　　　E. 磨片银染光镜观察

【答案】D

【破题思路】釉质的组织学结构最好采用：磨片普通光镜观察。

25. 关于牙髓内细胞正确的选项是
A. 成纤维细胞较少，牙髓细胞较多　　　　B. 成纤维细胞又称牙髓细胞
C. Weil 层细胞丰富　　　　　　　　　　　D. 多细胞层主要为成牙本质细胞
E. 乏细胞层主要是未分化的间充质细胞

【答案】B

【解析】（由外向内）成纤维细胞在髓腔内分布不均，在牙冠部成牙本质内侧 25μm 的区域内缺乏成纤维细胞称为魏尔（Weil）层或乏细胞层，在其内侧为多细胞层，再向内为髓核。

【破题思路】成纤维细胞又称牙髓细胞是牙髓的主要细胞；Weil 层细胞又称乏细胞层。

26. 关于釉质的描述，错误的是
A. 是人体中最硬的组织　　　　　　　　B. 无机物占釉质总重量的 96%～97%
C. 有机物约占釉质总重量的 1%　　　　 D. 大部分水是以游离水的形式存在
E. 主要由钙、磷离子组成的羟磷灰石晶体的形式存在

【答案】D

【解析】在本题中牙釉质的水是以结合水的形式存在。

【破题思路】牙釉质大部分水是以结合水的形式存在，分布在晶体周围；牙釉质是人体中最硬的组织；无机物占釉质总重量的96%～97%，主要由钙、磷离子组成的羟磷灰石晶体的形式存在。晶体内可含其他元素，如氟的存在可使晶体稳定性加强，具有耐龋性。有机物约占釉质总重量的1%，釉质基质蛋白主要有釉原蛋白、非釉原蛋白和蛋白酶。

27. 釉质结构临床意义的叙述，错误的是
A. 临床上常用氟化物来预防釉质龋的发生　　B. 釉质的咬合面常成为龋的始发部位
C. 早期窝沟封闭，对龋的预防有一定的帮助　　D. 绞釉的存在可增强釉质的抗剪切强度
E. 如需劈裂牙冠，施力方向必须尽量与釉柱排列方向垂直
【答案】E
【解析】在本题中如需劈裂牙冠，施力方向必须尽量与釉柱排列方向一致。

【破题思路】牙釉质的临床意义：如需劈裂牙冠，施力方向必须尽量与釉柱排列方向一致；临床上常用氟化物来预防釉质龋的发生，这是因为龋病的始发往往和釉质磷灰石晶体的溶解破坏有关，而氟离子的进入使釉质的结构变得更稳定，从而可增强釉质的抗龋能力。在釉质的咬合面有许多的点隙裂沟，细菌和食物残渣易滞留而不易清洁，常成为龋的始发部位。临床上采取早期窝沟封闭，对龋的预防有一定的帮助。绞釉的存在可增强釉质的抗剪切强度，咀嚼时不易被劈裂。在治疗龋病制备洞型时，不宜保留失去牙本质支持的悬空釉柱，否则充填后，当牙受压力时，此种薄而悬空的釉质常易破碎。

28. 不属于牙本质细胞间质的是
A. 限制板　　　　　　　　　B. 管周牙本质　　　　　　　　C. 管间牙本质
D. 球间牙本质　　　　　　　E. 冯·埃布纳线
【答案】A
【解析】在本题中限制板不属于牙本质细胞间质。

【破题思路】细胞间质：
① 管周牙本质。环形透明带，构成小管的壁，矿化程度高，含胶原极少。
② 管间牙本质。位于管周牙本质之间。胶原纤维较多，围绕小管呈网状交织排列，并与小管垂直，其矿化较管周牙本质低。
③ 球间牙本质。牙本质主要是球形钙化，由很多钙质小球融合而成。在钙化不良时，钙质小球之间遗留些未被钙化的区域。
④ 生长线。又称冯·埃布纳线，是一些与牙本质小管垂直的间歇线纹，表示牙本质的发育和形成速率是周期性变化的。
⑤ 托姆斯颗粒层。牙纵剖磨片中根部牙本质透明层的内侧有一层颗粒状的未矿化区。
⑥ 前期牙本质。成牙本质细胞和矿化牙本质之间总有一层尚未矿化的牙本质，称前期牙本质，一般厚10μm。发育完成的牙比正在发育的牙的前期牙本质薄。

29. 牙骨质的分类中，不包括
A. 继发性牙骨质　　　　　　B. 无细胞无纤维牙骨质　　　　C. 无细胞外源性纤维牙骨质
D. 有细胞混合性分层牙骨质　E. 无细胞固有纤维牙骨质
【答案】A
【解析】在本题中继发牙骨质不属于牙骨质的分类。牙骨质分类如下。
无细胞无纤维牙骨质——覆盖釉质的牙骨质属于此种牙骨质，位于颈部，无功能。
无细胞外源性纤维牙骨质——即含牙周膜穿通纤维的牙骨质（穿通纤维）。
有细胞固有纤维牙骨质——无牙周膜纤维插入的牙骨质，如修复牙本质缺损的牙骨质。
无细胞固有纤维牙骨质——形成于对外力的适应性反应。其内不含牙骨质细胞。
有细胞混合性分层牙骨质——为无细胞外源性纤维牙骨质和有细胞固有纤维牙骨质不规则交替沉积而成；通常分布在根分歧区及根尖区。

【破题思路】牙骨质中的细胞分布和纤维来源，分为5种类型：①无细胞无纤维牙骨质。②无细胞外源性纤维牙骨质。③有细胞固有纤维牙骨质。④无细胞固有纤维牙骨质。⑤有细胞混合性分层牙骨质。

30. 成熟釉质中的有机物不足
A. 1%　　　　　　　　　　B. 2%　　　　　　　　　　C. 3%
D. 4%　　　　　　　　　　E. 5%
【答案】A
【解析】在本题中是有机物不足1%。

【破题思路】有机物约占釉质总重量的1%，釉质基质蛋白主要有釉原蛋白、非釉原蛋白和蛋白酶；无机物占96%～97%，水占2%～3%。

31. 胶原纤维排列与牙本质小管平行的牙本质是
A. 小管周牙本质　　　　　B. 小管间牙本质　　　　　C. 前期牙本质
D. 小球间牙本质　　　　　E. 罩牙本质
【答案】E
【解析】在本题中罩牙本质的胶原纤维与牙本质小管平行。

【破题思路】牙本质纤维的排列大部分与牙本质小管垂直而与牙表面平行；罩牙本质是胶原纤维排列与牙本质小管平行的牙本质。

32. 可能为龋病病原菌侵入途径的釉质结构是
A. 釉质生长线　　　　　　B. 釉板　　　　　　　　　C. 釉丛
D. 釉梭　　　　　　　　　E. 釉牙本质界
【答案】B
【解析】
A选项——釉质生长线——又称芮氏线，5～10天釉质的一个沉积量。
B选项——釉板——起于釉质表面，含有较多的有机物，成为龋致病菌侵入的途径。
C选项——釉丛——起于釉牙本质界，呈草丛状，有机物多，薄弱区。
D选项——釉梭——成牙本质细胞突起穿过釉牙本质界在釉质中呈的纺锤状结构。
E选项——釉牙本质界——许多小弧线相连而成，凸向牙本质，凹向牙釉质。

【破题思路】釉板——是垂直于牙面的薄层板状结构。在磨片中观察是裂隙状釉板，内含有较多的有机物，可能成为细菌扩展的途径。多数釉板是无害的，也可因唾液中矿物盐的沉积而矿化。

33. 肯定有神经分布的牙本质是
A. 小管周牙本质　　　　　B. 小管间牙本质　　　　　C. 前期牙本质
D. 罩牙本质　　　　　　　E. 透明牙本质
【答案】C

【破题思路】肯定有神经分布的牙本质是前期牙本质。在前期牙本质和靠近牙髓的矿化牙本质中的成牙本质细胞突周围存在神经纤维。

34. 下列关于牙髓组织不正确的是
A. 有增龄性变化　　　　　B. 是疏松的结缔组织　　　C. 血管和神经非常丰富
D. 牙髓神经有定位能力　　E. 随年龄的增长细胞成分减少
【答案】D
【解析】牙髓大多数为有髓神经构成，可感受痛觉但不能定位。

35. 矿化程度较高的釉质结构是
A. 釉柱　　　　　　　　　B. 釉板　　　　　　　　　C. 釉梭

D. 釉质生长线　　　　　　　　E. 釉质牙本质界

【答案】A

【解析】

A选项——釉柱：是釉质的基本结构。

B选项——釉板：磨片观察呈裂隙结构，内含有较多有机物，可能成为细菌扩展的途径。矿化低。

C选项——釉梭：位于釉牙本质界处，与成牙本质细胞胞浆突的末端膨大并穿过釉质牙本质包埋在釉质中有关。生长线处有机物增加，孔隙增多。矿化低。

D选项——釉质生长线：又称芮氏线，5～10天釉质沉积量，达到牙表面即牙面平行线（釉面横纹）。

E选项——釉质牙本质界：由许多小弧形线连接而成，凸向牙本质凹向牙釉质。

36. 牙骨质与骨组织的不同之处在于

A. 层板状排列　　　　　　　B. 有陷窝　　　　　　　　C. 能新生

D. 无血管　　　　　　　　　E. 有细胞

【答案】D

【解析】在本题中牙骨质与骨组织不同的是：无神经和血管。

【破题思路】牙骨质与密质骨相似，由细胞和矿化的细胞间质组成；细胞位于陷窝内，并有增生沉积线。但不同于骨的是牙骨质无哈弗斯管，也无血管和神经。

37. 牙髓腔随增龄而缩窄，是由于形成了

A. 原发性牙本质　　　　　　B. 继发性牙本质　　　　　　C. 透明牙本质

D. 管周牙本质　　　　　　　E. 修复性牙本质

【答案】B

【解析】在本题中牙髓腔增龄性变窄是因为：继发性牙本质的形成。

A选项——原发性牙本质——牙发育过程中形成的牙本质。

B选项——继发性牙本质——牙根发育完成后，再形成的牙本质。

C选项——透明牙本质——牙本质受到刺激以后，牙本质小管内的成牙本质细胞突变性，变性后矿物盐沉着矿化封闭小管，管周的胶原纤维变性，此时小管和周围间质折光率没有差异，在磨片上呈透明状。

D选项——管周牙本质——牙本质小管周围形成的牙本质，矿化程度最高。

E选项——修复性牙本质——由于牙髓受到龋、磨损、酸蚀时，在刺激相对应的地形成的牙本质。

【破题思路】牙髓增龄性变窄，是由于继发性牙本质的形成。

38. 釉面横纹来源于

A. 釉质生长线　　　　　　　B. 釉板　　　　　　　　　C. 釉丛

D. 釉梭　　　　　　　　　　E. 釉柱

【答案】A

【解析】

A选项——釉质生长线——芮氏线，5～10天釉质的一个沉积量。

B选项——釉板——是薄板层结构，位于釉质或者到达釉牙本质界，是釉质发育时期由于某些釉柱排列急剧变化或者矿化差异而发生应力改变的结果。

C选项——釉丛——起自釉牙本质界呈草丛状，矿化差。

D选项——釉梭——釉牙本质界处，与成牙本质细胞胞浆突的末端膨大并穿过釉质牙本质包埋在釉质中有关。

E选项——釉柱——釉质的基本结构。

【破题思路】釉质生长线在釉质表面称釉面横纹。

39. 关于釉柱的描述不正确的是

A. 贯穿釉质全层　　　　　　B. 在近牙颈部排列几乎呈水平状　　　C. 直径在表面者较深部的稍小

D. 纵断面可见有规律的横纹　E. 近表面1/3较直，称为直釉

【答案】C

【解析】釉柱贯穿釉质全层，窝沟处汇聚，近牙颈部排列几乎呈水平状，直径在表面者较深部的稍大，纵断面可见有规律的横纹，近表面1/3较直，称为直釉，内2/3较弯曲称为绞釉。

【破题思路】釉柱直径在表面者较深部的稍大。

40. 关于牙本质小管的描述正确的是
   A. 贯通整个牙本质　　　B. 自牙髓表面向釉质牙本质界呈水平排列　　C. 在牙颈部呈直线排列
   D. 越向表面越粗　　　　E. 近髓端和近表面单位面积内小管数目之比约为2∶1

【答案】A

【解析】牙本质小管是贯穿整个牙本质厚度的细小管道，内含成牙本质细胞突起。自牙髓表面向釉质牙本质界呈放射状排列，在牙颈部弯曲呈"～"形。小管近牙髓一端较粗，其直径为2.5μm，越向表面越细，因此牙本质在近髓端和近表面每单位面积内小管数目之比约为2.5∶1。

41. 以下牙本质小管排列最紊乱的牙本质是
   A. 前期牙本质　　　　B. 球间牙本质　　　　C. 管周牙本质
   D. 管间牙本质　　　　E. 修复性牙本质

【答案】E

【解析】在本题中牙本质小管排列最紊乱的是：修复性牙本质。

【破题思路】修复性牙本质是新分化的成牙本质细胞形成的，其小管的数量少、排列紊乱。

42. 成牙本质细胞突起逐渐变性、分解，小管内充满空气时的镜下表现是
   A. 修复性牙本质　　　　B. 死区　　　　C. 不规则牙本质
   D. 反应性牙本质　　　　E. 透明牙本质

【答案】B

【解析】
A选项——修复性牙本质——又称不规则或反应性牙本质，在刺激相对应的地形成的牙本质。
B选项——死区——成牙本质细胞突起逐渐变性、分解，小管内充满空气在显微镜透射光下观察时，这部分牙本质呈黑色。
E选项——透明牙本质——由于成牙本质细胞突起变性封闭牙本质小管钙化而呈透明状。

【破题思路】成牙本质细胞突起逐渐变性、分解，小管内充满空气在显微镜透射光下观察时，这部分牙本质呈黑色，为死区。

43. 牙髓中的细胞不包括
   A. 成牙本质细胞　　　　B. 成纤维细胞　　　　C. 成骨细胞
   D. 树突状细胞　　　　　E. 未分化间充质细胞

【答案】C

【解析】在本题中成骨细胞是牙周膜内的细胞。
牙髓中最靠近牙本质的是一层成牙本质细胞，其次为牙髓中最多的成纤维细胞。在牙髓的血管周围还有巨噬细胞和未分化间充质细胞。这些细胞与牙髓的功能密切相关。

【破题思路】成骨细胞是牙周膜的细胞成分。

44. 牙髓中清除死亡细胞和异物的细胞是
   A. 成牙本质细胞　　　　B. 成纤维细胞　　　　C. 成骨细胞
   D. 树突状细胞　　　　　E. 巨噬细胞

【答案】E

【解析】在本题中清楚死亡和异物是：巨噬细胞。
A选项——成牙本质细胞——形成牙本质。
B选项——成纤维细胞——牙髓的主细胞，形成胶原纤维。
C选项——成骨细胞——牙周膜内的细胞，形成牙槽骨。

D 选项——树突状细胞——抗原呈递作用。
E 选项——巨噬细胞——清除死亡细胞和异物的细胞。

【破题思路】巨噬细胞可清除死亡的细胞和异物，还可与其他炎症细胞相互作用，清除细菌。

45. 关于牙髓神经的描述，不正确的是
    A. 牙髓内的神经很丰富　　　B. 伴同血管自根尖孔进入牙髓　　　C. 神经末梢可进入牙本质小管
    D. 多数是有髓神经　　　　　E. 其反应为痛觉和区分冷、热感受
【答案】E
【解析】牙髓内的神经大多数是有髓神经，传导痛觉，而不能区分冷、热、压力及化学变化等不同感受；牙髓内的神经很丰富，伴同血管自根尖孔进入牙髓，并逐渐分成很多更细的分支。最后的神经末梢进入成牙本质细胞层，止于牙髓牙本质交界处的成牙本质细胞突起之间或牙本质小管内。

【破题思路】牙髓内的神经大多数是有髓神经，传导痛觉，而不能区分冷、热、压力及化学变化等不同感受。

46. 釉柱的直径平均为
    A. 1～2μm　　　　　　　B. 4～6μm　　　　　　　C. 9～10μm
    D. 20～30μm　　　　　　E. 50～100μm
【答案】B
【解析】在本题中釉柱的直径是：4～6μm。

47. 釉梭是
    A. 是起始于釉质牙本质界，伸向牙本质的纺锤状结构　　　B. 在牙颈部及窝沟处较多见
    C. 是起始于釉质表面，伸向釉质的纺锤状结构　　　　　　D. 在牙尖及切缘部位较多见
    E. 是釉质形成早期，成釉细胞的末端膨大所遗留的空隙
【答案】D
【解析】釉梭是成牙本质细胞突起穿过釉牙本质界在釉质中呈的纺锤状结构形成于釉质发生的早期。在磨片中，牙尖及切缘部位较多见。

48. 有关釉柱的描述，不正确的是
    A. 光镜下釉柱的横断面呈鱼鳞状　　　　　B. 釉柱的长度等于相应部位釉质的厚度
    C. 釉柱的直径在表面较深部大　　　　　　D. 釉柱由有一定排列方向的扁六棱柱形晶体组成
    E. 釉柱是釉质的基本结构
【答案】B
【解析】釉柱是釉质的基本结构，贯穿釉质全层，釉质呈扁六棱形，釉柱其走行方向反映了成釉细胞形成釉质时向后退缩的路线，此路线不是径直的，因此釉柱彼此横跨缠绕，其长度大于相应部位釉质的厚度。由于釉质表面积比釉质牙本质界处宽大，因此釉柱的直径在表面者较深部大。

49. 下列结构中与牙齿周期性生长无关的是
    A. 芮氏线　　　　　　　B. 埃布纳线　　　　　　　C. 欧文线
    D. 牙面平行线　　　　　E. 施雷格线
【答案】E
【解析】
A 选项——芮氏线——釉质的生长线又称为芮氏线，釉质生长线是釉质周期性的生长速率改变所形成的间歇线，其宽度和间距因发育状况变化而不等。
B 选项——埃布纳线——牙本质生长线又称埃布纳线，是一些与牙本质小管垂直的间歇线纹，表示牙本质的发育和形成速率是周期性变化的。
C 选项——欧文线——牙本质生长线有节律性的间隔即为每天牙本质沉积的厚度，如发育期间受到影响，则形成加重的生长线。
D 选项——牙面平行线——又称釉面横纹，是指釉质表面呈平行排列并与牙长釉垂直的浅凹线纹，这是牙呈节律性发育的现象，也是釉质生长线到达牙表面的部位。
E 选项——施雷格线——由于不规则的釉柱排列方向改变而产生的折光现象。

【破题思路】施雷格线是与釉柱排列方向有关。

50. 釉质的基本结构是釉柱，釉柱自釉质牙本质界至牙表面的行程并不是完全呈直线，哪部分较直
A. 近表面 1/2　　　　　　B. 近表面 1/3　　　　　　C. 内 1/2
D. 内 1/3　　　　　　　　E. 内 2/3
【答案】B
【解析】在本题中近表面 1/3 较直是：直釉。

【破题思路】釉柱在釉质近表面 1/3 较直，称为直釉；近釉质牙本质界处 2/3 的釉柱，彼此缠绕在一起，称为绞釉，其功能是增强釉质对外力的抵抗力而使之不易折裂。

51. 釉质中无机物占重量的百分比为
A. 86%　　　　　　　　　B. 12%　　　　　　　　　C. 2%
D. 96%～97%　　　　　　E. 70%
【答案】D
【解析】在本题中牙釉质无机物占重量的百分比是：96%～97%。

【破题思路】成熟釉质重量的 96%～97% 为无机物，其余的为有机物和水占 3%～4%。按体积计算，其无机物占总体积的 86%，有机物占 2%，水占 12%。

52. 罩牙本质中的胶原
A. 属于 I 型胶原　　　　　　　　　B. 形成的胶原纤维比较纤细
C. 所构成的纤维与牙本质小管垂直　　D. 由成牙本质细胞分泌
E. 由牙囊细胞分泌
【答案】D
【解析】罩牙本质是最先形成的紧靠釉质和牙骨质的一层原发性牙本质，其基质胶原纤维主要为来自未完全分化的成牙本质细胞分泌的科尔夫纤维，胶原纤维的排列与小管平行。

53. 在牙骨质中，全部为细胞牙骨质区域的可能是
A. 自牙颈部至近根尖 1/3 处　　B. 根中 1/3 处　　　　C. 根尖 1/3 处
D. 根尖 2/3 处　　　　　　　　E. 自牙颈部至近根尖 2/3 处
【答案】C
【解析】细胞牙骨质也称继发性牙骨质，常位于无细胞牙骨质表面，或者细胞牙骨质和无细胞牙骨质交替排列，但在根尖 1/3 处可以全部为细胞牙骨质，无细胞牙骨质也称原发性牙骨质，紧贴于中间牙骨质表面，主要由牙骨质层板构成而无细胞，分布自牙颈部至近根尖 1/3 处，牙颈部往往全部由无细胞牙骨质占据。

【破题思路】根尖 1/3 处全部为细胞牙骨质。

54. 关于管周牙本质不正确的描述是
A. 矿化程度比管间牙本质低　　B. 胶原纤维比管间牙本质少　　C. 构成牙本质小管的壁
D. 横磨片中观察呈环形的透明带　E. 近表面的管周牙本质比近髓端的要厚
【答案】A

【破题思路】管周牙本质的矿化程度高于管间牙本质，在镜下观察牙本质的横剖磨片时，可清楚地见到围绕成牙本质细胞突起的间质与其余部分不同，呈环形的透明带，称为管周牙本质，它构成牙本质小管的壁，管周牙本质矿化程度高，含胶原纤维少。

55. 托姆斯颗粒层不正确的描述是
A. 位于牙冠部　　　　　　B. 位于牙根部　　　　　　C. 属于矿化不全
D. 位于透明层的内侧　　　E. 同一牙齿厚薄不一
【答案】A

【解析】托姆斯颗粒层在牙齿纵剖磨片中,可见根部牙本质透明层的内侧有一层颗粒状的未矿化区,称为托姆斯粒层,磨片下为不透光的黑色区。

【破题思路】托姆斯颗粒层位于根部牙本质透明层内侧,未矿化。

(56～58题共用备选答案)
A. 管周牙本质　　　　　　B. 管间牙本质　　　　　　C. 球间牙本质
D. 前期牙本质　　　　　　E. 骨样牙本质
56. 小管数量少而弯曲、内含细胞的牙本质是
57. 刚形成尚未钙化的牙本质是
58. 矿化程度最高的牙本质是
【答案】E、D、A

【破题思路】成牙本质细胞被包埋在修复性牙本质中,发生变性后,像骨组织,称为骨样牙本质。
在成牙本质细胞和矿化牙本质之间是一层未钙化的牙本质,称为前期牙本质,前期牙本质是刚形成尚未钙化的牙本质。
管周牙本质在镜下观察牙本质的横剖磨片时,可清楚见到围绕成牙本质细胞突起周围的间质与其余部分不同,呈环形的透明带,构成牙本质小管的壁,称为管周牙本质,钙化程度高。

(59～61题共用备选答案)
A. 绞釉　　　　　　　　　B. 釉丛　　　　　　　　　C. 釉梭
D. 釉柱横纹　　　　　　　E. 釉质生长线
59. 成牙本质细胞的胞浆突形成
60. 釉质基质每天节律沉积形成
61. 釉柱内2/3弯曲形成
【答案】C、D、A

【破题思路】釉梭是起自釉牙本质界而伸向釉质的纺锤状结构,为成牙本质细胞突起的末端膨大,穿过釉牙本质界并埋在釉质中。
釉柱横纹是釉柱上与长轴相垂直的细线,与成釉细胞每天的周期性形成釉质有关,代表每天釉质形成的速度。
釉柱从釉牙本质界至牙表面的行程近表面1/3较直,内2/3弯曲,称为绞釉,增强了釉质对咬合力的抵抗。

(62～64题共用备选答案)
A. 釉质生长线　　　　　　B. 釉板　　　　　　　　　C. 釉丛
D. 釉梭　　　　　　　　　E. 绞釉
62. 减少釉质折裂机会的结构是
63. 成牙本质细胞突起形成的结构是
64. 到达牙冠表面形成釉面横纹的是
【答案】E、D、A

【破题思路】绞釉——绞釉是釉柱排列的一种方式,指釉柱在近釉质牙本质界处2/3厚度的釉柱中,彼此相互缠绕在一起的现象,其功能是增强釉质对外力的抵抗力而使之不易折裂。
釉梭——成牙质细胞突起有时穿过釉质牙本质界伸入釉质,其末端呈梭形的膨大。
釉质生长线——从釉质与牙本质交界处向釉质表面呈放射状走行,排列紧密,贯穿釉质全层;在牙冠的横切面上则为从釉质表面斜行向内,向牙根方向走行的弧形线,称生长线。

(65～68题共用备选答案)
A. 罩牙本质　　　　　　　B. 球间牙本质　　　　　　C. 骨样牙本质
D. 透明牙本质　　　　　　E. 修复性牙本质

65. 最先形成的紧靠釉质的一层原发性牙本质，其胶原纤维的排列与牙本质小管平行，该牙本质是
66. 牙本质受到慢性刺激时，受刺激相应的髓腔端形成的牙本质是
67. 成牙本质细胞被包埋在修复性牙本质中，以后这些细胞变性，很像骨组织，称为
68. 牙本质受到磨损和较缓慢发展的龋刺激后，牙本质小管内的成牙本质细胞突起发生变性，变性后有矿物盐沉着而封闭小管，该牙本质是

【答案】A、E、C、D

【破题思路】按牙本质形成时期不同可分为原发性牙本质和继发性牙本质，最先形成的紧靠釉质和牙骨质的一层原发性牙本质，其胶原纤维的排列与小管平行，在牙冠部者称为罩牙本质。

继发性牙本质——在髓腔内侧呈不均匀分布，受刺激大的区域继发性牙本质形成得也多。当釉质表面受到破坏时，在病损的相对应的髓腔壁上会矿化形成修复性牙本质。

在修复性牙本质形成时成牙本质细胞被包埋在修复性牙本质中，以后这些细胞变性，很像骨组织，称为骨样牙本质。

透明牙本质——又称为硬化牙本质，当牙本质在受到磨损和缓慢发展的龋刺激后，还可引起牙本质小管内的成牙本质细胞突起发生变性，变性后有矿物盐沉着而封闭小管。

（69～71题共用备选答案）
A. 成纤维细胞　　　　　　B. 成牙本质细胞　　　　　　C. 巨噬细胞
D. 未分化的间充质细胞　　E. 淋巴细胞

69. 位于牙髓周围，呈柱状紧接前期牙本质排列成一层，其细胞顶端有一细长的突起伸入牙本质小管内的是
70. 牙髓中的主要细胞，呈星形，有胞质突起互相连接，核染色深，胞质淡染的是
71. 细胞比成纤维细胞小，但形态相似，在受刺激时，它可分化成牙髓中任何一种类型的细胞的是

【答案】B、A、D

【破题思路】牙髓的细胞由成牙本质细胞、成纤维细胞、巨噬细胞、未分化的间充质细胞、树突状细胞和淋巴细胞组成。

成牙本质细胞位于牙髓周围，呈柱状紧接前期牙本质排列成一层，其细胞顶端有一细长的突起伸入牙本质小管内。

成纤维细胞是牙髓中的主要细胞，数量最多，呈星形。

未分化的间充质细胞和成纤维细胞形态相似，但较小，在受刺激时，它可分化成牙髓中任何一种类型的细胞。

72. Weil层又称
A. 多细胞层　　　　　　B. 无细胞层　　　　　　C. 髓核
D. 成牙本质细胞层　　　E. 成纤维细胞层

【答案】B

【解析】在本题中Weil层是无细胞层。

【破题思路】牙髓细胞（由外向内）成纤维细胞在髓腔内分布不均，牙髓最外层为成牙本质细胞层，在牙冠部成牙本质内侧25μm的区域内缺乏成纤维细胞，而有丰富的神经细胞称为魏尔（Weil）层或乏细胞层，在其内侧为多细胞层，再向内为髓核。

73. 下列哪项是牙本质的反应性改变
A. 原发性牙本质　　　　B. 继发性牙本质　　　　C. 前期牙本质
D. 死区　　　　　　　　E. 髓周牙本质

【答案】D

【解析】
A选项——原发性牙本质——牙发育过程中所形成的牙本质。
B选项——继发性牙本质——牙根发育完成，牙和对颌牙建立咬合关系之后所形成的牙本质。

C 选项——前期牙本质——在成牙本质细胞和已经矿化牙本质之间，总有一层形成尚未矿化的牙本质。

D 选项——死区——成牙本质细胞变性、分解，小管内充满空气。

E 选项——髓周牙本质——在罩牙本质和透明层内侧的牙本质。

【破题思路】

牙本质反应性改变	特点
修复性牙本质	反应性牙本质或第三期牙本质，在刺激相对应的地形成的牙本质
透明性牙本质	硬化性牙本质，成牙本质细胞突起钙化封闭小管
死区	成牙本质细胞变性、分解、小管内充满空气

74. 釉质中的主要蛋白质有

A. 釉原蛋白 B. 非釉原蛋白 C. 蛋白酶
D. 以上全是 E. 以上全不是

【答案】D

【破题思路】釉质中的基质蛋白主要有釉原蛋白、非釉原蛋白和蛋白酶等三大类。

75. 以下说法错误的是

A. 托姆斯颗粒层位于透明层内侧 B. 前期牙本质位于矿化牙本质内侧
C. 罩牙本质位于冠部牙本质最外层 D. 透明层位于根部牙本质最外侧
E. 髓周牙本质位于托姆斯颗粒层外侧

【答案】E

【解析】髓周牙本质包含托姆斯颗粒层。

【破题思路】原发牙本质，在罩牙本质和透明层内侧的牙本质又称髓周牙本质。托姆斯颗粒层是根部牙本质接近牙骨质处的一层颗粒状未矿化区。

76. 以下说法正确的是

A. 无釉柱的釉质存在于牙体最内侧和牙表面 30μm 厚的釉质中
B. 牙本质小管近髓端凸向牙冠方向
C. 施雷格板位于釉质厚度的外 4/5
D. 成牙本质细胞是牙髓中的主要细胞
E. 釉牙骨质界 30% 为二者不相连

【答案】A

【解析】无釉柱的釉质存在于牙体最内侧和牙表面 20～100μm 厚的釉质中，牙本质小管近髓端凸向牙髓方向，施雷格板位于釉质厚度的内 4/5，成纤维细胞是牙髓中的主要细胞，釉牙骨质界 10% 为二者不相连。

【破题思路】无釉柱的釉质存在于牙体最内侧和牙表面 30μm 厚的釉质中，最内侧托姆斯突尚未形成，最外层托姆斯突已退缩。

77. 釉质外观呈淡黄色的原因是

A. 釉质形成不全 B. 釉质矿化不全
C. 釉质矿化程度高，透出深部牙本质的颜色 D. 色素沉着
E. 氟牙症

【答案】C

【破题思路】釉质矿化程度高，半透明，其深部牙本质的颜色能够透出来，使釉质看上去是呈淡黄色的。

78. 牙髓中的纤维不包括
A. Ⅰ型胶原纤维　　　　　　　　B. Ⅲ型胶原纤维　　　　　　　　C. 弹力纤维
D. 嗜银纤维　　　　　　　　　　E. 耐酸水解性纤维
【答案】E
【解析】牙髓中的纤维包括胶原纤维、弹力纤维、嗜银纤维；Ⅰ型和Ⅲ型纤维比例为 55∶45。

【破题思路】耐酸水解性纤维是牙周膜中的纤维。

(79～81题共用备选答案)
A. 与釉质表面平行排列并与长轴垂直的浅凹线纹　　B. 是全身代谢障碍的表现
C. 可以增强釉质对抗剪切力　　　　　　　　　　　D. 是覆盖在新萌出牙表面的一层有机薄膜
E. 是釉质钙化过程中的障碍
79. 釉面横纹
80. 釉小皮
81. 绞釉的形成
【答案】A、D、C
【解析】
A 选项——与釉质表面平行排列并与长轴垂直的浅凹线纹——釉面横纹。
C 选项——可以增强釉质对抗剪切力——绞釉。
D 选项——是覆盖在新萌出牙表面的一层有机薄膜——釉小皮。
E 选项——是釉质钙化过程中的障碍——矿化不良。

(82～85题共用备选答案)
A. 牙釉质　　　　　　　　　　　B. 牙本质　　　　　　　　　　　C. 牙骨质
D. 牙槽骨　　　　　　　　　　　E. 牙髓
82. 完全没有再生能力的组织是
83. 生理情况下只有再生没有吸收的组织是
84. 所含无机盐占重量 70% 的组织是
85. 能够不断改建和重塑的组织是
【答案】A、C、B、D
【解析】
A 选项——牙釉质——无细胞、无神经、无血管、无再生能力。
B 选项——牙本质——无机物∶有机物∶水的重量比为 70∶20∶10。
C 选项——牙骨质——正常情况下只新生不吸收。
D 选项——牙槽骨——高度可塑、不断改建、受压吸收、受牵增生。
E 选项——牙髓——牙体软组织，只有细胞是成纤维细胞。

(86～88题共用备选答案)
A. 修复性牙本质　　　　　　　　B. 球间牙本质　　　　　　　　　C. 髓周牙本质
D. 托姆斯颗粒层　　　　　　　　E. 前期牙本质
86. 牙本质钙化不良时，钙球之间遗留的未被钙化的牙本质为
87. 牙齿在病理情况下形成的为
88. 根部牙本质透明层的内侧一层颗粒状未钙化区
【答案】B、A、D
【解析】
A 选项——修复性牙本质——在刺激相对应的地形成的牙本质。
B 选项——球间牙本质——钙化小球与小球之间的牙本质，多见于钙化不良。
C 选项——髓周牙本质——在罩牙本质和透明层的内侧。
D 选项——托姆斯颗粒层——在透明层内侧有一层未矿化的颗粒层。
E 选项——前期牙本质——在成牙本质细胞和已矿化的牙本质之间总有一层未矿化的牙本质。

(89～91题共用备选答案)
A. 前期牙本质　　　　　　　　　B. 继发牙本质　　　　　　　　　C. 球间牙本质

D. 修复性牙本质　　　　　　E. 髓周牙本质
89. 牙根发育完成后形成的牙本质
90. 刚形成的未矿化牙本质
91. 牙本质钙化不良时钙质小球之间遗留的未被钙化的间质
【答案】B、A、C
【解析】
A选项——前期牙本质——在成牙本质细胞和已矿化的牙本质之间总有一层未矿化的牙本质。
B选项——继发性牙本质——牙发育完成后，与对颌牙建立咬合关系后，再形成的牙本质。
C选项——球间牙本质——钙化小球与小球之间的牙本质，多见于钙化不良。
D选项——修复性牙本质——在刺激相对应的地形成的牙本质。
E选项——髓周牙本质——在罩牙本质和透明层以内。

(92～95题共用备选答案)
A. 原发性牙本质　　　　B. 继发性牙本质　　　　C. 前期牙本质
D. 修复性牙本质　　　　E. 透明牙本质
92. 根尖孔形成后，在一生中不断形成的牙本质
93. 成牙本质细胞突起发生变性，矿化封闭小管在磨片上呈透明状
94. 受刺激后的成牙本质细胞分泌基质矿化形成的牙本质
95. 牙齿发育过程中形成的牙本质，构成牙本质的主体
【答案】B、E、D、A
【解析】
A选项——原发性牙本质——牙发育过程中所形成的牙本质，构成了牙本质的主体结构。
B选项——继发性牙本质——牙发育完成后，与对颌牙建立咬合关系后，再形成的牙本质。
C选项——前期牙本质——在成牙本质细胞和已经矿化的牙本质之间总有一层未矿化的牙本质。
D选项——修复性牙本质——在刺激相对应的地形成的牙本质。
E选项——透明牙本质——牙本质受刺激，成牙本质细胞钙化封闭小管。

(96～100题共用备选答案)
A. 起自釉质牙本质界，贯穿牙釉质全层而达牙的表面的柱状结构称
B. 低倍镜下可见自釉质牙本质界向外，沿釉质形成方向环形排列，包绕牙尖的线称
C. 垂直于牙面，有的停止于牙釉质内，有的达釉质牙本质界的一薄层板状结构称
D. 起自釉质牙本质界，向牙表面散开，呈草丛状的结构称
E. 位于釉质牙本质界交界处，在牙尖部切缘较多见的纺锤状结构称
96. 釉质生长线
97. 釉板
98. 釉柱
99. 釉丛
100. 釉梭
【答案】B、C、A、D、E
【解析】
起自釉质牙本质界，贯穿牙釉质全层而达牙的表面的柱状结构称釉柱。
低倍镜下可见自釉质牙本质界向外，沿釉质形成方向环形排列，包绕牙尖的线称釉质生长线。
垂直于牙面，有的停止于牙釉质内，有的达釉质牙本质界的一薄层板状结构称釉板。
起自釉质牙本质界，向牙表面散开，呈草丛状的结构称釉丛。
位于釉质牙本质界交界处，在牙尖部切缘较多见的纺锤状结构称釉梭。

(101～103题共用备选答案)
A. 成纤维细胞　　　　B. 成牙本质细胞　　　　C. 组织细胞
D. 未分化的间质细胞　　　　E. 巨噬细胞
101. 在牙髓中分布不均匀，细胞呈星形，胞浆突相互连接，核深染，胞浆淡染
102. 比成纤维细胞小，形态相似，受到刺激时可以分化成结缔组织中任何一种类型细胞
103. 位于牙髓周围与前期牙本质相连处，排列整齐成一层，细胞呈柱状，核卵圆，细胞顶端有一个长突起
【答案】A、D、B

【解析】

A 选项——成纤维细胞——在牙髓中分布不均匀,细胞呈星形,胞浆突相互连接,核深染,胞浆淡染。

B 选项——成牙本质细胞——位于牙髓周围与前期牙本质相连处,排列整齐成一层,细胞呈柱状,核卵圆,细胞顶端有一个长突起。

D 选项——未分化的间质细胞——比成纤维细胞小,形态相似,受到刺激时可以分化成结缔组织中任何一种类型细胞。

E 选项——巨噬细胞——消除和吞噬细菌作用。

104.关于牙骨质细胞的描述,不正确的是

A. 细胞为卵圆形　　　　　　　　B. 位于牙骨质陷窝内　　　　　　　C. 有许多细长的胞质突起

D. 邻近的牙骨质细胞突起相互吻合　　　　　　　　　　　　　　　　E. 功能是形成牙骨质

【答案】E

【解析】牙骨质由成牙骨质细胞形成,牙骨质细胞不能形成牙骨质。

【破题思路】牙骨质细胞卵圆形,周围有许多细长的胞质突起,并有分支,突起多数向着牙根表面,借以自牙周膜吸取营养,邻近的牙骨质细胞突起相互吻合。

第四单元　牙周组织

1. 关于附着龈的描述，不正确的是
   A. 位于游离龈的根方　　B. 紧密附着在牙及牙槽嵴表面　　C. 表面有许多点状凹陷称点彩
   D. 颜色暗红　　E. 质坚韧

   【答案】D

   【解析】在本题中附着龈的颜色是：粉红色。

   【破题思路】龈在游离龈的根方，紧密附着在牙及牙槽嵴表面。附着龈色粉红，质坚韧，表面呈橘皮状，有许多点状凹陷称点彩。点彩可增强牙龈对机械摩擦力的抵抗，但在炎症水肿时，表面点彩可消失而变为光亮。

2. 附着在牙表面的一条带状上皮为
   A. 龈沟上皮　　B. 附着龈上皮　　C. 龈谷上皮
   D. 结合上皮　　E. 釉小皮

   【答案】D

   【解析】在本题中附着在牙表面的一条带状上皮是：结合上皮。

   A 选项——龈沟上皮——复层鳞状上皮，无角化，有上皮钉突，在龈沟底与结合上皮有明显分界线。

   B 选项——附着龈上皮——游离龈根方，紧密附着在牙槽嵴表面。

   C 选项——龈谷上皮——表面为薄的无角化上皮，有上皮钉突。

   D 选项——结合上皮——附着在牙表面的一条带状上皮，从龈沟底开始，向根尖方向附着在釉质或骨质表面，无角化，无上皮钉突。

   E 选项——釉小皮——釉质形成后，成釉细胞分泌的一层无结构的薄膜。

   【破题思路】结合上皮是牙龈上皮附着在牙表面的一条带状上皮，从龈沟底开始，向根尖方向附着在釉质或牙骨质的表面。结合上皮是无角化、无上皮钉突的鳞状上皮。

3. 以下不属于牙龈纤维束的是
   A. 龈牙组　　B. 牙槽龈组　　C. 水平组
   D. 环行组　　E. 牙骨膜组

   【答案】C

   【解析】在本题中水平组是牙周膜分组。

   A 选项——龈牙组——起自牙颈部的牙骨质，止于游离龈和附着龈的固有层。它主要是牵引牙龈使其与牙紧密结合。它是牙龈中最多的一组纤维。

   B 选项——牙槽龈组——起自牙槽嵴向牙冠方向展开并分散于牙龈中，止于游离龈和附着龈的固有层。

   C 选项——水平组——牙周膜中保持牙直立的主要力量。

   D 选项——环行组——这组纤维最细，并且穿插缠绕于其他纤维束之间，有助于游离龈附着在牙体上。

   E 选项——牙骨膜组——起自牙颈部牙骨质，越过牙槽嵴外侧皮质骨的骨膜，进入牙槽突、前庭肌和口底。

   【破题思路】牙龈中的5组纤维束包括：龈牙组、牙槽龈组、环行组、越隔组、牙骨膜组。

4. 下列关于牙周膜主纤维的说法，不正确的是
   A. 牙槽嵴组纤维存在于邻面，在颊舌侧无此纤维
   B. 水平组纤维是维持牙直立的主要力量
   C. 斜行组牙周膜中数量最多、力量最强的一组纤维
   D. 根尖组起于根尖区牙骨质，呈放射状至根尖周围牙槽骨
   E. 根间组只存在于多根牙，可防止牙根向冠方移动

【答案】A

【解析】在本题中牙槽嵴组纤维存在于颊舌，邻面无。

【破题思路】① 牙槽嵴组起自牙槽嵴顶，呈放射状向牙冠方向走行，止于釉牙骨质界下方的牙骨质。这组纤维仅位于牙的唇（颊）和舌（腭）面，邻面缺如。其功能是将牙向牙槽窝内牵引，对抗侧方力，保持牙直立。

② 水平组位于牙槽嵴纤维的根方，起自牙槽骨，止于牙骨质，呈水平方向。维持牙直立的主要力量，并与牙槽嵴组共同对抗侧方力，防止牙侧方移动。

③ 斜行组是牙周膜中数量最多、力量最强的一组纤维，除牙颈部及根尖区外，均为斜纤维的分布区。纤维起自近牙颈部的牙槽骨，附着于近根尖部的牙骨质内。其功能是将牙悬吊在牙槽窝内，并将施力于牙上的压力转变成平均分布的牵引力，作用于牙槽骨上使牙能承受较大的咀嚼力。

④ 根尖组起自根尖周围牙槽骨，向冠方聚拢止于根尖部牙骨质。其功能是固定牙根尖的位置，保护进出根尖孔的血管和神经。

⑤ 根间组此纤维只存在于多根牙，起自根分叉处的牙根间骨隔顶，呈放射状止于根分叉处的牙骨质。功能是防止牙根向冠方移动。

5. 关于固有牙槽骨的叙述，不正确的是

A. 又称筛状板 B. 在组织学上属于密质骨

C. 在X线上表现为围绕牙周膜外侧的透射影 D. 近牙周膜表面称束状骨

E. 近骨髓侧由哈弗斯系统构成

【答案】C

【解析】固有牙槽骨在X线片上表现为围绕牙周膜外侧的一条白色阻射影，称硬骨板。固有牙槽骨位于牙槽窝内壁，包绕牙根并与牙周膜相邻。它是一层多孔的骨板，又称筛状板，组织学上固有牙槽骨属于密质骨。在靠近牙周膜的表面，由平行骨板和来自牙周膜的穿通纤维构成。骨板的排列方向与牙槽窝内壁平行，而与穿通纤维垂直，这种骨板称为束状骨。在邻近骨髓侧，骨板由哈弗斯系统所构成。

【破题思路】固有牙槽骨在X线片上表现为围绕牙周膜外侧的一条白色阻射影，称硬骨板。

6. 牙槽骨中刚形成尚未矿化的为

A. 固有牙槽骨 B. 束状骨 C. 松质骨

D. 牙槽骨外骨板 E. 类骨质

【答案】E

【解析】固有牙槽骨在X线片上表现为围绕牙周膜外侧的一条白色阻射影，称硬骨板。固有牙槽骨位于牙槽窝内壁，包绕牙根并与牙周膜相邻。它是一层多孔的骨板，又称筛状板，组织学上固有牙槽骨属于密质骨。在靠近牙周膜的表面，由平行骨板和来自牙周膜的穿通纤维构成。骨板的排列方向与牙槽窝内壁平行，而与穿通纤维垂直，这种骨板称为束状骨。在邻近骨髓侧，骨板由哈弗斯系统所构成。

松质骨：由骨小梁和骨髓组成，位于骨密质和固有牙槽骨之间。

【破题思路】类骨质是刚由成骨细胞分泌的未矿化的骨基质，无骨小梁结构，结构属于密质骨。

7. 固有牙槽骨是

A. 含有穿通纤维的密质骨 B. 含有穿通纤维的松质骨 C. 不含有穿通纤维的密质骨

D. 不含有穿通纤维的松质骨 E. 不含哈弗系统的密质骨

【答案】A

【解析】固有牙槽骨：衬于牙槽窝内壁，包绕牙根与牙周膜相邻，在牙槽嵴与外骨板相连。由平行排列的骨板构成。与牙槽窝壁平行。近牙周膜处平行排列的骨板，内有牙周膜主纤维埋入，称束骨，远牙周膜处由哈弗系统构成，其外周有几层骨板呈同心圆排列，内有神经和血管通过。

【破题思路】固有牙槽骨属于密质骨，其中含有大量牙周膜纤维（穿通纤维）。

8. 牙龈上皮是
A. 内皮
B. 纤毛柱状上皮
C. 腺导管上皮
D. 复层鳞状上皮
E. 移行上皮
【答案】D
【解析】在本题中牙龈上皮是复层鳞状上皮。

【破题思路】牙龈上皮为复层鳞状上皮，根据所处的位置不同，分为牙龈表面上皮、龈沟上皮和结合上皮。均是复层鳞状上。

9. 对牙周膜细胞的叙述，错误的是
A. 成纤维细胞是数量多，功能上最重要的细胞
B. 成牙骨质细胞分布在邻近牙骨质的牙周膜中
C. 成骨细胞受炎症刺激可形成颌骨囊肿和牙源性肿瘤
D. 当骨吸收停止时，破骨细胞消失
E. 未分化间充质细胞在牙周膜的更新中起重要作用
【答案】C
【解析】牙周膜中上皮剩余（Malassez上皮剩余）受炎症刺激可形成颌骨囊肿和牙源性肿瘤。（1）成纤维细胞：是数量多，功能上最重要的细胞。与胶原纤维的合成及吸收有关。（2）成牙骨质细胞：分布在邻近牙骨质的牙周膜中，功能是合成牙骨质。（3）成骨细胞和破骨细胞。①成骨细胞：形态立方状，胞核大，核仁明显，胞质嗜碱性，静止期为梭形。②破骨细胞：是多核巨细胞，胞核数目不等，胞质嗜酸性，位于吸收陷窝内。当骨吸收停止时，破骨细胞消失。（4）未分化间充质细胞：可分化为成骨细胞，成牙骨质细胞和成纤维细胞，在牙周膜更新中起重要作用。

10. 关于牙周膜，错误的叙述是
A. 牙周膜的厚度为0.15～0.38mm
B. 在根中1/3处最厚
C. 纤维丰富，常排列成纤维束
D. 由致密的结缔组织构成
E. 细胞以成纤维细胞为主
【答案】B
【解析】牙周膜是位于牙根与牙槽骨之间的致密结缔组织，由细胞、基质和纤维组成。牙周膜的正常厚度为0.15～0.38mm，在根中1/3最薄。其中大量的胶原纤维将牙固定在牙槽窝内，并能抵抗和调节牙所承受的咀嚼压力，具有悬韧带的作用，又称牙周韧带。

11. 关于结合上皮的描述错误的是
A. 无上皮钉突
B. 是无角化的鳞状上皮
C. 以半桥粒方式与牙面连接
D. 以龈沟底向根尖方向逐渐变薄
E. 与牙面结合紧密，位置恒定
【答案】E
【解析】结合上皮：从龈沟底开始，向根尖方向附着在釉质或牙骨质的表面。结合上皮是无角化的鳞状上皮，含数层扁平细胞，其长轴与牙面平行，无钉突。通过半桥粒与牙面相结合，牙周病时上皮钉突产生。结合上皮随年龄增长而向根方移动，从而使牙龈向根方退缩，牙本质和牙骨质暴露；易发生楔状缺损和根部龋。

【破题思路】结合上皮随年龄增长而向根方移动，从而使牙龈向根方退缩，牙本质和牙骨质暴露；易发生楔状缺损和根部龋。

12. 牙周膜的主纤维中只存在于磨牙根分叉之间的是
A. 牙槽嵴组
B. 水平组
C. 斜形组
D. 根尖组
E. 根间组
【答案】E
【解析】斜行组是牙周膜中数量最多、力量最强大的一组纤维。除牙颈部和根尖区外，其余都是其分布区域。
根尖组起于根尖区牙骨质，呈放射状止于根尖周围的牙槽骨，具有固定牙根尖的作用，保护进出根尖孔的血管和神经。
根间组只存在于多根牙，起自根分叉处的牙根间骨隔顶，止于根分叉区牙骨质，有防止牙根向冠方移动的作用。

牙槽嵴组起自牙槽嵴顶呈放射状向牙冠方向走行，其功能是将牙向牙槽窝内牵引，对抗侧向力，保持牙直立。水平组在牙槽嵴纤维的根方呈水平分布与牙弓的殆平面大致平行是维持牙直立的主要力量。

13. 牙周膜中的细胞成分不包括

A. 成纤维细胞　　　　　　　B. 成骨细胞和破骨细胞　　　　C. 成牙骨质细胞
D. 上皮剩余细胞　　　　　　E. 成牙本质细胞

【答案】E
【解析】成牙本质细胞是牙髓中的细胞，形成牙本质。

【破题思路】

名称	特点
成纤维细胞	牙周膜中最多，功能最主要的细胞，参与胶原蛋白的合成与降解
成牙骨质细胞	分布于近牙骨质处的牙周膜中。其功能是形成牙骨质
上皮剩余	Malassez上皮剩余，上皮根鞘的残余部分，当受到刺激时可增殖成为牙源性肿瘤或颌骨囊肿的上皮来源
成骨细胞	成骨细胞位于新形成的牙槽骨表面
破骨细胞	破骨细胞位于骨吸收部位的蚕食状凹陷（Howship陷窝）内，是一种多核巨细胞，胞质嗜酸性。其功能是使骨或牙骨质发生吸收
牙周膜干细胞	位于血管周围，是牙周膜的重要细胞成分，可进一步分化为成纤维细胞、成骨细胞和成牙本质细胞，是牙周膜中新生细胞的来源

14. 下面关于固有牙槽骨描述错误的是

A. 位于牙槽窝内壁处　　　　B. X显示为低密度影像　　　　C. 为一层多孔的骨板
D. X线称为硬骨板　　　　　E. 又称为筛状板

【答案】B
【解析】固有牙槽骨其上面有许多筛状小孔，为血管、神经的通道，所以也称筛状板。在X线片上，固有牙槽骨显示为环绕牙根的白色阻射线，故又名硬骨板（只在X线上称）。

【破题思路】在X线片上，固有牙槽骨显示为环绕牙根的白色阻射线，高密度影像，又名硬骨板。

15. 龈沟的外壁是

A. 龈沟上皮　　　　　　　　B. 结合上皮　　　　　　　　　C. 牙龈上皮
D. 简单上皮　　　　　　　　E. 特殊上皮

【答案】A
【解析】龈沟的底部为结合上皮冠方，内壁为釉质/牙骨质，外壁为龈沟上皮。

16. 牙周膜中最多、功能最重要的细胞是

A. 成纤维细胞　　　　　　　B. 成牙骨质细胞　　　　　　　C. 成骨细胞
D. 破骨细胞　　　　　　　　E. 未分化间充质细胞

【答案】A
【解析】牙周膜的成纤维细胞是牙周膜中最多并且功能最重要的细胞，细胞排列方向与纤维束的长轴平行。其功能是参与胶原蛋白的合成与降解，使牙周膜得到不断的改建和更新。

成牙骨质细胞形成牙骨质；成骨细胞形成固有牙槽骨；破骨细胞经常出现在Howship陷窝；未分化间充质细胞可以分化成牙周膜细胞中的任意一种细胞。

17. 牙周膜中主纤维束不包括

A. 根间组　　　　　　　　　B. 水平组　　　　　　　　　　C. 斜形组
D. 牙骨膜组　　　　　　　　E. 牙槽嵴组

【答案】D
【解析】① 牙槽嵴组起自牙槽嵴顶，呈放射状向牙冠方向走行，止于釉牙骨质界下方的牙骨质。这组纤维仅位于牙的唇（颊）和舌（腭）面，邻面缺如。其功能是将牙向牙槽窝内牵引，对抗侧方力，保持牙直立。

② 水平组位于牙槽嵴纤维的根方，起自牙槽骨，止于牙骨质，呈水平方向。维持牙直立的主要力量，并

与牙槽嵴组共同对抗侧方力，防止牙侧方移动。

③斜行组是牙周膜中数量最多、力量最强的一组纤维，除牙颈部及根尖区外，均为斜纤维的分布区。纤维起自近牙颈部的牙槽骨，附着于近根尖部的牙骨质内。其功能是将牙悬吊在牙槽窝内，并将施力于牙上的压力转变成平均分布的牵引力，作用于牙槽骨上使牙能承受较大的咀嚼力。

④根尖组起自根尖周围牙槽骨，向冠方聚拢止于根尖部牙骨质。其功能是固定牙根尖的位置，保护进出根尖孔的血管和神经。

⑤根间组此纤维只存在于多根牙，起自根分叉处的牙根间骨隔顶，呈放射状止于根分叉处的牙骨质。功能是防止牙根向冠方移动。

【破题思路】牙周膜主纤维束包括牙槽嵴组、水平组、斜形组、根尖组和根间组。
牙骨膜组是牙龈固有层的分组。

18. 牙槽窝的内壁是
A. 密质骨　　　　　　　B. 固有牙槽骨　　　　　　C. 骨小梁
D. 松质骨　　　　　　　E. 牙骨质
【答案】B
【解析】牙槽窝的内壁是固有牙槽骨，又称筛状板，X线片上称硬骨板。

19. 牙槽骨吸收处的Howship陷窝内的细胞是
A. 成纤维细胞　　　　　B. 成牙骨质细胞　　　　　C. 成骨细胞
D. 破骨细胞　　　　　　E. 未分化间充质细胞
【答案】D
【解析】牙周膜的成纤维细胞是牙周膜中最多并且功能最重要的细胞，细胞排列方向与纤维束的长轴平行，其功能是参与胶原蛋白的合成与降解，使牙周膜得到不断的改建和更新。
成牙骨质细胞形成牙骨质；成骨细胞形成固有牙槽骨。
破骨细胞经常出现在Howship陷窝。
未分化间充质细胞可以分化成牙周膜细胞中的任意一种细胞。

【破题思路】是破骨细胞位于骨吸收部位的蚕食状凹陷（Howship陷窝）内，是一种多核巨细胞。

20. 牙周膜的主要成分是
A. 胶原纤维　　　　　　B. 上皮剩余　　　　　　　C. 成骨细胞
D. 破骨细胞　　　　　　E. 成牙骨质细胞
【答案】A
【解析】牙周膜由纤维、基质、细胞、血管和淋巴管、神经等组成。牙周膜的纤维主要由胶原纤维和不成熟的弹力纤维组成，其中胶原纤维数量最多，构成牙周膜的主要成分。

【破题思路】牙周膜的纤维主要由胶原纤维和不成熟的弹力纤维组成，其中胶原纤维数量最多，构成牙周膜的主要成分。

21. 牙周膜中的神经
A. 较丰富　　　　　　　B. 大部分是自主神经　　　C. 无定位觉
D. 只感觉痛觉　　　　　E. 对压力刺激反应迟钝
【答案】A
【解析】牙周膜神经来自牙间神经和根尖神经伴随血管分布。多数为有髓神经，神经末梢呈环状、棒状或梭形，也有游离的末梢。因此牙周膜的感觉敏感，并能明确指出牙位。牙周膜神经纤维大部分是感觉神经纤维，自主神经少。

【破题思路】牙周膜神经丰富，来自牙龈神经、根尖区神经、牙槽骨神经，大部分是感觉神经。

22. 牙周膜中纤维数量最多的是
A. Oxytalan 纤维　　　　B. Eluanin 纤维　　　　　C. 弹力纤维

D. 网状纤维   E. 胶原纤维

【答案】E

【解析】牙周膜由纤维、基质、细胞、血管和淋巴管、神经等组成。牙周膜的纤维主要由胶原纤维和不成熟的弹力纤维组成，其中胶原纤维数量最多，构成牙周膜的主要成分。

【破题思路】牙周膜中纤维主要由胶原纤维和不成熟的弹力纤维组成，其中胶原纤维数量最多。

23. 关于牙槽骨生物学特性的叙述，不正确的是
A. 可由于不断新生而影响牙齿发育   B. 受到外界的压力，可表现为吸收
C. 具有高度的可塑性   D. 随牙齿的萌出而不断改建
E. 较牙骨质更容易吸收

【答案】A

【解析】牙槽骨的吸收与新生保持动态平衡，牙槽骨为适应内、外环境的变化，在一生中不断发生改建，牙槽骨在受压的情况下发生吸收，在受到牵拉时新生。牙槽骨是高度可塑性组织，也是人体骨最活跃的部分。牙骨质在使骨吸收的压力下不易吸收，因此可允许牙在正畸治疗中进行移动。

【破题思路】牙槽骨的吸收与新生保持动态平衡，不会影响恒牙发育。

（24～26题共用备选答案）
A. 牙槽嵴组   B. 水平组   C. 根尖组
D. 越隔组   E. 斜行组

24. 起于牙槽嵴顶，呈放射状止于釉牙骨质界下方的牙骨质的为
25. 一端起于根部牙骨质，向牙颈部方向呈45°角倾斜埋入牙槽骨的为
26. 起于根尖牙骨质，呈放射状止于根尖部牙槽骨的为

【答案】A、E、C

【破题思路】
① 斜行组是牙周膜中数量最多、力量最强的一组纤维。除牙颈部和根尖区外，纤维方向向根方倾斜约45°埋入牙槽骨的一端近牙颈部，将牙悬吊在牙槽窝。
② 牙槽嵴组纤维起于牙槽嵴顶，呈放射状向牙冠方向走行，止于牙颈部的牙骨质。
③ 水平组在牙槽嵴纤维的根方，呈水平方向分布，是维持牙直立的主要力量。
④ 根尖组起于根尖区牙骨质，呈放射状至根尖周围的牙槽骨。
⑤ 根间组只存在于多根牙，起自根分叉处的牙根间骨隔顶，至根分叉区牙骨质。

27. 牙槽骨的组成包括
A. 筛状板和硬骨板   B. 硬骨板和支持骨   C. 固有牙槽和硬骨板
D. 固有牙槽骨和筛状板   E. 固有牙槽骨和支持骨

【答案】E

【解析】牙槽骨可分为固有牙槽骨、密质骨和松质骨。固有牙槽骨又称筛状板。固有牙槽骨在X线片表现为围绕牙周膜外侧的一条白色阻射线，称硬骨板。密质骨和松质骨称为支持骨。

28. 牙龈的组织学特征是
A. 没有角化层   B. 血管丰富   C. 无黏膜下层
D. 缺乏颗粒层   E. 固有层为疏松结缔组织

【答案】C

【解析】牙龈是口腔黏膜的一部分，由上皮层和固有层组成，无黏膜下层；其中上皮又分为牙龈上皮、龈沟上皮和结合上皮，牙龈上皮有角化；固有层由致密的结缔组织构成，含有丰富的胶原纤维。

29. 正常结合上皮的组织学特点是
A. 无角化，有上皮钉突   B. 无角化，无上皮钉突   C. 正角化，有上皮钉突
D. 不全角化，有上皮钉突   E. 不全角化，无上皮钉突

【答案】B

【解析】结合上皮：是牙龈上皮附着在牙表面的一条带状上皮，表面无角化，无上皮钉突，但受到刺激时可产生上皮钉突。

牙龈上皮：不全角化，上皮钉突多而细长，与深层组织牢固连接。

龈沟上皮：无角化，有上皮钉突，结缔组织内常有细胞浸润。

【破题思路】

名称	上皮	角化	上皮钉突
牙龈上皮	复层鳞状上皮	有	有
龈沟上皮	复层鳞状上皮	无	有
结合上皮	复层鳞状上皮	无	无
龈谷上皮	复层鳞状上皮	无	有

30. 牙髓和牙周膜中均含有
   A. 成牙本质细胞　　　　　　　B. 成骨细胞　　　　　　　C. 成釉细胞
   D. 成牙骨质细胞　　　　　　　E. 未分化间充质细胞

【答案】E

【解析】牙髓中所包含的细胞有：成牙本质细胞、成纤维细胞、巨噬细胞、未分化的间充质细胞、树突状细胞、淋巴细胞等。

牙周膜中所含有的细胞有：成纤维细胞、牙周膜干细胞（存在于牙周膜中的一种未分化的间充质细胞）、成牙骨质细胞、上皮剩余、成骨细胞、破骨细胞。

故牙髓和牙周膜中均含有的是成纤维细胞和未分化的间充质细胞。

31. 关于牙槽骨不正确的为
   A. 分为固有牙槽骨、密质骨和松质骨　　　B. 是高度可塑性组织
   C. 受压则增生，受牵引则吸收　　　　　　D. 可以进行改建
   E. 牙槽骨受全身骨代谢的影响

【答案】C

【解析】牙槽骨按其解剖部位可分为固有牙槽骨、密质骨、松质骨。牙槽骨是高度可塑性组织，也是人体骨骼最活跃的部分。牙槽骨具有受压力被吸收，受牵引力会增生的特性；它不但随着牙的生长发育、脱落替换和咀嚼压力而变动，而且也随着牙的移动而不断地改建，牙槽骨与身体其他骨一样可出现生理性的骨质疏松。

【破题思路】牙槽骨生物学特性：高度可塑，不断改建，受压吸收，受牵增生。

32. 牙周膜中可以转化为其他细胞成分的细胞是
   A. 成纤维细胞　　　　　　　B. 上皮剩余　　　　　　　C. 成骨细胞
   D. 成牙骨质细胞　　　　　　E. 未分化间充质细胞

【答案】E

【解析】①成纤维细胞是牙周膜中最多并且功能最重要的细胞，其功能是参与胶原蛋白的合成与降解，使牙周膜得到不断的改建和更新。

②成牙骨质细胞分布于近牙骨质处的牙周膜中。其功能是形成牙骨质。

③上皮剩余在牙周膜中，位于牙骨质附近的纤维间隙中呈小的上皮条索状或团块状，与牙根表面平行排列，也称 Malassez 上皮剩余。

上皮剩余是牙根发育过程中上皮根鞘的残余部分，通常呈静止状态，当受到刺激时可增殖成为牙源性肿瘤或颌骨囊肿的上皮来源。

④成骨细胞位于新形成的牙槽骨表面。成骨细胞能分泌胶原纤维和骨基质，矿化后成为骨间质。

⑤未分化间充质细胞位于血管周围，是牙周膜的重要细胞成分，可进一步分化为成纤维细胞、成骨细胞和成牙本质细胞，是牙周膜中新生细胞的来源。不仅能够维持牙周组织的稳态，而且参与牙周组织的再生。

33. 龈谷的组织学特点是
   A. 覆盖无角化上皮　　　　　　B. 上皮钉突数量少　　　　　　C. 无炎细胞浸润

D. 含有黏膜下层　　　　　　　E. 含有颗粒层

【答案】A

【解析】牙龈是口腔黏膜的一部分，由上皮层和固有层组成，无黏膜下层。龈谷是无角化上皮，故不含颗粒层。龈谷上皮为薄的无角化上皮，有上皮钉突伸入到结缔组织中，固有层常见炎症细胞。龈谷组织学上有上皮钉突深入到结缔组织中，不能说上皮钉突数量少。

（34～38题共用备选答案）

A. 牙槽嵴组　　　　　　B. 水平组　　　　　　C. 斜行组
D. 根间组　　　　　　　E. 根尖组

34. 数目最多，力量最强大的纤维，起悬吊牙齿的作用的是
35. 呈放射状，保护根尖孔的血管和神经的是
36. 位于多根牙的根分叉之间，防止牙根向冠方移动的是
37. 起自牙槽嵴顶，呈放射状向牙冠方向走行，将牙向牙槽窝内牵引的是
38. 与牙弓的𬌗平面大致平行，是维持牙直立的主要力量的是

【答案】C、E、D、A、B

【解析】牙槽嵴组纤维起于牙槽嵴顶，呈放射状向牙冠方向走行，止于牙颈部的牙骨质。功能是将牙齿向牙槽窝内牵引，抵抗侧方力，保持牙的直立。

水平组在牙槽嵴纤维的根方，呈水平方向分布，与牙弓的𬌗平面大致平行。一端埋入牙骨质，另一端埋入牙槽骨中。功能是维持牙直立的主要力量。

斜行组是牙周膜中数量最多、力量最强的一组纤维，功能可将牙承受的咀嚼压力转变为牵引力，均匀地分散到牙槽骨上。

根尖组起于根尖区牙骨质，呈放射状至根尖周围的牙槽骨，功能具有固定牙根尖的作用。

根间组只存在于多根牙，起自根分叉处的牙根间骨隔顶，至根分叉区牙骨质，功能有防止牙根向冠方移动的作用。

39. 牙周膜的神经描述中不正确的是

A. 牙周膜有丰富的神经　　　B. 能感受触觉和压觉　　　C. 含有有髓神经和无髓神经
D. 能感受痛觉　　　　　　　E. 牙周膜的感受器不能明确牙位

【答案】E

【解析】牙周膜中的神经较丰富，含4种神经末梢：①游离末梢；②Ruffini末梢；③环状末梢；④梭形末梢：有本体感受及定位功能。

（40～45题共用备选答案）

A. 成纤维细胞　　　　　　B. 牙周膜干细胞　　　　　　C. 成牙骨质细胞
D. Malassez上皮剩余　　　E. 成骨细胞

40. 牙周膜中可见小的上皮条索或上皮团为
41. 与牙槽骨的形成有关的细胞为
42. 牙周膜中最多，在功能上最主要的细胞为
43. 牙周膜中可以吞噬变性、老化的胶原纤维，也可以合成胶原纤维的细胞是
44. 存在于牙周膜的具有多分化潜能的细胞为
45. 分布在邻近牙骨质的牙周膜中，能够形成类牙骨质的细胞为

【答案】D、E、A、A、B、C

【破题思路】同13题。

第五单元　口腔黏膜

1. 含较多味蕾的结构是
   A. 丝状乳头　　　　　　　　B. 菌状乳头　　　　　　　　C. 轮廓乳头
   D. 叶状乳头　　　　　　　　E. 结缔组织乳头
   【答案】C
   【解析】轮廓乳头的环沟侧壁上皮，有许多卵圆形小体，称之为味蕾，故本题答案是C。A 丝状乳头上没有味蕾；B、D 菌状乳头和叶状乳头有少量味蕾；E 结缔组织乳头主要存在于固有层，没有味蕾。

   【破题思路】

名称	数目	部位	特点
丝状乳头	最多	遍布舌背	有角化、无味蕾
菌状乳头	较少	散在分布	无角化，有味蕾
轮廓乳头	最少	界沟前方	有角化，有味蕾最多
叶状乳头	退化为5～8条皱襞	舌侧缘	无角化，有味蕾

2. 下列口腔黏膜中不属于被覆黏膜的是
   A. 唇黏膜和颊黏膜　　　　　B. 硬腭黏膜和舌背黏膜　　　C. 口底黏膜和舌腹黏膜
   D. 软腭黏膜和唇红黏膜　　　E. 牙槽黏膜和口底黏膜
   【答案】B
   【解析】口腔黏膜中除咀嚼黏膜和舌背黏膜以外都是被覆黏膜。包括唇、颊黏膜，口底和舌腹黏膜，软腭黏膜。因此选B。A、C、D都属于被覆黏膜，E选项中的牙槽黏膜属于咀嚼黏膜。

   【破题思路】

分类	分布	特点
咀嚼黏膜	牙龈和硬腭（前2/3的腭黏膜）	有角化，无黏膜下层
被覆黏膜	唇、颊、口底、舌腹、软腭	无角化，有黏膜下层（唇红上皮有角化）
特殊黏膜	舌背	有四种乳头、有味蕾、无黏膜下层

3. 特殊黏膜是
   A. 舌腹黏膜　　　　　　　　B. 舌背黏膜　　　　　　　　C. 软腭黏膜
   D. 牙龈　　　　　　　　　　E. 硬腭黏膜
   【答案】B
   【解析】特殊黏膜——舌背黏膜（无黏膜下层），分布有4种舌乳头。A、C属于被覆黏膜，D、E属于咀嚼黏膜。

4. 下列部位的口腔黏膜上皮有角化，除了
   A. 唇红　　　　　　　　　　B. 硬腭　　　　　　　　　　C. 牙龈
   D. 舌腹　　　　　　　　　　E. 舌背
   【答案】D
   【解析】D选项——舌腹属于被覆黏膜，被覆黏膜没有角化。
   A选项——唇红属于被覆黏膜中一个特殊部位，有角化。
   B、C选项——属于咀嚼黏膜，有角化。
   E选项——属于特殊黏膜，分布各种乳头和味蕾。

5. 不属于硬腭部软组织特点的是
A. 黏膜下层前部无腺体 B. 黏膜下层后部无腭腺
C. 两侧部黏骨膜较厚 D. 中部黏骨膜缺乏弹性
E. 骨膜与黏膜、黏膜下层附着紧密

【答案】B

【解析】硬腭软组织的特点黏膜下层前部含有少量脂肪，无腺体，A 正确。
后部则有较多的腭腺，B 错误。
硬腭的骨膜与黏膜下层附着紧密，而与骨面附着则不太紧密，E 正确。
黏骨膜两侧较厚而中间部较薄，缺乏弹性，不易移动，能耐受摩擦和咀嚼压力，C、D 正确。

【破题思路】硬腭黏膜（前 2/3 的腭黏膜）属于咀嚼黏膜，承受较大的摩擦力和咀嚼压力。
特点：有角化，无黏膜下层，明显的粒层，与上皮钉突指状镶嵌。

6. 属于角质形成细胞的是
A. 黑色素细胞 B. 朗格汉斯细胞 C. 梅克尔细胞
D. 淋巴细胞 E. 基底细胞

【答案】E

【解析】组成口腔黏膜上皮的细胞包括角质细胞与非角质细胞。其中角化的鳞状上皮主要由角质细胞构成，角化上皮包括：基底层＋棘层＋颗粒层＋角化层，此 4 层里面包含的细胞主要就是角质形成细胞，因此答案选 E。A、B、C 属于非角质形成细胞，D 属于免疫细胞。

【破题思路】非角质形成细胞包括黑色素细胞、朗格汉斯细胞和梅克尔细胞。细胞内没有张力细丝和桥粒，在普通切片中细胞质不着色，所以又称为透明细胞。

名称	部位	特征
黑色素细胞	基底层	黑色素颗粒
朗格汉斯细胞	主要位于棘层，也可见于基底层	一种抗原呈递细胞，与黏膜的免疫功能有关
梅克尔细胞	基底层	是一种压力或触觉感受细胞

7. 黏膜下层无小涎腺分布的是
A. 颊 B. 软腭 C. 舌腹
D. 唇红 E. 硬腭

【答案】D

【解析】唇红黏膜上皮薄，有角化。下层没有小涎腺和皮脂腺，故容易干裂，故此题选 D。A、B、C 选项都有小涎腺分布；E 选项硬腭后部有较多腭腺。

【破题思路】唇红黏膜属于被覆黏膜；被覆黏膜的特点：有角化，有较疏松的黏膜下层。但被覆黏膜中有特殊部位：

唇红	有角化，无腺体，有毛细血管袢
颊黏膜	可出现成簇的粟粒状淡黄色小颗粒，即福代斯斑，异位皮脂腺
口底和舌腹	舌腹黏膜薄而光滑，黏膜下层不明显

8. 复层鳞状上皮由表层向内的排列顺序为
A. 颗粒层、角化层、棘层和基底层 B. 角化层、颗粒层、棘层和基底层
C. 颗粒层、棘层、角化层和基底层 D. 基底层、棘层、颗粒层和角化层
E. 基底层、角化层、棘层和颗粒层

【答案】B

【解析】复层鳞状上皮主要由角质细胞构成，从深层到表层依次分为：基底层、棘层、颗粒层和角化层，所以选 B。

【破题思路】口腔黏膜上皮层主要由角化上皮和非角化上皮构成。	
角化上皮	基底层＋棘层＋颗粒层＋角化层（深-浅）
非角化上皮	基底层＋棘层＋中间层＋表层（深-浅）

9. 上皮层中胞质内含嗜碱性透明角质颗粒的细胞是

A. 角化层　　　　　　　　B. 颗粒层　　　　　　　　C. 棘层
D. 基底层　　　　　　　　E. 黑色素细胞

【答案】B

【解析】颗粒层一般由2～3层细胞组成，胞质内含嗜碱性透明角质颗粒，胞核浓缩，故选B；A选项角化层为上皮的最表浅层，由角化或不全角化的扁平细胞组成；C选项棘层位于颗粒层深部，细胞体积大，多边形，由增生的基底细胞发育而来，胞质常伸出许多小的棘刺状突起，称细胞间桥；D选项基底层位于上皮层最深面，是一层立方形或矮柱状的细胞；E选项黑色素细胞属于非角质形成细胞。

【破题思路】	
基底层	最深部，借基底膜与固有层结缔组织相连。基底细胞与邻近的棘层具有分裂增殖能力，因此被称为生发层
棘层	由体积较大的多边形细胞构成，在上皮中是层次最多的细胞层，常伸出多而小的棘状突起与相邻细胞连接，称为细胞间桥。作用维持上皮的完整性
颗粒层	2～3层扁平细胞组成，胞质中有嗜碱性透明角质颗粒
角化层	位于表层，角化细胞中胞核完全消失者称为正角化，如果含有浓缩而未消失的细胞核者，称为不全角化

10. 下列哪项不是咀嚼黏膜的特征

A. 有角化层　　　　　　　B. 颗粒层不明显　　　　　C. 上皮钉突多而细长
D. 固有层较厚　　　　　　E. 胶原纤维粗大

【答案】B

【解析】上皮较厚，有角化，A选项正确。
正角化时有明显的粒层，不全角化时粒层不明显。
上皮钉突、固有层乳头较细长，C选项正确。
固有层厚，胶原纤维束粗大并排列紧密，D、E选项正确。

【破题思路】咀嚼黏膜包括牙龈和硬腭黏膜（前2/3的腭黏膜）。咀嚼黏膜能承受较大的咀嚼压力和摩擦力。特点：上皮较厚，有角化，正角化时有明显的粒层，不全角化时粒层不明显，细胞间隙较宽，细胞间桥明显；上皮钉突、固有层乳头较细长；固有层厚，胶原纤维束粗大并排列紧密。咀嚼黏膜可借固有层直接附着在骨膜上形成黏骨膜，或借黏膜下层与骨膜相连。附着牢固，不能移动。

根据有无黏膜下层分为牙龈区、中间区、脂肪区和腺区。牙龈区和中间区无黏膜下层，固有层直接与骨膜相连。脂肪区和腺区有黏膜下层，其中的脂肪和腺体被胶原纤维分成小隔。硬腭黏膜与位于腭后1/3的软腭黏膜相连，但有明显分界。

11. 在人类退化为5～8条平行皱襞的是

A. 丝状乳头　　　　　　　B. 菌状乳头　　　　　　　C. 轮廓乳头
D. 叶状乳头　　　　　　　E. 味蕾

【答案】D

【解析】叶状乳头位于舌侧后缘，在人类退化为5～8条平行皱襞，故选D。
A选项——丝状乳头数目最多，遍布于舌背，舌尖部最多。
B选项——菌状乳头数目较少，分散于丝状乳头之间，呈圆形头大颈细的突起状。
C选项——轮廓乳头在舌乳头中体积最大，数目最少，沿界沟前方排成一列。
E选项——味蕾是一种味觉感受器，主要存在于轮廓乳头。

【破题思路】味蕾：在轮廓乳头的环沟侧壁上皮内，有许多染色浅淡的卵圆形小体。

菌状乳头	酸、咸
叶状乳头	酸
轮廓乳头、软腭及会厌	苦
丝状乳头	无味蕾

12. 下列哪项不是被覆黏膜的特征
A. 无颗粒层
B. 无角化层
C. 上皮钉突短
D. 固有层界限不清
E. 无黏膜下层

【答案】E
【解析】被覆黏膜的特点是：表面平滑，粉红色，无角化（B选项对），无颗粒层（A选项对），黏膜下层与固有层无明显界限（D选项对），上皮钉突短（C选项对），被覆黏膜有较疏松的黏膜下层，被覆黏膜富有弹性，有一定的活动度，E选项是错误的。

【破题思路】口腔黏膜中除咀嚼黏膜和舌背黏膜以外均属被覆黏膜。其特点是：表层无角化，细胞排列紧密，细胞间看不到细胞间桥；上皮和固有层结缔组织交界较平坦；固有层含有胶原纤维、弹力纤维和网状纤维，胶原纤维较少，弹力纤维较多；黏膜下层较疏松。

（13～16题共用备选答案）
A. 丝状乳头
B. 菌状乳头
C. 轮廓乳头
D. 叶状乳头
E. 味蕾

13. 体积较小，数目最多，呈锥体形，舌尖部位最多的是
14. 数目较少，分散于丝状乳头之间，呈圆形头大颈细的是
15. 体积最大，数目最少，排列在界沟前方的是
16. 味觉感受器，位于轮廓乳头的环沟侧壁上的是
17. 在沟底附近的舌肌纤维束间有较多纯浆液腺，称为味腺。位于

【答案】A、B、C、E、C
【解析】A选项——丝状乳头数目最多，遍布于舌背，舌尖部最多。
B选项——菌状乳头数目较少，分散于丝状乳头之间，呈圆形头大颈细的突起状。
C选项——轮廓乳头在舌乳头中体积最大，数目最少，沿界沟前方排成一列。
D选项——叶状乳头位于舌侧后缘，在人类退化为5～8条平行皱襞。
E选项——味蕾是味觉感受器，主要分布于轮廓乳头靠近轮廓沟的侧壁上皮。

【破题思路】

丝状乳头	数目最多，遍布于舌背，舌尖部最多	无味蕾
菌状乳头	数目较少，分散于丝状乳头之间，呈圆形头大颈细的突起	酸、咸
轮廓乳头	体积最大，数目最少，沿界沟前方排成一列	苦
叶状乳头	舌侧后缘，在人类退化为5～8条平行皱襞	酸
味蕾	主要分布于在轮廓乳头的环沟侧壁上皮内	味觉感受器

18. 属于咀嚼黏膜的是
A. 唇黏膜
B. 颊黏膜
C. 软腭黏膜
D. 硬腭黏膜
E. 口底黏膜

【答案】D
【解析】咀嚼黏膜：包括牙龈和硬腭黏膜，在咀嚼时承受压力和摩擦。
唇、颊、软腭、口底都属于被覆黏膜。

【破题思路】

咀嚼黏膜	硬腭、牙龈	1. 有角化（角化层、颗粒层、棘层、基底层） 2. 大多无黏膜下层
被覆黏膜	唇、颊、口底、舌腹、软腭	1. 无角化（表层、中间层、棘层、基底层） 2. 黏膜下层厚
特殊黏膜	舌背	1. 有四种乳头、有味蕾 2. 无黏膜下层

19. 结合上皮通过以下哪种结构附着在牙齿表面
A. 紧密连接　　　　　　　　B. 缝隙连接　　　　　　　　C. 桥粒
D. 半桥粒　　　　　　　　　E. 黏着带

【答案】D

【解析】结合上皮在牙面上形成一种基底样物质（包括透明板和密板两部分），并通过半桥粒附着在这些物质上，使结合上皮紧密地附着在牙面上。

【破题思路】口腔黏膜由上皮和固有层组成，上皮借基底膜与固有层相连，部分黏膜深部有黏膜下层。光镜下可见上皮和固有层之间有一膜状结构，称基底膜，电镜下基底膜由透明板、密板和网板构成。上皮和基底膜以半桥粒的方式结合在一起。

20. 以下说法错误的是
A. 复层鳞状上皮由外向内是角化层、颗粒层、棘层、基底层
B. 棘层的细胞是上皮中层次最多的
C. 颗粒层的细胞胞质中含有嗜碱性透明角质颗粒
D. 颗粒层有很强的增殖能力故称为生发层
E. 基底层细胞靠半桥粒与结缔组织相连

【答案】D

【解析】口腔黏膜的上皮为复层鳞状上皮，角化的复层鳞状上皮主要由角质细胞构成，由深部至表面可分为四层（基底层、棘层、颗粒层、角化层）。

棘层由体积较大的多边形细胞构成，在上皮中是层次最多的细胞层。

颗粒层胞质中有嗜碱性透明角质颗粒。

基底层借基底膜与固有层结缔组织相连。而基底膜和上皮以半桥粒的方式结合在一起。

基底细胞与邻近的棘层具有分裂增殖能力，因此被称为生发层。

21. 在各种口腔黏膜中哪种黏膜下层不明显
A. 颊黏膜　　　　　　　　　B. 唇黏膜　　　　　　　　　C. 舌背黏膜
D. 口底黏膜　　　　　　　　E. 软腭黏膜

【答案】D

【解析】被覆黏膜有较疏松的黏膜下层，咀嚼黏膜和特殊黏膜没有黏膜下层，舌背黏膜属于特殊黏膜，排除C；在被覆黏膜中，颊、唇、软腭都有较厚的黏膜下层；排除A、B、E；其中口底和舌腹黏膜光滑而薄，上皮无角化，结缔组织乳头多而短，黏膜下层不明显，故答案选D。

22. 口腔黏膜的生发层包括
A. 基底层和颗粒层　　　　　B. 棘层和基底层　　　　　　C. 颗粒层和棘层
D. 棘层和角化层　　　　　　E. 角化层和颗粒层

【答案】B

【解析】基底细胞与邻近的棘层具有分裂增殖能力，因此被称为生发层。故B选项正确。

【破题思路】口腔黏膜的上皮为复层鳞状上皮，角化的复层鳞状上皮主要由角质细胞构成，由深部至表面可分为四层（基底层、棘层、颗粒层、角化层）。见9题。

23. 下列有关咀嚼黏膜的描述，错误的是
　　A. 在咀嚼时承受压力和摩擦　　B. 上皮角化　　C. 结缔组织乳头短粗
　　D. 与深部组织附着牢固　　E. 固有层胶原纤维束粗大
【答案】C
【解析】咀嚼黏膜包括牙龈和硬腭黏膜，在咀嚼时承受压力和摩擦，A 正确；上皮有角化，B 正确；固有层乳头多而长，C 错误；与上皮嵴呈指状镶嵌，胶原纤维束粗大，固有层深部直接或借黏膜下层与骨膜相连，与深部组织附着牢固 D、E 正确。

【破题思路】

咀嚼黏膜	① 包括牙龈和硬腭黏膜 ② 承受压力和摩擦力 ③ 上皮较厚，有角化 ④ 固有层厚，胶原纤维束粗大，乳头多而长

24. 口腔黏膜增龄变化描述哪项是错误的
　　A. 上皮萎缩变薄　　B. 小涎腺发生萎缩　　C. 丝状乳头数量增加
　　D. 叶状乳头增生　　E. 黏膜感觉功能下降
【答案】C

25. 唇红部组织的特征是
　　A. 上皮无角化　　　　　　　　B. 固有层结缔组织乳头狭长，含有毛细血管袢
　　C. 含有丰富的黏液腺　　　　　D. 偶尔会有皮脂腺
　　E. 含有明显的粒细胞层
【答案】B
【解析】唇红上皮薄，有角化，A 错误；固有层乳头长，含有毛细血管袢，血色可透过有透明性的表面上皮使唇部呈朱红色，B 正确；黏膜下层没有黏液腺和皮脂腺，故易干裂，C、D 错误。

26. 口腔黏膜中的透明细胞是
　　A. 角化细胞　　B. 粒细胞　　C. 棘细胞
　　D. 基底细胞　　E. 朗格汉斯细胞
【答案】E
【解析】非角质形成细胞在普通切片下，胞质着色，称为透明细胞，包括黑色素细胞、朗格汉斯细胞和梅克尔细胞。因此选 E。A、B、C、D 都属于角质形成细胞。

27. 口腔上皮中有分裂能力的细胞位于
　　A. 角化层　　B. 粒层　　C. 棘层
　　D. 基底层　　E. 生发层
【答案】E
【解析】基底细胞与邻近的棘层具有分裂增殖能力，因此被称为生发层。
　　口腔黏膜的上皮为复层鳞状上皮，角化的复层鳞状上皮主要由角质细胞构成，由深部至表面可分为四层（基底层、棘层、颗粒层、角化层）。

28. 关于口腔黏膜的结构和功能，正确的是
　　A. 根据口腔黏膜的功能可将其分为被覆黏膜和咀嚼黏膜
　　B. 咀嚼黏膜包括腭部黏膜和牙龈黏膜
　　C. 唇红部黏膜属被覆黏膜，黏膜下层无黏液腺及皮脂腺
　　D. 被覆黏膜表层角化，富有弹性，有一定活动度
　　E. 舌背黏膜属咀嚼黏膜，表面有许多舌乳头
【答案】C
【解析】口腔黏膜根据所在部位和功能可分为三种类型：咀嚼黏膜、被覆黏膜和特殊黏膜。A 错误；咀嚼黏膜包括硬腭（不是腭部）和牙龈黏膜，B 错误；唇红部黏膜属被覆黏膜。上皮有角化，黏膜下层无黏液腺及皮脂腺，故易干裂，C 正确；被覆黏膜，表层无角化，富有弹性，可承受张力，有一定的活动度，D 错误；舌背黏膜属于特殊黏膜，最主要是其表面有许多舌乳头，部分舌乳头上皮内还有味觉感受器，E 错误。

29. 关于口腔黏膜角化上皮的描述，不正确的是
A. 由基底层、棘层、粒层和角化层构成
B. 棘层细胞在上皮中层次最多
C. 基底细胞和深部棘层细胞有分裂增殖能力，称为生发层
D. 角化细胞中胞核完全消失者称为过度正角化
E. 颗粒层细胞位于棘层深面，胞质内含嗜碱性透明角质颗粒

【答案】E

【解析】角化的复层鳞状上皮由表至深共分为四层：角化层、粒层、棘层、基底层，A正确。

棘层位于颗粒层深部，细胞体积大，多边形，由增生的基底细胞发育而来，胞质常伸出许多小的棘刺状突起，称细胞间桥；B正确，E错误。

基底层位于上皮层最深面，和棘层深部统称为生发层，C正确。

角化细胞位于表层，角化细胞中胞核完全消失者称为正角化，如果含有浓缩而未消失的细胞核者，称为不全角化。D正确。

30. 对口腔黏膜的舌背黏膜的叙述，错误的是
A. 丝状乳头数量最多 B. 菌状乳头位于舌尖和舌侧缘
C. 轮廓乳头体积最大 D. 味蕾主要分布于靠近轮廓乳头沟附近的上皮上
E. 叶状乳头位于舌侧缘后部

【答案】D

【解析】味蕾：是味觉感受器，为位于上皮内的卵圆形小体。主要分布于轮廓乳头靠近轮廓沟附近的侧壁上皮，其他处如菌状乳头、软腭、会厌等上皮内亦可见味蕾分布。

31. 在口腔黏膜上皮细胞中，一种细胞体积大，多边形，细胞质伸出许多小的突起与相邻的细胞相接，这种细胞叫
A. 扁平细胞   B. 角化细胞   C. 粒细胞
D. 棘细胞   E. 基底细胞

【答案】D

【解析】在口腔黏膜上皮中的棘细胞层中，里面的细胞体积大，多边形，这种细胞由增生的基底细胞发育而来，称为棘细胞。

32. 被覆黏膜的特点不包括
A. 粒层不明显   B. 表层无角化
C. 上皮与结缔组织交界比较平坦   D. 有较疏松的黏膜下组织
E. 胶原纤维粗大，排列紧密

【答案】E

【解析】口腔黏膜中除咀嚼黏膜和舌背黏膜以外均属被覆黏膜。

其特点是：表层无角化，B正确；细胞排列紧密，细胞间看不到细胞间桥，粒层不明显，A正确；上皮和固有层结缔组织交界较平坦C正确；固有层含有胶原纤维、弹力纤维和网状纤维，胶原纤维较少，弹力纤维较多，E错误；黏膜下层较疏松，D正确。

33. 口腔黏膜的基本组织结构是
A. 黏膜上皮   B. 上皮和固有层   C. 上皮、固有层和黏膜下层
D. 上皮和基底膜 E. 上皮和黏膜下层

【答案】B

【解析】口腔黏膜由上皮和固有层组成，上皮借基底膜与固有层相连，部分黏膜深部有黏膜下层。

【破题思路】		
上皮层	角化上皮（基底层、棘层、颗粒层、角化层）	
	非角化上皮（基底层、棘层、中间层、表层）	
	非角质形成细胞（黑色素细胞、朗格汉斯细胞和梅克尔细胞）	
固有层	致密的结缔组织；纤维主要是Ⅰ型胶原纤维	
黏膜下层（少数）	疏松结缔组织；在牙龈、硬腭的大部分区域和舌背无黏膜下层	

第六单元　唾液腺

1. 以黏液性腺泡为主的混合性腺是
   A. 腮腺　　　　　　　　　　B. 下颌下腺　　　　　　　　　C. 舌下腺
   D. 舌腭腺　　　　　　　　　E. 腭腺

【答案】C

【解析】腮腺全部由浆液性腺泡组成，排除 A。下颌下腺以浆液性腺泡为主，排除 B。舌下腺以黏液性腺泡为主，故选 C。舌腭腺、腭腺为纯黏液腺，排除 D、E。

【破题思路】

		大唾液腺	小唾液腺
纯浆液性		腮腺	味腺
纯黏液性		—	舌腭腺、腭腺、舌后腺
混合性	黏液为主	舌下腺	唇腺、颊腺、磨牙后腺、舌前腺（注：唇腺是唾液 SIgA 的主要来源，是腮腺的4倍）
	浆液为主	颌下腺	—

2. 能调节唾液的量及渗透压的结构是
   A. 浆液性腺泡　　　　　　　B. 黏液性腺泡　　　　　　　　C. 闰管
   D. 分泌管　　　　　　　　　E. 排泄管

【答案】D

【解析】唾液腺的导管系统分为闰管、分泌管、排泄管三段。分泌管与闰管相连，管径较粗，细胞基底部有垂直于基底面的纵纹是该管细胞的明显特征，因此又称为纹管。分泌管具有主动吸钠排钾和转运水的功能，可调节唾液的量和渗透压。

3. 以下属纯浆液腺的小唾液腺是
   A. 唇腺　　　　　　　　　　B. 颊腺　　　　　　　　　　　C. 味腺
   D. 舌后腺　　　　　　　　　E. 舌前腺

【答案】C

【解析】唇、颊、磨牙后腺、舌前腺属以黏液腺泡为主的混合腺，所以排除 A、B、E。舌后腺属纯黏液腺，排除 D。味腺属纯浆液腺。

4. 黏膜下层无小唾液腺分布的是
   A. 颊　　　　　　　　　　　B. 软腭　　　　　　　　　　　C. 舌腹
   D. 唇红　　　　　　　　　　E. 硬腭

【答案】D

【解析】唇红黏膜下层没有小唾液腺分布，而其他部位，如颊、软腭、舌腹、黏膜下层均有小唾液腺，所以 A、B、C 不选；硬腭没有黏膜下层，所以 E 不选；故此题选 D。

5. 光镜下顶端胞质内可见大量强折光性的分泌颗粒的细胞是
   A. 浆液性腺泡细胞　　　　　B. 黏液性腺泡细胞　　　　　　C. 分泌管上皮细胞
   D. 肌上皮细胞　　　　　　　E. 排泄管储备细胞

【答案】A

【解析】浆液性腺泡细胞胞质色深，组织固定好时，顶端胞质内可见大量 PAS 阳性、折光性很强的分泌颗粒，即酶原颗粒。黏液性腺泡呈管状，由黏液细胞组成。黏液细胞胞质内含丰富的黏原颗粒，在固定及染色过程中，黏原颗粒常被破坏，故胞质透明呈网状结构。其他选项中的细胞胞质均不含酶原颗粒。

6. 分泌管细胞的结构特点是
   A. 含有大量酶原颗粒　　　　B. 含有大量黏原颗粒　　　　　C. 有垂直于基底面的纵纹
   D. 为复层或假复层柱状上皮　E. 为复层鳞状上皮

【答案】C

【解析】分泌管细胞的结构特点是有垂直于基底面的纵纹。分泌管细胞基底部有垂直于基底面的纵纹，所以分泌管又称纹管。浆液性腺泡由浆液细胞（锥体形）组成，腺泡呈球状，分泌稀薄的水样分泌物，酶原颗粒，表达α-淀粉酶。黏液性腺泡由黏液细胞（锥体形）组成，腺泡呈管状，分泌黏液，黏原颗粒；光镜下，黏液细胞胞质透明呈网状结构，网架微嗜碱性，呈淡蓝色。

7. 电镜下含有酶原颗粒的细胞是
   A. 浆液细胞　　　　　　　　B. 黏液细胞　　　　　　　　C. 闰管细胞
   D. 分泌管细胞　　　　　　　E. 肌上皮细胞

【答案】A

【解析】浆液性腺泡细胞胞质色深，组织固定好时，顶端胞质内可见大量PAS阳性、折光性很强的分泌颗粒，即酶原颗粒。黏液性腺泡呈管状，由黏液细胞组成。黏液细胞胞质内含丰富的黏原颗粒，在固定及染色过程中，黏原颗粒常被破坏，故胞质透明呈网状结构。其他选项中的细胞质均不含酶原颗粒。

8. 以下说法错误的是
   A. 半月板是由浆液细胞和黏液性细胞共同组成的　　B. 闰管是用来连接腺泡的导管
   C. 纹管具有吸钠排钾的作用　　　　　　　　　　　D. 闰管可发挥干细胞作用
   E. 排泄管可发挥干细胞作用

【答案】A

【解析】混合性腺泡由黏液细胞和浆液细胞组成。黏液细胞组成腺泡之大部分，紧接闰管；浆液细胞呈新月状覆盖于腺泡的盲端表面，又名半月板。所以半月板是指浆液细胞。其他选项均为正确选项。

9. 下列有关肌上皮细胞的描述，不正确的是
   A. 肌上皮细胞位于腺泡和小导管的腺上皮与基膜之间
   B. 肌上皮细胞形态扁平，发出4～8支分枝状突起
   C. 肌上皮细胞内含肌动蛋白和肌球蛋白
   D. 肌上皮细胞具有收缩功能
   E. 通常每个腺泡有三个以上肌上皮细胞

【答案】E

【解析】肌上皮细胞位于腺泡和小导管的腺上皮与基膜之间。光镜下，细胞核大而呈扁圆形，细胞体积小，形态扁平，发出4～8个分支状突起，该分枝状突起呈放射状包绕腺泡表面，又称为篮细胞。肌上皮细胞有收缩功能，协助腺泡或导管排出分泌物。故A、B、C、D均正确，但通常每个腺泡有1～3个肌上皮细胞，不是三个以上。

10. 下列腺体中可能具有内分泌功能的是
    A. 舌下腺　　　　　　　　　B. 腭腺　　　　　　　　　　C. 腮腺
    D. 颊腺　　　　　　　　　　E. 舌腺

【答案】C

【解析】腮腺是人体最大的涎腺，成人的腮腺全部由浆液性腺泡组成，属纯浆液腺。腮腺闰管长，分泌管多而短。腮腺的分泌物含有大量唾液淀粉酶及多种蛋白物质。

（11～14题共用备选答案）
   A. 浆液细胞　　　　　　　　B. 黏液细胞　　　　　　　　C. 闰管细胞
   D. 储备细胞　　　　　　　　E. 肌上皮细胞

11. 细胞体小，形扁平，发出4～8支分支状突起，该突起呈放射状包绕在腺泡表面
12. 细胞呈锥体形，含黏原颗粒，光镜下胞浆透明呈网状结构，电镜下细胞内高尔基复合体较明显，分泌液酶成分少，含大量蛋白质和碳水化合物
13. 细胞呈锥体形，基底部较宽，紧附于基底膜上，顶端向腔内，核为圆形，含酶原颗粒
14. 矮立方形细胞，胞浆染色浅，细胞能发挥干细胞作用

【答案】E、B、A、C

【解析】细胞体小，形扁平，发出4～8支分支状突起，该突起呈放射状包绕在腺泡表面是肌上皮细胞；含黏原颗粒的是黏液细胞；含酶原颗粒的是浆液细胞；细胞能发挥干细胞作用的是闰管细胞。

15. 唾液分泌性IgA主要来源于
    A. 腮腺　　　　　　　　　　B. 颊腺　　　　　　　　　　C. 唇腺
    D. 舌腺　　　　　　　　　　E. 腭腺

【答案】C

【解析】唇腺是唾液分泌性IgA的主要来源，其浓度比腮腺高4倍。此外，唇腺活检也被认为是诊断舍格伦综合征的一种简便方法。

16. 关于腺泡的描述，不正确的是
    A. 是唾液腺的分泌单位　　B. 与最细小的导管相连　　C. 由单层锥体形腺细胞围绕而成
    D. 中央有一腺泡腔　　　　E. 腺细胞和基膜外有肌上皮细胞包绕

【答案】E

【解析】腺泡为唾液腺的分泌单位，位于最细小导管的末端，呈球或管状。腺泡由单层锥体形腺细胞围绕而成，中央有一腺泡腔。腺细胞的顶端朝向腺泡腔，基底部附于基底膜上。在腺细胞和底膜之间有扁平的肌上皮细胞，而不是肌上皮包绕腺细胞和基膜。故A、B、C、D均为正确选项。

17. 光镜下胞质透明呈网状结构的细胞是
    A. 浆液性腺泡细胞　　B. 黏液性腺泡细胞　　C. 分泌管上皮细胞
    D. 肌上皮细胞　　　　E. 半月板细胞

【答案】B

【解析】黏液性腺泡呈管状，由黏液细胞组成。光镜下，黏液细胞呈锥体形。胞质内含丰富的黏原颗粒，在固定及染色过程中，黏原颗粒常被破坏，故胞质透明呈网状结构。因此答案应选B。其他选项中的细胞质均不是透明呈网状结构。

18. 直接连接大涎腺腺泡的导管是
    A. 纹管　　　　　　　　B. 小叶间导管　　　　　　C. 分泌管
    D. 闰管　　　　　　　　E. 排泄管

【答案】D

【解析】直接连接大涎腺腺泡的导管是闰管。闰管是导管最细小的终末分支部分，连接腺泡与分泌管。故本题答案是D。易误选E。

(19～24题共用备选答案)
    A. 腮腺　　　　　　　　B. 下颌下腺　　　　　　　C. 舌下腺
    D. 舌前腺　　　　　　　E. 唇腺

19. 在唾液腺中分泌管最长的是
20. 在唾液腺中闰管最长的是
21. 在唾液腺中可以见到淋巴结、脂肪、晶样体的是
22. 在唾液腺中可以见到淋巴组织的是
23. 皮脂腺最多的是
24. 无皮脂腺的是

【答案】B、A、A、B、A、C

【解析】唾液腺组织内含有类似皮肤附属器的皮脂腺结构。大唾液腺所含皮脂腺的数量不同：①腮腺比较常见，占42%；②下颌下腺较少，只有5%；③舌下腺没有。

第七单元　牙发育异常

1. 四环素牙色素主要沉着在
   A. 牙本质　　　　　　　　B. 牙釉质　　　　　　　　C. 牙骨质
   D. 牙髓　　　　　　　　　E. 以上都不是
   【答案】A
   【解析】在本题中四环素牙色素沉着是：牙本质。

   【破题思路】四环素牙主要沿牙本质的生长线沉积在牙本质中。

2. 下列有关氟牙症描述，正确的是
   A. 病变严重程度与摄取氟的剂量、时间无关　　　B. 釉质形成早期和分泌期对氟牙症形成的敏感性一样
   C. 牙与牙之间的严重程度相同　　　　　　　　　D. 发生于乳牙的病变很多
   E. 病变在牙弓上对称性发生
   【答案】E
   【解析】氟牙症是牙发育过程中由于饮水中氟含量高或经其他途径摄入过多的氟导致的釉质形成不全和钙化不全。病变严重程度与摄取氟的剂量、时间呈正相关，在釉质形成的早期对氟特别敏感，而分泌期最不敏感。病变在牙弓上对称性发生，但牙与牙之间的严重程度不同，主要见于恒牙列。由于胎盘的屏障作用，很少发生于乳牙。

   【破题思路】病变严重程度与摄取氟的剂量、时间呈正相关，在牙的发育的关键时期摄入较高的氟导致较严重的氟牙症。

3. 牙釉质发育不全镜下所见哪项正确
   A. 牙釉质变薄　　　　　　B. 柱间质增宽　　　　　　C. 釉柱横纹及生长线明显
   D. 釉丛、釉梭数目增多　　E. 以上均是
   【答案】E
   【解析】轻型者牙釉质变薄，柱间质增宽，釉柱横纹及生长线明显，釉丛、釉梭数目增多；重型者除伴有以上镜下表现外还伴有实质性缺损。

   【破题思路】轻型者牙釉质变薄，柱间质增宽，釉柱横纹及生长线明显，釉丛、釉梭数目增多。

4. 关于先天性梅毒牙，不正确的是
   A. 是由于梅毒螺旋体感染使釉质发育障碍　　　B. 病变在上颌中切牙最为明显
   C. 第二恒磨牙的病变称为桑葚牙　　　　　　　D. 可伴有牙本质发育障碍
   E. 病变切牙称为 Hutchinson 切牙
   【答案】C
   【解析】先天性梅毒牙累及的牙是恒切牙和第一恒磨牙，恒切牙称哈钦森切牙，第一恒磨牙称桑葚磨牙。

5. 釉质发育不良，其表面上形成凹陷的原因如下，除外
   A. 成釉细胞分泌釉质基质障碍　　B. 牙乳头组织向成釉器突起　　C. 釉质基质不能及时矿化而塌陷
   D. 基质分泌和矿化都有缺陷　　　E. 成釉细胞不能分化成高柱状细胞
   【答案】B
   【解析】釉质发育不良，其表面上形成凹陷是成釉细胞分泌釉质基质障碍，釉质基质不能及时矿化而塌陷，基质分泌和矿化都有缺陷，成釉细胞不能分化成高柱状细胞。

6. 氟牙症的病理变化是
   A. 牙本质矿化不良　　　　B. 牙釉质矿化不良　　　　C. 牙本质表面矿化不足
   D. 牙釉质表面矿化不足　　E. 釉牙本质界弧形结构模糊
   【答案】B

【解析】在本题中氟斑牙是：釉质发育不全。

氟牙症属于釉质发育不全，氟斑牙镜下可见釉质矿化不良，尤其是在釉柱之间及有机物较多的薄弱处。但釉质表层过度矿化，釉柱方向不规则，釉牙本质界的弧形结构较正常牙更明显。表层矿化良好，其深方的表层下区存在弥漫性的矿化不良。

【破题思路】氟牙症属于釉质发育不全。

7. 下列哪项不是遗传性乳光牙本质的病理改变
   A. 牙本质小管数目减少　　　B. 牙本质中出现血管组织　　　C. 釉牙本质界呈直线
   D. 牙釉质钙化不全　　　　　E. 牙髓呈急性炎症反应
   【答案】E
   【解析】在本题中遗传性乳光牙本质不会引起牙髓的急性反应。

【破题思路】遗传性乳光牙本质镜下见牙本质小管数目减少，方向紊乱，部分区域牙本质小管消失。可见到成牙本质细胞变性，合成分泌的基质蛋白异常，牙本质中出现血管组织，为残留的成牙本质细胞和牙髓组织。釉牙本质界呈直线非波浪形，大部分患者的牙釉质正常，约1/3患者有形成不全和钙化不全。

8. 关于釉质发育不全的病理变化的描述中错误的是
   A. 釉梭数目增多　　　　　　B. 柱间质增宽　　　　　　　C. 釉柱横纹及生长线明显
   D. 釉丛数目增多　　　　　　E. 釉板数目增多
   【答案】E
   【解析】光镜观察釉质发育不全的形态学特征为牙冠部釉质变薄，冠部各处厚度不均匀，严重时缺乏釉质。轻度釉质发育不全时，可见柱间质增宽，釉柱横纹和釉质生长线明显，釉丛、釉梭亦明显，且数目增多。重度釉质发育不全时，除镜下可见到轻度的诸多表现外，还可见釉质表面不规则，高低不平，甚至见不到釉质结构。

9. 氟牙症病理学改变不包括
   A. 釉柱间矿化不良　　　　　B. 釉柱鞘区增宽　　　　　　C. 釉质生长线明显
   D. 釉柱横纹明显　　　　　　E. 透明层出现
   【答案】A
   【解析】当氟浓度增高时，可抑制碱性磷酸酶的活力，而造成釉质发育不良、矿化不全和骨质变脆等骨骼疾患。结果是柱间质矿化不良和釉柱的过度矿化。

10. 男，12岁，前牙切缘变薄，釉质表面高低不平，出现小的凹陷。镜下可见釉质变薄，表面高低不平，柱间质增宽，釉柱横纹及生长线明显，釉丛釉梭数目增多。病理诊断为
    A. 釉质发育不全　　　　　　B. 牙本质发育不全　　　　　C. 氟斑牙
    D. 先天性梅毒牙　　　　　　E. 四环素牙
    【答案】A
    【解析】
    A选项——釉质发育不全——柱间质增宽，釉柱横纹及生长线明显，釉丛釉梭数目增多。
    B选项——牙本质发育不全——遗传性乳光牙本质形成缺陷Ⅱ型，显性，牙本质小管数目减少，小管紊乱，釉牙本质界变直线。
    C选项——氟斑牙——耐酸不耐磨，很少发生龋病，釉牙本质界明显，表面过度矿化，深层矿化不良。
    D选项——先天性梅毒牙——梅毒螺旋体感染，恒切牙称哈钦森切牙，第一磨牙称桑葚磨牙。
    E选项——四环素牙——色素主要沿牙本质生长线沉积在牙本质中。

【破题思路】釉质发育不全的镜下表现是：柱间质增宽，釉柱横纹及生长线明显，釉丛、釉梭数目增多；重型会导致实质性缺损。

（11～14题共用备选答案）
   A. 釉质发育不全　　　　　　B. 氟牙症　　　　　　　　　C. 四环素牙
   D. 牙本质发育不全症　　　　E. 牙骨质发育不全症
11. 在牙齿发育阶段，如果饮用水中氟含量高于百万分之一，或经其他途径摄入过多的氟，可导致釉质形

成不全和钙化不全的是

12. 在牙的发育阶段，由于局部和全身因素造成釉质结构异常的是
13. 在牙的发育阶段，服用过量的四环素药物，使牙着色的是
14. 是一种常染色体遗传病，牙冠呈微黄半透明，光照下呈现乳光色的是

【答案】B、A、C、D

【解析】
A 选项——釉质发育不全——在牙的发育阶段，由于局部和全身因素造成成釉细胞的分泌异常或成熟异常。
B 选项——氟牙症——高氟区，氟的摄入量过高。
C 选项——四环素牙——沿牙本质的生长线沉积在牙本质中。
D 选项——牙本质发育不全症——是一种常染色体显性遗传病，牙冠呈微黄半透明，光照下呈现乳光色，牙本质小管紊乱，小管数目减少，釉牙本质界变成直线。
E 选项——牙骨质发育不全症——在锁骨、颅骨发育不全症，无细胞性牙骨质沉积后，细胞性牙骨质缺失；是一种常染色体隐性疾病。

15. 釉柱的柱间区发育不全甚至消失主要见于
A. 轻症釉质发育不全　　B. 重症釉质发育不全　　C. 四环素牙
D. 氟牙症　　　　　　　E. 牙本质发育不全症

【答案】D

【解析】氟牙症的患牙釉柱的柱间区发育不全甚至消失。

16. 重度釉质发育不全的形态结构表现不包括
A. 表面有缺损　　　　B. 牙釉质变色　　　　C. 釉质横纹明显
D. 生长线明显　　　　E. 釉柱鞘变窄

【答案】E

【解析】在本题中釉质发育不全是：釉柱鞘变宽。
重度釉质发育不全的表现：釉质变薄或者表面缺损，颜色呈棕色或者褐色，釉质横纹及生长线明显，柱间质增宽，釉丛、釉梭数目多。

17. 下列不属于釉质结构异常的是
A.Turner 牙　　　　B. 先天性梅毒牙　　　　C. 四环素牙
D. 氟牙症　　　　　E. 釉质浑浊症

【答案】C

【解析】在本题中四环素牙是：牙变色。

【破题思路】釉质结构异常常见的有Turner牙，先天性梅毒牙，氟牙症，釉质浑浊症，釉质形成缺陷症；四环素类药引起牙釉质发育不全，属于牙变色。

18. 关于氟牙症的描述，错误的是
A. 饮用水含氟量过高　　　B. 钙氟磷灰石取代羟基磷灰石　　　C. 成釉细胞受到损害
D. 釉质单纯过度矿化　　　E. 釉质过度矿化和矿化不良并存

【答案】D

【解析】在本题中氟斑牙不是单纯过度矿化。

【破题思路】釉质表层过度矿化，深层钙化不良，晶体结构正常。

第八单元　龋病

1. 釉质龋最早出现的病理变化是
A. 不透明
B. 混浊
C. 色素沉着
D. 崩解
E. 再矿化
【答案】A
【解析】在本题中釉质龋最早期的表现是：白垩色，不透明。

【破题思路】釉质开始脱矿，晶体间隙较正常釉质增大，光折率改变形成透明层，釉质龋早期表现为牙表面白垩色不透明区，与周围正常的透明牙釉质不同。

2. 平滑面龋所呈现的三角形中，能够表示病变最早、最活跃的部分是
A. 三角形基底部
B. 三角形中部
C. 釉质表面
D. 釉牙本质界面
E. 不能代表龋病进展
【答案】D
【解析】光镜下观察牙釉质早期平滑面龋纵磨片，病损呈三角形，三角形顶部向着釉牙本质界，基底部向着牙釉质表面，三角形顶部为病变最早、最活跃的部分。

【破题思路】牙本质龋的病理变化由病损深部向表面分为透明层、脱矿层、细菌侵入层、坏死崩解层。

3. 早期釉质龋中可见明显釉质横纹和生长线的是
A. 透明层
B. 暗层
C. 病损体层
D. 细菌侵入层
E. 表层
【答案】C
【解析】在本题中釉质龋可见明显横纹和生长线的是：病损体部。暗层：生长线和横纹不清楚。

【破题思路】早期釉质龋病损体层釉质横纹和生长线较为明显。

4. 有细菌侵入的病变位于
A. 硬化层
B. 暗层
C. 病损体层
D. 脱矿层
E. 坏死崩解层
【答案】E
【解析】暗层及病损体部是早期釉质龋中的病变层次，这些病变的形成并非由于细菌侵入，而是由于细菌产生的酸及其他酸共同作用，使釉质发生了不同程度的脱矿、再矿化所致。牙本质龋自病损部向表面分为透明层（硬化层）、脱矿层、细菌侵入层、坏死崩解层，透明层和脱矿层无细菌存在，细菌侵入层和坏死崩解层有细菌存在。

5. 典型早期釉质龋病损的前沿是
A. 表层
B. 再矿化层
C. 暗层
D. 病损体部
E. 透明层
【答案】E
【解析】在本题中釉质龋的最前沿是：透明层。
A 选项——表层——釉质龋最表面，脱矿和再矿化同时存在。
C 选项——暗层——脱矿和再矿化同时存在，生长线和横纹不清楚。
D 选项——病损体部——釉质龋病变中最主要的部分，此层脱矿程度为最严重者，生长线和横纹较为清楚。
E 选项——透明层——位于病损最前沿，病理变化：脱矿。

【破题思路】		
透明层	位于病损最前沿,主要为脱矿表现	孔隙容积1%
暗层	脱矿和再矿化同时存在	孔隙容积2%~4%
病损体部	釉质龋病变中最主要的部分,此层脱矿程度为最严重者,生长线和横纹较为清楚	孔隙容积5%~25%
表层	釉质龋最表面,脱矿和再矿化同时存在	孔隙容积5%

6. 关于早期釉质龋透明层,错误的说法是
A. 最早发生脱矿　　　　　B. 晶体间孔隙较正常釉质大　　　　　C. 孔隙容积为0.1%
D. 镁和碳酸盐含量降低　　E. 晶体溶解首先开始于釉柱边缘

【答案】C

【解析】在本题中是:釉质龋透明层的孔容积是1%。

7. 平滑面龋的病损形态是
A. 烧瓶状,口大底小　　　　B. 烧瓶状,口小底大　　　　C. 三角形,底位于釉质表面
D. 三角形,底位于釉牙本质界　E. 浅碟状,口大底浅

【答案】C

【解析】在本题中平滑面龋的病损形态是:倒三角形,底位于釉质表面。

【破题思路】平滑面龋是倒三角形,底位于釉质表面;窝沟龋是正三角形,底位于釉牙本质界。

8. 牙骨质龋细菌侵入的主要通道是
A. 生长线　　　　　　B. 成牙骨质细胞突起　　　　C. 牙骨质细胞陷窝
D. 穿通纤维　　　　　E. 牙骨质层板

【答案】D

【解析】在本题中牙骨质龋侵入的主要通道是:穿通纤维。

【破题思路】牙骨质龋的细菌主要沿着穿通纤维的方向侵入;生长线和牙骨质层板也是牙骨质龋的细菌通道(不是最主要的)。

9. 釉质龋暗层的孔隙容积占釉质体积的
A. 0.1%　　　　　　　B. 1%　　　　　　　　C. 2%~4%
D. 5%　　　　　　　　E. 25%

【答案】C

【解析】在本题中釉质龋暗层是2%~4%。

A选项——0.1%——釉质正常的孔隙容积。
B选项——1%——透明层的孔隙容积。
C选项——2%~4%——暗层的孔隙容积。
D选项——5%——表层的孔隙容积。
E选项——25%——病损体部孔隙容积。

10. 为了防止继发龋产生,临床窝洞制备时应彻底清除的组织是
A. 透明层　　　　　　B. 脱矿层　　　　　　C. 细菌侵入层
D. B+C　　　　　　　E. A+B+C

【答案】C

【解析】
A选项——透明层——又称硬化层,病损最前沿,无细菌侵入,在临床制备时应保留。
B选项——脱矿层——无细菌浸入,酸的作用导致,小管形态比较完整。
C选项——细菌侵入层——细菌进入牙本质小管,串珠状,坏死区和裂隙存在。

【破题思路】细菌侵入层治疗时应去除，去除到脱矿层。

11. 光镜下早期牙釉质龋未脱矿的磨片，其病损四层结构由里向外分别是
A. 透明层→暗层→病损体部→表层
B. 暗层→透明层→病损体部→表层
C. 暗层→病损体部→透明层→表层
D. 病损体部→透明层→暗层→表层
E. 病损体部→暗层→透明层→表层

【答案】A
【解析】在本题中是：牙釉质龋由里向外透明层→暗层→病损体部→表层。

12. 关于早期釉质龋病变，错误的是
A. 肉眼观察为灰白色不透明区
B. 透明层位于病损前沿
C. 脱矿主要发生在表层
D. 暗层孔隙增加，占釉质容积的2%～4%
E. 病损体部生长线及横纹较清楚

【答案】C
【解析】在本题中牙釉质龋脱矿最严重的是：病损体部。
早期釉质龋肉眼观察为灰白色不透明区，典型的早期釉质龋常呈三角形改变，病变的深部与正常釉质相连接处为透明层，脱矿较轻；暗层孔隙增加，占釉质容积的2%～4%；病变体部脱矿最重，常常在生长线和横纹处较明显。

【破题思路】脱矿层主要发生在病损体部，无机物丧失最多的一层，孔隙容积5%～25%。

13. 在釉质结构中，抗龋能力较强的一层是
A. 表层0.3mm以上
B. 表层0.1～0.2mm
C. 表层0.25～0.3mm
D. 表层下
E. 各层抗龋能力一致

【答案】B
【解析】釉质中的有机和无机成分在外、中、内层里不尽相同。表层釉质0.1～0.2mm，含微量元素氟、锌和铅等较多而水较少，由于氟较多而碳酸盐浓度低，故在酸中的溶解度也低，抗龋力较强。

14. 因色素沉着而呈淡黄色的改变见于牙本质龋的
A. 脂肪变性层
B. 透明层
C. 脱矿层
D. 细菌侵入层
E. 坏死崩解层

【答案】C
【解析】在本题中牙本质龋色素沉着的是：脱矿层。

15. 釉质龋透明层的形成原因是
A. 吸收
B. 变性
C. 坏死
D. 增生
E. 脱矿

【答案】E
【解析】在本题中透明层形成的原因是：脱矿。

【破题思路】龋损处釉质晶体脱矿，晶体之间间隙增大，磨片用树胶浸封时，树脂分子进入这些空隙，在光镜下呈透明均质状。

16. 牙本质龋的病理变化不包括
A. 牙本质小管扩张，充满细菌
B. 牙本质小管断裂，出现裂隙
C. 牙本质小管融合，出现崩解
D. 牙本质小管溶解，钙盐沉积
E. 牙本质小管矿化，呈串珠状

【答案】E
【解析】牙本质龋自病损深部向表面可分为四层：①透明层（硬化层）牙本质小管内有矿物盐沉着，管腔被封闭。②脱矿层位于透明层的表面，是在细菌进入前，酸已扩散至该区引起脱矿，故其中并无细菌。③细菌侵入层，细菌侵入小管并繁殖，有的小管被细菌所充满，小管扩张呈串珠状。④坏死崩解层这是牙本质龋损的最表层，也是龋洞底部的表层，此层内牙本质完全破坏崩解，只是一些坏死崩解的残留组织和细菌等。

17. 龋损形成的过程如下，除外
A. 硬组织脱矿、崩解 B. 色素沉着 C. 牙釉质的再矿化
D. 修复性牙本质形成 E. 腐坏牙本质再矿化
【答案】E
【解析】龋病：以细菌为主多种因素的共同作用下，牙体硬组织无机物脱矿，有机物分解，最终导致色、形、质的改变。

【破题思路】龋损是一种牙齿在牙面菌斑和代谢产物作用下发生的慢性、进行性破坏的疾病。龋损形成的过程，有牙齿硬组织（牙釉质、牙本质和牙骨质）的脱矿和再矿化、色素沉着，硬组织崩解以及在龋损相应部位的牙髓组织，有修复性牙本质的形成。

（18～20题共用答案）
A. 0.1% B. 1% C. 2%～4%
D. 5% E. 25%
18. 正常釉质中孔隙容积占
19. 早期釉质龋透明层孔隙所占容积
20. 早期釉质龋表层孔隙所占容积
【答案】A、B、D
【解析】正常釉质的孔隙容积为0.1%；早期釉质龋的透明层较正常的釉质增多，为1%；表层为釉龋的最表面，孔隙容积约占釉质体积的5%；暗层2%～4%；病损体部5%～25%。

第九单元 牙髓病

1. 以下说法错误的是
A. 急性牙髓炎的自然结局是牙髓坏死
B. 急性牙髓炎的主要病理变化是血管扩张和嗜中性粒细胞浸润
C. 慢性牙髓炎病理变化以淋巴细胞浸润为主，可形成牙髓息肉
D. 牙髓变性病理特点是牙髓细胞退变，中性粒细胞聚集
E. 慢性牙髓炎病理变化可有溃疡形成
【答案】D
【解析】牙髓变性由于牙髓组织受到长期慢性刺激，无中性粒细胞，所以D错误，急性牙髓炎中以中性粒细胞为主。

【破题思路】牙髓变性病理特征
成牙本质细胞空泡性：成牙本质细胞间液体聚集。
牙髓网状萎缩：牙髓组织中液体聚集，呈现纤维网状结构。
牙髓纤维性变：细胞成分变少，纤维成分增多（玻璃样变）。
牙髓钙化：钙盐沉积成钙化块，分为髓石和弥散性钙化。

2. 下列有关慢性增生性牙髓炎的描述错误的是
A. 多见于儿童和青少年
B. 又称为牙髓息肉
C. 上皮型外观常呈红色或暗红色，探之易出血
D. 溃疡型主要为增生的炎性肉芽组织
E. 患牙有较大的穿髓孔
【答案】C
【解析】上皮型外观常呈粉红色，探诊较坚实，探之不易出血，溃疡型观常呈红色或暗红色，探之易出血。

【破题思路】慢性增生性牙髓炎
多见于儿童和青少年。
患牙有较大穿髓孔，根尖孔大，牙髓血运丰富，使炎性牙髓组织增生呈息肉状，又称为牙髓息肉。
根据其构成成分不同可分为溃疡型和上皮型：
a. 溃疡型外观常呈红色或暗红色，镜下主要为增生的炎性肉芽组织。
b. 上皮型呈粉红色，较坚实，镜下由大量成纤维细胞和胶原纤维构成。

3. 下列有关髓石的描述不正确的为
A. 多位于根管内
B. 由钙盐层层沉积而成
C. 可能影响根管治疗
D. 可附着在髓腔壁
E. 可见不规则牙本质小管样结构
【答案】A
【解析】髓石多见于髓室内。

【破题思路】牙髓钙化包括髓石和弥散性钙化两种形式。
髓石多见于髓室内，弥散性钙化多散在于根管内。

4. 以下病变不会造成牙外吸收的是
A. 根尖周肉芽肿
B. 根尖周囊肿
C. 牙髓息肉
D. 牙周炎
E. 成釉细胞瘤
【答案】C
【解析】牙髓息肉常造成牙内吸收。

【破题思路】

牙内吸收成因	牙内吸收影像学	牙内吸收病理特征
由于某些刺激因素而致牙髓被肉芽组织取代,激活破骨细胞,导致从髓腔内壁开始由内向外的吸收过程	吸收如发生在冠部,可使牙冠显示出粉红色斑点,X线片可见患牙显示圆形或卵圆形透射区	牙髓成为肉芽组织,牙本质呈现凹陷性吸收,边缘可见多核的破骨细胞,慢性牙髓炎多继发于龋病,且病理检查中不会出现破骨细胞

5. 下列不属于慢性闭锁性牙髓炎病理变化的是
   A. 血管扩张充血　　　　　　　　　　B. 淋巴细胞、浆细胞、巨噬细胞浸润
   C. 肉芽组织形成　　　　　　　　　　D. 上皮增生
   E. 脓肿形成

【答案】D

【解析】慢性闭锁性牙髓炎与龋损相对应的牙髓在缓慢、低毒的作用下常表现为慢性的炎症过程;血管扩张充血,有淋巴细胞、浆细胞、巨噬细胞浸润,或有毛细血管增生,成纤维细胞增生活跃,肉芽组织形成,渗出不明显;有时有成束的胶原纤维将炎症区和尚好的牙髓隔开,或有纤维组织壁包绕的慢性脓肿形成,使脓肿局限静止。

【破题思路】慢性闭锁性牙髓炎
① 与龋损相对应的牙髓在缓慢、低毒的作用下常表现为慢性的炎症过程。
② 血管扩张充血,有淋巴细胞、浆细胞、巨噬细胞浸润,或有毛细血管增生,成纤维细胞增生活跃,肉芽组织形成,渗出不明显。
③ 有时有成束的胶原纤维将炎症区和尚好的牙髓隔开,或有纤维组织壁包绕的慢性脓肿形成,使脓肿局限静止。

6. 下列哪项不是慢性牙髓炎的病理改变
   A. 炎性肉芽组织,淋巴细胞浸润为主　　　B. 组织水肿,淋巴细胞及浆细胞浸润
   C. 溃疡形成,其下方散在淋巴细胞浸润　　D. 牙髓组织增生形成息肉
   E. 牙髓组织大量纤维化

【答案】E

【解析】

慢性闭锁性牙髓炎:血管扩张充血,有淋巴细胞、浆细胞、巨噬细胞浸润,或有毛细血管增生,成纤维细胞增生活跃,肉芽组织形成,渗出不明显。

慢性溃疡性牙髓炎:溃疡表面有食物残屑、炎性渗出物及坏死组织覆盖,有时可见钙化物沉积,其下方为炎性肉芽组织和一些新生的胶原纤维。深部存活牙髓组织有散在淋巴细胞、浆细胞浸润。

慢性增生性牙髓炎:主要表现为慢性炎症性的牙髓组织过度增生,其增生物又称牙髓息肉。

7. 炎性肉芽组织形成主要见于
   A. 釉质龋　　　　　　　B. 牙本质龋　　　　　　　C. 牙髓变性
   D. 慢性牙髓炎　　　　　E. 急性牙髓炎

【答案】D

【解析】慢性牙髓炎主要病理变化为炎性肉芽组织的形成,包括毛细血管增生,淋巴细胞、浆细胞、巨噬细胞浸润,新生的胶原纤维。

8. 患者,女,13岁。左下牙进食轻微疼痛半年,最近1周发现有红色组织从牙洞中长出。检查见残冠,龋洞内可见一团红色肉芽组织,触之不敏感。应考虑为
   A. 闭锁性牙髓炎　　　　B. 溃疡性牙髓炎　　　　C. 牙髓变性
   D. 慢性增生性牙髓炎　　E. 急性牙髓炎

【答案】D

【解析】年龄、病理表现符合慢性增生性牙髓炎。

【破题思路】慢性增生性牙髓炎
① 多见于儿童及青少年，常发生于乳磨牙和第一恒磨牙。
② 患牙有较大的穿髓孔，患者多无明显疼痛，增生的牙髓呈暗红或粉红色，呈肉粒大小充满整个龋洞，进食易出血，对温度刺激表现为钝痛。
③ 增生的牙髓组织中神经纤维少，对刺激不敏感，探痛不明显。

9. 牙髓息肉又称为
A. 急性浆液性牙髓炎　　　B. 急性化脓性牙髓炎　　　C. 慢性闭锁性牙髓炎
D. 慢性溃疡性牙髓炎　　　E. 慢性增生性牙髓炎
【答案】E
【解析】慢性增生性牙髓炎：主要表现为慢性炎症性的牙髓组织过度增生，其增生物又称牙髓息肉。

10. 牙体组织切片中，见牙髓中有一周围有纤维组织包绕的脓肿，其诊断应为
A. 急性浆液性牙髓炎　　　B. 急性化脓性牙髓炎　　　C. 慢性闭锁性牙髓炎
D. 慢性溃疡性牙髓炎　　　E. 慢性增生性牙髓炎
【答案】C
【解析】慢性闭锁性牙髓炎：血管扩张充血，有淋巴细胞、浆细胞、巨噬细胞浸润，或有毛细血管增生，成纤维细胞增生活跃，肉芽组织形成，渗出不明显，牙髓中有周围纤维组织包绕的脓肿，形成小脓肿。

【破题思路】慢性闭锁性牙髓炎
① 血管扩张充血，组织水肿。
② 有淋巴细胞、浆细胞、巨噬细胞浸润。
③ 有毛细血管增生，成纤维细胞增生活跃，肉芽组织形成。
④ 小脓肿形成，周围有纤维组织包绕。

11. 牙髓组织切片中见血管扩张、充血，慢性炎症细胞浸润。其中见胶原纤维包绕一圆形组织坏死区，内充满死亡的中性粒细胞。此病变最可能是
A. 急性化脓性牙髓炎　　　B. 急性浆液性牙髓炎　　　C. 牙髓坏死
D. 慢性闭锁性牙髓炎　　　E. 慢性溃疡性牙髓炎
【答案】D
【解析】题干给的条件有"血管扩张、充血，慢性炎症细胞浸润"等，说明牙髓并未完全死亡，故不能选择C。题干中"充满坏死的中性粒细胞"提示有脓肿形成，脓肿外有胶原纤维包绕说明该脓肿是慢性的，而此脓肿只发生在慢性闭锁性牙髓炎，所以应选D。慢性溃疡性牙髓炎不形成慢性脓肿，急性化脓性牙髓炎的脓肿无胶原纤维围绕，因此选A和E都不符合题目要求。

【破题思路】慢性增生性牙髓炎：多见于儿童和青少年，且多见于乳磨牙或第一恒磨牙，牙髓血运丰富，使炎性肉芽组织增生为息肉状经穿髓孔突出又称牙髓息肉，但患牙有大而深的龋洞，内有充满整个龋洞的红色肉芽组织。
慢性闭锁性牙髓炎：血管扩张充血，组织水肿；有淋巴细胞、浆细胞、巨噬细胞浸润；有毛细血管增生，成纤维细胞增生活跃，肉芽组织形成；小脓肿形成，周围有纤维组织包绕。
慢性溃疡性牙髓炎：溃疡表面有食物残屑、炎性渗出物及坏死组织覆盖，有时可见钙化物沉积，其下方为炎性肉芽组织和一些新生的胶原纤维。深部存活牙髓组织有散在淋巴细胞、浆细胞浸润。

12. 关于牙髓牙本质复合体，下列叙述正确的是
A. 牙髓与牙本质对外界刺激的反应完全是分离的
B. 接近釉牙本质交界的外周牙本质，牙本质小管直径大，密度小
C. 在接近牙髓端的内层牙本质，牙本质小管直径小，密度大
D. 外层牙本质的通透性比内层高
E. 从洞底到髓腔的牙本质越厚，牙髓所受的刺激越小
【答案】E

【解析】牙髓和牙本质发育来源于牙乳头结构，在生理功能上有一定的互相关联，故称为牙髓牙本质复合体，因此牙髓与牙本质对外界刺激的反应不是分离的；当牙本质龋发生时病理性刺激可经过牙本质小管，成牙本质细胞突起传导到牙髓组织，导致牙髓组织出现不同的反应。从洞底到髓腔的牙本质越厚，牙髓所受的刺激越小，因此本题选E。

【破题思路】① 牙髓和牙本质发育来源于牙乳头结构，在生理功能上有一定的互相关联，故称为牙髓牙本质复合体。
② 接近釉牙本质交界的外周牙本质，牙本质小管直径小，密度大。
③ 在接近牙髓端的内层牙本质，牙本质小管直径大，密度小。
④ 内层牙本质的通透性比外层高。

13. 血管扩张充血，通透性增加，组织水肿，沿着血管壁有白细胞游出和纤维蛋白渗出的变化见于
    A. 急性浆液性牙髓炎　　　　B. 急性化脓性牙髓炎　　　　C. 慢性闭锁性牙髓炎
    D. 慢性溃疡性牙髓炎　　　　E. 慢性增生性牙髓炎
【答案】A
【解析】血管扩张充血，通透性增加，组织水肿，沿着血管壁有白细胞游出和纤维蛋白渗出的变化见于急性浆液性牙髓炎。

14. 表面有食物残屑、炎性渗出物及坏死组织覆盖，深部为肉芽组织的病变见于
    A. 急性浆液性牙髓炎　　　　B. 急性化脓性牙髓炎　　　　C. 慢性闭锁性牙髓炎
    D. 慢性溃疡性牙髓炎　　　　E. 慢性增生性牙髓炎
【答案】D
【解析】表面有食物残屑、炎性渗出物及坏死组织覆盖，深部为肉芽组织的病变符合慢性溃疡性牙髓炎病理特征，因此答案应选D。

【破题思路】慢性溃疡性牙髓炎
① 发生在有较大穿髓孔的病例，使发炎的牙髓组织暴露于口腔。
② 镜下观察，溃疡表面有食物残屑、炎性渗出物及坏死组织覆盖，有时可见钙化物沉积，其下方为炎性肉芽组织和一些新生的胶原纤维。
③ 深部存活牙髓组织有散在淋巴细胞、浆细胞浸润。

15. 急性浆液性牙髓炎的病理变化为
    A. 血管扩张充血　　　　B. 脓肿形成　　　　C. 淋巴细胞浸润
    D. 牙髓组织坏死　　　　E. 浆细胞浸润
【答案】A
【解析】急性浆液性牙髓炎特点：血管扩张充血，通透性增加，液体渗出组织水肿，中性粒细胞浸润，纤维蛋白渗出，成牙本质细胞变性坏死。故本题答案是A。

【破题思路】急性浆液性牙髓炎特点：
① 血管扩张充血，通透性增加，液体渗出组织水肿。
② 中性粒细胞浸润。
③ 纤维蛋白渗出。
④ 成牙本质细胞变性坏死。

16. 慢性闭锁性牙髓炎的病理变化不包括
    A. 血管扩张充血　　　　B. 淋巴细胞浸润　　　　C. 牙髓形成溃疡
    D. 毛细血管增生　　　　E. 慢性脓肿形成
【答案】C
【解析】慢性闭锁性牙髓炎过程：血管扩张充血，炎症细胞浸润，毛细血管增生，成纤维细胞增生活跃，肉芽组织形成。浆液渗出不明显，有肉芽组织包绕的小脓肿形成。牙髓形成溃疡是慢性溃疡性牙髓炎表现，故本题答案是C。

【破题思路】慢性闭锁性牙髓炎：血管扩张充血，炎症细胞浸润。毛细血管增生，成纤维细胞增生活跃，肉芽组织形成。浆液渗出不明显，有肉芽组织包绕的小脓肿形成。

17.患牙冷热刺激痛，刺激去除后疼痛消失，一般无自发痛。肉眼见牙呈红色，镜下表现为牙髓血管扩张呈树枝状，管周少量红细胞外渗。该疾病是
A. 急性牙髓炎　　　　　　B. 急性化脓性牙髓炎　　　　　　C. 牙髓充血
D. 牙髓网状萎缩　　　　　E. 牙髓坏死

【答案】C
【解析】牙髓充血光镜下：牙髓血管扩张充血呈树枝状，若刺激时间长，则扩张的血管通透性增加，血浆渗出、组织水肿，血管周围少量红细胞外渗。如血流缓慢，血管浓缩，可导致血栓形成。

18.下列哪项不符合牙髓变性的病理改变
A. 钙盐沉积，形成钙化团块　　　　　　B. 牙髓细胞退变，中性粒细胞聚集
C. 成牙本质细胞间液体聚集　　　　　　D. 牙髓细胞减少，纤维成分增多
E. 牙髓细胞减少，出现空泡状间隙

【答案】B
【解析】常见的牙髓变性有成牙本质细胞空泡性变（是指成牙本质细胞间液体积聚形成水泡，C选项对）、牙髓钙化（A选项对）、牙髓纤维性变（牙髓细胞、血管、神经萎缩减少甚至消失，纤维成分增多，D选项对）和牙髓网状萎缩，牙髓网状萎缩时，牙髓组织出现大小不等的空泡状间隙（E选项对）。

【破题思路】牙髓变性病理特征
成牙本质细胞空泡性：成牙本质细胞间液体聚集。
牙髓网状萎缩：牙髓组织中液体聚集，呈现纤维网状结构。
牙髓纤维性变：细胞成分变少，纤维成分增多（玻璃样变）。
牙髓钙化：钙盐沉积成钙化块，分为髓石和弥散性钙化。

19.急性牙髓炎的自然结局是
A. 牙髓变性　　　　　　B. 牙髓萎缩　　　　　　C. 牙髓坏死
D. 牙髓钙化　　　　　　E. 牙髓充血

【答案】C
【解析】急性牙髓得不到治疗，最终的结局是牙髓坏死。

【破题思路】急性牙髓炎发展过程：
早期牙髓血管扩张充血、血管通透性增加、液体渗出、组织水肿，随着炎症加重、成牙本质细胞变性坏死，释放出大量的炎性介质和细胞因子。
炎性介质进一步增加血管的通透性，趋化更多的中性粒细胞向炎症中心集中，使局部组织液化坏死，形成脓肿。
若炎性渗出未得到及时引流，髓腔压力极度增加，最终使整个牙髓液化坏死。

20.急性牙髓炎的主要病理变化是
A. 血管扩张、中性粒细胞浸润　　　　　　B. 血浆渗出、淋巴细胞浸润
C. 组织水肿、巨噬细胞浸润　　　　　　　D. 液体渗出、嗜酸性粒细胞浸润
E. 纤维蛋白渗出、浆细胞浸润

【答案】A
【解析】在急性牙髓炎早期，牙髓血管扩张充血（A选项对），血管通透性增加，液体渗出，组织水肿，随着炎症加重，成牙本质细胞变性坏死，释放出大量的炎性介质和细胞因子。炎性介质进一步增加血管的通透性，趋化更多的中性粒细胞向炎症中心集中（A选项对），使局部组织液化坏死，形成脓肿。选A。

【破题思路】急性牙髓炎：
早期牙髓血管扩张充血、血管通透性增加、液体渗出、组织水肿，随着炎症加重、成牙本质细胞变性坏死，释放出大量的炎性介质和细胞因子。

炎性介质进一步增加血管的通透性，趋化更多的中性粒细胞向炎症中心集中，使局部组织液化坏死，形成脓肿。

若炎性渗出未得到及时引流，髓腔压力极度增加，最终使整个牙髓液化坏死。

21. X线见患牙显示髓腔边缘不规则增大的透射区，镜检可见牙髓部分或全部由增生的毛细血管、成纤维细胞和弥漫浸润的中性粒细胞、淋巴细胞、浆细胞及巨噬细胞等构成的肉芽组织取代。牙髓腔面牙本质有吸收，呈不规则凹陷。其病理诊断为

   A. 急性牙髓炎　　　　　　B. 慢性牙髓炎　　　　　　C. 根尖周脓肿
   D. 牙内吸收　　　　　　　E. 牙髓纤维样变

【答案】D

【解析】牙内吸收成因：某些刺激因素而致牙髓被肉芽组织取代，激活破骨细胞，导致从髓腔内壁开始由内向外的吸收过程。

牙内吸收影像学：吸收如发生在冠部，可使牙冠显示出粉红色斑点，X线片可见患牙显示圆形或卵圆形透射区。

牙内吸收病理检查特征：可见牙髓变成为肉芽组织，牙本质呈现凹陷性吸收，边缘可见多核的破骨细胞。慢性牙髓炎多继发于龋病，且病理检查中不会出现破骨细胞。

（22～23题共用题干）

男，18岁，右后牙疼痛半年，检查见右上第一磨牙殆面龋，龋洞中可见一团红色组织长出，触之易出血，疼痛不明显，完整摘除后病理检查，镜下见增生的肉芽组织，表面有不完整上皮覆盖。

22. 应诊断为

   A. 慢性增生性牙髓炎　　　　B. 慢性闭锁性牙髓炎　　　　C. 急性化脓性牙髓炎
   D. 牙髓变性　　　　　　　　E. 溃疡性牙髓炎

23. 该病变的形成条件

   A. 血运丰富并有粗大的穿髓孔　　B. 牙髓组织血运不足　　C. 长期营养不良组织变性
   D. 牙髓代谢障碍出现退行性变　　E. 根尖孔狭窄

【答案】A、A

【解析】慢性增生性牙髓炎又称为牙髓息肉，多见于儿童和青少年；患牙有较大穿髓孔，根尖孔大，牙髓血运丰富，使炎性牙髓组织增生呈息肉状，根据其构成成分不同可分为溃疡型和上皮型；溃疡型外观常呈红色或暗红色，镜下主要为增生的炎性肉芽组织；上皮型呈粉红色较坚实，镜下由大量成纤维细胞和胶原纤维构成。

（24～25题共用题干）

患者，男，12岁。前牙外伤后3个月牙齿冷热疼，并发现左侧中切牙逐渐变色，显出粉红色斑点，X线检查患牙牙冠显示卵圆形透影区，打开髓腔发现内为一团鲜红色肉芽组织。病理检查见牙髓被增生的肉芽组织替代，边缘可见多核的破骨细胞。

24. 应诊断为

   A. 慢性增生性牙髓炎　　　　B. 慢性闭锁性牙髓炎　　　　C. 急性化脓性牙髓炎
   D. 牙髓变性　　　　　　　　E. 牙内吸收

25. 该病变是由于

   A. 外伤后牙髓被肉芽组织替代，激活破骨细胞，使牙髓腔内壁向牙表面吸收
   B. 牙髓组织血运不足
   C. 长期营养不良组织变性
   D. 牙髓代谢障碍出现退行性变
   E. 根尖孔狭窄

【答案】E、A

【解析】牙内吸收是由于某些刺激因素而致牙髓被肉芽组织取代，而非牙髓血运不足导致的牙髓纤维性变。牙内吸收成因：某些刺激因素而致使牙髓被肉芽组织取代，激活破骨细胞，导致从髓腔内壁开始由内向外的吸收过程；牙内吸收影像学：吸收如发生在冠部，可使牙冠显示出粉红色斑点，X线片可见患牙显示圆形或卵圆形透射区；牙内吸收病理检查特征：可见牙髓变成为肉芽组织，牙本质呈现凹陷性吸收，边缘可见多核的破骨细胞，故该题选E。慢性牙髓炎多继发于龋病，且病理检查中不会出现破骨细胞。

第十单元 根尖周炎

1. 根尖周囊肿中正确的病理改变是
   A. 基底层上皮细胞呈柱状，胞核呈栅栏状排列 B. 囊壁内衬假复层扁平上皮
   C. 囊壁内常有淋巴滤泡 D. 囊壁衬里上皮无钉突
   E. 常含胆固醇裂隙

【答案】E

【解析】基底层上皮细胞呈柱状，胞核呈栅栏状排列符合牙源性角化囊性瘤，根尖囊肿属于炎症性囊肿，多来源于Malassez上皮剩余。

【破题思路】根尖囊肿：炎症性囊肿，镜下见囊壁的囊面内衬无角化的复层鳞状上皮，薄厚不一。囊壁中多有慢性炎症细胞浸润，有时衬里上皮和纤维囊壁内可见透明小体。囊腔和囊壁内可有针状胆固醇裂隙。

2. 根尖肉芽肿内的上皮可能主要来源于
   A. Serre上皮剩余 B. Malassez上皮剩余
   C. 口腔黏膜上皮 D. 呼吸道上皮
   E. 牙周袋壁上皮

【答案】B

【解析】根尖肉芽肿上皮可能来源于Malassez上皮剩余、经瘘道口长入的口腔黏膜上皮或皮肤、牙周袋壁上皮、呼吸道上皮。

3. 下列有关根尖肉芽肿的描述，错误的是
   A. 多数无明显自觉症状 B. 表现为以增生为主的炎症反应，有肉芽组织形成
   C. 可见吞噬脂质的泡沫细胞 D. 可见胆固醇结晶裂隙
   E. 不会见到增生的上皮

【答案】E

【解析】根尖肉芽肿内有时可见增生的上皮交织成网状，这些上皮可能来源于Malassez上皮剩余、经瘘道口长入的口腔黏膜上皮或皮肤、牙周袋壁上皮、呼吸道上皮。

4. 上皮性根尖肉芽肿转化成根尖囊肿的途径不包括
   A. 增生的纤维组织包绕脓肿而形成 B. 增生的上皮中心部分因营养障碍，液化变性而形成
   C. 增生的上皮被覆脓腔，当炎症减轻后形成 D. 增生的上皮包裹肉芽组织，发生退变坏死后形成
   E. B+C+D

【答案】A

【解析】肉芽肿转变为牙槽脓肿时，脓肿壁内的上皮增生并覆盖整个脓腔，当炎症减轻后形成。

【破题思路】上皮性根尖肉芽肿转化成根尖囊肿的途径：增生的上皮中心部分因营养障碍，液化变性而形成。增生的上皮呈网状，网眼内包裹的肉芽组织变性坏死后形成。肉芽肿转变为牙槽脓肿时，脓肿壁内的上皮增生并覆盖整个脓腔，当炎症减轻后形成。

5. 下列哪项不是急性根尖周炎的病理变化
   A. 根尖牙周膜血管扩张充血 B. 根尖牙周膜形成脓肿 C. 根尖牙槽骨死骨形成
   D. 根尖牙槽脓肿 E. 根尖牙周膜坏死

【答案】C

【解析】根尖牙槽骨死骨形成见于慢性根尖周炎。

根尖周炎的炎症早期，根尖周组织血管扩张充血，浆液渗出，组织水肿，少量中性粒细胞游出血管，此阶段称急性浆液性根尖周炎，持续时间较短暂。患牙有轻微疼痛，咬紧患牙时疼痛有所缓解。但随着炎症的发展很快就进展为持续性钝痛。

【破题思路】

急性浆液性根尖周炎	急性化脓性根尖周炎
根尖周组织血管扩张充血，浆液渗出，组织水肿，少量中性细胞游出血管，持续时间较短，患牙有轻微疼痛，咬紧患牙时疼痛有所缓解，但随着炎症的发展很快就进展为持续性钝痛	以大量中性粒细胞为主，组织液化坏死形成脓肿，脓肿中心液化坏死组织，周围中性粒细胞围绕，边缘可见巨噬细胞、淋巴细胞浸润

6. 根尖囊肿表现下列病理改变，除了
   A. 囊壁内衬复层鳞状上皮
   B. 基底细胞呈柱状，胞核呈栅栏状排列
   C. 囊壁内常有慢性炎症细胞浸润
   D. 常含胆固醇裂隙
   E. 可见透明小体

【答案】B

【解析】根尖囊肿是炎症性囊肿，镜下见囊壁的囊面内衬无角化的复层鳞状上皮，薄厚不一。囊壁中多有慢性炎症细胞浸润，有时衬里上皮和纤维囊壁内可见透明小体，囊腔和囊壁内可有针状胆固醇裂隙。备选答案中，A、C、D、E 都符合此囊肿的改变，唯有 B 项所叙述特点符合牙源性角化囊肿，一般不出现在根尖囊肿中。

【破题思路】根尖囊肿：
① 炎症性囊肿，镜下见囊壁的囊面内衬无角化的复层鳞状上皮，薄厚不一。
② 囊壁中多有慢性炎症细胞浸润，有时衬里上皮和纤维囊壁内可见透明小体。
③ 囊腔和囊壁内可有针状胆固醇裂隙。

7. 男，26 岁，前牙残根，拔除后可见根尖附着一团组织，镜下见为增生的肉芽组织，内见淋巴细胞、浆细胞浸润，并见成纤维细胞和血管内皮细胞增生，并见泡沫细胞和上皮团块。可能的诊断为
   A. 慢性根尖周炎
   B. 牙周炎
   C. 根尖周脓肿
   D. 根尖周囊肿
   E. 根尖周肉芽肿

【答案】E

【解析】根尖周肉芽肿病理表现，镜下根尖区可见增生的肉芽组织团块，外有纤维组织包绕。有胆固醇结晶，呈针形裂隙，伴有聚集的泡沫细胞。

【破题思路】根尖周肉芽肿病理特征：根尖区可见增生的肉芽组织团块，外有纤维组织包绕。胆固醇结晶，呈针形裂隙，伴有聚集的泡沫细胞。内见淋巴细胞、浆细胞浸润，并见成纤维细胞和血管内皮细胞增生。

8. 男，45 岁，自述后牙咬合无力，偶有疼痛。X 线片示左下颌第二磨牙根尖有边界清楚的透射区。镜下可见边界清楚的炎性团块，内有新生的毛细血管、成纤维细胞及各种炎细胞。这是
   A. 慢性根尖周囊肿
   B. 慢性根尖周脓肿
   C. 慢性根尖周肉芽肿
   D. 慢性牙髓炎
   E. 以上都不是

【答案】C

【解析】边界清楚的透射区，无阻射白线提示为慢性根尖周肉芽肿。

【破题思路】

慢性根尖周炎影像学特征（临床诊断依据）		
根尖肉芽肿	根尖脓肿	根尖周囊肿
X 线检查：根尖部有圆形，形态规则，边界清楚的透射区影像，直径小于 1cm，周围骨质正常或稍致密	X 线检查：根尖部有形态不规则，边界不清楚的透射区影像，呈云雾状	X 线检查：根尖部有边缘整齐、轮廓清晰的圆形透射区影像，周围有白色阻射线

9. 患者主述经治疗后的死髓牙有咀嚼痛，拔牙后送检物为囊壁样组织。镜下囊壁内衬复层鳞状上皮，厚薄不均，有不规则上皮钉突形成；囊壁内常有炎细胞浸润，主要为淋巴细胞、浆细胞，也混有中性粒细胞，部分囊壁区域可见针形裂隙。其病理诊断为

A. 慢性牙周炎 B. 根尖囊肿 C. 牙槽脓肿
D. 根尖肉芽肿 E. 慢性根尖脓肿

【答案】B

【解析】根尖囊肿由衬里上皮、纤维囊壁、囊内容物组成。①炎症性囊肿，镜下见囊壁的囊面内衬无角化的复层鳞状上皮，薄厚不一。②囊壁中多有慢性炎症细胞浸润，有时衬里上皮和纤维囊壁内可见透明小体。③囊腔和囊壁内可有针状胆固醇裂隙。④炎症刺激上皮，上皮钉突不规则增生并融合成网状。⑤上皮和囊壁有淋巴细胞和浆细胞浸润；囊液是棕黄色透明状。

10. 根尖囊肿囊壁的病理特点不包括
A. 内衬上皮无上皮钉突 B. 内衬复层鳞状上皮 C. 囊壁内有胆固醇裂隙
D. 衬里上皮可见炎细胞浸润 E. 能看到泡沫细胞

【答案】A

【解析】根尖囊肿内衬上皮有上皮钉突，炎症刺激上皮，上皮钉突不规则增生并融合成网状。

11. 下列哪项不符合慢性根尖周脓肿的病理改变
A. 根尖瘘管形成 B. 根尖大片钙化 C. 根尖肉芽组织形成
D. 根尖牙槽骨吸收 E. 根尖牙骨质破坏

【答案】B

【解析】慢性根尖周脓肿可见根尖有污秽的脓性分物，脓肿周围为炎性肉芽组织，根尖牙骨质和牙槽骨呈现不同程度的吸收，可表现为有瘘型和无瘘型两种，故选B。

【破题思路】慢性根尖周脓肿病理特征
① 根尖有污秽的脓性物质。
② 脓肿周围为炎性肉芽组织。
③ 根尖牙骨质和牙槽骨呈现不同程度的吸收。
④ 可表现为有瘘型和无瘘型两种。

12. 下列关于镜下根尖周囊肿的病理特点叙述不正确的是
A. 镜下见囊壁的囊腔面内衬角化的复层鳞状上皮
B. 上皮钉突因炎性刺激发生不规则增生、伸长
C. 上皮有细胞间水肿和以中性粒细胞为主的炎症细胞浸润
D. 囊壁内可见含铁血黄素和胆固醇晶体沉积而留下裂隙
E. 炎性浸润细胞主要为淋巴细胞、浆细胞

【答案】A

【解析】根尖周囊肿镜下可见：① 内衬上皮为无角化的复层鳞状上皮，厚薄不一，上皮钉突因炎症刺激发生不规则增生、伸长相互融合成网状。
② 纤维囊壁薄厚不一，上皮表现明显的细胞间水肿和以中性粒细胞为主的上皮内炎细胞浸润。
③ 可见泡沫细胞、含铁血黄素和胆固醇结晶裂隙和透明小体。

第十一单元 牙周组织疾病

1. 以下说法错误的是
A. 慢性龈炎的病理变化主要是龈沟壁处炎症细胞浸润
B. 龈增生的病理变化主要是牙龈纤维结缔组织增生
C. 颌骨内最常见的牙源性囊肿是根尖囊肿
D. 急性根尖周炎病理变化可在根尖牙周膜形成脓肿
E. 慢性根尖周脓肿病理变化可见根尖区大面积钙化
【答案】E
【解析】慢性根尖周脓肿中央为坏死液化组织和脓细胞，脓肿周围为炎性肉芽组织。

【破题思路】慢性龈炎：龈沟壁处炎症细胞浸润。
龈增生：牙龈纤维结缔组织增生。
颌骨内最常见的牙源性囊肿：根尖囊肿。
急性根尖周炎：根尖牙周膜形成脓肿。
慢性根尖周脓肿：中央为坏死液化组织和脓细胞，脓肿周围为炎性肉芽组织。

2. 静止期牙周炎的病理变化不包括
A. 牙槽骨可见大量破骨细胞
B. 固有牙槽骨表面可见新的类骨质形成
C. 牙周袋与牙槽骨之间可见大量新生的纤维结缔组织
D. 牙骨质出现新生现象
E. 袋壁组织可见炎性肉芽组织
【答案】A
【解析】静止期牙周炎袋壁上皮及结合上皮周围炎症明显减少，在牙周袋与牙槽骨之间可见大量新生的纤维结缔组织。牙槽骨的吸收呈静止状态，一般看不到破骨细胞，原吸收陷窝区有新的类骨质形成。牙根面被吸收的牙骨质也出现新生现象。

【破题思路】

静止期牙周炎
① 袋壁上皮及结合上皮周围炎症明显减少。
② 在牙周袋与牙槽骨之间可见大量新生的纤维结缔组织。
③ 牙槽骨的吸收呈静止状态，一般看不到破骨细胞，原吸收陷窝区有新的类骨质形成。
④ 牙根面被吸收的牙骨质出现新生现象。

3. 下列哪项不是进展期牙周炎的病理变化
A. 结合上皮下方的胶原纤维水肿、变性、丧失
B. 牙槽嵴顶的固有牙槽骨吸收、消失
C. 结合上皮向根方增殖、延伸，形成深牙周袋
D. 牙周袋内有大量炎性渗出物
E. 结缔组织内少量的淋巴细胞
【答案】E
【解析】牙周袋壁内有大量T淋巴细胞浸润，因此此题选E。

【破题思路】

进展期牙周炎
① 牙面上有不同程度的菌斑、牙垢及牙石的堆积。
② 牙周袋内有大量炎性渗出物，可检测出多种免疫球蛋白及补体。
③ 沟内上皮出现糜烂或溃疡。
④ 结合上皮向根方增殖，形成深牙周袋，出现钉突，其周围有大量炎症细胞浸润。
⑤ 袋壁上皮下结缔组织内可见大量淋巴细胞浸润，为炎症中心区。
⑥ 牙槽骨出现活跃的破骨细胞性骨吸收。
⑦ 牙周膜主纤维束排列紊乱，胶原纤维疏松、水肿、变性，牙周膜间隙增宽，其间散在大量炎症细胞。
⑧ 根面暴露的牙骨质可见不同程度的吸收。

4. 牙周炎发展过程中的始发期一般持续
 A. 2～4 天 B. 4～6 天 C. 6～8 天
 D. 8～10 天 E. 1 个月

【答案】A

【解析】龈沟区的沟内上皮与结合上皮周围表现为急性渗出性炎症反应。中性粒细胞浸润，其下方可见少量淋巴细胞及巨噬细胞。一般持续 2～4 天。

5. 牙龈瘤的病变性质多属于
 A. 良性肿瘤 B. 恶性肿瘤 C. 局限性慢性炎性增生
 D. 发育畸形 E. 自身免疫性疾病

【答案】C

【解析】牙龈瘤的病变性质多属于局限性慢性炎性增生。

【破题思路】

牙龈瘤
① 是牙龈上特别是龈乳头处局限生长的慢性炎性反应性瘤样增生物。
② 它来源于牙周膜及牙龈的结缔组织。
③ 因其无肿瘤的生物学特征和结构，故为非真性肿瘤。
④ 切除后易复发。

6. 慢性龈炎时，自上皮下方的炎症细胞浸润层依次是
 A. 淋巴细胞、中性粒细胞 B. 中性粒细胞、淋巴细胞 C. 白细胞、淋巴细胞
 D. 淋巴细胞、巨噬细胞 E. 肥大细胞、中性粒细胞

【答案】B

【解析】慢性龈炎时，自上皮下方的炎症细胞浸润层依次：中性粒细胞、淋巴细胞。

7. 慢性龈炎的病理变化主要有
 A. 牙龈上皮出血 B. 牙龈上皮增生 C. 牙龈上皮脓肿
 D. 龈沟壁处有炎症细胞浸润 E. 沟内上皮向根方增殖

【答案】D

【解析】慢性龈炎的病理变化是龈沟壁处有炎症细胞浸润，故选 D。

8. 剥脱性龈病损的病理变化不包括
 A. 上皮萎缩 B. 上皮增生 C. 上皮内疱
 D. 基底细胞液化 E. 基底细胞水肿

【答案】B

【解析】剥脱性龈病损其镜下可分为疱型与苔藓型，疱型为上皮结缔组织间形成基底下疱，苔藓型者，上皮萎缩、棘层变薄、基底细胞水肿及液化。故选 B。

(9~13题共用备选答案)
A. 嗜中性粒细胞　　　　　B. 破骨细胞　　　　　C. 髓石
D. 透明小体　　　　　　　E. 牙周袋
9. 牙髓变性有
10. 牙周病有
11. 牙体吸收有
12. 牙髓脓肿有
13. 根尖囊肿有

【答案】C、E、B、A、D

【解析】牙髓变性有成牙本质细胞空泡性变、牙髓钙化、牙髓网状萎缩和牙髓纤维性变，其中牙髓钙化分为髓石和弥散性矿化两种。牙周病有牙槽骨吸收，牙周袋形成。牙体吸收时，成牙本质细胞和前期牙本质细胞消失，牙髓腔面牙本质有不同程度的吸收，呈现不规则凹陷，凹陷内可见破骨细胞。牙髓脓肿见于牙髓炎症，可致中性粒细胞增多。根尖囊肿可见透明小体。

【破题思路】牙髓变性：成牙本质细胞空泡性变、牙髓钙化、牙髓网状萎缩和牙髓纤维性变。
牙髓钙化：分为髓石和弥散性矿化。
牙周病典型表现：牙槽骨吸收，牙周袋形成。
牙体吸收：成牙本质细胞和前期牙本质细胞消失，牙髓腔面牙本质有不同程度的吸收，呈现不规则凹陷，凹陷内可见破骨细胞。
牙髓脓肿：见于牙髓炎症，中性粒细胞增多。
根尖囊肿：可见透明小体、胆固醇结晶。

14. 牙周炎发展过程中，较明显的牙槽骨吸收出现在
A. 始发期　　　　　　　B. 早期病变　　　　　　C. 病损确立期
D. 进展期　　　　　　　E. 静止期

【答案】D

【解析】牙周炎发展过程中，较明显的牙槽骨吸收出现在进展期。牙周炎进展期破骨细胞活跃，牙槽骨吸收明显，故本题答案是D。易误选E。

【破题思路】
牙周炎的发展过程
① 始发期：沟内上皮与结合上皮表现为急性炎症，大量中性粒细胞浸润。
② 早期病变上皮下结缔组织内现大量淋巴细胞，主要是T细胞，渗出增多，结合上皮开始增生。
③ 病损确立期：大量淋巴细胞，B细胞增多，多数为浆细胞，结合上皮继续向根方增殖，形成较浅的牙周袋。此时炎症仅限于软组织中，尚未见明显的牙槽骨吸收。
④ 进展期：深牙周袋形成，明显的牙槽骨吸收，最终牙脱落。
⑤ 静止期（修复期）：炎症减退，可见大量新生纤维结缔组织；牙槽骨吸收呈静止状态，破骨细胞少见，可见类骨质形成；见牙根部新生牙骨质。

15. 关于牙周炎，错误的是
A. 是由菌斑微生物引起的牙周组织炎症性破坏性疾病
B. 处于病损确立期的牙周炎不可发生逆转
C. 早期病变内即出现胶原的破坏丧失
D. 静止期牙周炎牙槽骨吸收处于静止状态
E. 骨内袋的牙周袋底位于牙槽嵴顶的下方

【答案】B

【解析】病损确立期的牙周炎，结合上皮根方增殖形成较浅的牙周袋，无牙槽骨吸收破坏，是治疗的关键期，可发生逆转。

第十二单元 口腔黏膜病

1. 棘层松解主要见于
A. 白斑
B. 红斑
C. 扁平苔藓
D. 天疱疮
E. 类天疱疮

【答案】D
【解析】棘层松解是棘细胞之间张力原纤维及黏合物质发生变性、断裂，细胞间桥溶解，发生裂隙或上皮内疱。主要见于天疱疮。

A 选项——白斑主要表现为上皮增生，有过度正角化或过度不全角化，或者两者同时出现，排除 A。
B 选项——红斑可为上皮萎缩或异常增生，排除 B。
C 选项——扁平苔藓基底细胞液化可形成上皮下疱，排除 C。
E 选项——类天疱疮是基底膜的半桥粒受损，上皮全层剥脱，形成上皮下疱，排除 E。

【破题思路】

主要病理变化	常见疾病
角化不良	白斑
上皮萎缩或异常增生，原位癌	红斑
基底细胞液化，上皮下疱	扁平苔藓
棘层松解、上皮内疱	天疱疮
基底膜的半桥粒受损，上皮下疱	类天疱疮

2. 上皮棘层松解的定义是
A. 棘层细胞排列疏松，形成棘层内疱
B. 棘层细胞数目减少，液体聚集
C. 棘层细胞间桥溶解，形成棘层裂隙
D. 棘层细胞水肿，形成松散结构
E. 棘层细胞间桥增粗，细胞减少

【答案】C
【解析】棘层松解是由于上皮棘层细胞间张力原纤维及黏合物质发生变性、断裂破坏，细胞间桥溶解，而使棘细胞间联系力松弛、断裂，严重时失去联系，解离，则在棘层形成裂隙或疱。选 C。

3. 女，48 岁。双颊黏膜白色病变 2 年。活检标本见上皮萎缩，表面不全角化，上皮钉突不规则延长，基底细胞层液化变性，固有层淋巴细胞带状浸润，病理诊断为
A. 念珠菌病
B. 扁平苔藓
C. 寻常型天疱疮
D. 慢性红斑狼疮
E. 良性黏膜类天疱疮

【答案】B
【解析】扁平苔藓好发于中年女性，主要表现为黏膜的白色或灰白色网状或线状条纹。发病部位多见于颊、舌、唇及牙龈等黏膜，呈对称性分布，颊黏膜最多见。病理变化为上皮萎缩，表面不全角化，上皮钉突呈不规则延长，基底细胞层液化、变性，固有层密集淋巴细胞带状浸润。在上皮的棘层、基底层或固有层可见胶样小体。该患者符合扁平苔藓的诊断。因此选 B。

【破题思路】

口腔黏膜病	常见病理表现
念珠菌病	棘层增生、角化层内有微小脓肿
扁平苔藓	基底细胞层液化、变性，形成上皮下疱 固有层 T 淋巴细胞带状浸润
寻常型天疱疮	棘层松解、上皮内疱
慢性红斑狼疮	基底细胞层液化、变性，形成上皮下疱 血管周围淋巴细胞带状浸润
良性黏膜类天疱疮	基底膜的半桥粒受损，上皮下疱

4. 上皮异常增生的表现不包括
   A. 基底细胞极性消失　　B. 上皮层次紊乱　　C. 上皮钉突呈滴状
   D. 棘细胞增生　　E. 细胞多形性
   【答案】D
   【解析】此题为上皮异常增生表现的判断题。备选答案中棘细胞增生是一种黏膜的病理变化，但不属于异常增生的表现。其他的选项均为上皮异常增生的表现。

   【破题思路】上皮异常增生主要有以下表现：①上皮基底细胞极性消失；②出现一层以上基底样细胞；③核质比例增加；④上皮钉突呈滴状；⑤上皮层次紊乱；⑥有丝分裂相增加，可见少数异常有丝分裂；⑦上皮浅表1/2出现有丝分裂；⑧细胞多形性；⑨细胞核浓染；⑩核仁增大；细胞黏着力下降；在棘细胞层中单个或成团细胞角化。根据以上表现出现的数目，可分为轻、中、重度上皮异常增生。

5. 关于糜烂和溃疡的叙述中，错误的是
   A. 溃疡是黏膜或皮肤表层坏死而脱落形成凹陷　　B. 深层溃疡痊愈后遗留瘢痕
   C. 糜烂是上皮浅层破坏，侵犯到上皮全层　　D. 糜烂愈后不遗留瘢痕
   E. 浅层溃疡只破坏上皮层
   【答案】C
   【解析】糜烂和溃疡为上皮破坏性病变，上皮浅层破坏，未侵犯上皮全层叫糜烂，黏膜、皮肤表层坏死而脱落形成凹陷为溃疡。糜烂可由机械刺激和药物烧灼而引起，也可继发于水疱破溃后，如疱疹。糜烂面一般鲜红，表面平滑湿润，可有疼痛。以后由上皮细胞增殖而痊愈，并不遗留瘢痕。因此答案应选C。考试中常考查糜烂与溃疡相互间的鉴别。

   【破题思路】

口腔黏膜病	主要病理变化
糜烂	上皮浅层破坏，而未侵犯上皮全层时称为糜烂。糜烂面愈合后不遗留瘢痕
溃疡	浅层溃疡：愈后不留瘢痕；深层溃疡：愈合后留有瘢痕

6. 临床上表现为白色、非均质口腔黏膜病变，镜下见上皮层内的全部细胞均呈非典型性，即细胞恶变，而基底膜尚完整，此病例的诊断应为
   A. 原位癌　　B. 浸润性癌　　C. 上皮中度异常增生
   D. 角化不良　　E. 红斑
   【答案】A
   【解析】本题主要考查白斑的病理变化，白色、非均质口腔黏膜病变，镜下见上皮层内的全部细胞均呈非典型性，即细胞恶变，而基底膜尚完整符合重度异常增生的白斑即原位癌。

   【破题思路】重度上皮异常增生实际上就是原位癌，其上皮层内细胞发生恶变，但基底膜尚完整，未侵犯结缔组织。非均质型白斑常与上皮异常增生、原位癌或鳞状细胞癌相关。

7. 关于口腔毛状白斑以下哪项是错误的
   A. 口腔分泌物常可查出EB病毒　　B. 本病通常发生于牙龈
   C. 上皮不全角化可发生刺状突起　　D. 病变区T细胞功能降低
   E. 靠近表面1/3的棘细胞层可见肿大的气球样细胞
   【答案】B
   【解析】毛状白斑通常发生于舌外侧缘，一般为双侧，故本题答案是B。

   【破题思路】毛状白斑主要为EB病毒感染，通常发生于舌外侧缘，一般为双侧，白色绒毛状，不易被擦掉，一般无症状，也有烧灼感、疼痛或者味觉障碍，为艾滋病患者的特异性病变。镜下：上皮钉突肥厚伸长，棘层增生。表面薄厚不均的不全角化，粗糙皱褶绒毛状，表层1/3棘细胞层常可见肿大气球样细胞。电镜下：在上皮靠近表层部位的细胞之间及细胞的胞质内可见大量病毒颗粒。

8. 重度上皮异常增生的疾病是
A. 早期浸润癌　　　　　　　B. 原位癌　　　　　　　C. 进展期癌
D. 转移癌　　　　　　　　　E. 破坏期癌
【答案】B
【解析】重度上皮异常增生实际上就是原位癌，其上皮层内细胞发生恶变，但基底膜尚完整，未侵犯结缔组织。

【破题思路】

上皮单纯性增生	为良性病变，上皮过度角化，粒层明显，棘层增厚，没有非典型细胞，基底膜清晰，上皮钉突伸长，肥厚上皮下有少量炎细胞浸润
上皮疣状增生	见于疣状白斑，上皮表面高低不平呈刺状或乳头状增生，表层过度角化，粒层明显，棘层增厚，上皮下有少量炎细胞浸润
上皮异常增生	重度上皮异常增生实际上就是原位癌，其上皮层内细胞发生恶变，但基底膜尚完整，未侵犯结缔组织。非均质型白斑常与上皮异常增生、原位癌或鳞状细胞癌相关

9. 溃疡的定义为
A. 上皮表层坏死或脱落　　　B. 上皮浅层坏死或脱落　　　C. 上皮及上皮下坏死或脱落
D. 上皮下坏死或脱落　　　　E. 上皮全层剥脱
【答案】A
【解析】溃疡是黏膜或皮肤表层坏死而脱落形成凹陷，按其破坏组织的程度，可分为浅层溃疡和深层溃疡。

10. 关于白斑的叙述，哪项是错误的
A. 是指发生黏膜表面的白色斑块，不能擦掉　　　B. 是一个组织学名词
C. 分均质型和非均质型　　　　　　　　　　　　D. 临床和病理上不能诊断为其他疾病
E. 可表现不同程度上的上皮异常增生
【答案】B
【解析】口腔白斑是口腔黏膜上出现的不能被擦去的白色斑块，而临床和病理上又不能诊断为其他疾病者。白斑是一个临床病名，不包含组织学含义。

【破题思路】临床将其分为均质型和非均质型两类。病理变化：①过度正角化或过度不全角化；②粒层明显；③棘层增厚；④基底膜清晰；⑤上皮钉突伸长，肥厚；⑥上皮下有少量炎细胞浸润；⑦可伴有上皮异常增生。

11. 下述哪种变化不是扁平苔藓的病理表现
A. 基底细胞液化变性　　　　B. 上皮钉突不规则伸长　　　C. 胶原纤维变性
D. 上皮下疱形成　　　　　　E. 胶样小体出现
【答案】C
【解析】扁平苔藓的病理变化包括：
①上皮不全角化（白色条纹处）或无角化（黏膜发红区）。
②棘层增生，少数萎缩。
③上皮钉突不规则延长，少数呈锯齿状。
④基底层液化、变性，形成上皮下疱。
⑤固有层T淋巴细胞带状浸润。
⑥上皮棘层、基底层、固有层可见胶样小体。

【破题思路】

口腔黏膜病	主要病理变化
扁平苔藓	固有层淋巴细胞浸润带、基底层液化变性，形成上皮下疱、胶样小体、上皮钉突不规则延长，少数呈锯齿状

口腔黏膜病	主要病理变化
慢性盘状红斑狼疮	上皮萎缩,基底细胞液化变性。毛细血管扩张,血管周围淋巴结浸润、胶原蛋白发生变性,纤维水肿、断裂。上皮基底区有翠绿荧光带狼疮带。下唇、白色放射状条纹、蝴蝶斑、角质栓塞,上皮下疱

续表

12. 可用于鉴别扁平苔藓和慢性盘状红斑狼疮的病理特点是
A. 上皮表面过度角化,可发生糜烂或溃疡　　B. 基底细胞发生液化变性,基底膜不清晰
C. 患者的自身循环抗体始终为阳性　　D. 可见角质栓塞,血管周围有淋巴细胞浸润
E. 上皮下裂隙形成
【答案】D
【解析】角质栓塞形成和血管周围有淋巴细胞浸润为慢性盘状红斑狼疮的特征性病理表现。扁平苔藓的特征性病理变化是形成上皮下疱,固有层T淋巴细胞带状浸润。

13. 下列哪项不是白斑上皮单纯增生的病理改变
A. 可有过度正角化或过度不全角化　　B. 粒层明显
C. 可有非典型性细胞　　D. 棘层增生
E. 固有层和黏膜下层有淋巴细胞和浆细胞浸润
【答案】C
【解析】白斑的病理改变无非典型细胞(单纯的增生——良性病变)。

【破题思路】白斑白色病变见上皮增生,过度正角化,粒层明显,棘层增生。上皮钉突伸长,基底膜清晰,固有层和黏膜下层有炎细胞浸润。无非典型细胞。

14. 下列有关白斑的描述,不正确的是
A. 白斑是一个临床病名　　B. 白斑恶变潜能随上皮异常增生程度的增加而增大
C. 白斑上皮异常增生是指原位癌　　D. 非均质型白斑比均质型白斑恶变风险高
E. 白斑上皮表面过度角化或过度不全角化
【答案】C
【解析】重度上皮异常增生才可称之为原位癌。

【破题思路】白斑病理变化:上皮增生,过度正角化或过度不全角化,或者两者同时出现为混合角化。

上皮单纯性增生	为良性病变,上皮过度角化,粒层明显,棘层增厚,没有非典型细胞,基底膜清晰,上皮钉突伸长,肥厚上皮下有少量炎细胞浸润
上皮疣状增生	见于疣状白斑,上皮表面高低不平呈刺状或乳头状增生,表层过度角化,粒层明显,棘层增厚,上皮下有少量炎细胞浸润
上皮异常增生	重度上皮异常增生实际上就是原位癌,其上皮层内细胞发生恶变,但基底膜尚完整,未侵犯结缔组织。非均质型白斑常与上皮异常增生、原位癌或鳞状细胞癌相关

15. 以下哪个为扁平苔藓的主要病理变化
A. 基底细胞液化、变性　　B. 出现棘层松解　　C. 上皮表面见角质栓塞
D. 上皮内形成小脓肿　　E. 结缔组织发生纤维变性
【答案】A
【解析】扁平苔藓的主要病理改变包括基底细胞液化、变性,固有层淋巴细胞密集浸润带等。
B选项——出现棘层松解,为天疱疮的主要病理变化。
C选项——上皮表面见角质栓塞,为慢性盘状红斑狼疮的主要病理变化。
D选项——上皮内形成小脓肿,为念珠菌病的主要病理变化。
E选项——结缔组织发生纤维变性,为口腔黏膜下纤维化的主要病理变化。

16. 下列不属于扁平苔藓的病理变化的是
A. 上皮不全角化或无角化　　B. 上皮钉突不规则延长　　C. 基底膜界限不清

D. 上皮内疱形成　　　　　　　　　　E. 固有层出现密集的淋巴细胞浸润带

【答案】D

【解析】扁平苔藓的病理变化是基底层液化、变性，形成上皮下疱。上皮内疱形成主要见于天疱疮。

【破题思路】

上皮下疱	扁平苔藓、良性黏膜类天疱疮、多形渗出性红斑
上皮内疱	天疱疮、病毒性水疱

17. 以下哪项不是扁平苔藓的病理表现

A. 上皮不全角化　　　　B. 基底细胞液化变性　　　　C. 黏膜固有层淋巴细胞带状浸润

D. 出现胶样小体　　　　E. 胶原纤维变性

【答案】E

【解析】口腔扁平苔藓的典型病理表现是上皮不全角化、基底层液化变性以及固有层有密集的淋巴细胞呈带状浸润。颗粒层明显，棘层肥厚者居多，上皮钉突呈不规则延长，其下端有时变尖呈锯齿状；在上皮的棘层、基底层或黏膜固有层可见圆形或卵圆形的胶样小体。

【破题思路】

口腔黏膜病	主要病理变化
扁平苔藓	固有层淋巴细胞浸润带、基底层液化变性，形成上皮下疱、胶样小体、上皮钉突不规则延长，少数呈锯齿状
口腔黏膜下纤维化	属于癌前状态，固有层结缔组织胶原纤维玻璃样变（纤维变性） 触诊有纤维条索，张口受限

18. 关于白斑的病理变化，不正确的是

A. 上皮细胞过度正角化和过度不全角化　　　　B. 颗粒层增厚

C. 棘层增厚　　　　D. 基底细胞层液化变性

E. 固有层炎细胞浸润

【答案】D

【解析】口腔白斑病理变化为：上皮增生，伴有过度正角化或过度角化不全；上皮粒层明显和棘层增厚；上皮钉突可伸长且变粗，但仍整齐且基底膜清晰；固有层和黏膜下层淋巴细胞、浆细胞浸润。故选D。基底细胞层液化变性常见于扁平苔藓和慢性盘状红斑狼疮。

19. 下列属于角化不良是

A. 角化层增厚　　　　B. 角化层变薄　　　　C. 基底层细胞角化

D. 透明角质颗粒明显　　　　E. 角化细胞含细胞核

【答案】C

【解析】角化不良也称错角化，为上皮的异常角化，是指在上皮棘层或基底层内个别或一群细胞发生角化。角化不良有两种情况：一种为良性角化不良，多在高度增生的上皮钉突中出现；另一种为恶性角化不良，有时可见胞核，细胞形态有一定异型性，见于原位癌及鳞状细胞癌。

20. 男，28岁，口腔烧灼感，口干，进食刺激痛一年，检查见患者口腔黏膜大部变白、发硬，触之有纤维条索样感，舌乳头萎缩。活检见黏膜下胶原纤维增生透明变性，血管狭窄闭锁，上皮萎缩变薄。该患者自幼有嚼槟榔习惯，本病应考虑为

A. 口腔黏膜下纤维化　　　　B. 唇结核　　　　C. 扁平苔藓

D. 白色海绵状斑痣　　　　E. 血管神经性水肿

【答案】A

【解析】口腔黏膜下纤维化为癌前状态，病因不明，可能与食辣椒、嚼槟榔等刺激有关，B族维生素和蛋白质缺乏也与本病有关。临床上早期出现疱、溃疡；后期黏膜变白、硬，触诊有黏膜下纤维条索，可出现张口受限。

21. 男，32岁，舌侧缘白色毛绒状表现，不易被擦掉，局部有溃疡形成。镜下见上皮钉突肥厚并伸长，棘层明显增生，表面为厚薄不均的不全角化，呈粗糙的皱褶或毛绒状，多为过度不全角化形成的刺状突起，靠近表

层1/3的棘细胞层常可见肿大的气球样细胞，电镜证实细胞间及胞浆内有大量病毒颗粒。应提示下列哪种诊断

  A. 白斑   B. 鳞状细胞乳头状瘤   C. 毛状白斑
  D. 念珠菌病   E. 白色水肿

【答案】C

【解析】毛状白斑镜下：上皮钉突肥厚伸长，棘层增生。表面薄厚不均的不全角化，粗糙褶皱绒毛状，表层1/3棘细胞层常可见肿大气球样细胞。电镜下：在上皮靠近表层部位的细胞之间及细胞的胞质内可见大量病毒颗粒。

22. 男，45岁，颊黏膜上白色病变半年，边界清楚，与黏膜平齐，舌舔时有粗涩感。镜下见上皮增生，过度正角化，粒层明显，棘层增生。上皮钉突伸长，基底膜清晰，固有层和黏膜下层有炎细胞浸润。病理诊断为

  A. 红斑   B. 扁平苔藓   C. 白斑
  D. 白色水肿   E. 慢性盘状红斑狼疮

【答案】C

【解析】白色病变见上皮增生，过度正角化，粒层明显，棘层增生。上皮钉突伸长，基底膜清晰，固有层和黏膜下层有炎细胞浸润。

23. 患者男，47岁，双侧舌侧缘白色斑块半年，检查见双侧舌侧缘白色绒毛状斑块，不易被擦掉，镜检可见黏膜表面薄厚不均的过度不全角化，并呈毛刺状突起，上皮钉突肥厚延长，棘细胞层明显增生，可见肿大的气球样细胞，应考虑为

  A. 白斑   B. 扁平苔藓   C. 毛状白斑
  D. 白色水肿   E. 念珠菌病

【答案】C

【解析】毛状白斑镜下：上皮钉突肥厚伸长，棘层增生。表面薄厚不均的不全角化，粗糙褶皱绒毛状，表层1/3棘细胞层常可见肿大气球样细胞。电镜下：在上皮靠近表层部位的细胞之间及细胞的胞质内可见大量病毒颗粒。

【破题思路】

口腔黏膜病	主要病理变化
白斑	上皮增生，粒层明显，棘层增厚
扁平苔藓	固有层淋巴细胞浸润带、基底层液化变性，形成上皮下疱、胶样小体、上皮钉突不规则延长，少数呈锯齿状
毛状白斑	表层1/3棘细胞层常可见肿大气球样细胞
念珠菌病	微小脓肿、菌丝PAS阳性染色

24. 以下口腔黏膜病中癌变风险最高的是

  A. 白斑   B. 白色海绵状斑痣   C. 白色水肿
  D. 慢性盘状红斑狼疮   E. 天疱疮

【答案】A

【解析】白色海绵状斑痣不是癌前病变，不发生恶性变，排除B。白色水肿未发现上皮增生或癌变，排除C。慢性盘状红斑狼疮癌变少见，排除D。天疱疮属于自身免疫性疾病，排除E。白斑属于癌前病变，尤其是非均质性白斑和发生在口底、舌腹和舌侧缘的白斑要特别警惕，癌变率为3%～5%。

【破题思路】

癌前病变	白斑、红斑
癌前状态	口腔黏膜下纤维化、扁平苔藓

25. 患者，女，28岁。下唇肿胀并有硬结。活检见镜下血管周围有类上皮细胞、淋巴细胞、浆细胞聚集成结节样。结节内偶见多核巨细胞，固有层水肿，并可见肥大细胞。本病应诊断为

  A. 肉芽肿性唇炎   B. 唇结核   C. 腺性唇炎
  D. 扁平苔藓   E. 血管神经性水肿

【答案】A

【解析】唇结核抗酸染色可见到结核菌,排除B。腺性唇炎早期为腺组织增生,腺管扩张。在唇红边缘及其邻近黏膜可见增大的唾液腺,其导管扩张。表皮不规则增生,伴有海绵形成,棘层肥厚,并有淋巴细胞和浆细胞浸润,或呈肉芽肿性改变,有的部位有大量中性粒细胞浸润,排除C。扁平苔藓化过度与角化不全,伴粒层肥厚基底细胞坏死液化变性,及基底膜下有大量淋巴细胞浸润,排除D。血管神经性水肿上唇较下唇多发,深层结缔组织内可见毛细血管增生,有少量炎细胞浸润,排除E。肉芽肿性唇炎镜下可见上皮下结缔组织内有弥漫性或灶性炎症细胞浸润,主要见于血管周围为上皮样细胞、淋巴细胞及浆细胞呈结节样聚集,有时结节内有多核巨细胞。故选A。

【破题思路】肉芽肿性唇炎:有上皮样细胞、淋巴细胞及浆细胞呈结节样聚集,有时结节内有多核巨细胞。

26. 上皮异常增生的病理变化不包括

A. 基底细胞呈栅栏状排列　　B. 基底细胞极性紊乱　　C. 细胞多形性
D. 上皮钉突呈滴状　　E. 有丝分裂象增多

【答案】A

【解析】上皮异常增生的病理变化不包括基底细胞呈栅栏状排列。

【破题思路】上皮异常增生(反复看,知道谁是不正常)
(1) 上皮的变化
①上皮基底细胞极性消失;②出现一层以上基底样细胞;③在棘细胞层中单个或成团细胞角化;④上皮浅表1/2出现有丝分裂;⑤上皮层次紊乱。
(2) 细胞的变化
①有丝分裂相增加,可见少数异常有丝分裂;②核质比例增加;③细胞多形性;④细胞核浓染;⑤核仁增大;⑥细胞黏着力下降;⑦上皮钉突呈滴状。
根据以上表现出现的数目,可分为轻、中、重度上皮异常增生。

第十三单元　唾液腺疾病

1. 常发生神经浸润的涎腺肿瘤是
   A. 腺样囊性癌　　　　　　　B. 腺泡细胞癌　　　　　　　C. 黏液表皮样癌
   D. 囊腺癌　　　　　　　　　E. 上皮-肌上皮癌
   【答案】A
   【解析】腺样囊性癌肿瘤常沿神经扩散，腺泡细胞癌、黏液表皮样癌、囊腺癌、上皮-肌上皮癌都不沿神经浸润。

   【破题思路】腺样囊性癌生物学行为：此瘤为恶性肿瘤，生长虽慢，但无包膜而且侵袭性强，可沿神经、血管及纤维组织蔓延，术后常有复发。

2. 下列哪种细胞不是多形性腺瘤中肌上皮细胞可能出现的形态
   A. 浆细胞样细胞　　　　　　B. 梭形细胞　　　　　　　　C. 嗜酸性粒细胞
   D. 透明肌上皮细胞　　　　　E. 上皮样细胞
   【答案】C
   【解析】嗜酸性粒细胞见于腺淋巴瘤及嗜酸性腺瘤。

   【破题思路】多形性腺瘤其基本结构为腺上皮、肌上皮、黏液、黏液样组织和软骨样组织。腺上皮形成腺管样结构，腺管的外围为梭形的肌上皮细胞或柱状的基底细胞。管腔内有粉染的均质性黏液。肌上皮细胞可分为浆细胞样、梭形、透明和上皮样四种形态，肌上皮细胞常与黏液样组织和软骨样组织相互过渡，即逐渐移行为黏液样组织和软骨样组织。肿瘤的间质较少，纤维结缔组织常发生玻璃样变性。

3. 腺样囊性癌可表现以下组织学类型，除了
   A. 腺状　　　　　　　　　　B. 筛孔状　　　　　　　　　C. 乳头状
   D. 小管状　　　　　　　　　E. 实性
   【答案】C
   【解析】腺样囊性癌根据肿瘤细胞类型和排列方式分为三种组织类型：腺性（筛状型）、管状型、实性。

   【破题思路】

	肿瘤细胞排列
腺泡细胞癌	实体型（腺泡细胞为主）、微囊型、滤泡型和乳头囊状型
腺样囊性癌	腺性（筛状型）、管状型、实性

4. 唾液腺腺样囊性癌筛孔状结构形成的机制是
   A. 肿瘤细胞坏死脱落　　　　B. 肿瘤细胞退行性变　　　　C. 肿瘤细胞凋亡形成
   D. 腺上皮细胞分泌产生　　　E. 肌上皮细胞分泌产生
   【答案】E
   【解析】唾液腺腺样囊性癌是一种基底细胞样肿瘤，由于上皮细胞核肌上皮细胞排列成管状、筛状和实性等不同的形态结构。筛状结构为唾液腺腺样囊癌中最典型和常见的结构，是由肌上皮细胞分泌产生。

5. 关于腺淋巴瘤，以下哪项是错误的
   A. 最常见于腮腺　　　　　　B. 女性多见
   C. 肿瘤部分呈囊性　　　　　D. 由上皮和淋巴样组织组成
   E. 肿瘤上皮细胞排列成双层（假复层）
   【答案】B
   【解析】腺淋巴瘤好发于老年男性。

【破题思路】腺淋巴瘤（Warthin瘤）好发于老年男性，腮腺后下极。有消长史。病理变化：腺样、实性囊性结构、乳头状结构构成，被覆双层上皮细胞，腔面侧柱状嗜酸性细胞。镜下：腺上皮和淋巴样间质组成。

6. 低分化黏液表皮样癌的病理特点是
A. 黏液细胞成分少　　　　B. 中间细胞成分少　　　　C. 表皮样细胞成分少
D. 多形成囊腔　　　　　　E. 鳞状上皮化生
【答案】A
【解析】黏液表皮样癌镜下由三种细胞成分构成，即黏液细胞、表皮样细胞和中间细胞。根据三种细胞成分的比例及分化程度不同，将此癌分为高、中和低分化三型：
① 高分化型：以黏液细胞和表皮样细胞为主，中间细胞较少，黏液细胞和表皮样细胞占50%以上。
② 低分化型：以表皮样细胞和中间细胞为主，黏液细胞较少，低于10%。
③ 中分化型：介于上述两型之间，黏液细胞大于10%。

【破题思路】

高分化	主要为黏液细胞、表皮样细胞	黏液细胞表皮样细胞50%以上	低度恶性
低分化	主要为表皮样细胞、中间细胞	黏液细胞10%以下	高度恶性
中分化	介于之间	黏液细胞大于10%	中度

7. 多形性腺瘤的上皮性成分可排列成
A. 筛孔状结构　　　　　　　　　　B. 玫瑰花样结构
C. 滤泡状结构　　　　　　　　　　D. 腺管样结构、肌上皮细胞和鳞状细胞团片
E. 不规则大腺管或囊腔呈乳头状
【答案】D
【解析】多形性腺瘤基本结构为上皮性成分形成的腺管样结构、肌上皮细胞、鳞状细胞团片、黏液样组织和软骨样组织。

【破题思路】

腺样囊性癌	肿瘤细胞排列方式：腺性（筛状型），管状型，实性
牙源性腺样瘤	肿瘤上皮结构：玫瑰花样结构，腺管样结构，梁状或筛状结构
多形性腺瘤	基本结构为上皮性成分形成的腺管样结构、肌上皮细胞、鳞状细胞团片、黏液样组织和软骨样组织

8. 腺样囊性癌的生物学行为为
A. 生长缓慢，无包膜，侵袭性强，容易向神经、血管和骨呈浸润性和破坏性生长，局部淋巴结转移较少见
B. 生长缓慢，有包膜，侵袭性弱，容易向神经、血管和骨呈浸润性和破坏性生长，局部淋巴结转移较少见
C. 生长缓慢，有包膜，侵袭性强，容易向神经、血管和骨呈浸润性和破坏性生长，局部淋巴结转移较少见
D. 生长迅速，无包膜，侵袭性弱，容易向神经、血管和骨呈浸润性和破坏性生长，局部淋巴结转移较少见
E. 生长迅速，无包膜，侵袭性强，容易向神经、血管和骨呈浸润性和破坏性生长，局部淋巴结转移较常见
【答案】A
【解析】腺样囊性癌生长缓慢，无包膜；侵袭性强，容易向神经、血管和骨呈浸润性和破坏性生长。术后常有复发，局部淋巴结转移较少见，可发生肺、骨、脑、肝等远处转移。

9. 黏液表皮样癌的主要构成细胞是
A. 黏液细胞、嗜酸细胞、表皮样细胞　　　　B. 黏液细胞、透明细胞、表皮样细胞
C. 黏液细胞、中间细胞、透明细胞　　　　　D. 黏液细胞、中间细胞、表皮样细胞
E. 中间细胞、嗜酸细胞、表皮样细胞
【答案】D
【解析】黏液表皮样癌是由黏液细胞、中间细胞和表皮样细胞构成的恶性涎腺肿瘤。

【破题思路】黏液表皮样癌镜下由三种细胞成分构成，即黏液细胞、表皮样细胞和中间细胞。根据三种细胞成分的比例及分化程度不同，将此癌分为高度、中度和低度分化三型。

10. 早期浸润邻近的神经和血管的肿瘤是
   A. 多形性腺瘤　　　　　　　B. 黏液表皮样癌　　　　　　C. 恶性混合瘤
   D. 腺样囊性癌　　　　　　　E. 基底细胞腺癌
   【答案】D
   【解析】腺样囊性癌生长虽慢，但无包膜而且侵袭性强，可沿神经、血管及纤维组织蔓延，引起疼痛、麻木或面瘫等症状。可侵入血管发生转移，常转移至肺、肝、骨及脑等部位，患者可带瘤生存多年。

【破题思路】腺样囊性癌生物学行为：此瘤为恶性肿瘤，生长虽慢，但无包膜而且侵袭性强，可沿神经、血管及纤维组织蔓延，术后常有复发。

11. 根据半多能双储备细胞理论，多形性腺瘤来源于
   A. 腺上皮细胞　　　　　　　B. 肌上皮细胞　　　　　　　C. 闰管细胞
   D. 闰管储备细胞　　　　　　E. C+D
   【答案】E
   【解析】多形性腺瘤组织发生：闰管或闰管储备细胞。

【破题思路】多形性腺瘤组织来源根据半多能双储备细胞理论，来自闰管或闰管储备细胞。

12. 以下哪项不是多形性腺瘤的病理表现
   A. 上皮和肌上皮细胞形成条索　　　　　B. 上皮和肌上皮细胞形成片块、密集排列
   C. 与黏液样或软骨样组织混合　　　　　D. 鳞状化生
   E. 包膜完整、厚薄一致
   【答案】E
   【解析】多形性腺瘤由于包膜内常有瘤细胞侵入，近黏液样成分包膜薄、不完整或无包膜，术后容易复发。

【破题思路】多形性腺瘤生物学行为良性肿瘤，生长缓慢。虽然包膜较完整，但包膜内常有瘤细胞侵入。手术严禁使用剜除术，应在正常组织范围内切除。

13. 腺淋巴瘤间质内细胞团块中细胞成分不包括
   A. 淋巴细胞　　　　　　　　B. 中性粒细胞　　　　　　　C. 浆细胞
   D. 基底细胞　　　　　　　　E. 腺上皮细胞
   【答案】B
   【解析】腺淋巴瘤间质有淋巴样组织，其中可见浆细胞，嗜酸性粒细胞，常见淋巴滤泡形成。

【破题思路】腺淋巴瘤囊腔内衬上皮由双层细胞构成，腔面细胞胞质内含有嗜伊红颗粒的大嗜酸性粒细胞，为柱状上皮细胞；基底侧细胞较小，呈扁平状或立方状，胞浆嗜酸性。间质有淋巴样组织，可见生发中心。

14. 肿瘤细胞团块周边细胞主要呈栅栏状排列的涎腺肿瘤是
   A. 腺淋巴瘤　　　　　　　　B. 多形性腺瘤　　　　　　　C. 嗜酸性腺瘤
   D. 腺泡细胞癌　　　　　　　E. 基底细胞腺瘤
   【答案】E
   【解析】基底细胞腺瘤由肿瘤性上皮细胞和少量结缔组织构成。肿瘤细胞密集成团或呈条索状，细胞为圆形、卵圆形或梭形，胞质少，呈嗜碱性，核圆形、染色深，核仁不明显。有时上皮团块的外周部位呈单层栅栏状排列，颇似皮肤的基底细胞癌，符合题目描述。

【破题思路】	
腺淋巴瘤	上皮和淋巴样间质→嗜伊红颗粒
多形性腺瘤	上皮导管样结构、黏液样区域、软骨样区域
嗜酸性腺瘤	由胞质内含大量特征鲜明的嗜伊红颗粒的上皮细胞（大嗜酸性粒细胞）构成的唾液腺良性肿瘤，可见明、暗细胞
腺泡细胞癌	镜下见，肿瘤实质细胞有腺泡样细胞、闰管样细胞、空泡样细胞、透明细胞和非特异性腺样细胞。细胞内含微嗜碱性酶原颗粒。肿瘤细胞排列为四种组织类型，即实体型、微囊型、滤泡型和乳头囊状型
基底细胞腺瘤	细胞为基底样细胞，排列成实性、梁状、管状和膜性结构

15.混合瘤的病理学特征是
A.肿瘤细胞含特征性嗜碱性颗粒　　　B.由肿瘤上皮与黏液样、软骨样结构构成
C.细胞形态学上的一致性与组织结构的多样性　　D.由含嗜酸性颗粒的柱状细胞和淋巴样组织构成
E.由黏液细胞，表皮样细胞和中间细胞构成
【答案】B
【解析】多形性腺瘤又叫混合瘤，镜下肿瘤细胞的类型多样，组织结构复杂。其基本结构为腺上皮、肌上皮、黏液、黏液样组织和软骨样组织。

【破题思路】多形性腺瘤基本结构为腺上皮、肌上皮、黏液、黏液样组织和软骨样组织。腺上皮形成腺管样结构，腺管的外围为梭形的肌上皮细胞或柱状的基底细胞。管腔内有粉染的均质性黏液。肌上皮细胞可分为浆细胞样、梭形、透明和上皮样四种形态，肌上皮细胞常与黏液样组织和软骨样组织相互过渡，即逐渐移行为黏液样组织和软骨样组织。

16.腺泡细胞癌的病理学特征是
A.肿瘤细胞含特征性嗜碱性颗粒　　　B.由肿瘤上皮与黏液样、软骨样结构构成
C.细胞形态学上的一致性与组织结构的多样性　　D.由含嗜酸性颗粒的柱状细胞和淋巴样组织构成
E.由黏液细胞，表皮样细胞和中间细胞构成
【答案】A
【解析】腺泡细胞癌病理可见肿瘤细胞呈圆形或多边形，大小一致，多具有特征性的微嗜碱性颗粒状胞质，似正常腺泡细胞。颗粒PAS染色阳性。无颗粒的细胞也可存在，甚至可成为肿瘤的主要成分。瘤细胞核小而深染，偏心位，核仁偶见，核分裂象罕见。瘤细胞多排成片块、软骨样或腺泡状，并具有分泌功能。

【破题思路】	
腺泡细胞癌	肿瘤细胞含特征性微嗜碱性颗粒
多形性腺瘤	由肿瘤上皮与黏液样、软骨样结构构成
多形性低度恶性腺癌	细胞形态学上的一致性与组织结构的多样性
腺淋巴瘤	由含嗜酸性颗粒的柱状细胞和淋巴样组织构成
黏液表皮样癌	由黏液细胞，表皮样细胞和中间细胞构成

17.男，33岁，腮腺区渐进性肿大2年，无痛。镜下可见肿瘤细胞由黏液细胞、表皮样细胞和中间细胞组成。肿瘤细胞形成大小不等的腺腔或囊腔。囊壁上可见立方形或杯状黏液细胞，腔内有红染的黏液。病理诊断为
A.肌上皮瘤　　　B.黏液表皮样癌　　　C.腺淋巴瘤
D.多形性腺瘤　　E.腺样囊性癌
【答案】B
【解析】黏液表皮样癌镜下由三种细胞成分构成，即黏液细胞、表皮样细胞和中间细胞。

18.男，50岁。腮腺区渐进性肿块2年，界限清楚，活动，与皮肤无粘连，活动度良好。表面光滑，呈结节状，触之质硬。镜下可见肿瘤性上皮细胞形成不规则的腺管样结构或实性条索，还可见黏液样组织和软骨样

组织，各种结构之间无明显界限。病理诊断为

A. 黏液表皮样癌　　　　　　　B. 腺样囊性癌　　　　　　　C. 多形性腺瘤
D. 肌上皮瘤　　　　　　　　　E. 恶性多形性腺瘤

【答案】C

【解析】多形性腺瘤镜下：肿瘤性上皮细胞，黏液样组织和软骨样组织混合构成。

19. 男，54 岁，腮腺区无痛性包块 2 年。镜下可见肿瘤由上皮和淋巴样组织组成。上皮成分形成不规则的囊腔并突入管腔内，其上皮细胞排列成假复层。病理诊断为

A. 多形性腺瘤　　　　　　　　B. 腺淋巴瘤　　　　　　　　C. 肌上皮瘤
D. 嗜酸性腺瘤　　　　　　　　E. 黏液表皮样癌

【答案】B

【解析】腺淋巴瘤镜下：腺上皮和淋巴样间质组成。

20. 男，70 岁。腮腺区有一包块，质硬，不活动，面部有麻木感。镜下可见肿瘤组织中与上皮细胞构成的实性团片，偶见筛孔状结构。病理诊断可考虑为

A. 多形性腺瘤　　　　　　　　B. 上皮肌上皮癌　　　　　　C. 黏液表皮样癌
D. 腺泡细胞癌　　　　　　　　E. 腺样囊性癌

【答案】E

【解析】腺样囊性癌镜下见，肿瘤实质细胞主要为导管内衬上皮细胞和变异肌上皮细胞，这两种细胞排列成管状、筛状和实性结构。

21. 男，50 岁，腮腺区无痛渐进性肿物 1 年，近日出现疼痛。镜下可见肿瘤组织由中间或表皮样细胞组成，形成实性团片，瘤细胞间变明显，可见核分裂象。病理诊断为

A. 多形性腺瘤　　　　　　　　B. 腺淋巴瘤　　　　　　　　C. 黏液表皮样癌
D. 肌上皮瘤　　　　　　　　　E. 嗜酸性腺瘤

【答案】C

【解析】黏液表皮样癌镜下由三种细胞成分构成，即黏液细胞、表皮样细胞和中间细胞。

【破题思路】

疾病	病理表现
多形性腺瘤	上皮导管样结构、黏液样区域、软骨样区域
腺淋巴瘤	上皮和淋巴样间质
黏液表皮样癌	黏液细胞、表皮样细胞、中间细胞
嗜酸性腺瘤	由胞质内含大量特征鲜明的嗜伊红颗粒的上皮细胞（大嗜酸性粒细胞）构成的唾液腺良性肿瘤，可有明、暗细胞
肌上皮瘤	几乎全部由具有肌上皮分化特点的细胞构成的良性唾液腺肿瘤，肿瘤细胞可以呈梭形、浆细胞样、上皮样或胞质透明样，呈片状、岛或条索状排列

22. 腮腺肿瘤镜下见肿瘤性上皮组织与黏液样、软骨样组织混杂在一起，上皮成分形成腺管样结构和肌上皮细胞以及鳞状细胞团块。最可能的病理诊断是

A. 黏液表皮样癌　　　　　　　B. 腺样囊腺癌　　　　　　　C. 多形性腺瘤
D. 单形性腺瘤　　　　　　　　E. 肌上皮瘤

【答案】C

【解析】多形性腺瘤镜下：肿瘤性上皮细胞，黏液样组织和软骨样组织混合构成。

23. 腮腺肿瘤镜下见典型的筛状结构，肿瘤细胞排列呈圆形或卵圆形上皮团块，其间含大小不等的囊性腔隙，与藕的断面相似。最可能的病理诊断是

A. 黏液表皮样癌　　　　　　　B. 腺样囊腺癌　　　　　　　C. 多形性腺瘤
D. 单形性腺瘤　　　　　　　　E. 肌上皮瘤

【答案】B

【解析】腺样囊性癌镜下见，肿瘤实质细胞主要为导管内衬上皮细胞和变异肌上皮细胞，这两种细胞排列成管状、实性结构。筛孔状最常见，与藕的断面相似，筛孔中充满嗜碱性或嗜酸性黏液样物质。

24. 腮腺肿瘤镜下见肿瘤细胞呈圆形或多边形，大小一致，胞浆含嗜碱性颗粒，瘤细胞排列成片块，具有分泌功能，但缺乏导管系统。最可能的病理诊断是

A. 多形性腺瘤　　　　　　B. 单形性腺瘤　　　　　　C. 肌上皮瘤
D. 腺泡细胞癌　　　　　　E. 多形性低度恶性腺癌

【答案】D

【解析】腺泡细胞癌镜下见，肿瘤有腺泡样细胞、闰管样细胞、空泡样细胞、透明细胞和非特异性腺样细胞（无肌上皮）。腺泡样细胞呈圆形或多边形，内含微嗜碱性酶原颗粒，细胞核较小。

【破题思路】

疾病	病理表现
多形性腺瘤	上皮导管样结构、黏液样区域、软骨样区域
肌上皮瘤	几乎全部由具有肌上皮分化特点的细胞构成的良性唾液腺肿瘤，肿瘤细胞可以呈梭形、浆细胞样、上皮样或胞质透明样，呈片状、岛或条索状排列
腺泡细胞癌	镜下见，肿瘤实质细胞有腺泡样细胞、闰管样细胞、空泡样细胞、透明细胞和非特异性腺样细胞。细胞内含微嗜碱性酶原颗粒，肿瘤细胞排列为四种组织类型，即实体型、微囊型、滤泡型和乳头囊状型
多形性低度恶性腺癌	组织结构多样性，细胞形态一致性

25. 腮腺肿瘤镜下见肿物由黏液细胞、鳞状细胞和体积较小、核深染的细胞组成，形成大小不等的囊性腔隙，有黏液聚积并有间质炎症反应。最可能的病理诊断是

A. 黏液表皮样癌　　　　　　B. 腺样囊腺癌　　　　　　C. 多形性腺瘤
D. 单形性腺瘤　　　　　　　E. 肌上皮瘤

【答案】A

【解析】黏液表皮样癌镜下由三种细胞成分构成，即黏液细胞、表皮样细胞和中间细胞。

【破题思路】

疾病	病理表现
黏液表皮样癌	黏液细胞、表皮样细胞、中间细胞
腺样囊腺癌	神经浸润早，分为：筛状、管状、实性；筛孔状最常见，与藕的断面相似
多形性腺瘤	上皮导管样结构、黏液样区域、软骨样区域
肌上皮瘤	几乎全部由具有肌上皮分化特点的细胞构成的良性唾液腺肿瘤，肿瘤细胞可以呈梭形、浆细胞样、上皮样或胞质透明样，呈片状、岛状或条索状排列

26. 多形性腺瘤的肌上皮细胞形态多样，不包括

A. 浆细胞样细胞　　　　　　B. 梭形细胞　　　　　　C. 透明细胞
D. 上皮样细胞　　　　　　　E. 空泡样细胞

【答案】E

【解析】多形性腺瘤的基本结构是腺上皮、肌上皮、黏液、黏液样组织和软骨样组织。肌上皮结构有时成为多形性腺瘤的主要结构成分。根据细胞形态，肿瘤性肌上皮细胞区分为浆细胞样细胞、梭形细胞、透明肌上皮细胞、上皮样细胞。

【破题思路】

疾病	细胞类型
多形性腺瘤	肿瘤性肌上皮细胞区分为浆细胞样细胞、梭形细胞、透明肌上皮细胞、上皮样细胞
腺泡细胞癌	肿瘤有腺泡样细胞、闰管样细胞、空泡样细胞、透明细胞和非特异性腺样细胞（无肌上皮）

27. 腺样囊腺癌的细胞成分主要为
   A. 导管内衬上皮和肌上皮细胞
   B. 鳞状细胞和肌上皮细胞
   C. 黏液细胞和导管内衬上皮细胞
   D. 肌上皮细胞和纤维细胞
   E. 黏液细胞和软骨样细胞
   【答案】A
   【解析】腺样囊性癌镜下见，肿瘤实质细胞主要为导管内衬上皮细胞和变异肌上皮细胞，这两种细胞排列成管状、筛状和实性结构。

28. 发生于唾液腺的圆柱瘤又称
   A. 基底细胞腺瘤
   B. 嗜酸性腺瘤
   C. 腺样囊性癌
   D. 肌上皮瘤
   E. 多形性腺瘤
   【答案】C
   【解析】腺样囊性癌肿瘤实质细胞主要为导管内衬上皮细胞和变异肌上皮细胞，这两种细胞排列成管状、筛状和实性结构。又称唾液腺的圆柱瘤。

【破题思路】

疾病	别称
嗜酸性腺瘤	大嗜酸性粒细胞腺瘤、大嗜酸性粒细胞瘤
多形性腺瘤	唾液腺混合瘤
腺淋巴瘤	Warthin瘤

29. 下列哪项不是舍格伦综合征的病理表现
   A. 腺泡萎缩、变性、消失
   B. 导管扩张
   C. 大量淋巴细胞浸润
   D. 导管细胞增生，形成上皮细胞岛
   E. 小叶间隔破坏、消失
   【答案】E
   【解析】舍格伦综合征的病变从小叶中心开始，小叶轮廓存在。

30. 患者，男，45岁。左口底肿块1年，有疼痛及麻木感。病理检查见肿物呈灰白色，无包膜，镜下见肿物由立方状及多角形细胞组成小腺管状及实性团块结构，可见围绕神经生长。首先应该考虑的是
   A. 腺淋巴瘤
   B. 腺泡细胞癌
   C. 多形性腺瘤
   D. 鳃裂囊肿
   E. 腺样囊性癌
   【答案】E
   【解析】腺样囊性癌可发生于任何年龄，但以40~60岁居多。无明显性别差异，可发生于任何唾液腺，但以腮腺和腭腺居多，发生于舌下腺者首先应考虑为腺样囊性癌。其早期即可侵袭神经出现麻木、疼痛感。肉眼观察为圆形、结节状或不规则形，无包膜，界限不清，切面灰白，可见出血和囊性变。镜下可见导管内衬上皮细胞和变异肌上皮细胞，导管内衬上皮细胞呈立方状，卵圆形。瘤细胞大小一致，异型性不明显，常见侵袭神经及其他周围组织，根据肿瘤细胞的类型及排列方式分为三种组织类型腺性、管状型、实性。

（31~33题共用备选答案）
   A. 肿瘤中有软骨样组织
   B. 肿瘤中有牙乳头样组织
   C. 肿瘤中有筛孔样结构
   D. 肿瘤中有牙体组织
   E. 肿瘤由黏液样细胞、表皮样细胞和中间细胞组成

31. 腺样囊性癌
32. 黏液表皮样癌
33. 多形性腺瘤
   【答案】C、E、A
   【解析】

疾病	病理表现
多形性腺瘤	肿瘤中有软骨样组织
腺样囊性癌	肿瘤中有筛孔样结构
黏液表皮样癌	肿瘤由黏液样细胞、表皮样细胞和中间细胞组成

34. 高分化黏液表皮样癌病理学表现为
   A. 中间细胞较多，黏液细胞较少
   B. 表皮样细胞较多，中间细胞少
   C. 黏液细胞较多，中间细胞少
   D. 中间细胞和黏液细胞较多
   E. 表皮样细胞和黏液细胞较多

【答案】E

【解析】黏液表皮样癌由黏液细胞、表皮样细胞、中间细胞组成，低分化者黏液细胞少，中间表皮样细胞形成实性团片。高分化者黏液细胞多，中间样细胞少，表皮样细胞分化好。本题考查病理表现，为常考点，应该牢固掌握。

35. 黏液表皮样癌内，瘤细胞为
   A. 黏液样表皮细胞
   B. 产黏液样表皮细胞
   C. 黏液细胞和表皮细胞
   D. 黏液细胞、表皮样细胞和中间细胞
   E. 鳞状细胞和腺上皮细胞

【答案】D

【解析】黏液表皮样癌：由黏液细胞、表皮样细胞和中间细胞组成，根据黏液细胞的比例、细胞的分化、有丝分裂象的多少，以及肿瘤的生长方式，分为高分化和低分化两类。

36. 下列哪项不是唾液腺多形性腺瘤的病理特征
   A. 双层导管结构
   B. 成片增生的肌上皮细胞
   C. 鳞状化生
   D. 黏液软骨样区域
   E. 骨样区域

【答案】E

【解析】多形性腺瘤肉眼观察，多呈不规则结节状。剖面多为实性，光镜观察，其基本结构为腺上皮、肌上皮、黏液、黏液样组织和软骨样组织。肌上皮结构中可见巢状鳞状上皮化生。

【破题思路】多形性腺瘤镜下：肿瘤性上皮细胞、黏液样组织和软骨样组织混合构成。
① 表面光滑有完整包膜，多呈结节状或分叶状，剖面呈实性灰白色，浅蓝色透明的软骨样组织。有囊性变时，囊腔大小不一，内含无色透明或褐色液体。
② 肿瘤细胞形态多样性。
③ 肿瘤组织结构多型性。
④ 黏液样组织和软骨样组织基质均由肌上皮细胞分泌。

第十四单元 口腔颌面部囊肿

1. 纤维囊壁内含有大量淋巴样组织并形成淋巴滤泡的囊肿是
   A. 黏液囊肿
   B. 萌出囊肿
   C. 鳃裂囊肿
   D. 含牙囊肿
   E. 甲状舌管囊肿

【答案】C

【解析】A 选项黏液囊肿内容物为黏液组织，外渗性可见炎性细胞和泡沫细胞；B 选项萌出囊肿内容物为萌出牙的缩余釉上皮与釉质之间液体；C 选项鳃裂囊肿的纤维囊壁内含有大量淋巴样组织并形成淋巴滤泡；D 选项含牙囊肿同 B 选项；E 选项内容物为甲状腺滤泡或黏液腺组织。

【破题思路】鳃裂囊肿常位于颈上部近下颌角处，胸锁乳突肌上 1/3 前缘，95% 来源于第二鳃裂，纤维囊壁内含有大量淋巴样组织并形成淋巴滤泡。

2. 下列说法错误的是
   A. 含牙囊肿多见于下颌第三磨牙
   B. 含牙囊肿的囊壁附着于牙齿的根尖部
   C. 萌出囊肿位于正在萌出的乳牙或恒牙的牙冠表面（缩余釉上皮和釉质之间液体潴留）
   D. 球上颌囊肿位于侧切牙和尖牙之间
   E. 甲状舌管囊肿多发生于甲状舌管区

【答案】B

【解析】含牙囊肿以下颌第三磨牙区最常见，其次为上颌尖牙区，上颌第三磨牙和下颌双尖牙区，故 A 选项表述正确；囊壁较薄，囊腔内含有牙冠，囊壁附着于牙颈部，即釉牙骨质界，故 B 选项表述错误；C、D、E 选项均为正确表述。

【破题思路】含牙囊肿又称滤泡囊肿，牙颈部的囊肿，囊壁包含有一个牙齿（严格说是牙冠），但是含有牙齿的囊肿或病变并不一定都是含牙囊肿。因此不能仅仅通过 X 线表现做含牙囊肿的诊断。若囊肿位于软组织时，称为萌出囊肿。下颌第三磨牙区最常见，囊壁附着于牙颈部，即釉牙骨质界。囊壁较薄，仅由 2~5 列扁平细胞或矮立方形细胞构成，表层无角化，上皮厚薄较一致，无上皮钉突，类似于缩余釉上皮。

3. 囊壁内衬 2~4 层扁平上皮的囊肿，最可能是
   A. 牙源性角化囊肿
   B. 鼻唇囊肿
   C. 根尖囊肿
   D. 含牙囊肿
   E. 皮样囊肿

【答案】D

【解析】A 选项牙源性角化囊肿其实是良性牙源性上皮肿瘤，不属于囊肿，故不选 A。B 选项鼻唇囊肿衬里上皮一般是无纤毛的假复层柱状上皮，故不选 B。C 选项根尖囊肿一般内衬无角化复层鳞状上皮，厚薄不一，故 C 也不符合。E 选项皮样囊肿内衬角化的复层鳞状上皮，含有皮肤附属器，故 E 也不选。D 选项含牙囊肿内衬较薄的复层鳞状上皮，仅由 2~5 列扁平细胞构成，无角化。

【破题思路】含牙囊肿的上皮来源于缩余釉上皮。

4. 下列有关鳃裂囊肿的描述，不正确的是
   A. 可来自第一、第二、第三、第四鳃裂
   B. 常发生于颈中部
   C. 第一鳃裂来源的囊肿壁缺乏淋巴样组织
   D. 多数内衬复层鳞状上皮
   E. 术后几乎无复发

【答案】B

【解析】在发育过程中各鳃弓相互融合形成面下部和颈部的各个结构和器官，鳃裂消失，如果鳃裂没有完全消失，则有上皮组织残留形成囊肿和瘘。鳃裂囊肿又称为颈部淋巴上皮囊肿。鳃裂囊肿常位于颈上部近下颌角处，胸锁乳突肌上 1/3 前缘，95% 来源于第二鳃裂，纤维囊壁内含有大量淋巴样组织并形成淋巴滤泡。囊性

肿物柔软，界限清楚，可活动，一般发生于单侧颈部，少数情况可双侧颈部同时发生。鳃裂囊肿手术摘除后，几乎无复发，但可癌变。90%以上的囊壁内衬复层鳞状上皮。第一鳃裂来源的囊肿壁缺乏淋巴样组织。鳃裂囊肿发生于下颌角以上和腮腺者为第一鳃裂来源；发生于肩胛舌骨肌以上为第二鳃裂来源；发生于颈根区为第三、第四鳃裂来源。

5. 含牙囊肿囊壁与所含牙齿的位置关系是
A. 囊壁附着于牙冠　　　　B. 囊壁附着于牙颈部　　　　C. 囊壁附着于牙根中部
D. 囊壁附着于牙齿任何部位　　E. 牙齿完全位于囊腔内
【答案】B
【解析】含牙囊肿又称滤泡囊肿，牙颈部的囊肿，囊壁包含有一个牙齿（严格说是牙冠），但是含有牙齿的囊肿或病变并不一定都是含牙囊肿。因此不能仅仅通过X线表现做含牙囊肿的诊断。若囊肿位于软组织时，称为萌出囊肿。

【破题思路】含牙囊肿的病理表现，常见部位是牙颈部。

6. 肉眼观察，含牙囊肿的囊壁附着于
A. 牙冠1/2处　　　　B. 牙根冠方1/3处　　　　C. 牙根根方1/3处
D. 釉牙骨质界　　　E. 釉牙本质界
【答案】D
【解析】含牙囊肿以下颌第三磨牙区最常见，囊壁附着于牙颈部，即釉牙骨质界。

7. 下列有关根尖周囊肿的描述，错误的是
A. 是一种炎症性囊肿　　　B. 纤维囊壁内炎细胞浸润　　　C. 内衬复层鳞状上皮
D. 内衬上皮无上皮钉突　　E. 囊壁内可见胆固醇结晶裂隙
【答案】D
【解析】根尖囊肿是颌骨内最常见的牙源性囊肿，属于炎症性囊肿，故A表述正确。镜下可见：内衬上皮为无角化的复层鳞状上皮；纤维囊壁较厚，大量慢性炎症细胞浸润；可见含铁血黄素、泡沫细胞、胆固醇结晶裂隙和透明小体（Rushtonbody）。根尖周囊肿内衬无角化复层鳞状上皮，上皮钉突因炎症刺激发生不规则增生、伸长、相互融合成网状。

【破题思路】牙源性囊肿[婴儿龈囊肿（Epstein珠）、牙源性角化囊肿、含牙囊肿（滤泡囊肿）、萌出囊肿、发育性根侧囊肿、成人龈囊肿、腺牙源性囊肿]；炎症性囊肿（牙源性根尖和根尖侧囊肿、残余囊肿、牙旁囊肿）。

8. 根尖周囊肿的纤维囊壁内不见
A. 泡沫状吞噬细胞　　　B. 多核巨细胞　　　C. 胆固醇结晶裂隙
D. 影细胞　　　　　　　E. 透明小体
【答案】D
【解析】根尖囊肿镜下可见：内衬上皮为无角化的复层鳞状上皮；纤维囊壁较厚，大量慢性炎症细胞浸润；可见含铁血黄素、泡沫细胞、胆固醇结晶裂隙和透明小体（Rushtonbody）。D选项为牙源性钙化囊肿的特征性病理表现。

9. 球状上颌囊肿诊断条件不包括
A. 囊肿位于上颌恒侧切牙和尖牙之间　　　B. 邻近牙齿为活髓牙
C. 呈边界清楚的倒置的梨形放射透光区　　D. 有时可见含有未萌出牙的牙冠
E. 组织学上可能是牙源性囊肿
【答案】D
【解析】球上颌囊肿位于上颌恒侧切牙和单尖牙牙根之间，内衬上皮多为复层鳞状上皮和（或）纤毛柱状上皮（邻牙活髓、倒梨状）；故A、B、C、E选项表述正确。D选项为含牙囊肿的特征性病理表现。

10. 囊壁内衬2～4层扁平上皮的囊肿，最可能是
A. 牙源性角化囊肿　　　B. 鼻唇囊肿　　　C. 根尖周囊肿
D. 含牙囊肿　　　　　　E. 皮样囊肿
【答案】D

【解析】含牙囊肿镜下上皮衬里是复层扁平上皮，较薄，由2～5层扁平或矮立方状细胞组成，无角化，无上皮钉突。纤维囊壁有牙源性上皮岛、皮脂腺细胞，符合题目描述，所以D选项正确，选项中的其他囊肿没有2～4层薄层扁平上皮内衬。

11. 根尖周囊肿表现为下列病理改变，除了
A. 囊壁内衬复层鳞状上皮
B. 基底细胞呈柱状，胞核呈栅栏状排列
C. 囊壁内常有慢性炎症细胞浸润
D. 常含胆固醇裂隙
E. 可见透明小体
【答案】B
【解析】根尖周囊肿镜下可见内衬上皮多为来自上皮剩余的复层鳞状上皮，囊壁中多有慢性炎症细胞浸润，上皮内可见透明小体，囊腔和囊壁内可有针状胆固醇裂隙。备选答案中A、C、D、E选项都符合此囊肿的改变，唯有B选项所叙述的特点符合牙源性角化囊肿，一般不出现在根尖周囊肿中。

【破题思路】根尖周囊肿是炎症性囊肿。

12. 以下囊肿中不属于发育性牙源性囊肿的是
A. 含牙囊肿
B. 成人龈囊肿
C. 萌出囊肿
D. 腺牙源性囊肿
E. 根尖周囊肿
【答案】E
【解析】发育性牙源性囊肿包括婴儿龈囊肿，含牙囊肿，成人龈囊肿，萌出囊肿，腺牙源性囊肿，发育性根侧囊肿。故A、B、C、D正确。根尖周囊肿属于炎症性囊肿。

13. 多数情况下，无上皮衬里的囊肿是
A. 牙源性角化囊肿
B. 甲状舌管囊肿
C. 含牙囊肿
D. 鳃裂囊肿
E. 黏液囊肿
【答案】E
【解析】黏液囊肿可分为外渗性黏液囊肿及潴留性黏液囊肿：①外渗性黏液囊肿，占黏液囊肿的80%以上，病理特点表现为无上皮衬里，外渗性黏液囊肿是由创伤引起的；②潴留性黏液囊肿，有上皮衬里、潴留的黏液团块及结缔组织被膜，发病原因主要是导管系统的阻塞，其余A、B、C、D选项内衬皆有内衬上皮。

【破题思路】囊肿（cyst）是一种非脓肿性病理性囊腔，它由囊壁和囊腔组成，囊壁一般分为两层，内层，即朝向囊腔侧，为上皮衬里；外层为环形排列的纤维结缔组织，囊腔内含有流体或半固体样物质。少数囊肿无上皮衬里，称为假性囊肿（pseudocyst）。

14. 残余上皮可发生囊肿或鳃瘘的结构是
A. 咽囊
B. 原腭
C. 嗅窝
D. 颈窦
E. 奇结节
【答案】D
【解析】颈窦：第2鳃弓，覆盖2、3、4鳃沟和3、4、5鳃弓并在颈部融合形成的腔。其残余上皮可发生囊肿或鳃瘘。如果囊肿与外部相通，即形成鳃瘘，其开口可位于颈部胸锁乳突肌前缘任何部位。所以D正确，其他结构不能形成，所以排除A、B、C、E选项。

【破题思路】咽囊：相邻的鳃弓之间有浅沟，在体表侧者称鳃沟；与之相对应的鳃沟的内侧是原始咽部，其表面衬覆的内胚层上皮向侧方增生呈囊样，形成与鳃沟相对应的浅沟，称咽囊。原腭为腭部发育时最先形成的部位，胚胎第4周时中鼻突形成。

15. 患者男，10岁。右下颌肿胀1年余，检查见右下颌前磨牙区膨隆，手术见右下颌囊性肿物，内含一牙冠，囊壁附着于牙齿颈部，应首先考虑为
A. 萌出囊肿
B. 成人龈囊肿
C. 发育性根侧囊肿
D. 含牙囊肿
E. 根尖周囊肿
【答案】D
【解析】萌出囊肿即萌出牙的缩余釉上皮与釉质之间液体潴留而形成位于软组织的囊肿，排除A。成人龈

囊肿位于软组织，X线片常无异常，当囊肿较大时可压迫骨皮质，导致其表面侵蚀性吸收，排除B。发育性根侧囊肿发生于萌出牙根侧，排除C。根尖周囊肿牙周膜内的上皮残余增生，增生的上皮团中央发生变性与液化，周围组织液不断渗出，逐渐形成囊肿，排除E。含牙囊肿多发生于10～39岁患者，男性多见，发病部位以下颌第三磨牙区最常见，囊腔内可含一个未萌的牙冠。

【破题思路】含牙囊肿的病理学表现：内衬上皮在镜下表现为复层鳞状上皮，上皮较薄，由3～4层扁平细胞构成，无角化，类似于缩余釉上皮。

16. 患者男，29岁。腭前部肿胀3个月，X线片见腭中线前部一圆形透射区。镜下见衬里上皮为复层鳞状上皮和假复层纤毛柱状上皮。最可能的病理诊断是
    A. 鼻腭管囊肿　　　　　　　　B. 鼻唇囊肿　　　　　　　　C. 球状上颌囊肿
    D. 根尖周囊肿　　　　　　　　E. 牙源性角化囊肿
【答案】A
【解析】鼻腭管囊肿在X线片上可见上颌骨中线卵圆形放射透射区，镜下囊肿可内衬复层鳞状上皮和假复层纤毛柱状上皮、立方上皮或柱状上皮，因此A正确。鼻唇囊肿属软组织囊肿，在X线片上不易发现，因此B错误。球状上颌囊肿位于上颌侧切牙和单尖牙牙根之间，因此C错误。根尖周囊肿位于牙齿根尖部，因此D错误。牙源性角化囊肿多位于下颌骨，且衬里为较薄的复层鳞状上皮，无假复层纤毛柱状上皮，因此E错误。

17. 男，20岁，颈部肿物10个月，无痛性生长。检查：胸锁乳突肌前缘可触及一柔软肿物，活动、边界清楚。病理学检查见囊性肿物，囊肿为复层鳞状上皮衬里，囊壁可见大量淋巴细胞，局部见淋巴滤泡形成。应诊断为
    A. 鳃裂囊肿　　　　　　　　B. 黏液囊肿　　　　　　　　C. 皮样囊肿
    D. 多形性腺瘤　　　　　　　E. 黏液表皮样癌
【答案】A
【解析】鳃裂囊肿含有淋巴滤泡；黏液囊肿含黏液，外渗性无上皮衬里；皮样囊肿含皮肤附属器；多形性腺瘤含腺上皮，肌上皮，黏液软骨样物质；黏液表皮样癌由黏液细胞、表皮样细胞、中间细胞构成。

18. X线检查见颌骨囊肿包含一个牙冠，内衬上皮在镜下表现为复层鳞状上皮，上皮较薄，由3～4层扁平细胞构成，无角化，类似于缩余釉上皮。最可能的病理诊断是
    A. 含牙囊肿　　　　　　　　B. 牙源性角化囊肿　　　　　　C. 牙旁囊肿
    D. 根尖囊肿　　　　　　　　E. 根侧囊肿
【答案】A
【解析】含牙囊肿又称滤泡囊肿，牙颈部的囊肿，囊壁包含有一个牙齿（严格说是牙冠），但是含有牙齿的囊肿或病变并不一定都是含牙囊肿。因此不能仅仅通过X线表现做含牙囊肿的诊断。若囊肿位于软组织时，称为萌出囊肿。下颌第三磨牙区最常见，囊壁附着于牙颈部，即釉牙骨质界。囊壁较薄，仅由2～5列扁平细胞或矮立方形细胞构成，表层无角化，上皮厚薄较一致，无上皮钉突，类似于缩余釉上皮。

【破题思路】牙源性角化囊肿上皮衬里薄，5～8层细胞构成。

19. 下唇囊肿直径约0.5cm，镜下见囊肿无衬里上皮，由炎性肉芽组织包绕，其中见大量泡沫细胞。最可能的病理诊断是
    A. 甲状舌管囊肿　　　　　　B. 黏液囊肿　　　　　　　　C. 鳃裂囊肿
    D. 鼻唇囊肿　　　　　　　　E. 表皮样囊肿
【答案】B
【解析】A甲状舌管囊肿含甲状腺滤泡；B黏液囊肿中的外渗型，无上皮衬里，含炎性细胞和泡沫细胞；C鳃裂囊肿含淋巴滤泡；D鼻唇囊肿属于软组织囊肿；E表皮样囊肿无皮肤附属器。

【破题思路】泡沫细胞见于根尖肉芽肿（囊肿）、黏液囊肿、汉-许-克病。

20. 根尖囊肿组织病理学表现为
    A. 囊壁内层为复层鳞状上皮衬里　　B. 囊壁外层为疏松结缔组织　　　　C. 上皮内大量中性粒细胞浸润

D. 中央囊腔有部分脓液　　　　　　E. 根尖部牙槽骨完好

【答案】A

【解析】根尖囊肿由上皮衬里、纤维囊壁、囊内容物组成。上皮是无角化的复层鳞状上皮；外有纤维囊壁，上皮和囊壁有淋巴细胞、浆细胞浸润；囊液是棕黄色透明状。

【破题思路】根尖囊肿属于炎症性囊肿，可见泡沫细胞、透明小体、含铁血黄素、胆固醇结晶。

21. 假性囊肿是
   A. 非脓肿性病理性囊腔　　　B. 含囊液或半流体物质的囊肿　　　C. 纤维结缔组织囊壁包绕的囊腔
   D. 无上皮衬里的囊肿　　　　E. 囊壁无炎症细胞浸润的囊肿

【答案】D

【解析】囊肿是一种非脓肿性病理性囊腔，内含囊液或半流体物质，通常由纤维结缔组织囊壁包绕，绝大多数囊肿的囊内壁有上皮衬里，少数无上皮衬里者又称为假性囊肿。

22. 男，30岁，将残冠拔除后创口不愈合，X线检查见根方有一卵圆形透光区，周围可见薄层阻射线，手术见囊性肿物，囊壁不完整。镜下见囊壁内衬复层鳞状上皮，薄厚不一，上皮钉突不规则延长，纤维囊壁内可见大量炎细胞浸润，并见泡沫细胞和胆固醇结晶裂隙。应诊断为
   A. 萌出囊肿　　　　　　B. 成人龈囊肿　　　　　　C. 发育性根侧囊肿
   D. 含牙囊肿　　　　　　E. 根尖周囊肿

【答案】E

【解析】含牙囊肿又称滤泡囊肿，牙颈部的囊肿，囊壁包含有一个牙齿（严格说是牙冠），但是含有牙齿的囊肿或病变并不一定都是含牙囊肿。因此不能仅仅通过X线表现做含牙囊肿的诊断。若囊肿位于软组织时，称为萌出囊肿。下颌第三磨牙区最常见，囊壁附着于牙颈部，即釉牙骨质界。囊壁较薄，仅由2～5列扁平细胞或矮立方形细胞构成，表层无角化，上皮厚薄较一致，无上皮钉突，类似于缩余釉上皮。故A、D不符合题意；根尖囊肿镜下可见：内衬上皮为无角化的复层鳞状上皮；纤维囊壁较厚，大量慢性炎症细胞浸润；可见含铁血黄素、泡沫细胞、胆固醇结晶裂隙和透明小体。

【破题思路】根尖囊肿是颌骨内最常见的牙源性囊肿，属于炎症性囊肿。

23. 女，10岁，下唇结节半年，时大时小，切除后制片检查，镜下可见组织内大量黏液及泡沫细胞，本病应诊断为
   A. 纤维瘤　　　　　　B. 黏液囊肿　　　　　　C. 皮样囊肿
   D. 多形性腺瘤　　　　E. 黏液表皮样癌

【答案】B

【解析】A 纤维瘤含纤维样组织；B 黏液囊肿中的外渗型，无上皮衬里，含炎性细胞和泡沫细胞；C 皮样囊肿含皮肤附属器；D 多形性腺瘤含腺上皮，肌上皮，黏液软骨样物质；E 黏液表皮样癌由黏液细胞、表皮样细胞、中间细胞构成。

【破题思路】黏液囊肿分为外渗性和潴留性，下唇常见，浅蓝色，易复发。

24. 女，左颈部肿物一年，检查见颈部中线处一2cm×3cm大小的肿物，囊性，表面光滑，边界清楚，触之有波动感，并随吞咽上下活动，应首先考虑为
   A. 鳃裂囊肿　　　　　　B. 黏液囊肿　　　　　　C. 含牙囊肿
   D. 甲状舌管囊肿　　　　E. 畸胎样囊肿

【答案】D

【解析】A 鳃裂囊肿常见于胸锁乳突肌上1/3前缘；B 黏液囊肿下唇多见；C 含牙囊肿常见于下颌第三磨牙区；D 甲状舌管囊肿常位于颈部中线或近中线处，以甲状舌骨区发生者最多见，一般无自觉症状能随吞咽上下活动。符合题意。

【破题思路】甲状舌管囊肿内含甲状腺滤泡或黏液腺组织。

(25～29题共用备选答案)

A. 由牙板上皮剩余形成的、复发率高达5%～62%的囊肿
B. 在缩余釉上皮和发育成熟的牙釉质表面之间或缩余釉上皮之间液体聚集而成的囊肿
C. 囊肿衬里上皮变异较大，且结缔组织囊壁内特征性地含有较大的血管和神经的囊肿
D. 位于牙槽突表面近鼻孔基部软组织内，来源于胚胎性鼻泪管剩余或成熟管的下前部
E. 一般认为其来源于鳃裂或咽囊的上皮剩余，也有人认为是胚胎时期陷入颈淋巴结内的涎腺上皮囊变而成

25. 牙源性角化囊肿
26. 含牙囊肿
27. 鼻腭管囊肿
28. 鳃裂囊肿
29. 鼻唇囊肿

【答案】A、B、C、E、D

【解析】牙源性角化囊肿组织学来源于牙板上皮。含牙囊肿又称滤泡囊肿或牙颈部的囊肿，囊壁包含有一个牙齿（严格说是牙冠），但是含有牙齿的囊肿或病变并不一定都是含牙囊肿。因此不能仅仅通过X线表现做含牙囊肿的诊断。若囊肿位于软组织时，称为萌出囊肿。下颌第三磨牙区最常见，囊壁附着于牙颈部，即釉牙骨质界。囊壁较薄，仅由2～5列扁平细胞或矮立方形细胞构成，表层无角化，上皮厚薄较一致，无上皮钉突，类似于缩余釉上皮。鼻腭管囊肿常见于切牙管位置，有鼻腭神经，血管。鳃裂囊肿主要来源于第二鳃裂。鼻唇囊肿为软组织囊肿，X线无意义。

30. 外渗性黏液囊肿的特点为
A. 复层鳞状上皮衬里
B. 假复层纤毛柱状上皮衬里
C. 扁平上皮衬里
D. 矮柱状上皮衬里
E. 无上皮衬里

【答案】E

【解析】黏液囊肿在其形成机制上有两种情况，一种是腺导管破裂后，涎液直接进入组织间隙而形成，此种即外渗性黏液囊肿；另一种形成方式是腺导管阻塞，在导管内有涎液的潴留，此为潴留囊肿。外渗性黏液囊肿在病理上没有上皮衬里，潴留囊肿可有上皮衬里。

【破题思路】外渗性黏液囊内含泡沫细胞。炎性细胞，下唇常见，易复发，浅蓝色。

31. 下列哪项不是牙源性囊肿
A. 牙源性钙化囊肿
B. 萌出囊肿
C. 牙源性角化囊肿
D. 含牙囊肿
E. 成人龈囊肿

【答案】A

【解析】牙源性囊肿分为发育性牙源性囊肿和炎症性牙源性囊肿。前者包括：含牙囊肿、婴儿龈囊肿、成人龈囊肿、发育性根侧囊肿、萌出囊肿、腺牙源性囊肿。后者包括：根尖周囊肿、牙旁囊肿。

【破题思路】牙源性钙化囊肿为混合性牙源性肿瘤，特征性结构为影细胞。

(32～34题共用题干)

患者，女，38岁。左侧下颌骨无痛性肿胀半年余，检查见双侧下颌不对称，左侧下颌角处膨隆，X线检查见一圆形透影区，边界清楚，口腔内含牙齿一枚。术中见囊壁较薄，囊腔内含有一牙冠，囊壁附着于牙齿颈部，囊液呈黄褐色。镜下见纤维囊壁内衬复层鳞状上皮，上皮扁平，无角化，无上皮钉突，纤维囊壁内可见牙源性上皮团块。

32. 患者应诊断为
A. 含牙囊肿
B. 萌出囊肿
C. 腺牙源性囊肿
D. 甲状舌管囊肿
E. 畸胎样囊肿

【答案】A

【解析】A选项——含牙囊肿又称滤泡囊肿，指包含一个未萌牙齿的牙冠并且附着于该牙牙颈部的囊肿。多发生于10～39岁患者，发病部位以下颌第三磨牙区多见，X线检查为一境界清楚的透光区，内含未萌出牙的牙冠。肉眼见囊壁较薄，内含牙冠，囊壁附着于牙颈部，囊液多黄色。

B选项——萌出囊肿见于软组织内。

D选项——甲状舌管囊肿见于颈中线处，随吞咽上下移动，内含甲状腺滤泡。

E选项——畸胎样囊肿常见于舌体、口底部。

【破题思路】含牙囊肿镜下见纤维结缔组织囊壁内衬较薄的复层鳞状上皮，仅由2～5层扁平细胞或矮立方细胞构成，无角化，没有上皮钉突，类似于缩余釉上皮；囊壁内可有牙源性上皮岛。

33. 形成含牙囊肿的原因是

A. 牙冠形成后，缩余釉上皮和牙面之间液体积聚形成

B. 甲状舌管残余上皮发生

C. 位于软组织舌下腺或颌下腺导管破裂渗出所致

D. 缩余釉上皮和牙面之间液体潴留

E. 来自鳃裂或咽囊的上皮残余

【答案】A

【解析】含牙囊肿一般发生于牙冠形成后，缩余釉上皮和牙面之间液体蓄积而成囊肿，该题选A。B项为甲状舌管囊肿的病因。C项为黏液囊肿的病因。D项为萌出囊肿的病因。E项为鳃裂囊肿的病因。

34. 鳃裂囊肿发生于肩胛舌骨肌以上者多为第几鳃裂来源

A. 第1   B. 第2   C. 第3

D. 第4   E. 第5

【答案】B

第十五单元　牙源性肿瘤

1. 钙化成分中含许多强嗜碱性间歇线的肿瘤是
A. 成釉细胞瘤　　　　　　B. 牙瘤　　　　　　C. 牙源性钙化上皮瘤
D. 牙源性钙化囊肿　　　　E. 良性成牙骨质细胞瘤

【答案】E
【解析】钙化成分中含许多强嗜碱性间歇线的肿瘤是良性成牙骨质细胞瘤的特征。
A 选项——成釉细胞瘤为类似成釉器的结构。
B 选项——牙瘤为一堆牙样组织。
C 选项——牙源性钙化上皮瘤为淀粉样物质，同心圆状沉积。
D 选项——牙源性钙化囊肿为影细胞。

2. 关于良性成牙骨质细胞瘤描述哪项是错误的
A. 通常相关牙牙根吸收而变短，并与肿瘤性硬组织融合
B. 软组织成分为血管性疏松的纤维组织
C. 牙骨质常为圆形或卵圆形矿化团块
D. 团块周边为嗜碱性的牙本质样组织和成牙本质细胞
E. 新形成的未矿化组织在钙化团块的周边部常呈放射状骨小梁样排列，没有改建

【答案】D
【解析】成牙骨质细胞瘤（cementoblastoma）又称为真性牙骨质瘤，是一种以形成牙骨质样组织为特征的肿瘤，可见较多嗜碱性反折线，有的呈圆形或卵圆形矿化团块，似牙骨质小体。常与一颗牙的牙根相连，X 线片显示肿物为界限清楚的致密钙化团块，在钙化团块的周围有一带状放射透光区环绕。相关牙根吸收而变短，并与肿瘤性硬组织融合。故 A、B、C、E 正确，D 选项错误，即成牙骨质细胞瘤与牙骨质有关，和牙本质成分没有相关性。

3. 下列哪项不属于牙瘤组成成分
A. 牙釉质　　　　　　B. 牙本质　　　　　　C. 牙骨质
D. 牙周膜　　　　　　E. 牙髓

【答案】D
【解析】牙瘤不是真性肿瘤。组织排列结构不同而分为混合性牙瘤和组合性牙瘤。混合性牙瘤由排列紊乱、相互混杂的牙釉质、牙本质、牙骨质和牙髓所构成，无典型排列的牙结构。而组合性牙瘤由排列有序的牙釉质、牙本质、牙骨质和牙髓所组成，如同正常牙的排列方式。

4. 属于牙源性上皮和外胚间充质性良性肿瘤的是
A. 牙源性腺样瘤　　　　B. 成釉细胞纤维瘤　　　　C. 牙源性钙化上皮瘤
D. 牙源性透明细胞瘤　　E. 牙源性黏液瘤

【答案】B

5. 成釉细胞瘤有下列组织学分型，除了
A. 滤泡型　　　　　　B. 丛状型　　　　　　C. 梭形细胞型
D. 基底细胞型　　　　E. 棘皮瘤型

【答案】C
【解析】成釉细胞瘤分为实性或多囊性成釉细胞瘤（滤泡型、丛状型、棘皮瘤型、颗粒细胞型、基底细胞型、角化型）；骨外或外周型；转移性成釉细胞瘤；单囊性。A、B、D、E 选项均为实性或多囊性成釉细胞瘤的具体分型。

6. 以下说法错误的是
A. Pindborg 瘤是指牙源性钙化上皮瘤
B. 牙源性腺样瘤好发于 10～19 岁，男性多见
C. 牙源性钙化上皮瘤可见圆形嗜伊红均质
D. 成釉细胞瘤的生物学特点是良性有浸润性
E. 成牙本质影细胞瘤是指肿瘤型牙源性钙化囊肿

【答案】B

【解析】牙源性钙化上皮瘤又名 Pindborg 瘤，肿瘤细胞呈多边形，胞浆嗜酸性特征性表现为淀粉样物质呈同心圆状排列，故 A、C 正确。牙源性腺样瘤年轻发病，女性多见，上颌尖牙区多见。故 B 选项表述错误；成釉细胞瘤为临界瘤，有局部浸润性，故 D 选项正确；牙源性钙化囊肿的特征性结构为影细胞，故 E 选项正确。

7. 以下可能是牙源性角化囊肿复发的原因，除了
   A. 手术难以完整摘除　　　　　B. 衬里上皮生长活跃　　　　　C. 囊肿部分区域癌变
   D. 囊壁内有卫星囊　　　　　　E. 口腔黏膜基底细胞增殖

【答案】C

【解析】牙源性角化囊肿复发的原因为：①囊壁薄，易破碎，②囊壁内含有微小子囊或卫星囊，③具有局部侵袭性或向骨小梁间呈指状外突性生长特点，④病变区具有高度增殖能力的口腔黏膜基底细胞未彻底切除，会引起复发。A、B、D、E 选项正确。

8. 牙源性角化囊肿有以下病理改变，除了
   A. 复层鳞状上皮衬里　　　　　B. 基底细胞栅栏状排列　　　　C. 表面不全角化
   D. 腺上皮样分化　　　　　　　E. 伴卫星囊形成

【答案】D

【解析】牙源性角化囊肿的病理变化为：①衬里上皮为较薄均匀的复层鳞状上皮；②内衬上皮表层角化，多为不全角化，表面呈波浪状或皱褶状；③棘细胞层较薄；④基底细胞界限清楚，排列整齐，由柱状或立方状细胞组成，胞核深染且远离基底膜，呈栅栏状排列；⑤纤维性囊壁较薄；⑥纤维组织囊壁内可见微小子囊和上皮岛；⑦囊腔内含有角化物。选项 A、B、C、E 为正确表述。

9. 下列关于成釉细胞瘤的描述，错误的是
   A. 实性成釉细胞瘤生长具有局部侵袭性，易复发
   B. 单囊性成釉细胞瘤临床表现和 X 线表现类似颌骨囊肿
   C. 单囊性成釉细胞瘤伴囊腔内瘤结节增殖者生物学行为类似于实性成釉细胞瘤
   D. 成釉细胞瘤组织结构和细胞形态变异较大
   E. 棘皮瘤型成釉细胞瘤肿瘤上皮岛内呈现广泛的鳞状化生

【答案】C

【解析】单囊性成釉细胞瘤它是指临床和 X 线表现单囊性颌骨改变，类似于颌骨囊肿，但组织学检查见其囊腔的衬里上皮可表现成釉细胞瘤样改变，增生的肿瘤结节可突入囊腔内和（或）浸润纤维组织囊壁。由于第 Ⅰ、第 Ⅱ 型肿瘤仅表现囊性或囊腔内生长，其生物学行为类似发育性牙源性囊肿，故单纯刮治后一般不复发；但第 Ⅲ 型肿瘤因其纤维囊壁内存在肿瘤浸润，局部侵袭性可能类似于实性成釉细胞瘤，因此其治疗原则应与后者相同。故 C 选项表述错误，A、B、D、E 选项皆为正确表述。

10. 下列病理学变化属于混合型牙瘤的是
    A. 形成滤泡状上皮岛　　　　　B. 形成玫瑰花样结构　　　　　C. 出现大量影细胞和钙化灶
    D. 由许多牙样结构组成　　　　E. 牙体组织成分紊乱排列

【答案】E

【解析】混合性牙瘤由排列紊乱、相互混杂的牙釉质、牙本质、牙骨质和牙髓所构成，无典型排列的牙结构。组合性牙瘤由排列有序的牙釉质、牙本质、牙骨质和牙髓所组成，如同正常牙的排列方式。A 选项为成釉细胞瘤表现，B 选项为牙源性腺样瘤表现，C 选项为牙源性钙化囊性瘤表现，D 选项为组合型牙瘤表现。

11. 以下病变中术后较易复发的是
    A. Warthin 瘤　　　　　　　　B. 含牙囊肿　　　　　　　　　C. 外周型成釉细胞瘤
    D. 牙源性角化囊性瘤　　　　　E. 牙源性腺样瘤

【答案】D

【解析】C 选项外周型成釉细胞瘤发生于软组织中，预后较好，不复发。B 选项含牙囊肿为囊肿性疾病，手术后不复发。A、E 选项皆为良性肿瘤，同样预后较好，不复发。牙源性角化囊性瘤由于壁薄，易破碎；纤维囊壁内含有微小子囊等因素容易复发。

12. 下列哪一项不属于一般型成釉细胞瘤的分类
    A. 周边型　　　　　　　　　　B. 滤泡型　　　　　　　　　　C. 丛状型
    D. 颗粒细胞型　　　　　　　　E. 棘皮瘤型

【答案】A

【解析】一般型成釉细胞瘤为实性或多囊性成釉细胞瘤（滤泡型、丛状型、棘皮瘤型、颗粒细胞型、基底

细胞型、角化型)。

13. 不侵袭骨组织的成釉细胞瘤是
A. 基底细胞型成釉细胞瘤　　　B. 角化成釉细胞瘤　　　C. 促结缔组织增生型成釉细胞瘤
D. 周边型成釉细胞瘤　　　E. 单囊性成釉细胞瘤

【答案】D

【解析】骨外或外周型成釉细胞瘤发生于牙龈或牙槽黏膜，未侵犯颌骨，肿瘤可完全位于牙龈的结缔组织内，与表面上皮无联系，由于其生长局限于牙龈，易于早期发现和手术切除，因此术后无复发。其余分型皆侵犯颌骨。

14. 在牙周膜中，哪一种细胞能增殖成颌骨囊肿或牙源性肿瘤
A. 成纤维细胞　　　B. 间质细胞　　　C. 成骨细胞
D. Malassez 上皮剩余　　　E. 成牙骨质细胞

【答案】D

【解析】牙源性肿瘤是由成牙组织发生的一组肿瘤，它包括真性肿瘤和发育异常。成牙组织包括牙源性上皮（成釉器、牙板及残余、缩余釉上皮、Malassez 上皮剩余）和牙源性间充质（牙乳头、牙囊）。

15. 下列哪项不是牙源性腺样瘤与含牙囊肿的区别点
A. 肿瘤上皮为结节状实性细胞巢，可形成玫瑰花样结构
B. 肿瘤上皮为立方或柱状细胞，形成环状腺管样结构
C. 由多边形嗜酸性鳞状细胞组成小结节
D. 肿瘤为梁状或筛状
E. 肿瘤腔内可含牙

【答案】E

【解析】牙源性腺样瘤的病理：包膜完整，切面囊性或者实性。实性灰白色，囊液为淡黄色胶冻状或者血性液体。腔内可以含牙。镜下可见：玫瑰花样结构，腺管状结构，多边形嗜伊红鳞状细胞组成的结节，梁状或者筛状结构。E选项二者皆可含牙。

16. 下列有关成釉细胞瘤的描述错误的是
A. 主要含成釉器样结构，但无釉质或其他牙体硬组织形成
B. 多发生于颌骨内，但也可发生于骨外
C. 组织结构和细胞形态变异较大，可有多种表现
D. 滤泡型和丛状型是实性成釉细胞瘤最常见的组织学亚型
E. 目前认为促结缔组织增生型成釉细胞瘤的治疗方法与单囊性成釉细胞瘤相同

【答案】E

【解析】成釉细胞瘤约80%发生于下颌骨，其中下颌磨牙区和下颌升支部为最常见发病部位；主要含成釉器样结构，但无釉质或其他牙体硬组织形成，组织结构和细胞形态变异较大，可有多种表现，根据临床病理表现的不同 WHO 将成釉细胞瘤分为四型：实性/多囊性、单囊性成釉细胞瘤、骨外或外周型成釉细胞瘤、转移性成釉细胞瘤。

17. 以下肿瘤中没有角质形成的是
A. 鳞状细胞瘤　　　B. 成釉细胞瘤　　　C. 牙源性角化囊性瘤
D. 多形性腺瘤　　　E. 腺样囊性癌

【答案】E

【解析】A选项鳞状细胞瘤表皮角化，中心部有角化性癌珠。B选项成釉细胞瘤内出现广泛角化。C选项牙源性角化囊性瘤的特征为不全角化的复层鳞状上皮衬里。D选项多形性腺瘤有时可见浅蓝色透明的软骨样组织或黄色的角化物。腺样囊性癌没有角质形成。

18. 成釉细胞纤维瘤最常见的部位是
A. 上颌磨牙区　　　B. 上颌尖牙区　　　C. 下颌尖牙区
D. 下颌前磨牙区　　　E. 下颌磨牙区

【答案】E

【解析】成釉细胞纤维瘤多见于儿童和青年人，最常见的部位是下颌磨牙区，肿瘤生长缓慢，除颌骨膨大外，无明显症状。其主要特征是牙源性上皮和间叶组织同时增殖，但不伴牙本质和釉质形成。

19. 以下病变属于混合性牙源性肿瘤的是
A. 牙源性钙化囊肿　　　B. 成釉细胞瘤　　　C. 牙源性腺样瘤

D. 牙源性钙化上皮瘤　　　　　　　　E. 牙源性纤维瘤

【答案】A

【解析】此题考查牙源性肿瘤的组织来源。成釉细胞瘤、牙源性腺样瘤、牙源性钙化上皮瘤属于上皮性牙源性肿瘤。牙源性纤维瘤属于间叶性牙源性肿瘤。牙源性钙化囊性瘤来源于牙源性上皮和外间充质。

20. 男，38岁，右下颌角及升支处无痛性、渐进性颌骨膨大8年，X线见多囊性骨损害，有受累牙的根吸收。病理检查见病变由孤立的上皮岛组成，上皮岛的中心部细胞呈星形，排列疏松，其周边部围绕一层柱状细胞，核远离基底膜呈栅栏状排列。最可能的病理诊断是

　　A. 滤泡型成釉细胞瘤　　　　　　B. 丛状型成釉细胞瘤　　　　　　C. 牙源性钙化上皮瘤
　　D. 牙源性腺样瘤　　　　　　　　E. 牙源性鳞状细胞瘤

【答案】A

【解析】滤泡型成釉细胞瘤：①肿瘤细胞形成孤立型上皮岛，②中心类似成釉器的星网状层，③周边由一层立方或柱状上皮细胞，类似成釉器内釉上皮，或前成釉上皮，④中心部可囊变，⑤间质为疏松结缔组织。B选项丛状型成釉细胞瘤肿瘤上皮增殖呈网状连接的上皮条索，其周边部位是一层立方或柱状细胞，被周边细胞包围的中心部细胞类似于星网状层细胞，囊性变是在肿瘤间质内。C选项可见淀粉样物质呈同心圆状排列。D选项特征性结构为玫瑰花样结构。

21. 男，29岁，左下颌角渐进性颌骨膨大2年，X线见单囊性透射区，含有一牙冠。病检见病变主要为囊性肿物，内衬复层上皮，基底层细胞呈柱状，核深染呈栅栏状排列，远离基底膜，部分区域见上皮呈结节状增生，表现丛状型成釉细胞瘤的特点，突入囊腔。最可能的病理诊断是

　　A. 丛状型成釉细胞瘤　　　　　　B. 单囊性成釉细胞瘤　　　　　　C. 牙源性钙化囊肿
　　D. 含牙囊肿　　　　　　　　　　E. 牙源性腺样瘤

【答案】B

【解析】单囊性成釉细胞瘤是指临床和X线表现为单囊性颌骨改变，类似于颌骨囊肿，但组织学检查见其囊腔的衬里上皮可表现成釉细胞瘤样改变，增生的肿瘤结节可突入囊腔内和（或）浸润纤维组织囊壁。其中第Ⅰ型单纯囊性型，囊壁仅见上皮衬里：①囊腔衬里上皮基底层细胞核染色质增加，着色深；②基底细胞呈栅栏状排列，核远离基底膜，极性倒置；③基底细胞胞浆空泡变。第Ⅱ型伴囊腔内瘤结节增殖：瘤结节多呈丛状型成釉细胞瘤的特点。第Ⅲ型纤维囊壁内有肿瘤浸润岛。

22. 男，42岁，右侧下颌升支部渐进性膨隆2年，无明显疼痛。镜下可见肿瘤性上皮形成大小不等的上皮岛或滤泡，形态类似成釉器，滤泡之间为疏松的结缔组织。病理诊断为

　　A. 成釉细胞瘤　　　　　　　　　B. 牙源性钙化囊肿　　　　　　　C. 牙源性角化囊肿
　　D. 牙源性钙化上皮瘤　　　　　　E. 成釉细胞纤维瘤

【答案】A

【解析】根据题干中出现的镜下可见肿瘤性上皮形成大小不等的上皮岛或滤泡，形态类似成釉器，滤泡之间为疏松的结缔组织可确定为成釉细胞瘤。其余选项中皆含有不同的特征性结构。

23. 男，20岁，无明显症状，拔除左侧第三磨牙时发现下颌升支部有一大的阴影。镜下可见囊肿衬里上皮为一薄层复层鳞状上皮，无上皮钉突。基底细胞层界限清楚，棘层较薄。衬里上皮表面常呈波状或皱褶状。病理诊断为

　　A. 成釉细胞瘤　　　　　　　　　B. 含牙囊肿　　　　　　　　　　C. 球状上颌囊肿
　　D. 牙源性钙化囊肿　　　　　　　E. 牙源性角化囊肿

【答案】E

【解析】牙源性角化囊肿镜下具有独特的组织学特点：衬里上皮为较薄的厚薄均匀的复层鳞状上皮；内衬上皮表层角化，表面呈波浪状或皱褶状；棘细胞层较薄；基底细胞界限清楚，排列整齐，由柱状或立方状细胞组成，胞核深染且远离基底膜，呈栅栏状排列；纤维性囊壁较薄；纤维组织囊壁内可见微小子囊和上皮岛；囊腔内含有角化物。A、B、D选项皆不符合题意，E符合题干表述。

24. 男，26岁，X线检查根尖周时发现下颌骨单囊性改变，可见下颌磨牙区一单囊性透光区，术后病理检查见肿物囊性，囊壁部分不光滑。镜下见大部分囊壁为牙源性囊肿样表现，局部囊腔内有成釉细胞瘤样增殖。应诊断为

　　A. 牙源性黏液瘤　　　　　　　　B. 成釉细胞瘤　　　　　　　　　C. 单囊性成釉细胞瘤
　　D. 混合性牙瘤　　　　　　　　　E. 牙源性角化瘤

【答案】C

【解析】单囊性成釉细胞瘤临床和X线表现为单囊性颌骨改变，类似于颌骨囊肿，但组织学检查见其囊腔

的衬里上皮可表现成釉细胞瘤样改变，增生的肿瘤结节可突入囊腔内和（或）浸润纤维组织囊壁。C选项符合题意。

25. 患者，女，20岁，自觉左下颌肿大三周，检查见左下颌磨牙区肿胀，X线片见边界清楚的放射透光区，其间见放射阻射性结节状钙化物，术后见肿物有完整包膜，内有一钙化团块，磨片检查发现为紊乱排列的牙体组织，相互混杂。应诊断为
    A. 组合性牙瘤   B. 混合性牙瘤   C. 成釉细胞瘤
    D. 成釉细胞纤维牙瘤   E. 牙成釉细胞牙瘤

【答案】B
【解析】混合性牙瘤：X线表现为境界清楚的放射透光区，可见放射性结节状钙化物。镜下所见混合性牙瘤由排列紊乱、相互混杂的牙釉质、牙本质、牙骨质和牙髓所构成，无典型排列的牙结构。组合性牙瘤由排列有序的牙釉质、牙本质、牙骨质和牙髓所组成，如同正常牙的排列方式。

26. 男，38岁，下颌肿胀2年，检查见左下颌角处膨隆，压之有乒乓球样感，X光检查可见下颌角处呈多房性阴影，边界清楚，内可见埋伏牙，镜检见肿瘤由上皮团块组成，上皮团块周边为整齐的立方状细胞，核远离基底，中心处细胞多角形排列疏松。应首先考虑为
    A. 成釉细胞瘤   B. 成釉细胞纤维瘤   C. 牙源性钙化上皮瘤
    D. 牙瘤   E. 牙源性角化瘤

【答案】A
【解析】成釉细胞瘤是最常见的牙源性肿瘤，病理表现为肿瘤上皮增殖呈网状连接的上皮条索或滤泡状，其周边部位是一层立方或柱状细胞，被周边细胞包围的中心部细胞类似于星网状层细胞。A选项符合题意表述。

27. 患者，男，16岁，自觉右下颌肿大三周，检查见右下颌磨牙区肿胀，X线片见境界清楚的放射透光区间有阻射性团块，术后见肿物有完整包膜，内含大小不等的牙齿样物。应首先考虑为
    A. 组合性牙瘤   B. 混合性牙瘤   C. 成釉细胞瘤
    D. 成釉细胞纤维牙瘤   E. 牙成釉细胞牙瘤

【答案】A
【解析】组合性牙瘤包膜完整，内含大小不一、数量不等、形态不同的牙样小体。组合性牙瘤由排列有序的牙釉质、牙本质、牙骨质和牙髓所组成，如同正常牙的排列方式。

28. 男，45岁，下颌骨升支部区无痛性肿大。镜下可见肿瘤上皮增殖呈网状连接，周边不是一层柱状细胞，中心部细胞类似于星网层细胞。上皮岛内呈现广泛的鳞状化生，可见角化珠的形成，病理诊断为
    A. 牙源性腺样瘤   B. 牙源性鳞状细胞瘤   C. 成釉细胞瘤
    D. 鳞状细胞癌   E. 以上都不是

【答案】C
【解析】A选项牙源性腺样瘤镜下表现为特征性玫瑰花样结构，排除A；B选项牙源性鳞状细胞瘤有角化，肿瘤上皮不会呈网状连接，周边不是一层柱状细胞，中心部细胞类似于星网层细胞，排除B；C选项符合题意。D选项可见癌珠，不可见成釉器样物质，排除D。

29. 女，13岁，右下颌磨牙区肿胀1年，X线见边界清楚的透射区，其中有大量大小不一的牙齿样钙化结构。镜下见每个牙齿样结构中牙体组织的排列方式类似于正常牙齿。病理诊断应为
    A. 巨大型牙骨质瘤   B. 成釉细胞瘤   C. 混合性牙瘤
    D. 组合性牙瘤   E. 成釉细胞纤维牙瘤

【答案】D
【解析】组合性牙瘤包膜完整，内含大小不一、数量不等、形态不同的牙样小体。组合性牙瘤由排列有序的牙釉质、牙本质、牙骨质和牙髓所组成，如同正常牙的排列方式。

30. 男，11岁，左上颌前磨牙区膨大2年，X线见边界清楚的透射区，其中有结节状钙化物。镜下见肿物有排列紊乱，互相混杂的牙齿组织，无典型的牙齿结构。病理诊断应为
    A. 巨大型牙骨质瘤   B. 成釉细胞瘤   C. 混合性牙瘤
    D. 组合性牙瘤   E. 成釉细胞纤维牙瘤

【答案】C
【解析】混合性牙瘤：X线表现为境界清楚的放射透光区，可见放射性结节状钙化物。镜下所见混合性牙瘤由排列紊乱、相互混杂的牙釉质、牙本质、牙骨质和牙髓所构成，无典型排列的牙结构。

（31～33题共用备选答案）
    A. 成牙组织的错构或发育畸形   B. 良性、单囊或多囊、发生于颌骨内的牙源性肿瘤

C. 肿瘤生长缓慢，可侵犯包膜，易复发
D. 有完整包膜，术后很少复发
E. 为良性肿瘤，呈局部浸润性生长

31. 牙源性角化囊性瘤
32. 成釉细胞瘤
33. 牙瘤

【答案】B、E、A

【解析】牙源性角化囊性瘤是良性、单囊或多囊、发生于颌骨内的牙源性肿瘤；成釉细胞瘤是牙源性肿瘤中最常见的良性、上皮性肿瘤，约占牙源性肿瘤的60%以上，虽然属良性肿瘤，但其生长具有局部侵袭性特点；牙瘤是成牙组织发育异常或发育畸形所致，不是真性肿瘤，组织排列结构不同而分为混合性牙瘤和组合性牙瘤。

34. 成釉细胞瘤肿瘤上皮增殖呈网状连接的上皮条索者为
A. 滤泡型
B. 丛状型
C. 棘皮瘤型
D. 基底细胞型
E. 颗粒细胞型

【答案】B

【解析】此题为成釉细胞瘤组织学分型的判断题。肿瘤上皮增殖呈网状连接的上皮条索，其周边部位是一层立方状或柱状细胞，被周边细胞包围的中心部细胞类似于星网状层细胞，囊性变发生于间质内，具有此种组织学特点的为丛状型。A选项的病理表现为形成孤立的上皮岛，囊性变发生于上皮内；C选项出现鳞状化生；D选项出现基底细胞样结构；E选项出现颗粒样变性。

35. 滤泡型成釉细胞瘤的组织学特点是
A. 肿瘤上皮岛内呈广泛的鳞状化生
B. 肿瘤上皮细胞发生广泛颗粒样变性
C. 细胞核呈栅栏状排列并远离基底膜
D. 上皮岛中央的星网状区罕见囊性变
E. 肿瘤细胞缺乏星网状细胞分化

【答案】C

【解析】此题为成釉细胞瘤中最常见的滤泡型成釉细胞瘤病理学特点的判断题。

滤泡型成釉细胞瘤形成孤立性上皮岛，上皮岛中心部细胞类似于成釉器的星网状层，上皮岛周边围绕一层立方状或柱状细胞，类似于成釉细胞或前成釉细胞，细胞核呈栅栏状排列并远离基底膜，即极性倒置。上皮岛中央的星网状区常发生囊性变。上皮岛内呈现广泛的鳞状化生和肿瘤细胞发生广泛颗粒样变性的改变见于其他类型的成釉细胞瘤。A选项属于棘皮瘤型表现；B选项属于颗粒型表现；D、E选项表述错误，常见囊性变，上皮岛中心有星网状层。

36. 采用刮治术后复发率较低的成釉细胞瘤类型是
A. 滤泡型成釉细胞瘤
B. 单囊性成釉细胞瘤
C. 促结缔组织增生型成釉细胞瘤
D. 外周型成釉细胞瘤
E. 颗粒细胞型成釉细胞瘤

【答案】B

【解析】单囊性成釉细胞瘤的临床和X线表现为单囊性颌骨改变，类似于颌骨囊肿，但组织学检查见其囊腔的衬里上皮可表现成釉细胞瘤样改变，增生的肿瘤结节可突入囊腔内和（或）浸润纤维组织囊壁。采用刮治术后复发率较低。A、C、E选项的成釉细胞瘤均有侵袭性生长，D选项外周型采用的是切除术与题意不符。

37. 成釉细胞瘤的病理变化不包括
A. 上皮团块中出现纤维化
B. 上皮团块中出现囊性变
C. 上皮团块中出现颗粒性变
D. 上皮团块中出现鳞状化生
E. 上皮团块中出现角化珠

【答案】A

【解析】肉眼见肿瘤大小不一，组织学上典型成釉细胞瘤的上皮岛或条索由两类细胞成分构成，可分为四种表现，滤泡型发生囊性变，棘皮型有广泛的鳞状化生，有时有角化珠，颗粒型有颗粒性变。

【破题思路】成釉细胞瘤在组织学上可分为四种形态，各有特点，注意分开记忆。

（38~42题共用备选答案）
A. 鳞状化生
B. 角化珠
C. 胶样小体
D. 角质栓塞
E. 影细胞

38. 牙源性钙化囊肿有
39. 唾液腺多形性腺瘤有

40. 慢性盘状红斑狼疮有
41. 鳞状细胞癌有
42. 扁平苔藓有

【答案】E、A、D、B、C

【解析】牙源性钙化囊肿在衬里上皮和纤维囊壁内可见数量不等的影细胞灶，并有不同程度的钙化；唾液腺多形性腺瘤基本结构为腺上皮、肌上皮、黏液、黏液样组织和软骨样组织；在肌上皮结构中可见巢状鳞状上皮化生；慢性盘状红斑狼疮为结缔组织病的一种，其上皮表面有过度角化或角化不全，有时可见角质栓塞；鳞状细胞癌特征是角蛋白形成，出现角化珠，扁平苔藓在上皮的棘层、基底层或黏膜固有层可见圆形或卵圆形的胶样小体，PAS染色阳性呈玫瑰色。

（43～46题共用备选答案）

A. 巨细胞 B. R-S细胞 C. 无上皮衬里
D. 釉质 E. 黏液细胞

43. 外渗性黏液囊肿有
44. 牙瘤有
45. 牙龈瘤有
46. 黏液表皮样癌有

【答案】C、D、A、E

【解析】黏液囊肿是黏液外渗性囊肿和黏液潴留囊肿的统称，外渗性黏液囊肿没有上皮衬里；淋巴瘤分为霍奇金淋巴瘤和非霍奇金淋巴瘤两大类，霍奇金组织内部有一种独特R-S细胞（里斯细胞）；牙瘤是承压组织的错构瘤或发育畸形，不是真性肿瘤，肿物内含有成熟的牙釉质、牙本质、牙骨质和牙髓组织；巨细胞性龈瘤镜下见富于血管和细胞的间质内含有多核破骨细胞样细胞，呈灶性聚集，巨细胞之间有纤维性间隔；黏液表皮样癌是由黏液细胞、中间细胞、表皮样细胞构成的恶性唾液腺上皮肿瘤，可伴有柱状细胞，透明细胞核大嗜酸粒细胞形态特征。

【破题思路】唾液腺肿瘤部分需要掌握良性的（多形性腺瘤、腺淋巴瘤、Warthin瘤）、恶性的（黏液表皮样癌、腺样囊性癌）；牙源性肿瘤部分，掌握良性的（成釉细胞瘤、牙源性钙化上皮瘤、牙源性腺样瘤、牙源性角化囊性瘤、牙瘤）的特征性病理表现，另外还需掌握舍格伦综合征的病理表现。其他肿瘤则掌握鳞状细胞癌和恶性黑色素瘤的临床和病理表现，在口腔外科部分运用会较多。

47. 灶性影细胞主要见于

A. 成釉细胞瘤 B. 牙源性腺样瘤 C. 牙源性钙化囊肿
D. 牙源性钙化上皮瘤 E. 良性成牙骨质细胞瘤

【答案】C

【解析】牙源性钙化囊肿病理特点为基底层上方为星网状细胞，其中可见影细胞，邻近基底层下方可见发育不良的牙本质，纤维囊壁可见影细胞，而影细胞是牙源性钙化囊肿特异性表现，所以可以排除A、B、D、E选项。

48. 患者，男，20岁，下颌前磨牙区出现一肿物约2年。病理检查显示肿瘤由牙骨质样组织组成。有的排列成片状，可见较多的嗜碱性反折线。细胞核浓染，其内未见核异型或核分裂，应诊断为

A. 牙源性黏液瘤 B. 牙源性腺瘤 C. 牙源性钙化上皮瘤
D. 成牙骨质细胞瘤 E. 牙源性纤维瘤

【答案】D

【解析】成牙骨质细胞瘤是一种以形成牙骨质样组织为特征的肿瘤，常与一颗牙的牙根相连，较少见。病理变化为肿瘤由牙骨质样组织所组成，有的呈片片状排列，可见较多嗜碱性反折线，有的呈圆形或卵圆形矿化团块，似牙骨质小体。成牙骨质细胞有时大小不一，胞核浓染，肿瘤周围有包膜，该患者符合成牙骨质细胞瘤表现。A选项牙源性黏液瘤镜下见瘤细胞呈梭形或星形，排列疏松，核卵圆形，染色深，偶见不典型核，大小形态不一，但核分裂罕见，瘤细胞间有大量淡蓝色黏液基质；C选项牙源性钙化上皮瘤可见淀粉样物质同心圆状排列；E选项牙源性纤维瘤虽然有牙骨质小体钙化物，但肿瘤由细胞丰富的纤维性结缔组织组成。切面呈粉红色。中等硬度，没有嗜碱性反折线。

49. 成釉细胞瘤肿瘤上皮岛内呈现广泛的鳞状化生者为

A. 滤泡型 B. 丛状型 C. 棘皮瘤型
D. 角化型 E. 颗粒细胞型

【答案】 C

【解析】 成釉细胞瘤组织学亚型包括滤泡型、丛状型、棘皮瘤型、颗粒细胞型、基底细胞型，以滤泡型和丛状型最为常见。其中棘皮瘤型是指肿瘤上皮岛内呈现广泛的鳞状化生，有时见角化珠形成。

50. 一例肿瘤标本镜下见许多肿瘤细胞团，其外层细胞的细胞核呈栅栏状排列并远离基底膜，该表现最常见于

    A. 成釉细胞瘤   B. 鳞状细胞癌   C. 牙源性角化囊肿
    D. 疣状癌   E. 良性成牙骨质细胞瘤

【答案】 A

【解析】 细胞的细胞核呈栅栏状排列并远离基底膜，这种表现为基底细胞的极性倒置，故可明确选项在 A、C 之间。由于出现在肿瘤细胞团的外层故可确定为成釉细胞瘤，而牙源性角化囊肿外层为纤维囊壁，出现微小子囊和上皮岛，无此表现。

51. 伴有诱导现象的牙源性肿瘤是

    A. 牙源性钙化囊肿   B. 成釉细胞瘤   C. 牙源性钙化上皮瘤
    D. 牙源性透明细胞癌   E. 牙源性鳞状细胞瘤

【答案】 A

【解析】 本题考点为牙源性肿瘤的分类，其中 B、C、D、E 选项均为牙源性上皮性肿瘤，无诱导作用。A 选项牙源性钙化囊肿属于牙源性上皮性和外间充质性肿瘤，存在诱导作用，可形成发育不良的牙本质。此外，另一大类由单纯性牙源性外间充质形成的肿瘤，如牙源性纤维瘤等也无诱导作用。

第十六单元　其他肿瘤及瘤样病变

1. 以下说法错误的是
   A. 混合性牙瘤多见于双尖牙和磨牙区
   B. 良性成牙骨质细胞瘤病变大部分为钙化组织
   C. 口腔癌最常见部位是口底癌
   D. 口腔鳞癌最少发生转移的是唇癌
   E. 较易由淋巴道播散的口腔癌是舌癌

【答案】C
【解析】口腔癌最常见部位是舌鳞癌。

疾病特征表现
① 混合性牙瘤多见于双尖牙和磨牙区
② 良性成牙骨质细胞瘤病变大部分为钙化组织
③ 口腔癌最常见部位是舌鳞癌
④ 口腔鳞癌最少发生转移的是唇癌
⑤ 较易由淋巴道播散的口腔癌是舌癌

2. 关于口腔鳞状细胞癌，以下哪项是错误的
   A. 是口腔中最常见的恶性肿瘤
   B. 男性多于女性
   C. 以口底鳞癌最多
   D. 小块活检不能作肿瘤恶性分级
   E. 口腔后部鳞癌较易转移

【答案】C
【解析】口腔鳞状细胞癌为舌鳞癌最常见。

鳞状细胞癌：是口腔中最常见的恶性肿瘤
① 有不同程度鳞状分化的上皮性侵袭性的肿瘤，男性多于女性
② 有早期广泛淋巴结转移的倾向
③ 世界卫生组织根据肿瘤的恶性程度、细胞和细胞核的多形性以及细胞分裂活性等将口腔癌分为高、中、低三级
④ 分化程度越低，恶性程度越高
⑤ 高分化鳞癌有较多角蛋白和细胞间桥
⑥ 可见癌珠，可蟹足样突破基底膜
⑦ 高分化：细胞间桥，角化物
低分化：核分裂象，非典型核分裂和多核细胞，胞核和细胞多形性

3. 鳞状细胞癌除了其恶性特征外还需具备
   A. 角蛋白和细胞间桥的出现
   B. 团块状结构和细胞间桥的出现
   C. 片状结构和细胞间桥的出现
   D. 巢状结构和角蛋白的出现
   E. 核分裂象和角蛋白的出现

【答案】A
【解析】鳞状细胞癌是具有不同程度鳞状分化的上皮性侵袭性的肿瘤，有早期广泛淋巴结转移的倾向。世界卫生组织根据肿瘤的恶性程度、细胞和细胞核的多形性以及细胞分裂活性等将口腔癌分为高、中、低三级。特征性表现为形成角蛋白和细胞间桥，浸润周围组织。

4. WHO 对口腔鳞状细胞癌的分级主要依据
   A. 肿瘤大小
   B. 形态学特征
   C. 浸润深度
   D. 淋巴结转移与否
   E. 以上都是

【答案】B
【解析】世界卫生组织根据肿瘤的恶性程度、细胞和细胞核的多形性以及细胞分裂活性等将口腔癌分为高、中、低三级。

5. 以下不属于高分化鳞状细胞癌的病理变化是
   A. 具有细胞间桥
   B. 角化少
   C. 核分裂象少

D. 非典型核分裂极少 　　　　　E. 细胞多形性不明显

【答案】B

【解析】分化程度越低，恶性程度越高，高分化鳞癌有较多角蛋白和细胞间桥。

	角化程度	间桥	细胞和细胞核的多形性	细胞分裂
Ⅰ级（高分化）	明显	显著	不明显	少
Ⅱ级（中分化）	较少	不显著	较明显	较多
Ⅲ级（低分化）	少见	极少见	明显	常见

（6～7题共用备选答案）

A. 原位癌　　　　　　　　B. 腺鳞癌　　　　　　　　C. 未分化癌
D. 基底细胞癌　　　　　　E. 鳞状细胞癌

6. 未穿破基膜的是
7. 局部浸润扩展，很少发生转移的是

【答案】A、D

【解析】原位癌指肿瘤局限于黏膜层和黏膜下层，未突破基底层。

基底细胞癌是起源于表皮及其附属器的恶性上皮细胞瘤，发展缓慢，主要呈局部浸润性生长，一般不发生转移，故及时治疗，预后较好。

基底细胞癌呈浸润性扩展，可穿破基膜。

鳞状细胞癌部分较少发生转移但侵袭性较弱，一部分侵袭性较强也可易发生转移。

8. 女，32岁，牙龈肿物3个月，镜下见病变由大量新生毛细血管及成纤维细胞组成，有多数炎症细胞浸润，表面上皮变薄。病理上最符合

A. 纤维性龈瘤　　　　　　B. 血管性龈瘤　　　　　　C. 妊娠性龈瘤
D. 肉芽肿性龈瘤　　　　　E. 巨细胞性龈瘤

【答案】D

【解析】镜下见病变由大量新生毛细血管及成纤维细胞组成，有多数炎症细胞浸润，表面上皮变薄，病理上最符合肉芽肿性龈瘤。

牙龈瘤	特点
血管性龈瘤	血管内皮细胞增生呈实性片块或条索，也可小血管或大的薄壁血管增多
纤维性龈瘤	纤维性龈瘤由富于细胞的肉芽组织和成熟的胶原纤维束组成
巨细胞性龈瘤	富于血管和细胞的间质内含有多核破骨细胞样细胞，巨细胞数量多
肉芽肿性牙龈瘤	肉芽组织，炎症细胞及毛细血管，血管单层内皮细胞构成

9. 男，45岁，左口底肿块一年，有疼痛及麻木感，首先应该考虑的是

A. 腺淋巴瘤　　　　　　　B. 腺泡细胞癌　　　　　　C. 多形性腺瘤
D. 鳃裂囊肿　　　　　　　E. 腺样囊性癌

【答案】E

【解析】口腔颌面部常见肿瘤，强调肿瘤浸润神经的临床特征，涉及涎腺肿瘤。

腺样囊性癌生物学特性的考题。腺样囊性癌是一种基底细胞样肿瘤，由上皮细胞和肌上皮细胞排列成管状、筛状和实性状等不同的形态结构。由于此瘤呈浸润性生长，肿瘤细胞常浸润神经，甚至可以沿神经扩展到相当远的距离。

腺样囊性癌
① 是一种基底细胞样肿瘤
② 由上皮细胞和肌上皮细胞排列成管状、筛状和实性状等不同的形态结构
③ 由于此瘤呈浸润性生长，肿瘤细胞常浸润神经

10. 男，67岁，右舌根侧缘溃疡半年，伴有进食疼痛，检查可见与下颌第二、三磨牙对应处有舌缘溃疡，1cm×1.5cm大小，边缘隆起，灰白色，触之较硬，轻压疼，镜下见增生的鳞状细胞团块向结缔组织浸润，上皮细胞可见间变及异常核分裂，上皮团块内有角化珠形成。应诊断为

A. 嗜酸性溃疡 B. 舌鳞癌 C. 叶状乳头炎
D. 腺周口疮 E. 恶性淋巴瘤

【答案】B

【解析】镜下见增生的鳞状细胞团块向结缔组织浸润，上皮细胞可见间变及异常核分裂，上皮团块内有角化珠形成，符合舌鳞癌。

11. 男，60岁，唇部有一包块，常有溃疡，边缘较硬，与周围组织粘连，不活动。镜下可见癌细胞向黏膜下层浸润生长，呈团块状排列，形成癌巢，中间可见角化珠。癌巢周边立方状基底细胞中可见核分裂象。病理诊断为

A. 鳞状细胞癌 B. 基底细胞癌 C. 乳头状瘤
D. 腺癌 E. 未分化癌

【答案】A

【解析】鳞状细胞癌可见癌珠，可蟹足样突破基底膜，好：细胞间桥，角化物；坏：核分裂象；非典型核分裂和多核细胞，胞核和细胞多形性。

12. 女，妊娠3个月。上前牙区牙龈表面有一红紫色包块，质软，有时出血。镜下可见血管内皮细胞增生成实性片块或条索，间质水肿，有炎细胞浸润。病理诊断为

A. 纤维性龈瘤 B. 巨细胞性龈瘤 C. 血管性龈瘤
D. 先天性牙龈瘤 E. 血管瘤

【答案】C

【解析】镜下可见血管内皮细胞增生成实性片块或条索，间质水肿，有炎细胞浸润，符合血管性龈瘤。

13. 舌癌病变镜下见角化珠量多，细胞间桥明显，核分裂少见，无非典型核分裂象及多核巨细胞。依据WHO 1971年的分级标准应归为

A. 鳞癌Ⅲ级 B. 鳞癌Ⅱ～Ⅲ级 C. 鳞癌Ⅰ级
D. 鳞癌Ⅰ～Ⅱ级 E. 鳞癌Ⅱ级

【答案】C

14. 腮腺肿瘤镜下见癌细胞为立方状，形成大小不等的腺样结构，其中许多腺腔扩大呈囊状，癌细胞极度增殖形成乳头状突起突入囊腔。最可能的病理诊断是

A. 腺癌 B. 未分化癌 C. 乳头状囊腺癌
D. 黏液表皮样癌 E. 恶性乳头状淋巴腺瘤

【答案】C

【解析】癌细胞极度增殖形成乳头状突起突入囊腔，乳头状囊腺癌。

15. 前牙区牙龈肿物镜下见由纤维结缔组织构成，其中见大量成纤维细胞、纤维细胞和多核巨细胞，有出血灶并见巨噬细胞和炎症细胞。最可能的病理诊断是

A. 增生性牙龈炎 B. 先天性牙龈瘤 C. 纤维性龈瘤
D. 巨细胞性龈瘤 E. 肉芽肿性牙龈瘤

【答案】D

【解析】大量成纤维细胞、纤维细胞和多核巨细胞，有出血灶并见巨噬细胞和炎症细胞，最可能的病理诊断符合巨细胞性龈瘤。

16. 唾液腺恶性多形性腺瘤与其他癌与肉瘤鉴别的病理要点是

A 具有黏液样成分 B. 具有软骨样成分 C. 具有癌的成分
D. 具有肉瘤成分 E. 具有唾液腺多形性腺瘤成分

【答案】E

【解析】唾液腺多形性腺瘤癌变，是来自唾液腺多形性腺瘤上皮性成分的恶变。又称良性混合瘤中的癌、良性混合瘤癌变或者多形性腺瘤中的癌。

多形性腺瘤
镜下：肿瘤性上皮细胞，黏液样组织和软骨样组织混合构成多形性腺瘤癌变，是来自唾液腺多形性腺瘤上皮性成分的恶变
① 肿瘤细胞形态的多形性
② 肿瘤细胞排列的多形性
③ 肿瘤成分的多样性
④ 肿瘤组织变化的多样性

17. 最常浸润神经的唾液腺肿瘤是

A. 腺样囊性癌　　　　　　　　B. 多形性腺瘤　　　　　　　　C. Warthin 瘤

D. 高分化黏液表皮样癌　　　　E. 腺泡细胞癌

【答案】A

【解析】腺样囊性癌生物学特性的考题。唾液腺腺样囊性癌是一种基底细胞样肿瘤，由上皮细胞和肌上皮细胞排列成管状、筛状和实性状等不同的形态结构。由于此瘤呈浸润性生长，肿瘤细胞常浸润神经，甚至沿神经扩展到相当远的距离。

腺样囊性癌
① 是一种基底细胞样肿瘤
② 由上皮细胞和肌上皮细胞排列成管状、筛状和实性状等不同的形态结构
③ 由于此瘤呈浸润性生长，肿瘤细胞常浸润神经

(18～20题共用备选答案)

A. 鳞状细胞癌　　　　　　　　B. 腺样囊性癌　　　　　　　　C. 原位癌

D. 肌上皮癌　　　　　　　　　E. 黏液表皮样癌

18. 最易侵犯神经的是

19. 无浸润，无转移的是

20. 最易由淋巴转移的是

【答案】B、C、A

【解析】腺样囊性癌最易侵犯神经；原位癌无浸润，无转移；鳞状细胞癌最易由淋巴转移。

(21～25题共用备选答案)

A. 如果组织学和细胞学特点类似于口腔黏膜上皮，基底细胞和具有细胞间桥的鳞状细胞的数量不等，角化明显，核分裂象少，称为

B. 如果角化较少而且细胞及核多形性较明显，核分裂象较多，可见异常核分裂，细胞间桥不显著称

C. 如果组织学和细胞学方面稍微类似于口腔黏膜的正常复层鳞状上皮，角化少见，细胞间桥几乎不能发现，核分裂和不典型核分裂象易见，多核细胞常见称

D. 如果癌细胞浸润范围较表浅，仅限于基底膜下方时可称为

E. 如果浸润性鳞状细胞癌具有外生性乳头状表现，临床上类似于疣状癌的称

21. 微浸润性鳞状细胞癌

22. 鳞状细胞癌Ⅰ级

23. 乳头状鳞状细胞癌

24. 鳞状细胞癌Ⅲ级

25. 鳞状细胞癌Ⅱ级

【答案】D、A、E、C、B

【解析】微浸润性鳞状细胞癌癌细胞浸润范围较表浅，仅限于基底膜下方；浸润性鳞状细胞癌具有外生性乳头状表现，临床上类似于疣状癌的称乳头状鳞状细胞癌。

口腔解剖生理学

第一单元　牙体解剖生理

1. 乳牙牙胚钙化的时间
A. 胚胎第 4 周　　　　　　　B. 胚胎第 2 个月　　　　　　　C. 胚胎第 5～6 个月
D. 出生时　　　　　　　　　E. 胚胎第 4 个月
【答案】C

2. 第一恒磨牙牙胚形成于
A. 胚胎第 4 周　　　　　　　B. 胚胎第 2 个月　　　　　　　C. 胚胎第 5～6 个月
D. 出生时　　　　　　　　　E. 胚胎第 4 个月
【答案】E

3. 上颌第一磨牙牙冠上特有的嵴是
A. 三角嵴　　　　　　　　　B. 边缘嵴　　　　　　　　　　C. 牙尖嵴
D. 斜嵴　　　　　　　　　　E. 颊轴嵴
【答案】D
【解析】三角嵴、边缘嵴、牙尖嵴、颊轴嵴是后牙共有的解剖标志，上颌磨牙𬌗面上近中舌尖和远中颊尖三角嵴斜形相连形成斜嵴，以上颌第一磨牙最明显。

【破题思路】

切嵴	切牙切端舌侧长条形的釉质隆起
边缘嵴	前牙舌窝的近远中缘及后牙𬌗面边缘的长条形釉质隆起
牙尖嵴	从牙尖顶端斜向近、远中的嵴
三角嵴	为从后牙牙尖顶端伸向𬌗面的细长形釉质隆起
横嵴（下颌第一前磨牙）	两相对牙尖的三角嵴相连，且横过𬌗面的牙釉质隆起
斜嵴（上颌磨牙）	𬌗面上两对牙尖的三角嵴斜行相连而成斜嵴
轴嵴	在轴面上，从牙尖顶端伸向牙颈部的纵行釉质隆起
颈嵴	牙冠的唇面或颊面上，沿颈缘部位的微显突起的牙釉质隆起

4. 下列代表左侧上颌第一前磨牙的是
A. Ⅳ⏌　　　　　　　　　　B. C⏌　　　　　　　　　　　C. ⏌4
D. 35　　　　　　　　　　　E. D⏌
【答案】C
【解析】牙位部位记录方法以"+"符号将上下牙弓分为右上、左上、右下、左下四个区，乳牙用罗马数字Ⅰ、Ⅱ、Ⅲ、Ⅳ、Ⅴ表示乳中切牙、乳侧切牙、乳尖牙、第一乳磨牙、第二乳磨牙；Palmer 记录法用英文字母 A、B、C、D、E 表示的；恒牙用阿拉伯数字 1、2、3、4、5、6、7、8 表示中切牙、侧切牙、尖牙、第一前磨牙、第二前磨牙、第一磨牙、第二磨牙、第三磨牙。选项中 A、E 由于没有用"+"符号进行分区，故表述错误；通用编码系统：恒牙为从 1 分区开始到 4 分区的 1～32，乳牙为从 1 分区到 4 分区的 A～T。故 4 表示左上颌第一前磨牙；国际牙科联合会系统（FDI）以二位数字记录牙位，十位数表示区域象限，1、2、3、4 分别代表恒牙右上区、左上区、左下区、右下区；5、6、7、8 分别代表乳牙右上区、左上区、左下区、右下区；35 即表示左下颌第二前磨牙。

【破题思路】

牙位记录法	恒牙	乳牙
部位记录方法有"+"	1、2、3、4、5、6、7、8	Ⅰ、Ⅱ、Ⅲ、Ⅳ、Ⅴ

牙位记录法	恒牙	乳牙
Palmer 记录法有"+"	1、2、3、4、5、6、7、8	A、B、C、D、E
通用编码系统无"+"	1~32，右上8开始顺时针	A~T右上V开始顺时针
国际牙科联合会系统（FDI）无"+"	十位数1、2、3、4代表区域 个位数用1~8表示	十位数5、6、7、8代表区域 个位数用1~5表示

5. 牙萌出特点中错误的是
A. 左右对称同期萌出　　　　　　　　B. 下颌比上颌同名牙萌出早
C. 女性萌出早于男性　　　　　　　　D. 最早萌出的乳牙是上颌乳中切牙
E. 最早萌出的恒牙是下颌第一磨牙

【答案】D

【解析】牙齿萌出特点为：左右成对萌出、下颌牙比上颌同名牙萌出早、女性同名牙萌出早于男性。因此最早萌出的乳牙应为下颌乳中切牙。

【破题思路】

最早萌出的乳牙	下颌乳中切牙
最晚萌出的乳牙	上颌第二乳磨牙
最早萌出的恒牙	下颌第一磨牙
最晚萌出的恒牙	上颌第三磨牙或上颌第二磨牙

6. 舌隆突的位置处于
A. 切牙的舌面　　　　B. 上颌第一磨牙的舌面　　　　C. 位于前牙舌面颈1/3处
D. 切牙和尖牙颈部的隆起　　　E. 釉质的长形隆起

【答案】C

【解析】牙体表面有一些突起及凹陷，不同部位、形状的隆起及凹陷代表不同的表面标志。舌隆突位于前牙舌侧颈部1/3处的半月形隆起，是前牙的重要解剖特征之一。选项A切牙不完全代表前牙，选项B为后牙，选项D颈部范围没有明确部位，选项E隆起为嵴的定义。

7. 关于解剖牙根正确的定义是
A. 牙体固定在牙槽窝内的一部分　　B. 对牙体起支持作用的部分　　C. 被牙骨质所覆盖的牙体部分
D. 被牙本质所覆盖的牙体部分　　　E. 被牙周膜包裹的牙体部分

【答案】C

【解析】牙的组成有釉质、牙骨质、牙本质及牙髓。釉质包裹的部分是牙冠，也称为解剖牙冠，是发挥咀嚼功能的主要部分；牙本质包裹的部分是髓腔；牙骨质包裹的部分是牙根，也称为解剖牙根，起稳固牙体的作用。牙体固定在牙槽窝内的部分为临床牙根。

【破题思路】牙的组成从牙体外部形态观察，牙体由三部分构成。

分界	颈缘	龈缘
牙冠	解剖牙冠（牙体外层被牙釉质覆盖牙冠）	临床牙冠（牙体暴露于口腔的部分）
牙根	解剖牙根（牙体外层由牙骨质覆盖的部分）	临床牙根（口腔内不能看见的部分）
牙颈	颈线、颈像、颈曲线	

8. 女，2岁。口内检查发现，上下颌乳中切牙、乳侧切牙和第一乳磨牙已萌出，按照一般乳牙萌出顺序，下一颗萌出的乳牙应为
A. 下颌乳尖牙　　　　B. 上颌乳尖牙　　　　C. 下颌第二乳磨牙
D. 上颌第二乳磨牙　　E. 下颌第一磨牙

【答案】A

【解析】根据乳牙萌出的特点与顺序，乳牙的萌出顺序为Ⅰ、Ⅱ、Ⅳ、Ⅲ、Ⅴ，通常下颌同名牙比上颌同名牙萌出早，女孩早于男孩，因此，结合题意在乳中切牙、乳侧切牙及第一乳磨牙萌出后，应该是下颌乳尖牙萌出。

【破题思路】乳牙的萌出顺序为Ⅰ、Ⅱ、Ⅳ、Ⅲ、Ⅴ。

9. 牙的外观叙述，错误的是
A. 牙釉质洛氏硬度 2 度
B. 牙骨质覆盖釉质 60%
C. 牙本质有增龄性变化和反应性变化
D. 牙釉质牙尖部最厚约 2.5mm
E. 牙髓神经只接受痛觉且缺乏定位能力

【答案】A

【解析】牙体纵剖面观：①牙釉质：构成牙冠表面的半透明的白色硬组织，是人体最坚硬的组织，洛氏硬度 296，是牙本质的 5 倍，牙尖部最厚约 2.5mm，颈部最薄。②牙骨质：构成牙根表面的色泽较黄的组织。釉牙骨质界 3 种连接方式：牙骨质覆盖釉质 60%，端端相接 30%，不相接 10%。③牙本质：牙体主体，牙本质有增龄性变化和反应性变化。④牙髓：蜂窝组织含细胞纤维，基质及血管神经，牙髓神经只接受痛觉且缺乏定位能力。牙髓发炎时，由于血管壁薄，易于扩张充血及渗出，使髓腔内压力增大但四周被坚硬的牙本质所包绕无法扩张，神经受压而产生剧烈疼痛。

【破题思路】牙的组成从纵剖面观察，牙体的组织（3 硬 1 软）包括：

牙釉质	牙冠外层最坚硬的组织	切缘厚度——2mm，牙尖厚度——2.5mm，乳牙厚度——0.5～1mm
牙骨质	牙根表层硬组织	
牙本质	牙齿的主体	牙釉质和牙骨质内层
牙髓	髓腔中的结缔组织	营养、感觉、防御、修复功能

10. 边缘嵴的生理功能是
A. 排溢食物的主要通道
B. 有引导侧方运动的作用
C. 将食物局限在殆面窝内
D. 捣碎食物的主要工具
E. 咀嚼时联合切削的作用

【答案】C

【解析】边缘嵴是前牙舌窝的近远中边缘及后牙殆面边缘的长条形釉质隆起。其生理功能是将食物局限在殆面窝内，为磨细捣碎食物提供空间。排溢食物的主要通道是发育沟的生理功能；有引导侧方运动的作用是上颌牙斜嵴的生理功能；捣碎食物的主要工具是牙尖的功能；咀嚼时联合切削的作用是沟窝尖嵴的共同作用。

【破题思路】牙冠外部形态结构的作用

边缘嵴	食物局限在殆面窝
斜嵴	引导侧方运动
发育沟	排溢食物
牙尖	捣碎食物
切嵴	切割食物

11. 不替换的牙是
A. 切牙
B. 尖牙
C. 前磨牙
D. 磨牙
E. 双尖牙

【答案】D

【解析】牙齿根据替换次数分为乳牙、恒牙。根据形态分类乳牙包括乳切牙、乳尖牙、乳磨牙，对应替换后的牙齿分别是切牙、尖牙、前磨牙。故不替换的牙是磨牙。切牙、尖牙、前磨牙（双尖牙）都发生替换，只有磨牙在前磨牙后直接萌出。

12. 结节是指牙釉质的
A. 过分钙化所形成的小突起
B. 长线状隆起
C. 近似锥体形的显著隆起
D. 半月形突起
E. 三面相交形成的小突起

【答案】A

【解析】本题属概念类试题，考核知识点是牙冠的外部形态中突起部分的比较。

长线状隆起是嵴；近似锥体形的显著隆起是牙尖；半月形突起是舌隆突。结节是指牙釉质的过分钙化所形成的小突起。

【破题思路】牙冠突起部分

牙尖	牙冠表面近似锥体形、突出成尖的部分称牙尖，常位于尖牙切端、后牙的殆面上
切缘结节	初萌切牙切缘上过分钙化所形成的圆形的隆突，随着牙的磨耗逐渐消失
舌隆突	前牙舌面近颈1/3处的半月形隆突起，称舌隆突，是前牙的重要解剖特征之一
嵴	牙釉质的长线形隆起

13. 6D指的是
A. 左上颌第一磨牙 B. 左下颌第一磨牙 C. 右上颌第一磨牙
D. 右下颌第二磨牙 E. 右下颌第一磨牙

【答案】B

【解析】牙位记录法中部位记录法是目前临床最常用的是部位记录法：以"+"符号将牙弓分为上、下、左、右四区。每区以阿拉伯数字1～8依次代表中切牙至第三磨牙；以罗马数字Ⅰ～Ⅴ分别依次表示每区的乳中切牙至第二乳磨牙。这四个分区在临床中可用A、B、C、D来表示。A代表右上区，B代表左上，C代表右下，D代表左下。

【破题思路】此题结合临床，需做A、B、C、D区域的转换。

14. 根据"牙体三等分"概念，上颌中切牙近中切角可表示为近中切角的范围属于
A. 近中1/3 B. 近中切1/3 C. 中1/3
D. 切1/3   E. 近中殆1/3

【答案】B

【解析】牙体三等分是为了便于明确牙体各面上某一部位所在，常将牙轴面在一个方向分为三个等份来描述。在切龈向可分为切、中、颈1/3；近远中向可分为近中、中、远中1/3，唇（颊）舌向可分为唇1/3、中1/3、舌1/3；即一个牙面可分为九等份。故近中切角的范围属于近中切1/3。

【破题思路】由于牙体三等分的存在，即一个牙面可分为九等分。

15. 恒牙中发育最早的牙是
A. 侧切牙 B. 中切牙 C. 尖牙
D. 第一前磨牙 E. 第一磨牙

【答案】E

【解析】牙齿的发育与牙体的萌出有一定的相关性，发育得越早，越先萌出。恒牙的萌出顺序为：上颌6124357或6124537；下颌6123457或6124357，故最早发育的恒牙为第一磨牙。

【破题思路】恒牙牙胚形成时间及钙化时间

牙位	牙胚形成	钙化
第一磨牙	胚胎第4月	出生时
切牙	胚胎第5～6月	出生后3～4月
尖牙	胚胎第5～6月	5岁前
前磨牙	胚胎第10个月	出生后16～24个月
第二磨牙	出生后1岁	5岁前
第三磨牙	4～5岁	

16. 牙冠舌面及𬌗面上不规则的凹陷称为

A. 副沟　　　　　　　　　　B. 发育沟　　　　　　　　　C. 裂
D. 点隙　　　　　　　　　　E. 窝

【答案】E
【解析】

窝	为前牙舌面和后牙𬌗面上不规则的凹陷，如舌窝、中央窝
发育沟	为牙生长发育时，两个生长叶相连所形成的明显而有规则的浅沟
副沟	除发育沟以外的任何沟，都称为副沟，其形态不规则
裂	钙化不全的沟称为裂，为龋病的好发部位
点隙	3条或3条以上的发育沟的汇合处或某些发育沟的末端，所形成的点状凹陷

【破题思路】牙冠解剖标志

牙冠的突起部分	牙尖、结节、嵴、舌隆突
牙冠的凹陷部分	窝、发育沟、副沟、裂、点隙

17. 以下对"嵴"的描述哪项是错误的

A. 嵴为切缘长条形的牙釉质隆起　　　　　　B. 轴嵴为轴面上从牙尖顶分别伸向牙颈的纵行隆起
C. 位于后牙颊面的轴嵴称为颊轴嵴　　　　　D. 牙尖嵴为从牙尖顶分别斜向近、远中的嵴
E. 三角嵴为𬌗面牙尖两斜面汇合成的细长形釉质隆起

【答案】A
【解析】嵴属于牙冠的突起部分，其定义为牙釉质的长线形隆起。A选项表述位置错误，不只存在于切缘，存在于切缘的属于切嵴。嵴在不同的部位有不同的名称，B、C、D、E均为不同嵴的具体定义。

【破题思路】嵴根据位置的不同分为切嵴、轴嵴、边缘嵴、横嵴、斜嵴、牙尖嵴、颈嵴等。

18. 牙齿萌出的生理特点，正确的是

A. 在一定时间内，按一定顺序先后萌出　　　B. 同颌同名牙左侧萌出早于右侧
C. 男女同龄人萌出情况相同　　　　　　　　D. 上颌早于下颌
E. 以上均不正确

【答案】A
【解析】萌出的生理特点为：①时间与顺序，在一定时间内，按一定顺序先后萌出。②左右对称萌出，中线左右同颌的同名牙几乎同时萌出。③下颌早于上颌，下颌牙的萌出要比上颌的同名牙早。④一般情况下，女性早于男性。⑤从出龈至咬合接触时间为1.5个月到2.5个月不等。

【破题思路】牙胚破龈而出的现象称为出龈，萌出指从牙冠出龈至上下牙达到咬合接触的全过程。

19. 临床牙冠是指

A. 牙体暴露于口腔的部分　　　　　　　　　B. 牙体被釉质包被的部分
C. 牙体被牙骨质包被的部分　　　　　　　　D. 牙本质分布的部分
E. 牙尖与窝沟分布的部分

【答案】A
【解析】牙的组成从牙体外部形态观察，牙体由三部分构成。

分界	颈缘	龈缘
牙冠	解剖牙冠（牙体外层被牙釉质覆盖牙冠）	临床牙冠（牙体暴露于口腔的部分）
牙根	解剖牙根（牙体外层由牙骨质覆盖的部分）	临床牙根（口腔内不能看见的部分）
牙颈	颈线、颈缘、颈曲线	

【破题思路】解剖和临床的区别,临床表现为长在口内,故牙冠能看到;解剖既是离体牙,定义以牙体的正常组织组成来区分。

20. 按照牙体形态特点及功能性,牙体可以分为
A. 前牙和后牙
B. 上颌牙体与下颌牙体
C. 切牙、尖牙、前磨牙、磨牙
D. 乳牙与恒牙
E. 正常牙体与多生牙

【答案】C
【解析】根据形态和功能来分类如下所示

形态	位置	数目	功能
切牙	口腔前部	8颗	切割食物
尖牙	口角处	4颗	穿刺、撕裂食物
前磨牙	尖牙与磨牙之间	8颗	协助尖牙和磨牙行使功能
磨牙	前磨牙的远中	12颗	捣碎、磨细食物

【破题思路】牙的分类

分类根据	具体类型
形态	切牙、尖牙、前磨牙、磨牙
存留时间	乳牙、恒牙
位置(口角)	前牙、后牙

21. 上颌第一前磨牙的萌出时间是
A. 7岁左右
B. 8岁左右
C. 9岁左右
D. 10岁左右
E. 13岁左右

【答案】D
【解析】牙的萌出有一定的生理特点(按照一定的时间和顺序),上颌:6124357或6124537,故上颌第一前磨牙的萌出时间在侧切牙萌出之后,萌出时间相对来说比较恒定。上6萌出时间在6～7岁;上1萌出时间在7～8岁,上2萌出时间在8～9岁,上4萌出时间为10～11岁,上3和上5萌出时间点在上4以后上7以前,上7萌出时间为12～13岁。

【破题思路】本题有一定的难度,需要考生结合临床工作。萌出时间(平均年龄)如下:

牙位(恒牙)	上颌(岁)	下颌(岁)	牙位(乳牙)	上颌(月)	下颌(月)
1	7～8	6～7	A	8.6	10.8
2	8～9	7～8	B	13.5	12.5
3	11～12	9～10	C	20.2	19.7
4	10～11	10～12	D	17.6	17.6
5	10～12	11～12	E	27.0	27.1
6	6～7	6～7			
7	12～13	11～13			

22. 颈嵴位于牙体的
A. 颊面颈1/3
B. 颊面中1/3
C. 舌面中1/3
D. 近中面颈1/3
E. 远中面颈1/3

【答案】A

【解析】颈嵴是牙冠的唇面或颊面上，沿颈缘部位的微显突起的牙釉质隆起。

23. 上颌牙式为 6 Ⅴ Ⅳ Ⅲ 2 1|1 2 Ⅲ Ⅳ Ⅴ 6，则其年龄为
A. 8～9 岁
B. 9～10 岁
C. 10～11 岁
D. 11～12 岁
E. 12～13 岁

【答案】A

【解析】牙的萌出有一定的生理特点（按照一定的时间和顺序），上6萌出时间在6～7岁；上1萌出时间在7～8岁，上2萌出时间在8～9岁，上4萌出时间为10～11岁，上3和上5萌出时间点在上4以后上7以前，上7萌出时间为12～13岁。根据题意上2萌出。

【破题思路】萌出顺序上颌：6124357 或 6124537，下颌 6123457 或 6124357。

24. 右侧下颌第二前磨牙依照国际牙科联合会系统记录牙位的方法应该记录为
A. 15
B. 20
C. 25
D. 35
E. 45

【答案】E

【解析】国际牙科联合会系统（FDI）以二位数字记录牙位，十位数表示区域象限，1、2、3、4 分别代表恒牙右上区、左上区、左下区、右下区；5、6、7、8 分别代表乳牙右上区、左上区、左下区、右下区；45 即表示左下颌第二前磨牙。

【破题思路】牙位记录法包括部位记录法、Palmer记录系统、通用编码系统、国际牙科联合会系统（FDI）。

25. 一男童，左侧上颌牙列包括第一恒磨牙、第二恒前磨牙、第一恒前磨牙、乳尖牙、恒侧切牙、恒中切牙，采用国际牙科联合会系统应记录为
A. 36，65，34，63，32，31
B. 16，15，44，43，12，11
C. 26，25，54，53，22，21
D. 26，25，24，63，22，21
E. 16，25，14，43，12，11

【答案】D

【解析】国际牙科联合会系统（FDI）以二位数字记录牙位，十位数表示区域象限，1、2、3、4 分别代表恒牙右上区、左上区、左下区、右下区；5、6、7、8 分别代表乳牙右上区、左上区、左下区、右下区；故左上区恒牙十位数为2，乳牙为6。

【破题思路】明确4种牙位记录法的具体记录方式。牙位记录法和Palmer记录系统有"+"符号，通用编码和FDI没有"+"符号。

26. 某10岁男童下颌一牙体特点是：颊面近似为一以近中缘为底的三角形；两颊尖之间有颊沟；颊颈嵴近中部分最突出，呈明显的结节状；近中面近似一以颈缘为底的三角形；咬合面近似为一以远中缘为底的三角形。该牙是
A. 下颌第一磨牙
B. 下颌第二磨牙
C. 下颌第三磨牙
D. 下颌第一乳磨牙
E. 下颌第二乳磨牙

【答案】D

【解析】根据题意，10岁男童还没有萌出下颌第二、第三磨牙，排除B、C选项；由于该牙有三个类似三角形的四边形，牙冠外形不同于任何恒牙，为下颌第一乳磨牙，故选D。下颌第一磨牙颊面2条颊沟，近中颊尖＞远中颊尖＞远中尖，下颌第二乳磨牙类似下颌第一磨牙只是三尖等大。

【破题思路】下颌第一乳磨牙三个三角形的底分别表述为近颊、邻颈、远𬌗。

颊面	近中缘为底
邻面（近中面）	颈缘为底
咬合面	远中边缘嵴为底

27. 正确的乳牙萌出顺序是
A. Ⅰ、Ⅱ、Ⅲ、Ⅳ、Ⅴ
B. Ⅰ、Ⅱ、Ⅲ、Ⅴ、Ⅳ
C. Ⅰ、Ⅱ、Ⅳ、Ⅲ、Ⅴ
D. Ⅰ、Ⅱ、Ⅳ、Ⅴ、Ⅲ
E. Ⅰ、Ⅱ、Ⅴ、Ⅲ、Ⅳ

【答案】C
【解析】一般情况下，乳牙的萌出顺序为乳中切牙、乳侧切牙、第一乳磨牙、乳尖牙、第二乳磨牙。正确的乳牙萌出顺序是Ⅰ、Ⅱ、Ⅳ、Ⅲ、Ⅴ，故选C。恒牙萌出顺序的规律，上颌多为6124357或6124537；下颌多为6123457或6124357。

> 【破题思路】乳牙的萌出顺序为乳中切牙、乳侧切牙、第一乳磨牙、乳尖牙、第二乳磨牙。

28. 上颌磨牙颈部横切面的描述中，错误的是
A. 舌侧根管口大而圆
B. 可见3个或4个根管口
C. 近中颊侧根管口窄而扁
D. 远中颊侧根管口位于近中颊侧根管口的远颊侧
E. 有时近中颊侧根管口可分为2个

【答案】D
【解析】上颌磨牙的颈部横剖面观：舌侧根管口大而圆；远颊根管口较圆，近颊根管口较扁（可见MB2），髓室底上有3～4个根管口，排列成颊舌径长，近远中径短的三角形或四边形，近颊根管口距远颊根管口较近，远颊根管口位于近颊根管口的远中偏舌侧。

> 【破题思路】MB2概率：第一磨牙中为63%，第二磨牙中为30%。远颊根管颊舌双根管第一磨牙中约占9%。

29. 最早脱落的乳牙是
A. 上颌乳中切牙
B. 下颌乳中切牙
C. 上颌乳侧切牙
D. 下颌乳侧切牙
E. 上颌乳尖牙

【答案】B
【解析】最早萌出的乳牙是下颌乳中切牙，最早脱落的乳牙也是下颌乳中切牙。

30. 以下对牙颈曲线的描述哪个是错误的
A. 牙颈缘在牙冠各轴面均呈弧形曲线
B. 颈曲线在唇颊面呈凸向殆缘方的弧线
C. 颈曲线在近中面呈凸向殆缘方的弧线
D. 颈曲线在远中面呈凸向殆缘方的弧线
E. 颈曲线在舌面呈凸向根方的弧线

【答案】B
【解析】牙冠与牙根的交界处称为牙颈，因其呈一弧形曲线，又称牙颈线；牙颈缘在牙冠各轴面均呈弧形曲线。颈曲线在唇颊面为闭合的弧线，在近中面成凸向殆缘方的弧线，在远中面呈凸向殆缘方的弧线，在舌面呈凸向根方的弧线。

> 【破题思路】牙颈曲线在唇颊舌面凸向根方。近远中面凸向咬合面。

31. 3条或3条以上的发育沟相交所形成的凹陷称为
A. 窝
B. 点隙
C. 外展隙
D. 楔状隙
E. 邻间隙

【答案】B
【解析】牙冠的凹陷部分包括窝、沟、发育沟、副沟、裂、点隙。其中点隙是3条或3条以上的发育沟相交所形成的点形凹陷，所以B正确。窝为牙面不规则的，略圆形的凹陷，所以A错误；外展隙指接触区向周围展开的空隙，所以C错误；楔状隙是两牙之间的间隙，又称为邻间隙，所以D、E错误。

> 【破题思路】点隙是3条或3条以上的发育沟相交所形成的点形凹陷，以及发育沟的末端形成凹陷。

32. 牙的功能不包括
A. 切割食物的功能
B. 捣碎和磨细食物
C. 发音和言语功能
D. 保持面部的协调美观
E. 保持口腔清洁

【答案】E

【解析】牙的功能包括：咀嚼、发音和言语，保持面部协调美观，而没有保持口腔清洁。

【破题思路】牙的功能没有保持口腔清洁的作用，但有自洁作用。

（33～34题共用备选答案）
A. 牙冠轴面突出的部分　　　　B. 牙釉质过度钙化所形成　　　　C. 牙釉质的半月形突起
D. 牙釉质的长形隆起　　　　　E. 牙冠表面近似锥体形的隆起
33. 关于釉质结节的解释是
34. 关于牙尖的解释是
【答案】B、E
【解析】牙釉质结节是牙釉质过度钙化所形成的。牙尖是近似锥体的显著隆起，位于尖牙切端、后牙的咬合面上。

（35～39题共用备选答案）
A. 切牙　　　　　　　　　　　B. 尖牙　　　　　　　　　　　C. 前磨牙
D. 上颌磨牙　　　　　　　　　E. 下颌磨牙
35. 哪组牙的功能是切断食物
36. 哪组牙的功能是撕裂食物
37. 哪组牙根尖与下颌管邻近
38. 哪组牙根尖距上颌窦底壁最近
39. 哪组牙的功能是协助捣碎食物
【答案】A、B、E、D、C
【解析】切牙在行使咀嚼功能时的作用是切断食物；尖牙在行使咀嚼功能时的功能是穿刺和撕裂食物；前磨牙的主要功能是协助尖牙撕裂食物，同时具有捣碎食物的过程；上颌磨牙与上颌窦邻近，根尖感染时可引起上颌窦炎；下颌磨牙根尖与下颌管距离最近，摘断根时，不可使用压力，以免损伤下颌神经管。

【破题思路】本题考点简单，熟悉各组牙的分类和对应功能即可。

40. 上颌中切牙近中接触区比远中接触区距切角
A. 较近　　　　　　　　　　　B. 较远　　　　　　　　　　　C. 相等距
D. 随磨耗面改变　　　　　　　E. 无一定关系
【答案】A
【解析】接触区是相邻两牙邻面接触的部位，亦称邻接区。上颌中切牙邻面为三角形，近中接触区在切1/3，远中接触区在切1/3距切角稍远。

【破题思路】接触区位置。
这也是一道归纳型题目，前牙近中接触区在切1/3，远中接触区在切1/3距切角稍远。

牙位	近中接触区	远中接触区
前牙	切1/3	切1/3距切角稍远
前磨牙	𬌗缘偏颊侧	𬌗缘偏颊侧
上颌第一磨牙	𬌗1/3偏颊侧	𬌗1/3偏舌侧
磨牙	𬌗缘偏颊侧	𬌗缘偏颊侧

41. 上、下颌磨牙形态区别中不正确的是
A. 上颌磨牙的牙冠呈斜方形　　B. 上颌磨牙的牙冠较直　　　　C. 下颌磨牙的牙冠倾向舌侧
D. 上颌磨牙颊尖钝而舌尖锐　　E. 下颌磨牙一般为双根
【答案】D
【解析】上、下颌磨牙的主要区别有：上颌磨牙牙冠较直，呈斜方形，颊舌径>近远中近，下颌磨牙牙冠倾向舌侧，呈长方形，近远中径>颊舌径；上颌磨牙颊尖长锐、舌尖圆钝（功能尖），下颌磨牙颊尖圆钝（功

能尖)、舌尖长锐；上颌磨牙一般有三根（近颊根、远颊根、腭根），下颌磨牙一般为双根（近中根、远中根）。

【破题思路】

	上6	下6	上7	下7
颊面	两个颊尖，一条颊沟	三尖、两条颊沟	—	—
舌面	可见卡氏尖	两舌尖、舌沟	—	—
邻面	近中殆1/3偏颊侧 远中殆1/3与中1/3交界	殆缘偏颊侧	—	—
殆面	近舌>近颊>远颊>远舌 斜嵴：近舌+远颊 3发育沟：颊沟、近中沟、远中舌沟 中央窝（近中）、远中窝	5尖：远中尖最小 远颊三角嵴最长 5条发育沟：远中颊沟"大" 中央窝（远中）、近中窝 近中、中央、远中点隙	近中舌尖比例比上6大，斜嵴不如上6明显	殆面"田"字形，发育沟"十"字形
牙根	三根，腭根最大最圆	近远中向扁根	—	—

42. 上颌尖牙与下颌尖牙的区别，错误的是
A. 上颌尖牙体积较大，牙冠宽大，下颌尖牙体积较小，牙冠窄长
B. 上颌尖牙轴嵴明显
C. 上颌尖牙近远中斜缘相交近90°，下颌尖牙成钝角
D. 上颌尖牙牙根粗壮，下颌尖牙牙根细长
E. 下颌尖牙舌窝深

【答案】E

【解析】上颌尖牙与下颌尖牙的鉴别：①上颌尖牙体积较大，牙冠宽大，下颌尖牙体积较小，牙冠窄长；②上颌尖牙轴嵴明显，舌窝深；下颌尖牙上述结构不明显；③上颌尖牙近远中斜缘相交近90°，下颌尖牙成钝角；④上颌尖牙牙根粗壮，下颌尖牙牙根细长。

【破题思路】

	上3	下3
唇面	近远中斜缘相交90度角，外形高点颈中1/3唇轴嵴明显，冠根比例1:2	近远中斜缘相交钝角，1:2 近中缘长直
舌面	舌轴嵴明显	窝，发育沟不如上颌尖牙明显
邻面	近中接触区靠近切角，远中接触区距切角稍远	
牙尖	四嵴四斜面，牙尖顶偏近中	窄长
牙根	大、圆三角形、旋转力	牙冠与根的近中缘呈直线

43. 磨牙的叙述，错误的是
A. 第一磨牙萌出早，沟裂点隙多，容易龋坏
B. 第二乳磨牙形态与第一恒磨牙相似
C. 第三磨牙因阻生或错位常发生冠周炎
D. 腮腺导管口位于上颌第三磨牙牙冠相对颊黏膜上
E. 上颌第三磨牙可作为寻找腭大孔的标志

【答案】D

【解析】①第一磨牙萌出早，沟裂点隙多，容易龋坏。②第二乳磨牙形态与第一恒磨牙相似，易误认。③第三磨牙因阻生或错位常发生冠周炎。④上颌磨牙与上颌窦关系密切，下颌磨牙与下颌管接近。⑤腮腺导管口位于上颌第二磨牙牙冠相对颊黏膜上。⑥上颌第三磨牙可作为寻找腭大孔的标志。

【破题思路】

牙位	临床应用	牙位	临床应用
第一磨牙	易龋坏	第三磨牙	智齿冠周炎
上颌第三磨牙	腭大孔	上颌第二磨牙	腮腺导管口
下颌第三磨牙	下颌管	上颌磨牙	上颌窦

44. 乳牙与恒牙的区别是
A. 体积小，色乳黄
B. 冠根分界不明显
C. 乳磨牙体积依次增大
D. 颈嵴明显突出
E. 根分叉小

【答案】D

【解析】乳牙与恒牙的区别是颈嵴明显突出。乳牙色白，由于牙釉质矿化程度低；体积不一定比恒牙小，是相对的；冠根分明，颈嵴突出；前牙宽冠窄根，牙根明显缩小；乳磨牙体积依次增大，但这不是区别，属于概念混淆；乳磨牙根干短，根分叉较大，由于乳牙下有恒牙胚。

【破题思路】乳磨牙体积依次增大，恒磨牙体积依次减小。

	乳牙	恒牙
体积	小	大
颜色	白	黄
冠根分界	明显	不明显
根分叉	大	小
颈嵴	突出	不突出

45. 上颌第二、三磨牙的牙体长轴颊向倾斜与𬌗平面在舌侧所构成的角
A. 等于80°
B. 大于80°
C. 小于90°
D. 等于90°
E. 大于90°

【答案】C

【解析】𬌗平面是一个参考平面，也是一个假想平面，指从上颌中切牙的近中邻接点到双侧第一磨牙的近中颊尖顶所构成的假想平面，与鼻翼耳屏线平行，基本上平分颌间距离。由于上颌第二、第三磨牙牙体长轴向颊侧倾斜，故与𬌗平面在舌侧所构成的角小于90°。

46. 下颌第一磨牙的𬌗面具有
A. 4个三角嵴，3个点隙，3条发育沟
B. 4个三角嵴，3个点隙，4条发育沟
C. 4个三角嵴，3个点隙，5条发育沟
D. 5个三角嵴，3个点隙，4条发育沟
E. 5个三角嵴，3个点隙，5条发育沟

【答案】E

【解析】下颌第一磨牙𬌗面有5个牙尖（近中颊尖、远中颊尖、远中尖、近中舌尖、远中舌尖）、5条三角嵴、5条发育沟（颊沟、舌沟、近中沟、远中沟以及远中颊沟），5条发育沟相交形成3个点隙（近中、中央、远中）。

【破题思路】

	上6	下6
𬌗面	4尖：近舌>近颊>远颊>远舌 斜嵴：近舌+远颊 3条发育沟：远中舌沟、近中沟、颊沟 2窝：中央窝（近中）、远中窝	5尖：远中尖最小 近颊三角嵴最长 5条发育沟：远中颊沟"大" 2窝：中央窝（远中）、近中窝 3点隙：近中、中央、远中点隙

47. 牙体长轴与中线交角最大的是
A. 上颌中切牙　　　　　　　　B. 上颌侧切　　　　　　　　C. 上颌尖牙
D. 上颌前磨牙　　　　　　　　E. 上颌磨牙
【答案】B
【解析】牙列排列存在近远中向的倾斜，牙体长轴与中线交角最大的是上颌侧切牙。

【破题思路】牙列近远中向倾斜角度

	前牙
上颌	2 > 3 > 1
下颌	3 > 2 > 1

48. 第三磨牙的形态特点不包括
A. 牙的形态、大小、位置变异多　　B. 其标准形态一般与第一第二磨牙相似　　C. 𬌗面副沟多
D. 牙根多合并成一锥形根　　　　　E. 牙尖与边缘嵴明显
【答案】E
【解析】上下颌第三磨牙的形态、体积和位置均可能发生变异。其共同特点为：𬌗面副沟多，牙尖、边缘嵴不明显。牙根常融合为单根，但临床也可见有牙根数目和形态变异很大者。

【破题思路】上 8 最容易发生大小、形态、位置的变异。

49. 宜用旋转力拔除的切牙是
A. 上颌中切牙　　　　　　　　B. 上颌侧切牙　　　　　　　　C. 下颌侧切牙
D. 下颌中切牙　　　　　　　　E. 以上都可以
【答案】A
【解析】

	上 1	下 1	上 2	下 2
牙根	大、圆三角形，唇侧>舌侧	扁根，葫芦形	卵圆形	扁根

故上颌中切牙可用旋转力拔除，大、圆三角形。

【破题思路】牙根形态又大又圆的为上颌中切牙、上颌尖牙、上颌第一恒磨牙的腭根。

50. 牙冠唇颊、舌面凸度的位置是
A. 前牙唇舌面在颈 1/3，后牙舌面在中 1/3　　B. 前牙唇面在颈 1/3，后牙舌面在中 1/3
C. 唇颊面在中 1/3，舌面在颈 1/3　　　　　　D. 前牙唇面在中 1/3，后牙颊面在颈 1/3
E. 前牙唇面在颈 1/3，后牙颊、舌面在中 1/3
【答案】A
【解析】所有牙唇面的外形位于颈 1/3 处，除了上 3 位于颈中 1/3；所有前牙舌侧外形高点位于颈 1/3 处，后牙舌面外形高点位于中 1/3 处。

【破题思路】

所有牙唇颊侧外形高点位于颈 1/3，除了上颌 3 位于颈中 1/3

所有前牙舌侧外形高点在颈 1/3，所有后牙舌侧外形高点在中 1/3

所有牙尖均偏近中，除了上 4 颊尖

所有牙根都偏远中

所有牙近中缘长直，远中缘短突，除了下颌中切牙

51. 上颌第一磨牙舌面近中舌尖与远中舌尖之间的沟称为
A. 近中舌沟
B. 舌沟
C. 远中舌沟
D. 近中沟
E. 远中沟
【答案】C
【解析】上颌第一磨牙舌面特点：①大小与颊面相近或稍小；②有两个舌尖，近中舌尖宽于远中舌尖，两舌尖之间有远中舌沟；③近中舌尖的舌侧有时可见第五牙尖也称为卡氏尖；④外形高点在舌面的中1/3处。

【破题思路】远中舌沟的存在是由于存在斜嵴明显，远中舌尖最小。

52. 寻找颏孔时，常作为标志的牙是
A. 下颌侧切牙
B. 下颌中切牙
C. 下颌尖牙
D. 下颌前磨牙
E. 下颌磨牙
【答案】D
【解析】颏孔位于外斜线的上方，下颌第二前磨牙或下颌第一、第二前磨牙的根方。

【破题思路】颏孔的方向，后上外；颏孔区，易骨折。

53. 上颌第一磨牙的斜嵴组成是
A. 近中颊尖三角嵴和远中舌尖三角嵴相连形成
B. 近中舌尖三角嵴和远中颊尖三角嵴相连形成
C. 近、远中颊尖三角嵴相连形成
D. 远中舌尖三角嵴相连形成
E. 近中舌尖和近中颊尖三角嵴相连形成
【答案】B
【解析】斜嵴是上颌第一磨牙𬌗面的特征性结构，由近中舌尖三角嵴和远中颊尖三角嵴相连形成。

【破题思路】斜嵴不仅仅存在于上6，上7也可以存在，只是不如上6明显。

54. 牙根为接近牙冠长的2倍，根颈横切面的形态为卵圆三角形的牙齿是
A. 下颌中切牙
B. 上颌中切牙
C. 上颌尖牙
D. 下颌尖牙
E. 上颌第一前磨牙
【答案】C
【解析】下颌中切牙牙根为扁根，上颌中切牙牙根为圆三角形，冠根比例接近1:1；下颌尖牙牙根细长，扁圆形；上颌第一前磨牙为扁根，常分为颊舌两根，均不符合题意。上颌尖牙牙根为直而粗壮的单根；近颈部的横断面呈卵圆三角形，根尖略向远中弯曲；根长约为冠长的2倍。

【破题思路】

牙位	冠根比例
上颌切牙	1:1
上颌尖牙	1:2
上颌乳中切牙	1:2

55. 对咬合关系起关键作用，应尽量保留，避免拔除的牙是
A. 第一恒磨牙
B. 第三恒磨牙
C. 第二恒磨牙
D. 第一前磨牙
E. 恒尖牙
【答案】A
【解析】上下颌第一磨牙的位置和关系，对建立正常咬合起重要作用，故应尽量保留和尽早治疗。如必须拔除，也应及时修复，以免影响正常咬合关系。

【破题思路】第一磨牙萌出最早，窝、沟、点隙多，易龋坏；第一磨牙牙冠形态与第二乳磨牙相似，在拔牙时应注意鉴别。

56. 3个颊尖大小相等的牙是
   A. 上颌第一乳磨牙
   B. 上颌第二乳磨牙
   C. 下颌第一乳磨牙
   D. 下颌第二乳磨牙
   E. 以上都不是
   【答案】D
   【解析】乳牙与恒牙比较颜色偏白，体积较小，冠根分明，颈嵴突出，磨牙根干短，根分叉大。其中下颌第二乳磨牙近中颊尖、远中颊尖、远中尖大小约相等，而下颌第一恒磨牙此三尖中，以远中尖最小。

   【破题思路】第二乳磨牙与同颌的第一恒磨牙形态近似，位置又彼此相邻，很容易混淆。

57. 上颌侧切牙牙冠唇舌面外形高点应在
   A. 牙冠唇舌面1/2处
   B. 牙冠唇舌面中1/3处
   C. 牙冠唇舌面切1/3处
   D. 牙冠唇舌面颈缘处
   E. 牙冠唇舌面颈1/3处
   【答案】E
   【解析】上颌侧切牙舌面形态：①边缘嵴比中切牙明显；②舌窝窄而深；③可有沟至牙根远中；④外形高点位于颈1/3。

   【破题思路】所有前牙舌面外形高点位于颈1/3。所有后牙舌面外形高点位于中1/3。

58. 最多出现畸形中央尖的牙齿是
   A. 上颌第一前磨牙
   B. 下颌第一前磨牙
   C. 上颌第二前磨牙
   D. 下颌第二前磨牙
   E. 上颌侧切牙
   【答案】D
   【解析】畸形中央尖是一种牙齿发育畸形，多见于下颌第二前磨牙，偶见于上颌前磨牙，在𬌗面颊舌尖突出以圆锥状的尖锐的额外尖，其内有牙髓深入，很容易折断而继发牙髓病或根尖周病。

   【破题思路】

牙位	临床应用
第二前磨牙	义齿修复基牙
下颌前磨牙	判断颏孔位置
下颌第二前磨牙	畸形中央尖
上颌第二前磨牙	上颌窦底近

59. 上颌切牙开髓时，由舌面窝向颈部方向钻入的原因是
   A. 近远中径近切嵴处髓腔最宽
   B. 横切面髓腔唇侧比舌侧宽
   C. 横切面髓腔呈圆三角形
   D. 在牙颈部附近髓腔唇舌径最大
   E. 根管粗、直，根尖孔大
   【答案】D
   【解析】上颌前牙髓腔唇舌径在牙颈部最大且壁薄，开髓时应从舌面窝中央，向牙颈方向钻入。

   【破题思路】

—	上颌切牙
唇舌剖面观	梭形，颈缘处最大；尖：牙冠中1/3
近远中剖面观	三角形，髓室顶接近牙冠中1/3处
横剖面观	根颈横剖面圆三角形 唇侧比舌侧宽，位居剖面的中央略偏唇侧

60. 上颌第一磨牙牙冠第五牙尖通常位于
   A. 近中颊尖的颊侧
   B. 远中颊尖的颊侧
   C. 近中舌尖的舌侧

D. 远中舌尖的颊侧　　　　　　　E. 远中舌尖与颊尖之间

【答案】C

【解析】上颌第一磨牙第五牙尖又称为卡氏尖，本身不属于牙尖，是一个结节。在舌侧可见，位于近中舌尖的舌侧。

【破题思路】上颌第一磨牙𬌗面可见4个牙尖，近舌＞近颊＞远颊＞远舌。

61. 上颌中切牙牙冠近中面与远中面比较，错误的是

A. 两者都似三角形

B. 近中面大而平，远中面短而突

C. 近中面大于远中面

D. 近中面接触区靠近切角，远中面接触区离切角稍远

E. 远中面接触区靠近切角，近中面接触区离切角稍远

【答案】E

【解析】上颌中切牙邻面：①似三角形；②近中接触区在切1/3靠近切角；③远中接触区在切1/3离切角稍远。

【破题思路】由于唇面近中缘长直，远中缘短突，舌面近中边缘嵴长于远中边缘嵴，故近中面＞远中面，近中面大而平，远中面短而突。

62. 呈"十"字形发育沟的牙是

A. 上颌第一磨牙　　　　B. 下颌第一磨牙　　　　C. 上颌第二磨牙

D. 下颌第二磨牙　　　　E. 下颌第二前磨牙

【答案】D

【解析】发育沟为牙生长发育时，两个生长叶相连所形成的明显而有规则的浅沟。故发育沟的形态与牙尖的形态位置有很大关系。上颌第一磨牙由于斜嵴的存在，发育沟磨牙完全连线在一起，故无一定形态；下颌第一磨牙有5条发育沟，呈"大"字形；上颌第二磨牙同上颌第一磨牙；下颌第二磨牙由于存在4牙尖，4条发育沟，呈"十"字形；下颌第二前磨牙由于存在两尖型和三尖型，故发育沟呈H、Y、U型。

【破题思路】

牙位	发育沟数目	形态	特殊发育沟
上6	3		远中舌沟
下6	5	大	远中颊沟
下7	4	十	—
下5		H、Y、U型	—

63. 乳前牙形态特点的描述，不正确的是

A. 乳前牙牙冠短小　　　　　　　　　　B. 乳前牙冠宽根窄

C. 上颌乳尖牙牙尖顶偏远中　　　　　　D. 下颌乳切牙舌面边缘嵴较恒切牙平坦

E. 从邻面看其唇舌侧颈嵴都较恒牙显著

【答案】D

【解析】乳牙与恒牙比较颜色偏白，体积较小，冠根分明，颈嵴突出，磨牙根干短，根分叉大。宽冠窄根是乳前牙的特点。上颌乳尖牙唇面牙尖长大，约占牙冠长度一半，近中牙尖嵴长于远中牙尖嵴，牙尖偏远中，与恒尖牙相反。单根细长，根尖偏远中并向唇侧弯曲。下颌乳切牙牙冠长度稍大于宽度，不像恒切牙呈窄长。其舌面边缘嵴与舌窝明显，从邻面观察其唇颈嵴、舌面隆突都较恒牙者显著。牙根细长，约为冠长2倍。

【破题思路】上颌乳中切牙牙冠短而宽，似铲形，发育沟不明显。舌面隆突、舌窝明显。单根偏而宽，根尖向唇侧弯曲，根长约为冠长的2倍。宽冠宽根是该牙的解剖标志。

64.上颌磨牙的主要功能尖是

A. 近中颊尖　　　　　　　　B. 近中舌尖　　　　　　　　C. 远中颊尖

D. 远中舌尖　　　　　　　　E. 第五牙尖

【答案】B

【解析】上颌磨牙由于咬合关系的原因，颊尖锐而舌尖钝，故舌尖为功能尖，又由于𬌗面中近中舌尖大于远中舌尖，故近中舌尖为主要功能尖。

【破题思路】上6近中舌尖最大，上7近中舌尖所占比例比上6更大。

65.某一青年患者的下颌第一前磨牙𬌗面因釉质发育不全，继发龋坏，导致𬌗面形态丧失，在用高嵌体恢复𬌗面形态时，下列说法哪个是正确的

A. 𬌗面呈方圆形，颊尖与舌尖基本一致　　　B. 颊尖与舌尖均偏近中

C. 𬌗面中央没有明显的嵴　　　　　　　　　D. 𬌗面中央有中央窝

E. 以上都不是

【答案】B

【解析】下颌第一前磨牙𬌗面形态：①呈卵圆形；②颊尖长大而舌尖很小；③近中沟跨过边缘嵴至舌面，称为近中舌沟；④颊尖三角嵴与舌尖三角嵴相连成横嵴；⑤𬌗面分为较小的三角形近中窝和较大长圆形的远中窝；⑥颊尖偏牙体长轴舌侧。

【破题思路】其余"因釉质发育不全，继发龋坏，导致𬌗面形态丧失，在用高嵌体恢复𬌗面形态时"皆为无用信息。

66.一个7岁的女孩，口内检查发现下颌后部牙槽骨上有两个形态似磨牙的牙齿存在，为鉴别是否有恒磨牙，下列哪种说法是正确的

A. 恒牙的牙颈嵴突出，与牙根分界清楚

B. 恒牙牙冠颜色偏白

C. 下颌第二乳磨牙的近中颊尖、远中颊尖及远中尖的大小基本相等

D. 下颌第一恒磨牙的外形呈斜方形

E. 以上都不是

【答案】C

【解析】上颌第二乳磨牙和下颌第二乳磨牙各与同颌的第一恒磨牙形态近似，位置又彼此相邻，很容易混淆，其特点如下：①第二乳磨牙的牙冠短小，色乳白；②第二乳磨牙的牙冠颈部明显缩小，颈嵴较突，牙冠由颈部向𬌗方缩小；③下颌第二乳磨牙的近中颊尖、远中颊尖及远中尖的大小约相等，而下颌第一恒磨牙此三尖中，以远中尖最小；④第二乳磨牙根干短，牙根向外张开。

【破题思路】先比较乳牙的共性，再从第二乳磨牙的特征性结构比较。

67.不与邻牙近中面接触的牙体是

A. 中切牙　　　　　　　　B. 侧切牙　　　　　　　　C. 尖牙

D. 第一前磨牙　　　　　　E. 第三磨牙

【答案】E

【解析】近中面为牙体靠近中线的一面，故不与邻牙近中面接触的牙体是第三磨牙。

【破题思路】不与邻牙近中面接触的牙体是第三磨牙；不与邻牙远中面接触的牙体是中切牙。

68.远中切角为圆弧形的牙体是

A. 上颌中切牙　　　　　　B. 上颌侧切牙　　　　　　C. 下颌中切牙

D. 下颌侧切牙　　　　　　E. 下颌切牙

【答案】B

【解析】

	上1	下1	上2	下2
唇面	近中直角，远中圆钝，两条发育沟，三个切缘结节（1:1）	近远中缘长度相近	近中锐角，远中钝角（圆弧）	比下颌中切牙稍宽

【破题思路】牙体外形中钝角出现在上1、上2的远中切角，下3近远中牙尖嵴相交所成的角，上6近中舌角和远中颊角。

69. 上颌尖牙唇轴嵴
A. 自牙尖顶至颈 1/3 B. 自牙尖顶至中 1/3 C. 自牙尖顶至颈缘
D. 自牙尖顶至颈中 1/3 E. 自牙尖顶至中切 1/3
【答案】A
【解析】轴嵴为在轴面上，从牙尖顶端伸向牙颈部的纵行釉质隆起。上颌尖牙的唇面唇轴嵴明显，由尖牙的顶端伸延至颈 1/3 处，唇轴嵴两侧各有一条发育沟；外形高点在中 1/3 与颈 1/3 交界处。

【破题思路】上颌尖牙的唇面外形特点为似圆五边形；近、远中斜缘在牙尖顶处的交角约呈直角；近中缘长，近中斜缘短；远中斜缘长，远中缘短；唇轴嵴明显，由尖牙的顶端伸延至颈 1/3 处，唇轴嵴两侧各有一条发育沟；外形高点在中 1/3 与颈 1/3 交界处。

70. 尖顶偏向牙体长轴远中的牙体是
A. 上颌乳尖牙 B. 下颌乳尖牙 C. 下颌第一前磨牙颊尖
D. 下颌第二前磨牙颊尖 E. 上颌第一、二前磨牙颊尖
【答案】A
【解析】上颌乳尖牙的唇面牙尖长大，约占牙冠长度一半，近中牙尖嵴长于远中牙尖嵴，牙尖偏远中，与恒尖牙相反。单根细长，根尖偏远中并向唇侧弯曲。

【破题思路】所有牙尖偏近中，除了上4颊尖和上乳3牙尖。

71. 近中面存在发育沟的牙体是
A. 上颌第一前磨牙 B. 上颌第二前磨牙 C. 下颌第一前磨牙
D. 下颌第二前磨牙 E. 上颌第一、二前磨牙
【答案】A
【解析】前磨牙的邻面都似四边形。上颌第一前磨牙近中面近颈部凹陷，有沟从𬌗面跨过近中边缘嵴至近中面的𬌗 1/3 处，称为近中沟，接触区靠近𬌗缘偏颊侧。其余前磨牙近中面皆无近中沟，下颌第一前磨牙存在特征性沟舌面，称为近中舌沟。

【破题思路】

牙位	特征性结构	牙位	特征性结构
上4	颊尖偏远中、近中沟	上5	中央沟浅
下4	横嵴、近中舌沟	下5	畸形中央尖，H、Y、U型发育沟

72. 上颌第一磨牙咬合面的近𬌗边缘嵴与远𬌗边缘嵴相比较，其近中边缘嵴
A. 长且直 B. 短且直 C. 长且圆钝
D. 短而圆钝 E. 与远中缘相似
【答案】B
【解析】上颌第一磨牙𬌗面特点为4个牙尖，颊侧牙尖锐利，舌侧牙尖较钝，斜嵴，4条边缘嵴，近中边缘嵴短而直，远中边缘嵴稍长。近、远中窝，三条发育沟（颊沟、近中沟和远中舌沟），中央点隙、远中点隙。

【破题思路】边缘嵴的长短是根据邻牙接触面而定的，一般根据邻面所接触的牙体的邻面近远中径而定。

73. 不具备宽冠窄根为特点的乳牙是
A. 上颌乳中切牙
B. 上颌乳侧切牙
C. 下颌乳侧切牙
D. 上颌乳尖牙
E. 下颌乳尖牙

【答案】A

【解析】乳牙色白，牙冠短小。颈嵴突出，牙根明显缩小，冠根分明，宽冠窄根是乳前牙的特点。但是上颌乳中切牙的牙冠短而宽，似铲形，发育沟不明显；舌面隆突、舌窝明显；单根扁而宽，根尖向唇侧弯曲，根长约为冠长的2倍。宽冠宽根是上颌乳中切牙的解剖标志。

【破题思路】

牙位（上颌）	特点	牙位（下颌）	特点
A	宽冠宽根、冠根比=1:2	A	宽冠窄根
B	宽冠窄根	B	宽冠窄根
C	牙尖偏远中	C	宽冠窄根
D	牙冠类似前磨牙	D	四不像，三个三角形
E	与恒6相似	E	三尖等大

74. 上颌第一磨牙有三个牙根，即
A. 近中根、远中根、舌根
B. 颊根、近中舌根、远中舌根
C. 近中根、远中颊根、远中舌根
D. 近中颊根、近中舌根、远中根
E. 近中颊根、远中颊根、舌根

【答案】E

【解析】上颌第一磨牙的特点：①𬌗面四个尖，近中舌尖最大，近中颊尖稍大于远中颊尖，远中舌尖最小；在近中舌尖的舌侧有时有第五牙尖；②每一牙尖顶有三角嵴，远中颊尖三角嵴与近中舌尖三角嵴形成斜嵴，斜嵴将𬌗面分成近中窝及远中窝两部分；③𬌗面上的发育沟有颊沟、近中沟及远中舌沟；④根在根柱以上分叉为三根，即近中颊根、远中颊根、舌根，舌根最大。

【破题思路】上颌第一磨牙有两个颊根即近中和远中颊根，一个舌根。

75. 上颌中切牙牙冠唇面形态中哪一点是错误的
A. 梯形
B. 𬌗龈径小于近远中径
C. 近中切角似直角
D. 远中切角圆钝
E. 切1/3有两条发育沟

【答案】B

【解析】上颌中切牙牙冠唇面略呈梯形，𬌗龈径大于近远中径。切1/3和中1/3较平坦，颈1/3较为突出，切1/3可见两条发育沟，近中切角近似直角，远中切角略微圆钝，借以区分左右。所以，B项是错误的，应是𬌗龈径大于近远中径。

【破题思路】上颌中切牙在切牙中近远中径最宽，但是切龈径大于近远中径。

76. 上颌尖牙牙冠唇面形态中哪一点是错误的
A. 圆五边形
B. 两牙尖嵴相交成
C. 牙尖偏近中
D. 外形高点在颈1/3与中1/3交界处
E. 发育沟不明显

【答案】E

【解析】上颌尖牙牙冠唇面形态：近似圆五边形；近、远中斜缘在牙尖顶相交成90°；牙尖顶偏近中；外形高点在颈1/3与中1/3交界处的唇轴嵴上；唇轴嵴两侧各有一条发育沟。

【破题思路】上颌尖牙沟窝都比下颌尖牙明显。

77. 上颌第一磨牙形态中哪一点是错误的
A. 牙冠斜方形
B. 颊沟末端形成点隙
C. 可出现卡氏尖

D. 牙根颊舌向分叉大　　　　　　E. 殆面五边形

【答案】E

【解析】上颌第一磨牙形态：牙冠略呈方形，近远中宽度大于殆颈高度；殆面呈斜方形；牙尖一般为4个，即近中颊尖、远中颊尖、近中舌尖、远中舌尖，极少可出现第五牙尖（卡氏尖）；近中舌尖是主要功能尖；颊沟自中央点隙伸向颊侧；共3根，近中颊根、远中颊根、舌根，两颊根相距较近，颊根与舌根分开较远。所以A、B、C、D项均正确。

【破题思路】上6咬合面形态为斜方形、下6咬合面形态为长方形。

78. 下颌第一前磨牙形态中哪一点是错误的

A. 可见近中面沟　　　　B. 唇面五边形　　　　C. 颊尖明显大于舌尖
D. 可见横嵴　　　　　　E. 牙冠舌倾

【答案】A

【解析】下颌第一前磨牙为前磨牙中体积最小，殆面有横嵴，颊舌尖高度差别最大者。颊面呈五边形，向舌侧倾斜显著，舌尖明显小于颊尖。下颌第一前磨牙近中面没有近中沟，舌面有近中舌沟。

【破题思路】了解前磨牙前后过渡的形式，下颌第一前磨牙既像后牙，又具备尖牙特点。

79. 下颌第二乳磨牙和下颌第一恒磨牙形态近似，位置彼此相邻，容易混淆，下列哪项不是第二乳磨牙的特点

A. 牙冠短小，色白
B. 牙冠颈部明显缩小，颈嵴突出，牙冠由颈部向殆方缩小
C. 近中颊尖、远中颊尖及远中尖的大小约相等
D. 第二乳磨牙的根干短，牙根向外张开
E. 近中颊尖、远中颊尖大小相等，远中尖最小

【答案】E

【解析】下颌第二乳磨牙牙冠较第一恒磨牙小、色乳白；牙冠近颈缘明显缩小，颈嵴突出，牙冠向殆方缩小，故近颈部大而殆面小；近中颊尖、远中颊尖及远中尖大小约相等，而下颌第一恒磨牙此三尖中，远中尖最小；上颌第二乳磨牙为三根，下颌者为双根，根柱短，牙根向周围张开。

【破题思路】下颌第二乳磨牙近中颊尖、远中颊尖及远中尖大小约相等，而下颌第一恒磨牙此三尖中，远中尖最小。

80. 第二乳磨牙与第一恒磨牙的区别要点中哪一点是错误的

A. 第二乳磨牙的牙冠较小、色白
B. 第二乳磨牙的牙冠颈部明显缩小，颈嵴较突
C. 第二乳磨牙的牙冠殆面尖窝清晰
D. 第二乳磨牙的近中颊尖、远中颊尖、远中尖大小约相等
E. 第二乳磨牙的牙根干短，牙根向外张开

【答案】C

【解析】下颌第二乳磨牙牙冠较第一恒磨牙小、色乳白（A对）；牙冠近颈缘明显缩小，颈嵴突出，牙冠向殆方缩小（B对），故近颈部大而殆面小；近中颊尖、远中颊尖及远中尖大小约相等（D对），而下颌第一恒磨牙此三尖中，远中尖最小；上颌第二乳磨牙为三根，下颌者为双根，根柱短，牙根向周围张开（E对）。C项错误，第二乳磨牙的牙冠殆面沟嵴不清晰。

【破题思路】牙冠殆面尖窝清晰为恒磨牙形态。

(81～82题共用题干)

切牙唇面近远中切角存在差异或相似

81. 上颌中切牙近远中切角为

A. 近远中切角相似，均为锐角　　　　　　B. 近切角为近似直角，远中切角为一圆钝角
C. 近远中切角相似，均为钝角　　　　　　D. 近切角为锐角，远中切角为一圆弧角
E. 近远中切角相似，均为直角

82. 上颌侧切牙近中切角
A. 与远中切角相似　　　　B. 近似直角　　　　C. 为一圆钝角
D. 为一圆弧角　　　　　　E. 为一锐角

【答案】B、E

【解析】①上颌中切牙唇面较平坦，近似梯形，切颈径大于近远中径，近中缘和切缘较直，远中缘略突，颈缘呈弧形，切1/3可见两条纵行发育沟，颈1/3处略突出形成唇面的外形高点。切缘与近中缘相交形成的近中切角近似直角，与远中缘相交形成的远中切角略圆钝，借此可区分左右。该牙初萌出时切缘可见三个切缘结节，随着功能性磨耗而逐渐变成平直。②上颌侧切牙唇面与上颌中切牙相似呈梯形，但牙冠较窄小、圆突，发育沟不如上颌中切牙明显，近中缘稍长，近中切角似锐角，远中缘较短与切缘弧形相连，远中切角呈圆弧形，因而切缘明显斜向远中。

【破题思路】

	上1	下1	上2	下2
唇面	近中直角，远中圆钝，两条发育沟，三个切缘结节（1:1）	近远中缘长度相近	近中锐角，远中圆弧	比下颌中切牙稍宽
舌面	小于唇面	—	舌窝深	—
邻面	近中接触区靠近切角 远中接触区离切角稍远	—	—	—
切嵴	牙体长轴唇侧	靠近牙体长轴		
牙根	大、圆三角形，唇侧>舌侧	扁根，葫芦形	卵圆形	扁根

(83~85题共用备选答案)
A. 上颌第一磨牙　　　　B. 上颌第二磨牙　　　　C. 下颌第二磨牙
D. 下颌第一磨牙　　　　E. 上颌中切牙

83. 𬌗面有五个牙尖的牙为
84. 可用旋转力拔除的牙为
85. 牙冠相对颊黏膜上是腮腺导管开口的牙为

【答案】D、E、B

【解析】83题：下颌第一磨牙𬌗面为长方形，可见5个牙尖，近中颊尖、近中舌尖、远中颊尖、远中舌尖、远中尖。上颌第一磨牙可见卡氏尖，但卡氏尖不是牙尖，下颌第二磨牙可见4尖型或5尖型，以4尖型常见。

84题：上颌中切牙为单根，较圆且直，可以用旋转力拔除。

85题：上颌第二磨牙牙冠相对的颊黏膜上为腮腺导管口。

【破题思路】上颌中切牙、上颌尖牙可用旋转力拔除，上颌第一前磨牙、下颌中切牙禁止使用旋转力。

(86~88题共用备选答案)
A. 上颌第一磨牙　　　　B. 上颌第二磨牙　　　　C. 下颌第一磨牙
D. 下颌第二磨牙　　　　E. 下颌第二乳磨牙

86. 斜嵴明显的牙体是
87. 咬合面边缘嵴与发育沟呈"田"字形的牙体是
88. 近远中两舌尖大小相差悬殊的牙体是

【答案】A、D、B

【解析】①近中舌尖三角嵴由其牙尖顶端斜向远中颊侧至𬌗面中央，近中颊尖三角嵴由其牙尖顶端斜向舌侧略偏近中至𬌗面中央，近中舌尖三角嵴与近中颊尖三角嵴斜形相连形成斜嵴，是上颌磨牙的解剖特征，以上颌第一磨牙最明显。②四尖型为下颌第二磨牙的主要类型，𬌗面呈方圆形，有4个牙尖，其中近中颊舌尖大于

远中颊舌尖。𬌗面中央窝内有4条发育沟呈"十"字形分布，即颊沟、舌沟、近中沟和远中沟，边缘嵴和发育沟使整个𬌗面似一"田"字形。③上颌第二磨牙远中舌尖更小，近中舌尖占舌面的大部分，极少有第五牙尖。

【破题思路】五尖型下颌第二磨牙与下颌第一磨牙相似，但稍小，𬌗面具有5个牙尖和5条发育沟，离体后两者不易区分。下颌第二乳磨牙外形类似下颌第一磨牙，颊侧近中颊尖、远中颊尖、远中尖三尖等大。

(89～91题共用备选答案)
A. 上颌第一磨牙　　　　B. 上颌第二磨牙　　　　C. 下颌第二磨牙
D. 下颌第一磨牙　　　　E. 上颌中切牙

89. 最早萌出的恒牙是
90. 𬌗面发育沟呈"十"字形的牙
91. 牙冠的相对颊黏膜上是腮腺

【答案】D、C、B
【解析】①最早萌出的乳牙是下颌乳中切牙，最早萌出的恒牙是下颌六龄牙，即下颌第一磨牙。②下颌第二磨牙𬌗面可分为四尖型和五尖型，𬌗面4条发育沟呈"十"字形。③上颌第二磨牙牙冠的相对颊黏膜上是腮腺导管口。

【破题思路】上颌中切牙是切牙中体积最大者，位于口腔前部，易受外伤，对美观、发音影响大。上颌第一磨牙是上颌牙列中体积最大者，牙冠斜方形，𬌗面形态复杂，斜嵴是特征性结构，可见卡氏尖。

(92～93题共用备选答案)
A. 下颌第三磨牙　　　　B. 上颌第二前磨牙　　　　C. 上颌第一磨牙
D. 上颌第二磨牙　　　　E. 上颌第三磨牙

92. 形态、大小、位置变异甚多的是
93. 根尖距上颌窦下壁最近的是

【答案】E、C
【解析】（1）上颌第三磨牙形态、大小、位置变异最多，具有如下特点：①该牙标准形态与上颌第二磨牙相似，但牙冠较小，根较短，各轴面中1/3较圆突，颊舌面外形高点均在中1/3处；②牙冠颊面自近中向远中至舌侧的倾斜度更大，远中舌尖很小或缺失，颊面宽于舌面，𬌗面呈圆三角形、副沟多，有时牙尖多而界限不清；③牙根的数目和形态变异很大，多数合并成一锥形根。故选E。（2）上颌第一磨牙约在6岁萌出，故称其为"六龄牙"，是上颌牙列中体积最大的牙，由3根组成，颊侧两根分别为近中颊根和远中颊根，舌侧根称舌根。上颌窦底壁往往与第二双尖牙、第一和第二磨牙根部靠一层薄骨相隔，其中与第一磨牙最近。

【破题思路】距离上颌窦底距离顺序由近到远为上6、7、5、8。

(94～96题共用备选答案)
A. 上颌乳尖牙　　　　B. 下颌乳尖牙　　　　C. 上颌第一前磨牙
D. 上颌第一乳磨牙　　E. 下颌第一乳磨牙

94. 牙的尖顶偏远中，其牙是
95. 牙的尖顶偏近中，其牙是
96. 牙的颊尖偏远中，其牙是

【答案】A、B、C
【解析】①上颌乳尖牙唇面牙尖长大，约占牙冠长度一半，近中牙尖嵴长于远中牙尖嵴，牙尖偏远中，与恒尖牙相反。单根细长，根尖偏远中并向唇侧弯曲。②在备选答案只有一个牙尖，牙尖偏近中。③上颌第一前磨牙（双尖牙）是前磨牙中体积最大的，牙冠呈立方形。颊面与尖牙唇面相似，颊尖略偏远中。

【破题思路】所有牙尖偏近中，除了上4颊尖和上乳3牙尖。

(97～99题共用备选答案)
A. 上颌第一前磨牙　　　　B. 上颌第二前磨牙　　　　C. 上颌第一磨牙
D. 下颌第一磨牙　　　　　E. 下颌第一前磨牙

97. 有一个颊沟的牙是
98. 有两个颊沟的牙是
99. 有近中舌沟的牙是

【答案】C、D、E

【解析】颊沟存在于两个颊尖之间，故97、98题排除A、B、E选项（皆只有一个颊尖）。①上颌第一磨牙颊面有两个牙尖，即近中颊尖、远中颊尖，有一条颊沟通过，故选C。②下颌第一磨牙颊面有三个牙尖，即近中颊尖、远中颊尖和远中尖的一半，有颊沟和远中颊沟通过牙尖之间，颊沟末端形成点隙，故选D。③下颌第一前磨牙是前磨牙中体积最小的，其𬌗面近中沟跨过边缘嵴至舌面，称为近中舌沟。

【破题思路】

牙位	特殊发育沟	牙位	特殊发育沟
上6	远中舌沟	上4	近中沟
下6	远中颊沟	下4	近中舌沟

（100～102题共用备选答案）
A. 下颌第三磨牙 B. 下颌第二前磨牙 C. 上颌中切牙
D. 上颌侧切牙 E. 上颌尖牙

100. 常先天缺失或错位萌出的一组牙是
101. 最常见畸形中央尖的一组牙是
102. 常出现牙的生长叶数目正常但形状如圆锥的一组牙是

【答案】A、B、D

【解析】①上下颌第三磨牙的形态、体积和位置均可能发生变异。其共同特点为：𬌗面副沟多，牙尖、边缘嵴不明显，牙根常融合为单根，但临床也可见有牙根数目和形态变异很大者。②畸形中央尖是一种牙齿发育畸形，多见于下颌第二前磨牙，偶见于上颌前磨牙，在𬌗面颊舌尖突出以圆锥状的尖锐的额外尖，其内有牙髓深入，很容易折断而继发牙髓病或根尖周病。③上颌侧切牙常发生畸形、变异（锥形牙），可先天缺失。

【破题思路】

牙位	特殊结构
下8	变异、阻生、副沟多
下5	畸形中央尖，发育沟H、Y、U型
上1	近远中径最宽的前牙
上2	切牙中常发生变异、畸形根面沟、牙中牙
上3	牙根最长

（103～104题共用备选答案）
A. 上颌尖牙 B. 下颌前磨牙 C. 上颌前磨牙
D. 上颌磨牙 E. 下颌磨牙

103. 与上颌窦关系最密切的一组牙是
104. 离下颌管最近的一组牙是

【答案】D、E

【解析】上颌尖牙牙根为圆锥形，单根较直，拔除时可用旋转力，其牙根长、稳固，通常是口内留存时间最长的牙；下颌前磨牙常用作判断颏孔位置的标志，下颌第二前磨牙常出现畸形中央尖；上颌前磨牙与上颌窦接近，根尖感染可波及上颌窦，取断根时避免使用推力。上颌磨牙根尖与上颌窦底壁仅以薄骨质相隔，其根尖感染可能引起牙源性上颌窦炎，拔牙时，特别是在取出断根时，应避免将牙根推入上颌窦。下颌第三磨牙牙根与下颌管关系密切，在拔牙时应注意器械的用力方向，以免将牙根推入下颌管，损伤下牙槽神经。

【破题思路】离上颌窦底最近的牙根是上6的腭根，其次是上7的近颊根。

(105～106题共用备选答案)
A. 上颌侧切牙　　　　　　B. 下颌第二前磨牙　　　　　　C. 上颌尖牙
D. 上颌第一磨牙　　　　　　E. 下颌第一磨牙
105. 𬌗面有一个中央窝，一个近中窝的牙是
106. 𬌗面有一个中央窝，一个远中窝的牙是
【答案】E、D
【解析】上颌侧切牙舌面有一个较深的舌窝；下颌第二前磨牙𬌗面常见二尖型和三尖型，由于磨牙明显的嵴分隔𬌗面，只存在一个窝。上颌尖牙舌侧被舌轴嵴分为了近中窝和远中窝；上颌第一磨牙𬌗面由于斜嵴的存在将其分为了较小的远中窝和较大的近中窝，近中窝大，也称中央窝，故𬌗面有一个中央窝，一个远中窝的牙是选D；下颌第一磨牙𬌗面由于近中颊三角嵴和近中舌三角嵴的存在将其分为了较小的近中窝和较大的远中窝，远中窝大，也称中央窝，故𬌗面有一个中央窝，一个近中窝的牙是选E。

【破题思路】牙尖的位置（偏近中）但凡涉及尖牙，前磨牙中近中窝和远中窝的比较，皆是近中窝小，远中窝大。

牙位	窝	牙位	窝
上6	中央窝和远中窝	上4	中央窝
下6	中央窝和近中窝	下4	近中窝和远中窝

(107～109题共用备选答案)
A. 上颌第一磨牙　　　　　　B. 上颌第二磨牙　　　　　　C. 下颌第一磨牙
D. 下颌第二磨牙　　　　　　E. 下颌第二乳磨牙
107. 咬合面具有四个或五个牙尖的牙体是
108. 颊侧三牙尖大小相似的牙体是
109. 远中舌尖很小甚至缺失的牙体是
【答案】D、E、B
【解析】上颌第一磨牙有4个牙尖，偶见卡氏尖；上颌第二磨牙可见4个牙尖，近中舌尖所占比例大，相对而言远中舌尖很小甚至消失；下颌第一磨牙颊侧3个牙尖，近中颊尖＞远中颊尖＞远中尖，舌侧两个牙尖，近中舌尖＞远中舌尖；下颌第二磨牙𬌗面可见4尖或5尖型；下颌第二乳磨牙外形类似下颌第一磨牙，颊侧可见3个牙尖，3尖大小相似。

【破题思路】牙尖总结

牙位	牙尖考点	牙位	牙尖考点
上4	颊尖偏远中	下4	颊舌尖高度比=2:1
上6	近中舌尖最大，卡氏尖	上7	近中舌尖比例更大
下6	远中尖最小	下7	4尖或5尖
上乳3	牙尖偏远中	下乳5	颊侧三尖等大

(110～115题共用备选答案)
A. 中切牙　　　　　　B. 上颌尖牙　　　　　　C. 第三磨牙
D. 上颌第一磨牙　　　　　　E. 上颌第一前磨牙
110. 哪个牙在正常情况下不接触其他牙的远中面
111. 哪个牙又叫六龄牙
112. 哪个牙发生变异的情况最多
113. 哪个牙具有支撑口角的作用
114. 哪个牙是全口牙中最长者
115. 哪个牙邻面具有近中面沟
【答案】A、D、C、B、B、E

【解析】中切牙位于牙列正中，只与对侧中切牙的近中面和侧切牙的近中面相接触，不与其他牙的远中面接触。上颌第一磨牙6岁即出现于口腔，故又名六龄牙。第三磨牙为全口牙列中形态、大小和位置变异较多者。上颌尖牙位于口角，唇面唇轴嵴、唇颈嵴较突，牙根长而粗壮，能承受较大殆力具有支撑口角的作用。若上颌尖牙缺失，口角上部塌陷，影响面容。上颌尖牙为全口牙列中牙体和牙根最长、牙尖最大者，是口内保留时间最长的牙齿，修复时多选作基牙。上颌第一前磨牙为前磨牙中体积最大、颊尖偏向远中，有近中沟——有沟从殆面跨过近中边缘嵴至近中面的殆1/3处。近中面颈部明显凹陷，有沟从殆面近中边缘嵴跨过至近中面的殆1/3处。

【破题思路】熟悉各牙的特征性结构。

116. 上前牙髓腔唇舌剖面最宽的地方在
A. 牙冠处 　　　　　　B. 切嵴处 　　　　　　C. 颈缘附近
D. 牙根的中央处 　　　E. 根管口的下边
【答案】C
【解析】前牙髓腔特点中，唇舌剖面观髓腔呈梭形，最宽处在颈缘部。而近远中剖面观，髓腔呈三角形，最宽处近牙冠中1/3处。

【破题思路】髓腔形态特点中前牙唇舌径最宽在颈缘，最高位于牙冠中1/3。

117. 女，15岁。近来饮冷水时，有右上后牙一过性疼痛。检查发现：右上第一磨牙近中邻面有深龋洞，在龋病治疗过程中，最易出现意外穿髓的部位是
A. 近中颊侧髓角 　　　B. 近中舌侧髓角 　　　C. 远中舌侧髓角
D. 远中颊侧髓角 　　　E. 第五牙尖髓角
【答案】A
【解析】髓角为髓腔顶突向牙尖的部位，其形态与相应牙尖形态一致，根据牙尖形态高低不同，髓角的突起高低不同。上颌第一磨牙中，颊侧牙尖高于舌侧牙尖，近中牙尖高于远中牙尖，因此，髓角由高向低依次为近中颊侧髓角、近中舌侧髓角、远中颊侧髓角和远中舌侧髓角。

【破题思路】上颌第一磨牙髓角最高为近中颊侧髓角。

118. 存在C型根管的牙是
A. 上颌第一前磨牙 　　B. 上颌第一磨牙 　　　C. 上颌第二磨牙
D. 下颌第一磨牙 　　　E. 下颌第二磨牙
【答案】E
【解析】C型根管是指横截面形态呈"C"形的牙根中存在的根管系统，C型根管常见的牙位是下颌第二磨牙，常在颊侧形成。

【破题思路】C型根管的概率为31%。

119. 临床上进行根管治疗时，根管和髓室分界最不清楚的牙是
A. 上颌前磨牙 　　　　B. 上颌磨牙 　　　　　C. 下颌磨牙
D. 下颌前磨牙 　　　　E. 上颌尖牙
【答案】E
【解析】根管口是髓室与根管移行处，后牙的根管口明显可见，前牙因髓室和根管无明显界限（上3最不明显）。

【破题思路】上颌尖牙唇舌径：颈缘最大，根尖1/3变窄，根尖孔显著缩小。

120. 髓室顶到髓室底之间的距离小于2mm的是
A. 上颌第一磨牙 　　　B. 上颌第二磨牙 　　　C. 下颌第一磨牙
D. 下颌第二磨牙 　　　E. 下颌第三磨牙

【答案】C

【解析】髓室高度是髓室顶到髓室底之间的距离。髓室高度小于2mm的是下颌第一磨牙。

【破题思路】上颌第一磨牙髓室高度为2mm，下颌第一磨牙髓室高度为1mm。

121. 有关恒牙髓腔的叙述，错误的是
A. 上前牙开髓部位在舌面窝
B. 上前牙根管粗，根管治疗效果好
C. 活髓牙作针道时应避开牙髓
D. 下颌双尖牙根管治疗时防侧穿
E. 下颌磨牙髓室顶底相距较远

【答案】E

【解析】下颌第一、第二磨牙髓室顶与髓室相距较近，开髓时应防止穿通髓室底。其余选项皆为正确表述。

【破题思路】上6髓室高度2mm，下6髓室高度1mm。

122. 下颌中切牙髓腔形态描述错误的是
A. 唇舌径大于近远中径
B. 根管分为窄而扁的单根管
C. 分为唇舌两管者约占20%
D. 牙冠横剖面髓腔呈椭圆形
E. 根管近远中径较窄

【答案】C

【解析】下颌中切牙髓腔唇舌剖面观唇舌径颈缘最大；近远中剖面观髓室顶接近冠中1/3，唇舌径：根中1/3开始变细，窄长三角形；颈部横剖面：唇舌径＞近远中径；根中横剖面：椭圆或圆形可见唇、舌向两根管；下颌中切牙根管唇舌两管者占4%。

【破题思路】下颌前牙唇舌双根管的概率

下颌中切牙	4%
下颌侧切牙	10%
下颌尖牙	4%

123. 根管最狭窄的部位是
A. 根尖孔处
B. 约距根尖孔1mm处
C. 约距根中1/3与根尖1/3交界处
D. 约距根颈1/3与根中1/3交界处
E. 约在根管口处

【答案】B

【解析】根管最狭窄的部位即生理性根尖孔的位置，临床中根管预备的终点。与解剖性的根尖孔有一定的位置关系，不在根尖孔，而是距根尖孔约1mm处。

124. 下列有关年轻恒牙牙髓修复特点叙述中，错误的是
A. 血管丰富，抗病能力和修复功能强
B. 比成熟恒牙牙髓组织疏松
C. 牙乳头对感染的抵抗力强
D. 髓室内有感染坏死时，部分牙髓或牙髓仍有活性
E. 根尖孔大、血运丰富，牙髓感染不易向根尖周扩散

【答案】E

【解析】年轻恒牙即根尖孔未发育完成的恒牙，其牙髓腔特点为髓室大、髓角高、根管粗、根尖孔大。因此一旦发生炎症很容易向根尖周组织扩散。其余A、B、C、D选项均为正确表述。

【破题思路】乳牙的髓腔相对比例比恒牙大，髓角高，根尖孔大。
青少年恒牙的髓腔比老年者大，表现为髓室大、髓角高、根管粗、根尖孔大。
老年人髓腔内壁有继发性牙本质向心性沉积，髓腔的体积逐渐缩小，髓角变低平，根管变细，根尖孔窄小。

125. 发自髓室底至根分叉处的管道是
A. 根管侧支
B. 管间吻合
C. 根尖分歧
D. 侧支根管
E. 副根管

【答案】E
【解析】

管间侧支	相邻根管间的交通支,根中1/3多
根管侧支	根管的细小分支,与根管接近垂直,其开口称为侧孔。根尖1/3多
根尖分歧	根管在根尖发出的细小分支,此时主根管仍存在
根尖分叉	根管在根尖发出的细小分支,主根管不存在
副根管	发自髓室底至根分叉的通道(磨牙),副根管通向牙周膜的孔称为副孔

【破题思路】根管侧支发生率17%,副根管发生率20%～60%。

126. 下颌前牙若有双根管时,其双根管的排列方向一般是
A. 交叉向
B. 唇、舌向
C. 近、远中向
D. 扭转
E. 不明显规律

【答案】B
【解析】下颌前牙颈部横剖面:唇舌径>近远中径;根中横剖面:椭圆或圆形;可见唇、舌向两根管。

【破题思路】下颌前牙唇舌双根管的概率

下颌中切牙	4%
下颌侧切牙	10%
下颌尖牙	4%

127. 上颌第一磨牙各根管口的形态是
A. 若近颊根分为颊、舌两根管口时,两根管口较扁
B. 近颊根管口较圆
C. 近颊根管的舌侧根管口距舌侧根管最近
D. 远颊根管口较扁
E. 舌侧根管口较窄

【答案】C
【解析】上颌磨牙的颈部横剖面观:舌侧根管口大而圆;远颊根管口较圆,近颊根管口较扁(可见MB2),若近颊根管口再分为颊舌两根管口时,两根管口较小。MB2位于近颊根颊侧根管口与舌侧根管口的连线上,或位于连线的近中舌侧,距离近颊颊侧根管2mm,故近颊根管的舌侧根管口(MB2)距舌侧根管最近。

【破题思路】髓室底上有3～4个根管口,排列成颊舌径长,近远中径短的三角形或四边形,近颊根管口距远颊根管口较近,距舌侧根管口较远。远颊根管口位于近颊根管口的远中偏舌侧。

128. 下颌第一磨牙髓角的高度是
A. 近中舌侧髓角最高
B. 近中颊侧髓角最高
C. 远中颊侧髓角最高
D. 远中舌侧髓角最高
E. 四个髓角高度相同

【答案】A
【解析】下颌第一磨牙颊尖钝而舌尖锐,近中牙尖高于远中牙尖,髓角的位置与牙尖的高低相关,故近中舌侧髓角最高。

【破题思路】上颌第一磨牙髓角最高是近中颊侧髓角,下颌第一磨牙髓角最高是近中舌侧髓角。

129.副根管多见于
A. 切牙 B. 尖牙 C. 前磨牙
D. 磨牙 E. 额外牙
【答案】D
【解析】副根管为发自髓室底至根分叉的通道,多见于磨牙,副根管通向牙周膜的孔称为副孔。

【破题思路】副根管发生率20%~60%,管间吻合多见于根中1/3,根尖分歧、根尖分叉、根管侧支多见于根尖1/3。

130.上颌第一恒磨牙髓室颊舌径、近远中径和髓腔高度大小顺序正确的是
A. 颊舌径>近远中径>髓腔高度 B. 近远中径>颊舌径>髓腔高度
C. 髓腔高度>颊舌径>近远中径 D. 颊舌径>髓腔高度>近远中径
E. 近远中径>髓腔高度>颊舌径
【答案】A
【解析】上颌磨牙髓室大呈立方形,根管数目多而细,髓室和根管分界明显,2~3个或更多的根管口。颊舌径>近远中径>髓室高度(2mm)。

【破题思路】上颌磨牙髓腔颊舌径>近远中径>髓室高度(2mm),下颌磨牙髓腔近远中径>颊舌径>髓室高度(1mm)。

131.髓腔解剖的描述中,错误的是
A. 青少年恒牙的髓腔比老年人大 B. 青少年恒牙的髓角高
C. 青少年恒牙的根管粗 D. 老年人有时发生髓腔部分或全部钙化堵塞
E. 乳牙的髓腔绝对比恒牙大
【答案】E
【解析】①乳牙的髓腔相对比例比恒牙大,髓角高,根尖孔大。②青少年恒牙的髓腔比老年者大,表现为髓室大、髓角高、根管粗、根尖孔大。③老年人髓腔内壁有继发性牙本质向心性沉积,髓腔的体积逐渐缩小,髓角变低平,根管变细,根尖孔窄小。

【破题思路】继发性牙本质沉积方式:上颌前牙主要沉积在髓室舌侧壁,其次为髓室顶;磨牙主要沉积在髓室底,其次为髓室顶和侧壁。

132.临床行后牙牙髓治疗时,应注意哪个牙的近中根87%含有双根管
A. 上颌第二前磨牙 B. 上颌第一前磨牙 C. 下颌中切牙
D. 下颌第一磨牙 E. 下颌第二磨牙
【答案】D
【解析】上颌后牙根呈颊舌向排列,下颌后牙根呈近远中向排列,根据题意,排除A、B、C选项,答案在下颌磨牙。下颌磨牙牙根常为扁根,可分为颊舌向双根管,其概率分别是

	近中根	远中根
下颌第一磨牙	87%	40%
下颌第二磨牙	64%	18%

【破题思路】

单双管型	单管	双管
上颌第一前磨牙	28%	7%	65%
上颌第二前磨牙	41%	48%	11%

133. 患者，女性，30岁，因右下中切牙龋坏发展成根尖炎后，经过一次根管充填治疗，但患者的症状时有反复，叩痛不能完全消除已有近2个月，这种情况下，可能的原因是
A. 观察时间不够长
B. 下颌中切牙，有可能有唇舌侧两个根管，可能遗留一个根管未治疗
C. 应用药物性充填材料充填根管
D. 只有拔除了患牙，才能去除根尖病变
E. 以上都不是
【答案】B
【解析】下颌前牙的双根管分布在唇舌向，X线片上，应改变投射的角度才能显示，临床工作容易遗漏。

【破题思路】下颌切牙的根管侧壁厚约1mm，防止侧穿根管壁。

134. 某一患者的上颌第一前磨牙因邻面深大龋坏，导致慢性牙髓炎，需开髓进行牙髓治疗，在探查根管的过程中下列哪个说法是正确的
A. 上颌第一前磨牙其根管多为近远中径窄、颊舌径宽的单根管，少数为两根管
B. 上颌第一前磨牙的根管多数情况下为颊舌侧两根管，仅少数为单根管
C. 上颌第一前磨牙的舌侧根管，较颊侧根管细小
D. 上颌第一前磨牙的根管为颊侧两根管，舌侧单根管，且很细小
E. 以上都不是
【答案】B
【解析】上颌前磨牙的髓腔形态：立方形，颊舌径＞近远中径。髓室顶中部凸向髓腔，最凸处约与颈缘平齐。由于上颌第一前磨牙常分为颊舌两根，故其根管多数情况下为颊舌侧两根管，仅少数为单根管，且颊舌根管皆为圆形，偶见三管型，颊侧两个，舌侧一个，颊侧两管甚小。

【破题思路】A、B选项表述相反，即可确定答案在二者之间，集合牙冠外形可做判断。

135. 随着髓腔的增龄性变化，在上颌前牙继发性牙本质主要沉积于
A. 髓室顶　　　　　　B. 髓室底　　　　　　C. 唇侧髓壁
D. 舌侧髓壁　　　　　E. 根尖孔
【答案】D
【解析】随着年龄的增加，髓腔内壁有继发性牙本质向心性沉积，髓腔的体积逐渐缩小，髓角变低平，根管变细，根尖孔窄小。而继发性牙本质沉积方式：上颌前牙主要沉积在髓室舌侧壁，其次为髓室顶；磨牙主要沉积在髓室底，其次为髓室顶和侧壁。

【破题思路】前牙主要沉积在髓室舌侧壁，磨牙主要沉积在髓室底。

136. 乳牙治疗过程中需要防止穿髓的主要原因是
A. 乳牙根管粗　　　　B. 乳牙根管口大　　　C. 乳牙髓腔大
D. 乳牙根管数目少　　E. 乳牙根管方向斜度大
【答案】C
【解析】乳牙的髓腔形态和大小与相应的乳牙外形一致。相对来讲乳牙的髓腔较恒牙者大，表现为髓室大、髓壁薄、髓角高、髓室顶和髓角多位于冠中部，根管粗、根尖孔亦大，根管斜度大。故要防止意外穿髓。

【破题思路】乳牙根在替牙前3～4年即开始吸收。

137. 牙周组织和牙髓组织间最重要的解剖通道是
A. 根管侧支　　　　　B. 暴露的牙本质小管　　　C. 根尖孔
D. 髓室底副根管　　　E. 畸形舌侧沟
【答案】C
【解析】根尖孔是牙周组织和牙髓组织间最重要的解剖通道，血管、神经、淋巴通过根尖孔互相连通，而

感染和炎症也易交互扩散。其余侧副根管也可通牙周组织，但是面积小。

【破题思路】根尖孔是牙周组织和牙髓组织间最重要的解剖通道。

138. 根管口是指
A. 髓室和根管的交界处 B. 根管末端的开口处 C. 髓腔的开口处
D. 髓室的开口处 E. 根管的开口处
【答案】A
【解析】根管口：髓室与根管移行处，后牙的根管口明显可见，前牙因髓室和根管无明显界限。

【破题思路】上3根管口最不明显。

139. 下颌中切牙具有唇舌向两个根尖孔的只有
A. 1% B. 3% C. 5%
D. 7% E. 4%
【答案】E
【解析】根管在根尖的开口叫根尖孔，髓腔内的血管、神经、淋巴等均经此孔与牙周相连通。下颌中切牙髓腔体积最小，唇舌径大于近远中径，根管多为窄而扁的单根管，分为唇舌两管者约占4%。

140. 上颌第一磨牙髓室底位于颈缘
A. 冠方0.5mm 处 B. 冠方1.0mm 处 C. 龈方1.0mm 处
D. 龈方2.0mm 处 E. 冠方2.0mm 处
【答案】D
【解析】上颌第一磨牙的髓室似矮立方形，髓室高度很小，颊舌径＞近远中径＞髓室高度；髓室顶形凹，最凹处约与颈缘平齐；远颊髓角和远舌髓角较低；髓室高度2mm，故髓室底位于颈缘龈方2.0mm处，有3～4个根管口。

【破题思路】此2.0mm可以说是开髓的安全测试线。

141. 根管口最大，且呈圆形的是
A. 上颌第一磨牙近中颊根 B. 上颌第一磨牙远中颊根 C. 下颌第一磨牙远中根
D. 下颌第一磨牙近中根 E. 上颌第一磨牙腭根
【答案】E
【解析】上颌第一磨牙有三个牙根，其中腭根最粗大、最圆，根管口最易找到，呈圆形；远颊根较圆，近颊根较扁。

【破题思路】上颌第一磨牙的腭根根管口最大且呈圆形。

142. 乳磨牙髓室底解剖特点是
A. 与恒牙厚度一致，侧支根管少 B. 较恒牙厚，侧支根管少 C. 较恒牙厚，侧支根管多
D. 较恒牙薄，侧支根管少 E. 较恒牙薄，侧支根管多
【答案】E
【解析】乳牙髓室大，髓壁薄，髓角高，根管粗，根管方向斜度大，根尖孔亦大；乳磨牙髓室较大，通常有三个根管，上颌乳磨牙有两个颊侧根管，一个舌侧根管；下颌乳磨牙有两个近中根管，一个远中根管；下颌第二乳磨牙有时可出现四根管。

【破题思路】乳牙冠短，因此髓室也薄。乳牙侧支根管多。

143. 髓腔形态的生理和病理变化中哪一点是错误的
A. 髓腔的大小随着年龄的增长而不断缩小 B. 乳牙髓腔比恒牙大
C. 青少年的恒牙髓腔比老年者大 D. 髓室顶、髓角随着牙的不断磨耗而降低
E. 外伤、龋病对牙体的侵袭使髓腔缩小

【答案】B

【解析】乳牙髓腔从相对比例较恒牙者大，年轻恒牙髓腔比老年者大，表现为髓室大、髓角高、髓室角低平、髓室高大、根管粗、根尖孔大。随年龄增长，髓腔内壁牙本质沉积，使髓腔体积逐渐减小、髓角变低、髓室底变低、髓室高度变小、根管变细、根尖孔变小。所以B项错误，过于绝对，因为恒牙的体积比乳牙大。

【破题思路】乳牙髓腔从相对比例较恒牙者大，年轻恒牙髓腔比老年者大。

(144～145题共用备选答案)
A. 近中颊侧　　　　　　　　B. 近中舌侧　　　　　　　　C. 远中颊侧
D. 远中舌侧　　　　　　　　E. 第五牙尖

144. 上颌第一磨牙髓角最高处位于
145. 下颌第二磨牙髓角最高处位于

【答案】A、B

【解析】髓角为髓腔顶突向牙尖的部位，其形态与相应牙尖形态一致，根据牙尖形态高低不同，髓角的突起高低不同。上颌第一磨牙中，颊侧牙尖高于舌侧牙尖，近中牙尖高于远中牙尖，因此，髓角由高向低依次为近中颊侧髓角、近中舌侧髓角、远中颊侧髓角和远中舌侧髓角。故选A。下颌第二磨牙，舌尖高于颊尖，近中牙尖高于远中牙尖，故近中舌侧最高。

【破题思路】上颌第一磨牙的髓室似矮立方形，髓室顶上近颊髓角最高，接近牙冠中1/3。远颊髓角与远舌髓角较低，均接近牙冠颈1/3。

(146～148题共用备选答案)
A. 管间侧支　　　　　　　　B. 根管侧支　　　　　　　　C. 根尖分歧
D. 根尖分叉　　　　　　　　E. 侧孔

146. 双根管型相邻根管之间的交通支称为
147. 主根管存在，根管在根尖部细小的分支称为
148. 发自根管的细小分支，与根管成垂直角度，贯穿牙本质和牙骨质通向牙周膜的结构称为

【答案】A、C、B

【解析】①管间侧支又称管间吻合或管间交通支，为发自相邻根管间的交通支，可分为1到2支，呈水平、弧形，甚或网状，多见于双根管型，根中1/3的管间侧支多于根尖1/3，出现在根颈1/3者最少，故选A；②根尖分歧为根管在根尖分出的细小分支，此时根管仍存在，多见于前磨牙和磨牙，故选C；③根管侧支又称管间侧支或管间交通支，为发自相邻根管间的细小分支，常与根管呈接近垂直的角度，贯穿牙本质和牙骨质，通向牙周膜腔。

(149～153题共用备选答案)
A. 唇舌径在牙颈部最大　　　　　　　　B. 根管较小根管侧壁薄，仅厚1mm
C. 近远中径在殆面宽而近颈部窄　　　　D. 髓室顶与髓室底相距较近
E. 牙冠向舌侧倾斜，髓室偏向颊侧

149. 下颌恒磨牙开髓部位应在殆面偏向颊尖处，因为
150. 上颌前牙开髓时应从舌面窝中央向牙颈方向钻入，因为
151. 上颌前磨牙开髓时要防止从近中面或远中面穿孔，因为
152. 下颌切牙根管治疗时应防止侧穿根管壁，因为
153. 下颌第一恒磨牙开髓时应防止穿通髓室底，因为

【答案】E、A、C、B、D

【解析】①下颌磨牙牙冠向舌侧倾斜，故开髓部位应在殆面偏向颊尖处。②上颌前牙由于唇舌径在牙颈部最大且壁薄，开髓时应从舌面窝中央，向牙颈方向钻入。③上颌前磨牙：近远中径在殆面宽而近颈部窄，防止从近中面或远中面穿孔。颊侧髓角较高髓室底较深，勿将暴露的髓角误认为是根管口。④下颌切牙：根管侧壁厚约1mm，防止侧穿根管壁。⑤下颌第一、第二磨牙髓室顶与髓室相距较近，开髓时应防止穿通髓室底。

【破题思路】下颌第一、第二磨牙舌侧髓角高于颊侧髓角，近中髓角高于远中髓角，下7根管横断面呈C字形。

(154～155题共用备选答案)
A. 下颌第一磨牙　　　　　　B. 下颌第二磨牙　　　　　　C. 上颌第一前磨牙
D. 上颌第二前磨牙　　　　　　E. 下颌中切牙

154. 近中根有87%为双根管的牙是
155. 牙根有60%不分叉的牙是

【答案】A、D

【解析】
(1) 下颌磨牙牙根常为扁根，可分为颊舌向双根管，其概率分别是：

	近中根	远中根
下颌第一磨牙	87%	40%
下颌第二磨牙	64%	18%

(2) 磨牙皆为多根牙，切牙为单根牙，故排除A、B、E选项。由于上颌第一前磨牙牙根为扁根，多在牙根中部或根尖1/3处分叉为颊、舌两根。

【破题思路】

	上4	下4	上5	下5
颊面	颊尖略偏远中	颊颈嵴突出	—	—
舌面	—	颊面1/2，近中舌沟	—	三尖型舌面大
邻面	近中面有近中沟	—	—	—
𬌗面	六边形，颊尖大，舌尖小，中央窝，中央沟	横嵴、近中窝小（三角形）远中窝大	中央沟浅	两尖H，U，三尖Y
牙根	根中或根尖分为两根	扁根，单根居多	单根多	单根多

(156～157题共用备选答案)
A. 18%　　　　　　　　　　B. 30%　　　　　　　　　　C. 40%
D. 60%　　　　　　　　　　E. 86%

156. 上颌第二磨牙近中颊根颊舌向双根管者约为
157. 下颌第一磨牙的远中根颊舌向双根管者约为

【答案】B、C

【解析】上颌第二磨牙近中颊根颊舌向双根管者约为30%。下颌第一磨牙的远中根颊舌向双根管者约为40%。

【破题思路】MB2概率：第一磨牙中为63%，第二磨牙中为30%。远颊根管颊舌双根管第一磨牙中约占9%。

颊舌根管	近中根	远中根
下颌第一磨牙	87%	40%
下颌第二磨牙	64%	18%

158. 男性患者，17岁，近来饮冷水时，有左上后牙一过性疼痛。检查发现：左上第一磨牙近中邻面有深龋洞，在治疗这个龋的过程中，最易出现意外穿髓的部位是
A. 近中颊侧髓角和远中颊侧髓角　　　　　　B. 近中舌侧髓角和远中舌侧髓角
C. 近中颊侧髓角和近中舌侧髓角　　　　　　D. 远中颊侧髓角和远中舌侧髓角
E. 以上都不是

【答案】C

【解析】髓角为髓腔顶突向牙尖的部位，其形态与相应牙尖形态一致，根据牙尖形态高低不同，髓角的突

起高低不同。上颌第一磨牙中，颊侧牙尖高于舌侧牙尖，近中牙尖高于远中牙尖，因此，髓角由高向低依次为近中颊侧髓角、近中舌侧髓角、远中颊侧髓角和远中舌侧髓角。

159. 男婴，1岁半，口内检查发现，上下颌乳中切牙和乳侧切牙萌出，按照一般乳牙萌出顺序在其口内萌出的下一颗牙为

  A. 下颌乳尖牙   B. 上颌乳尖牙   C. 下颌第一乳磨牙
  D. 上颌第一乳磨牙   E. 下颌第二乳磨牙

【答案】C

【解析】在乳中切牙与乳侧切牙萌出后，应该是下颌第一乳磨牙萌出。乳牙萌出顺序为：Ⅰ、Ⅱ、Ⅳ、Ⅲ、Ⅴ。

160. 某医生拔除患者上颌中切牙和侧切牙时，发现他在同样施用旋转的方式且施力的大小和速度基本一致的情况下，侧切牙的牙根尖三分之一折断在牙槽窝内，分析其原因最有可能的是

  A. 侧切牙的牙根比中切牙的牙根更易折断
  B. 侧切牙牙根尖 1/3 常有弯曲，施用旋转力拔除时较易折断
  C. 拔除侧切牙时，旋转力施用不够
  D. 与拔除中切牙和侧切牙的先后顺序有关
  E. 以上都不是

【答案】B

【解析】根据前牙牙根形态，上颌中切牙牙根圆直，拔除时可以用旋转力拔除，上颌侧切牙牙根可能有弯曲，不能使用旋转力拔除。

161. 上颌第一磨牙各根管口的形态是

  A. 若近颊根分为颊、舌两根管口时，两根管口较扁
  B. 近颊根管口较圆
  C. 舌侧根管口较宽大
  D. 远颊根管口较扁
  E. 舌侧根管口较窄

【答案】C

【解析】近颊根管口略扁，当分为两个根管时，根管口略圆；远颊因为常常为一个根管，所以根管口较圆，而舌侧根管口较宽大，近远中径大于颊舌径。

第二单元　殆与颌位

1. 后退接触位形成时主要机制是
A. 颞下颌关节韧带的可让性　　B. 髁状突在关节窝中的位置　　C. 咬合关系
D. 升颌肌的牵张反射　　E. 覆殆与覆盖
【答案】A

2. 有关正中关系的定义中，说法错误的是
A. 下颌适居正中　　B. 髁突处于关节窝的后位　　C. 在适当的垂直距离下
D. 它的最后位是下颌后退接触位　　E. 是一个功能性的下颌位
【答案】E
【解析】正中关系是指下颌不偏左、不偏右，适居正中（A 正确），髁突处于关节窝的后位（B 正确），在适当的垂直距离时，下颌骨对上颌骨的位置关系（C 正确）。髁突在关节窝的后位时，髁突对上颌的位置称为正中关系位。它是一个稳定而可重复性的位置，是一个功能性的后退边缘位，如果迫使下颌再向后退，则会由于附着在下颌骨上的肌肉受拉，髁突后方的软组织受压而感到不适。在此范围内，上下牙齿发生接触（一般在磨牙区），称为正中关系，亦称后退接触位（D 正确）。正中关系是牙尖交错位的参考位、功能位、诊断位。

3. 患儿，3 岁半，因牙列不齐前来就诊，这一年龄阶段正常殆的特征有
A. 牙排列紧密无间隙，切缘，殆面有显著磨耗
B. 牙排列紧密无间隙，上下颌第二乳磨牙的远中面，彼此相齐
C. 牙排列不紧密前牙有间隙，上下颌第二乳磨牙的远中面彼此相齐
D. 牙排列不紧密，前牙有间隙，下颌第二乳磨牙移至上颌第二乳磨牙的牙前方
E. 牙排列由紧密到牙间隙逐渐形成
【答案】B
【解析】乳牙殆特征

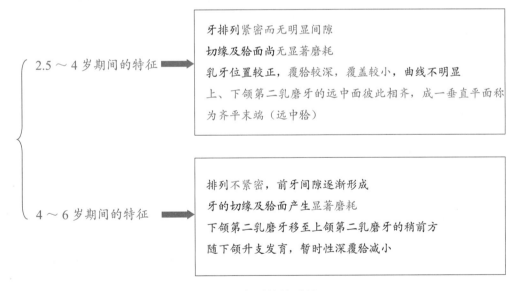

4. 4～6 岁期间，上下颌第二乳磨牙的远中面的关系是
A. 下颌第二乳磨牙的远中面移至上颌第二乳磨牙的近中
B. 下颌第二乳磨牙的远中面移至上颌第二乳磨牙的远中
C. 两者关系不定
D. 上下颌第二乳磨牙的远中面彼此相齐，成一垂直平面
E. 以上都不对
【答案】A

5. 男，10 岁，因前牙排列不齐，有间隙来医院检查。发现口内乳牙和恒牙都存在，对于其殆关系的判断，哪个不是暂时性错殆

A. 恒侧切牙向侧方倾斜 B. 中切牙间存在间隙
C. 上下第一恒磨牙出现偏远中关系 D. 下颌前牙位于上颌前牙的唇侧
E. 上前牙拥挤
【答案】D
【解析】替牙殆特征

上唇系带位置过低

中切牙间隙：待侧切牙继续萌出，间隙逐渐消失

上中切牙、侧切牙冠偏远中

暂时性前牙拥挤

暂时性远中殆

暂时性深覆殆

6. 不属于9岁儿童殆特征的是
   A. 中切牙间出现间隙 B. 侧切牙长轴向近中倾 C. 前牙轻度拥挤
   D. 前牙轻度深覆殆 E. 磨牙轻度远中殆
【答案】B
【解析】替牙殆特征：正常情况下，从6~12岁，皆属替牙殆。替牙殆期的特点常表现为暂时性错殆，此类错殆在殆的发育过程中常可自行调整为正常。

7. 不属于替牙期间殆特点的是
   A. 上颌侧切牙牙根向远中倾斜 B. 前牙轻度深覆殆关系 C. 可能显示前牙拥挤
   D. 磨牙轻度远中关系 E. 中切牙间有间隙
【答案】A
【解析】替牙期间殆特征包括：①暂时性错殆；②上中切牙间隙；③上切牙冠偏远中；④远中殆；⑤暂时性拥挤；⑥暂时性深覆殆。上颌侧切牙牙根应偏近中。

8. 一混合牙列男童，上唇系带位置过低，中切牙之间出现间隙，明显深覆殆。上颌中切牙、侧切牙牙冠斜向远中面。上、下颌第一磨牙为偏远中关系。临床如何处理
   A. 行上唇系带整形术 B. 正畸关闭中切牙之间的缝隙 C. 正畸排齐上颌中切牙、侧切牙
   D. 尽早进行正畸治疗 E. 无须处理
【答案】E
【解析】题目中说是混合牙列时期，其特点为上唇系带过低，中切牙间隙，中切牙和侧切牙冠偏远中，暂时性前牙拥挤，暂时性远中殆，暂时性深覆殆。

9. 乳牙期间殆特征不包括
   A. 无明显倾斜 B. 殆曲线不明显 C. 平齐末端
   D. 牙列拥挤 E. 覆殆深
【答案】D
【解析】4岁前乳牙期间殆特征：乳牙在牙列上位置较正，没有明显的近远中向或颊舌向倾斜，覆殆较深，覆盖较浅；殆曲线不明显；上下颌第二乳磨牙的远中面彼此相齐，成一垂直平面，称为齐平末端。4~6岁乳牙期间殆特征：随着颌骨渐增大，牙排列不紧密，切牙区及尖牙区出现间隙；切缘及殆面产生显著磨耗；上下颌第二乳磨牙的远中面不在同一个平面，下颌第二乳磨牙移至上颌第二乳磨牙近中。随着颌骨渐增大，牙排列不紧密，切牙区及尖牙区出现间隙，不会造成牙列拥挤。

10. 乳牙上前牙散在间隙称为
    A. 可用间隙 B. 灵长间隙 C. 替牙间隙
    D. 发育间隙 E. 必须间隙
【答案】D
【解析】乳牙上前牙散在间隙成为发育间隙；上颌尖牙近中和下颌尖牙远中的间隙为灵长间隙。乳牙在颌骨上位置较正，由于4岁后颌骨发育速度明显加快，牙槽骨迅速增大，而乳牙大小仍保持原样，牙量显得明显不足，此时出现的间隙成为发育间隙。

11. 牙列拥挤最常见的原因是
    A. 伸舌吞咽 B. 咬物习惯 C. 乳牙早失

D. 偏侧咀嚼　　　　　　　　E. 遗传因素

【答案】C

【解析】替牙𬌗期，恒切牙初萌时可能呈暂时性拥挤的状态，但是牙列拥挤最常见原因是乳牙早失。乳牙在替牙期作用主要为占位，如过早缺失，则继承恒牙及相邻牙齿会向缺牙侧倾斜移动，导致𬌗关系错乱，产生牙列拥挤现象。

12. 牙齿排列的描述，错误的是

A. 牙齿在牙列中都有一定的倾斜

B. 左右两侧相互对称并与面部外形协同

C. 牙弓的形态一般可分为方圆形、椭圆形及尖圆形三种

D. 上下颌的后牙都向颊侧倾斜

E. 以上都不正确

【答案】D

【解析】牙体唇（颊）舌向的倾斜规律：

上颌切牙与下颌切牙	向唇侧倾斜
上颌3、4、5、6与下颌3、6	较正
上颌7、8	向颊侧倾斜
下颌前磨牙以及下颌第二、第三磨牙	向舌侧倾斜

13. 牙体长轴在牙弓中排列的近远中倾斜情况，错误的是

A. 上颌中切牙、侧切牙、尖牙的牙冠都向近中倾斜，而且侧切牙最明显

B. 按照牙冠近中倾斜的程度排列，上颌第一前磨牙>上颌第二前磨牙>上颌第一磨牙

C. 上颌第二、第三磨牙的牙冠不倾斜

D. 下颌中切牙牙冠几乎不倾斜

E. 下颌第二、第三磨牙牙冠向近中倾斜

【答案】C

【破题思路】牙体近远中向的倾斜规律：

上颌顺序排列：2>3>1
　　　　　　　4>5>6<7<8

下颌顺序排列：3>2>1

前磨牙在牙列中较正

磨牙顺序排列：6<7<8

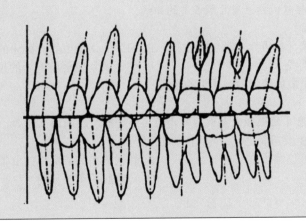

14. 对建立正常的咬合关系起重要作用，应尽量保留，避免拔除的牙是

A. 尖牙　　　　　　B. 第一前磨牙　　　　　　C. 第二前磨牙

D. 第一磨牙　　　　E. 第二磨牙

【答案】D

15. Spee曲线最低点位于

A. 下颌第二磨牙的近中颊尖　　B. 下颌第一磨牙的远中颊尖　　C. 下颌第一磨牙的近中颊尖

D. 下颌第二磨牙的远中颊尖　　E. 下颌第二前磨牙的颊尖

【答案】B

【解析】连接下颌切牙的切缘、尖牙的牙尖、前磨牙的颊尖、磨牙的近远中颊尖构成一条相对平滑的𬌗曲线,为下颌的纵𬌗曲线,或称 Spee 曲线。纵𬌗曲线从前向后略呈凹形。前牙切缘几乎在同一平面上,自尖牙的牙尖向后经前磨牙的颊尖到第一磨牙的远中颊尖逐渐降低,再向后经过第二、三磨牙颊尖又逐渐升高。

【破题思路】		
纵𬌗曲线	下颌 （Spee 曲线）	连接下颌切牙的切嵴、尖牙的牙尖以及前磨牙、磨牙的颊尖所形成的一条凹向上的曲线 该曲线在切牙段较平,自尖牙起向后则逐渐降低,于第一磨牙远颊尖处为最低点,而后第二、第三磨牙处又逐渐升高
	上颌	一条凸向下的曲线 由切牙至第一磨牙近颊尖段较平直,从第一磨牙的近颊尖至最后磨牙的远颊尖段则逐渐向上弯曲,此弯曲段曲线亦称为补偿曲线
横𬌗曲线 （Wilson 曲线）	上颌	连接两侧同名磨牙的颊尖、舌尖形成一条凸向下的曲线,称横𬌗曲线
	下颌	凹向上

16. 不属于 Spee 曲线特点的是
A. 为下颌牙列的纵𬌗曲线
B. 形成一条向下凹的曲线
C. 连接下颌切牙切缘、尖牙牙尖及前磨牙、磨牙的颊尖
D. 在切牙段较平
E. 自尖牙起向后逐渐降低,到第二磨牙远中颊尖处最低
【答案】E
【解析】纵𬌗曲线又称 Spee 曲线,为连接下颌切牙切缘、尖牙牙尖、前磨牙颊尖、磨牙近、远中颊尖的连线,从前向后是一条凹向上的曲线（也可以说向下凹）。该曲线的切牙段较直,从尖牙向后经前磨牙至第一磨牙的远颊尖逐渐降低,第二、第三磨牙的颊尖又逐渐升高。

17. 横𬌗曲线由哪些牙尖的连线所构成
A. 左右两侧磨牙舌尖的连线　　B. 左右两侧前磨牙的颊舌尖的连线　　C. 左右两侧磨牙颊舌尖的连线
D. 左右两侧磨牙颊尖的连线　　E. 左右两侧前磨牙舌尖的连线
【答案】C
【解析】横𬌗曲线为连接双侧同名磨牙颊舌尖的曲线。

18. 补偿曲线为连接上颌
A. 切牙的切缘至最后磨牙的近远中颊尖的连线　　B. 切牙的切缘至第一磨牙的近中颊尖的连线
C. 后牙近远中颊尖的连线　　D. 切牙的切缘至前磨牙的颊尖的近颊连线
E. 第一磨牙的近颊尖至最后磨牙的远颊尖的连线
【答案】E
【解析】它是指从第一磨牙的近颊尖至最后磨牙的远颊尖段,逐渐向上弯曲,此弯曲曲段成为补偿曲线。

19. 后退接触位形成的主要机制是
A. 颞下颌关节韧带的可让性　　B. 髁状突在关节窝中的位置
C. 咬合关系　　D. 升颌肌的牵张反射
E. 覆与覆盖
【答案】A
【解析】后退接触位与正中关系两者确定的方法不同,但后退接触位也是髁突在关节窝的最后退位时发生的被诱导的关系,因此一般认为与正中关系是同一位。主要是因为颞下颌关节韧带的可让性才导致髁突在关节窝可以退后,因此选 A。

20. 在正中𬌗位时,只与一个牙相对的牙是
A. 上颌中切牙和下颌第三磨牙　　B. 上颌中切牙和下颌中切牙　　C. 上颌第三磨牙和下颌第三磨牙
D. 上颌第三磨牙和下颌中切牙　　E. 下颌中切牙和下颌第三磨牙
【答案】D
【解析】在正中𬌗位时,只与一个牙相对的牙是上颌第三磨牙和下颌中切牙。正中𬌗位时,一牙对两牙牙

尖交错接触，只上颌第三磨牙和下颌中切牙例外，下颌中切牙只与上颌中切牙相对，上颌第三磨牙只与下颌第三磨牙相对。

【破题思路】ICO 正常标志

中线对正	上下牙列的中线对正，并与上唇系带和人中一致
一牙对二牙	除下 1 和上 8（最后磨牙）外，全牙列最广泛、密切的接触
上下尖牙接触关系	上 3 牙尖顶对下 3 的远中唇斜面及唇侧远中缘
第一磨牙接触关系	上 6 近颊尖对下 6 的颊面沟

只和邻牙近中面接触的是中切牙。
只和邻牙远中面接触的是第三磨牙。

21. 覆盖的定义是
A. 正中𬌗时，上下前牙发生重叠的关系
B. 正中𬌗时，上颌牙盖过下颌牙唇、颊面的水平距离
C. 前伸𬌗位时下前牙缘超过上前牙切缘的水平距离
D. 正中𬌗时，上颌牙盖过下颌牙唇、颊面的垂直距离
E. 下颌前伸时，上下前牙切缘相对时下颌运动的距离
【答案】B
【解析】覆盖：指牙尖交错𬌗时上颌牙盖过下颌牙的水平距离。
覆𬌗：指牙尖交错𬌗时上颌牙盖过下颌牙唇、颊面的垂直距离。

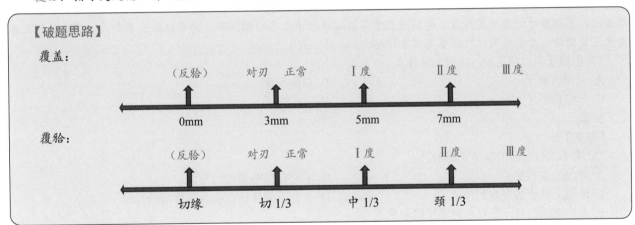

22. 前牙覆𬌗，正常的是
A. 上前牙盖过下前牙的唇面小于 1/2
B. 上前牙盖过下前牙的唇面小于 2/3
C. 上前牙不能完全盖过下前牙唇面
D. 上前牙与下前牙的切缘相对
E. 上前牙盖过下前牙的唇面在切缘 1/3 以内
【答案】E

23. 正常覆盖时，上颌切牙切缘到下颌切牙唇面的距离是
A. 3mm 以内
B. 4mm 左右
C. 5mm 左右
D. 6mm 左右
E. 7mm 以上
【答案】A

24. 覆盖是指
A. 牙尖交错𬌗时，上颌牙盖过下颌牙唇/颊面的垂直距离
B. 牙尖交错𬌗时，上颌牙盖过下颌牙唇/颊面的水平距离
C. 牙尖交错𬌗时，上颌前牙盖过下颌前牙唇面的垂直距离
D. 牙尖交错𬌗时，上颌前牙盖过下颌前牙唇面的水平距离
E. 牙尖交错𬌗时，上颌前牙盖过下颌前牙切端之间的距离
【答案】B

25. 远中错𬌗是
A. 上颌第一恒磨牙的近中颊尖咬合在下颌第一恒磨牙颊沟的远中
B. 上颌第一恒磨牙的近中颊尖正对着下颌第一恒磨牙的颊沟
C. 上颌第一恒磨牙的近中颊尖咬合在下颌第一恒磨牙颊沟的近中
D. 下颌第一恒磨牙的近中颊尖正对着上颌第一恒磨牙的颊沟
E. 下颌第一恒磨牙的近中颊尖咬合在上颌第一恒磨牙颊沟的远中
【答案】C
【解析】

中性𬌗	上6的近中颊尖正对着下6的颊沟，上6的近中舌尖则接触在下6的中央窝内
远中错𬌗：安氏Ⅱ类	上6的近中颊尖咬合在下6的颊沟的近中
近中错𬌗：安氏Ⅲ类	上6的近中颊尖咬合在下6颊沟的远中

26. 牙尖交错𬌗时，上下牙对位关系的主要指标是
A. 上颌第一磨牙近中颊尖与下颌同名牙的颊沟对位
B. 上颌第一磨牙近中颊尖与下颌同名牙的远中颊沟对位
C. 下颌第一磨牙近中舌尖与上颌同名牙的舌沟对位
D. 下颌第一磨牙近中颊尖与上颌同名牙的颊沟对位
E. 上颌第一磨牙远中颊尖与下颌同名牙的颊沟对位
【答案】A
【解析】牙尖交错𬌗是指上、下颌牙牙尖交错，达到最广泛、最紧密接触时的一种咬合关系。临床上常以尖牙接触关系和第一磨牙接触关系为标志。正常时上颌尖牙的牙尖顶对着下颌尖牙的远中唇斜面及唇侧远中缘，下颌尖牙的牙尖顶对着上颌尖牙的近中舌斜面及舌侧近中缘；上颌第一磨牙的近颊尖对着下颌第一磨牙的颊面沟，下颌磨牙的近颊尖对着上颌第一磨牙与第二前磨牙之间的楔状隙。尖牙接触关系和第一磨牙接触关系作为牙尖交错𬌗作为个体间比较的重要参考指标。

27. 生理牙列前伸𬌗时，接触的牙体是
A. 双侧前磨牙 B. 双侧磨牙
C. 一侧前磨牙 D. 一侧磨牙
E. 前牙
【答案】E

28. 关于"𬌗"面的描述正确的为
A. 牙冠发生接触的一面 B. 牙冠有咀嚼接触的一面
C. 牙冠上有牙尖突起的部位 D. 上、下颌牙齿在咬合时接触的部位
E. 上、下颌的后牙在咬合时发生接触的面
【答案】E
【解析】𬌗面是指上、下颌的后牙在咬合时发生接触的面，起到磨碎食物的作用。

29. 自然牙列正常侧向咬合状态正确的是
A. 工作侧牙接触，非工作侧牙也接触 B. 工作侧牙接触，非工作侧牙不接触
C. 非工作侧牙接触有利于牙周支持组织 D. 工作侧牙不接触，非工作侧牙全接触
E. 非工作侧牙接触使工作侧牙接触更稳定
【答案】B
【解析】在正常的自然牙列，侧方咬合时，工作侧牙列接触，非工作侧牙列不接触；如果非工作侧也接触可能造成咬合干扰。

30. 一自然牙列个体前伸咬合，前牙接触后牙双侧均有一点接触。侧方咬合工作侧接触，非工作侧无接触牙尖错位时，上前牙切缘距下前牙唇面3mm；下前牙切缘咬合于上前牙舌面切1/3，下颌后退接触位时髁突位于下颌窝最后位置。此为
A. 前伸咬合异常 B. 侧方咬合异常 C. 覆盖异常
D. 覆𬌗异常 E. 后退接触位异常
【答案】A
【解析】自然前伸的时候正常是没有阻挡的，后牙应该不接触。

31. 男，30岁，在做常规口腔检查时发现，患者牙尖交错位与后退接触位是同一位置，在做侧方运动时，非工作侧均无接触，但在做左侧方运动时，左侧上下颌尖牙保持接触；在做右侧方运动时，右侧上下颌的尖牙、前磨牙和磨牙都有接触，这种情况可描述为下列哪一种情形

A. 左侧是尖牙保护𬌗，右侧也是尖牙保护𬌗
B. 左侧是尖牙保护𬌗，右侧是组牙功能𬌗
C. 左侧是尖牙保护𬌗，右侧既是尖牙保护𬌗，又是组牙功能𬌗
D. 两侧都是组牙功能𬌗
E. 以上都不是

【答案】B

【解析】组牙功能𬌗是指工作侧的上下尖牙和一对或一对以上的后牙保持同时接触，或者工作侧上下后牙均保持接触；非工作侧上下颌后牙不接触。尖牙保护𬌗是在侧方咬合运动时，以尖牙作支撑，对其他牙齿起到保护作用，工作侧后牙不接触。

【破题思路】自然牙列		
前伸𬌗		切缘相对，后牙无接触或轻接触
侧方𬌗	尖牙保护𬌗	工作侧上下尖牙牙尖相接触，对侧牙不接触
	组牙功能𬌗	工作侧上下一组牙相接触，对侧牙不接触

32. 尖牙保护𬌗的𬌗型特点是

A. 侧方𬌗运动时，工作侧只有尖牙形成接触
B. 侧方𬌗运动时，工作侧只有尖牙脱离接触
C. 侧方𬌗运动时，非工作侧只有尖牙脱离接触
D. 侧方𬌗运动时，非工作侧只有尖牙形成接触
E. 非正中𬌗时，双侧尖牙形成均匀接触

【答案】A

33. 尖牙保护𬌗与组牙功能𬌗两种𬌗型的主要区别在于

A. 正中𬌗时的𬌗接触状态
B. 正中关系𬌗时的𬌗接触状态
C. 前伸𬌗运动时的𬌗接触状态
D. 侧方𬌗运动时工作侧𬌗接触状态
E. 侧方𬌗运动时非工作侧的𬌗接触状态

【答案】D

34. 在尖牙保护𬌗时尖牙的作用是

A. 尖牙能抵御较大的咀嚼力
B. 尖牙萌出最晚
C. 尖牙在恒牙列中存留到最后
D. 尖牙的位置适中
E. 尖牙是一个不太重要的牙

【答案】A

【解析】尖牙保护𬌗是指在侧方咬合运动时，以尖牙作支撑，对其他牙齿起到保护作用。尖牙作支撑的有利条件是：①尖牙具有适合作为引导的舌面窝，可导致𬌗力趋于轴向；②根长且粗大、支持力强；③尖牙位居牙弓前部，在咀嚼时构成Ⅲ类杠杆，能抵御较大的咀嚼力；④牙周韧带感受器丰富，对刺激敏感，能及时作出调整反应。

【破题思路】			
自然牙列	前伸𬌗		
	侧方𬌗	尖牙保护𬌗	
		组牙功能𬌗	
全口义齿	平衡𬌗	前伸𬌗平衡：前牙接触，后牙轻接触	
		侧方𬌗平衡：工作侧接触，非工作侧也接触	

35. 食物的切割是如何实现的
A. 牙齿所有殆面接触 B. 后牙颊尖接触 C. 前牙对刃咬合
D. 前牙切咬运动 E. 前牙正中咬合
【答案】D
【解析】切割功能主要通过下颌前伸咬合实现。开始时，下颌从牙尖交错位或姿势位向下前方伸出，继则上升，使上下前牙咬住食物，用力切割。在穿透食物后，下切牙的切缘顺沿上切牙舌面的方向回到牙尖交错位。下颌由切牙对刃位滑到牙尖交错位的运动（由对刃殆滑到牙尖交错殆，是发挥功能的阶段）。

【破题思路】前牙切咬运动殆运循环：准备阶段为下颌前伸到对刃殆；功能阶段为下颌从对刃殆滑到牙尖交错殆，完成一次前牙切咬运动。

36. 正常邻面突度的生理意义不包括
A. 保护牙龈组织 B. 分散咀嚼压力 C. 利于食物排溢
D. 便于舌的运动 E. 利于牙齿的稳固
【答案】D
【解析】牙冠邻面（近中面或远中面）为凸面，各牙冠借助邻面突度形成良好接触，具有以下生理意义：
① 防止食物嵌塞，防止龈乳头受压萎缩及牙槽骨吸收降低。
② 保持牙弓的稳定性，相互支持依靠，便于分散殆力。
③ 保持牙面清洁：因为有邻面接触关系，食物很容易从接触区四周排溢，食物摩擦牙面，防止龋齿及龈炎的发生。

37. 一位全口义齿患者，在调殆时发现，下颌前伸至上下颌前牙切缘相对时，左右侧上下颌第二磨牙有接触，左右侧下颌第一磨牙与上颌第二前磨牙也有接触，可以描述为
A. 前伸殆三点接触殆平衡 B. 前伸殆多点接触殆平衡 C. 前伸殆完善接触殆平衡
D. 前伸殆不平衡殆 E. 以上都不是
【答案】B
【解析】前伸平衡殆是指下颌由正中殆依切导向前、向下运动至前牙切缘相对时，后牙保持殆接触关系。依后牙间接触数目的多少，分为三点接触、多点接触与完善接触殆平衡。而多点接触殆平衡是指下颌向前运动到上下前牙切缘相对接触的过程中，上下颌牙列两侧后牙区保持着多于一对牙齿的接触关系。

【破题思路】平衡殆分类		
正中平衡殆	下颌在正中颌位时，上下颌后牙间最广泛最均匀的点线面接触，前牙间轻轻接触或不接触	
前伸平衡殆	三点接触：下颌向前运动到上、下前牙切缘相对接触的过程中，上、下颌牙列两侧后牙区的第二或第三磨牙间保持接触关系	
	多点接触：下颌向前运动到上、下前牙切缘相对接触的过程中，上、下颌牙列两侧后牙区保持着多于一对牙齿的接触关系	
	完善：下颌向前运动到上、下前牙切缘相对接触的过程中，上、下颌牙列各个相对牙齿均保持着接触关系	
侧方平衡殆	三点接触：下颌在侧方运动过程中，上、下颌牙齿在工作侧（咀嚼侧）相对各牙的牙尖工作斜面均保持接触，在非工作侧仅有个别磨牙接触	
	多点接触：下颌在侧方运动过程中，上、下颌牙齿在工作侧相对各牙的牙尖工作斜面均保持接触，而在非工作侧有多数后牙保持接触	
	完善：下颌在侧方运动过程中，上、下颌牙齿在工作侧相对各牙的牙尖工作斜面均保持接触，非工作侧相对各牙尖的斜面也均保持接触	

38. 眶耳平面的解剖标志是
A. 由眼眶上缘到外耳道上缘构成的平面 B. 由眼眶下缘到外耳道上缘构成的平面

C. 由眼眶下缘到外耳道下缘构成的平面　　D. 由眼眶下缘到耳屏上缘构成的平面
E. 由眼眶上缘到耳屏上缘构成的平面

【答案】B

【解析】眶耳平面是连接双侧眼眶下缘最低点和外耳道上缘的一个假想面，此平面为描述上下牙列、下颌骨以及咬合关系相对于上颌乃至颅面其他结构的位置情况和运动关系的基本参考平面。眶耳平面在放射投照检查中具有重要的定位参考意义。

39. 有关切道斜度的描述错误的是
A. 与覆𬌗成正变关系　　B. 与覆𬌗成反变关系　　C. 与覆盖成反变关系
D. 大小与覆𬌗有关　　E. 大小与覆盖有关

【答案】B

【解析】切道是指在咀嚼过程中，下颌前伸到上下颌切牙切缘相对后，在返回正中𬌗位的过程中，下颌前牙切缘所运行的轨道。切道斜度与覆𬌗覆盖有关，一般与覆盖成反变关系、与覆𬌗呈正变关系。

40. 3种可重复的基本颌位是
A. 牙尖交错位，正中关系，肌位　　B. 牙尖交错位，正中关系，息止颌位
C. 牙尖交错位，正中关系，后退接触位　　D. 牙尖交错位，牙位，肌位
E. 后退接触位，牙位，息止颌位

【答案】E

【解析】有重复性，又有临床应用意义的3个位置包括：牙尖交错位、下颌姿势位及下颌后退位。正中时下颌骨的位置称正中位，也称牙位；正中关系亦称下颌后退位，指下颌不偏左、不偏右，适居正中，髁状突处于关节窝的后位，在适当的垂直距离时，下颌骨对上颌骨的位置关系，它是一个稳定而可重复性的位置，是一个功能性的后退边缘位；息止颌位亦称下颌姿势位，当口腔在不咀嚼、不吞咽、不说话的时候，下颌处于休息状态，上下颌牙弓自然分开，从后向前保持着一个楔形间隙，称之为息止间隙，一般为1～4mm，在此下颌所处的位置称为息止颌位。

41. 铰链运动开始的位置是
A. 牙尖交错位　　B. 后退接触位　　C. 下颌姿势位
D. 前伸位　　E. 肌接触位

【答案】B

【解析】髁状突在正中关系位时，又称为铰链位，下颌依此为轴可作18～25mm转动（切点测量），为铰链开闭口运动。在正中关系范围内，尽管下颌可以做一定范围的铰链开闭运动，髁突只在原位只有转动无滑动。后退接触位则是指下颌处在正中关系时（髁状突在正中关系位），下牙列与上牙列有咬合接触的颌位。因此铰链运动起始于后退接触位。

【破题思路】

后退接触位（RCP）	从ICP下颌可以向后移动约1mm，此时前牙不接触，只有后牙牙尖斜面部分接触，髁突位于关节窝中的功能最后位置，下颌的这个位置称为后退接触位（RCP）
正中关系：稳定而可重复性	指下颌不偏左、不偏右，适居正中，髁突位于关节窝的最上、最前位，在适当的垂直距离时，下颌骨对上颌骨的位置关系	髁突在正中关系位时，又称为铰链位，下颌依此为轴可做18～25mm转动（切点测量），为铰链开闭口运动，称为正中关系范围。在此范围内，上下牙齿发生接触（一般在磨牙区），称为正中关系，亦称后退接触位

42. 自然闭口时牙尖斜面引导下颌进入
A. 牙尖交错位　　B. 前伸𬌗位　　C. 侧𬌗位
D. 后退位　　E. 平衡𬌗位

【答案】A

【解析】牙尖交错𬌗时下颌骨的位置称牙尖交错位，也称牙位。下颌姿势位通过肌肉主动收缩上提下颌达到初始的𬌗接触时，下颌的位置为肌接触位（肌位）。正常咬合是肌位与牙位一致。牙尖交错位也是由牙所决定的下颌向上运动的边缘位，当牙位与肌位一致时，双侧嚼肌、颞肌、翼内肌收缩，下颌由牙间斜面引导到达这一位置。

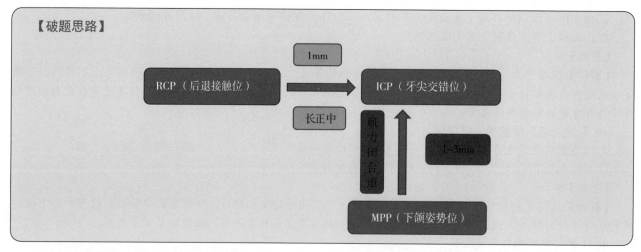

43. 长正中是指
A. 后退位与牙尖交错位之间的距离
B. 下颌姿势位与牙尖交错位之间的距离
C. 下颌姿势位至牙尖交错位的距离1~3mm,双侧后牙均匀对称接触,无偏斜
D. 后退接触位至牙尖交错位的距离1mm,直向前滑动,基本无偏斜
E. 下颌习惯闭合位和牙尖交错位之间的距离
【答案】D
【解析】由后退接触位能自如地直向前滑动到牙尖交错位称为长正中。如有偏斜不超过0.5mm,其滑动距离多在0.5~1.0mm。

44. "长正中"所指的滑动距离为
A. 由下颌后退接触位自如滑到牙尖交错位
B. 由牙尖交错位向前滑到下颌后退接触位
C. 由下颌后退接触位向前滑到牙尖交错位
D. 由牙尖交错位自如地直向前滑动到下颌后退接触位
E. 由下颌后退接触位自如地直向前滑动到牙尖交错位
【答案】E
【解析】从后退接触位,下颌向前上移动1mm左右到达牙尖交错位,这两个颌位的关系主要为水平向的关系。在此移动的过程中下颌无偏斜或偏斜小于0.5mm,双侧后牙均匀对称接触,无单侧的咬合性接触,通常将此时的上下颌颌位关系称为"长正中"。

45. 上下颌骨处于正中关系时,下颌可以做可开闭运动的范围是
A. 15~18mm B. 18~20mm C. 18~25mm
D. 25~30mm E. 30~35mm
【答案】C
【解析】髁突在正中关系位时,又称为铰链位,下颌依此为轴可作18~25mm转动(切点测量),为铰链开闭口运动,称为正中关系范围。

46. 患者,40岁,在口腔检查时,被要求做以下动作:下颌自然闭合到与上颌牙齿接触,并紧咬牙,检查发现,此时他口内的所有牙都保持接触,磨耗面对𬌗良好,此时,这个患者下颌所处的位置是
A. 正中位 B. 正中关系 C. 牙尖交错位
D. 正中关系位 E. 以上都不是
【答案】C
【解析】题干里形容的是上、下颌牙牙尖相互交错咬合,达到最广泛、最紧密的接触关系,为牙尖交错𬌗,下颌所处位置为牙尖交错位。当口腔颌面部形态两侧对称、上下牙列排列正常,牙尖交错𬌗时下颌的位置相对于颅骨处正中,这时牙尖交错位又称作正中𬌗位。

【破题思路】

牙尖交错位(牙位)	上、下颌牙牙尖交错,达到最广泛、最紧密的接触关系。肌力闭合道的终点
后退接触位(正中关系𬌗、关节位)	从牙尖交错位下颌可以向后移动约1mm,此时,前牙不接触,只有后牙牙尖斜面部分接触,髁突在下颌窝的位置是下颌的生理性最后位

下颌姿势位（息止颌位）	头直立位，口腔在不咀嚼、不吞咽、不说话的时候，下颌处于休息状态，上、下颌牙弓自然分开，从后向前保持着一个楔形间隙，称为息止颌间隙，也称为自由间隙，为1～3mm。此时下颌所处的位置，称为下颌姿势位

47. 无咬合关系的颌位是
A. 正中𬌗位   B. 下颌息止颌位   C. 正中关系𬌗位
D. 肌接触位   E. 下颌后退接触位
【答案】B
【解析】下颌息止位是下颌处于完全休息时的静止状态，上下牙列自然分开，上下颌牙齿𬌗面之间保持一定的间隙，此间隙由前向后逐渐变小，称为息止𬌗间隙。此间隙前牙一般为2～4mm。息止𬌗间隙靠咀嚼肌的平衡张力维持，与有无牙齿没有关系。

48. 息止颌位的描述，错误的是
A. 息止颌位并不是一个稳定的位置
B. 当口腔不咀嚼、不吞咽、不说话时，上、下牙列（牙弓）自然分开，下颌所处的位置
C. 升颌肌处于休息状态
D. 息止𬌗间隙一般为1～4mm
E. 生理意义是牙齿可避免非咀嚼性磨损
【答案】C

49. 男，40岁，在试戴金属冠时，反映戴上右侧后牙冠时，双侧后牙同时咬合时下颌有偏移，去除冠后无上述情况发生。临床检查发现：右侧上颌第一磨牙金属冠的颊尖舌斜面有咬合滑动印迹。导致患者下颌咬合问题发生的颌位为
A. 后退接触位   B. 正中关系位   C. 下颌姿势位
D. 牙位   E. 肌位
【答案】D
【解析】牙尖交错位也称为牙位，是以牙尖交错𬌗为前提。在具有正常牙尖交错𬌗的个体双侧后牙咬合时双侧提颌肌活动对称和有力，稳定地咬合在牙尖交错𬌗。当牙尖交错𬌗异常，如早接触，咬合干扰点使牙尖交错𬌗咬合时下颌偏向一侧，这时两侧咀嚼肌活动不一致。

50. 肌位属于
A. MCP   B. ICP   C. RCP
D. MPP   E. CRP
【答案】A
【解析】MCP→肌位，ICP→牙尖交错位，RCP→后退接触位，MPP→下颌姿势位，CRP→正中关系位。

51. 牙尖交错位正常时下列表述正确的是
A. 咀嚼肌处于松弛状态   B. 部分后牙颊尖接触
C. 关节韧带处于紧张状态   D. 上、下颌牙处于最广泛、最紧密接触
E. 髁突位于下颌窝的最后位置
【答案】D

（52～53题共用备选答案）
A. 下颌静止时，上下颌骨间的相对关系   B. 下颌静止时，上下颌牙的接触
C. 下颌静止时，上下颌牙弓𬌗面最广泛的接触   D. 下颌在运动时，上下颌骨间相对关系的变化
E. 下颌在运动时，上下颌牙的接触

52. 咬合
53. 𬌗
【答案】E、B
【解析】咬合是用来描述下颌运动中上下颌牙的接触关系。在一些情况下咬合与𬌗可以通用，但是问及咬合与𬌗的不同之处时应该清楚两者间的区别。𬌗用来描述下颌静止时，上下颌牙的接触。下颌静止时，上下颌牙弓𬌗面最广泛的接触称为牙尖交错𬌗。下颌在运动时，上下颌骨间相对关系属于颌位的范畴，例如牙尖交错位、下颌姿势位等、前伸颌位等。

(54～56题共用备选答案)
A. 牙排列不紧密，前牙有间隙，并出现灵长类间隙
B. 完全的乳牙建成
C. 牙排列紧密无间隙，切缘、殆面磨耗显著
D. 牙排列紧密无间隙，上下颌第二乳磨牙的远中面彼此平齐
E. 有矢状曲线但无横曲线

54. 2.5岁

55. 2.5～4岁

56. 4～6岁

【答案】B、D、A。

【解析】①2.5岁时完全的乳牙建成。②2.5～4岁时牙排列紧密无间隙，上下颌第二乳磨牙的远中面彼此平齐。③4～6岁时牙排列不紧密，前牙有间隙，在上颌乳尖牙的近中、下颌乳尖牙的远中的间隙即灵长类间隙。

(57～59题共用备选答案)
A. 前牙区出现间隙，前牙切缘和磨牙殆面磨耗明显
B. 前牙区出现间隙，前牙切缘和磨牙殆面无明显磨耗
C. 最后磨牙远中面平齐
D. 磨牙呈中性殆关系
E. 浅覆殆，深覆盖

57. 2.5～4岁儿童，殆的特征有

58. 4～6岁儿童，殆的特征有

59. 正常恒牙殆的特征有

【答案】C、A、D

【解析】2.5～4岁期间殆的特征：牙排列紧密无明显间隙；切缘及殆面尚无明显磨耗，乳牙位置较正，没有明显的近远中向或唇（颊）舌向倾斜；覆殆较深，覆盖较小，殆曲线不明显；上、下颌第二乳磨牙的远中面彼此相齐，成一垂直平面。4～6岁期间殆的特征：牙排列不紧密，前牙间隙逐渐形成；牙的切缘及殆面产生显著消耗；下颌第二乳磨牙移至上颌第二乳磨牙的稍前方；随下颌升支发育，暂时性深覆殆减小。正常恒牙殆的特征是磨牙呈中性殆关系。

(60～62题共用备选答案)
A. 纵殆曲线　　　　　B. 横殆曲线　　　　　C. Spee曲线
D. 补偿曲线　　　　　E. 殆曲线

60. 表示牙列殆面形态特征的曲线

61. 连接下颌切牙的切缘、尖牙的牙尖、前磨牙颊尖及磨牙近远中颊尖的连线

62. 连接上颌切牙的切缘、尖牙的牙尖、前磨牙颊尖及磨牙近远中颊尖的连线

【答案】E、C、A

(63～64题共用备选答案)
A. 咬合曲线　　　　　B. 反横殆曲线　　　　C. Spee曲线
D. 补偿曲线　　　　　E. 横殆曲线

63. 临床检查时，发现患者上颌功能尖磨平。连接该患者同名磨牙颊舌尖所构成的曲线称

64. 连接下颌尖牙牙尖及双尖牙、磨牙颊尖所构成的曲线称

【答案】E、C

【解析】横殆曲线指连接双侧同名磨牙颊舌尖所形成的曲线，上颌为凸向下的曲线，下颌为凹向上的曲线。Spee曲线为连接下颌切牙的切缘、尖牙的牙尖、双尖牙以及磨牙颊尖所构成的曲线。

65. 鼻翼耳平线与眶耳平面的交角约为
A. 15°　　　　　　　B. 60°　　　　　　　C. 70°
D. 80°　　　　　　　E. 140°

【答案】A

(66～67题共用备选答案)
A. 中性殆　　　　　　B. 远中殆　　　　　　C. 近中殆
D. 正中殆　　　　　　E. 前伸殆

66. 正中𬌗时，上颌第一磨牙近中颊尖咬在下颌第一磨牙颊沟的近中为
67. 正中𬌗时，上颌第一磨牙近中颊尖咬在下颌第一磨牙颊沟的远中为

【答案】B、C

【解析】正中𬌗位是上颌第一磨牙近中颊尖咬在下颌第一磨牙颊沟，下颌前伸到前牙切对切时是前伸𬌗，当上颌第一磨牙近中颊尖咬在下颌第一磨牙颊沟的近中时，为远中𬌗关系；当正中时，上颌第一磨牙近中颊尖咬在下颌第一磨牙颊沟的远中时，为近中𬌗关系。

【破题思路】

中性𬌗	上6的近中颊尖正对着下6的颊沟，上6的近中舌尖则接触在下6的中央窝内
远中错𬌗：安氏Ⅱ类	上6的近中颊尖咬合在下6的颊沟的近中
近中错𬌗：安氏Ⅲ类	上6的近中颊尖咬合在下6颊沟的远中

（68～69题共用备选答案）

A. 下颌第一磨牙的中央窝 B. 下颌第一磨牙与第二前磨牙之间的（侧）楔状隙
C. 下颌第一磨牙的颊面沟 D. 上颌第一磨牙的中央窝
E. 上颌第一磨牙与第二前磨牙之间的（侧）楔状隙

68. ICO时上颌第一磨牙的近颊尖接触
69. ICO时下颌第一磨牙的近颊尖接触

【答案】C、E

【解析】ICO是指上下颌牙牙尖交错，达到最广泛、最紧密接触时的一种咬合关系。ICO时上颌第一磨牙的近颊尖接触下颌第一磨牙的颊面沟，下颌第一磨牙的近颊尖接触上颌第一磨牙与第二前磨牙之间的侧面楔状隙。

（70～74题共用备选答案）

A. 牙尖交错位 B. 后退接触位 C. 下颌姿势位
D. 前伸颌位 E. 侧方颌位

70. 牙位是指哪一个颌位
71. 哪个颌位是下颌的主要功能位
72. 下颌的铰链运动是从哪个颌位开始
73. 息止𬌗间隙出现在哪个颌位
74. 在哪个颌位，髁突位于下颌窝中的最后位置

【答案】A、A、B、C、B

【解析】牙尖交错𬌗所确定的就是牙尖交错位，又称为牙位；咀嚼、言语、吞咽等功能活动，均与牙尖交错位关系密切，是下颌的主要功能位；后退接触位时，下颌可以作侧向运动；下颌姿势位时，上下牙均无接触，上下颌牙之间从前向后有一楔形间隙，称为息止𬌗间隙；后退接触位时，髁突位于其下颌窝中的最后位置。

（75～77题共用备选答案）

A. 方圆型 B. 卵圆型 C. 尖圆型
D. 椭圆型 E. 混合型

75. 切牙连线略为平直，从尖牙的远中才转向后端，这种牙列形态是
76. 从上颌侧切牙的切端即明显转向后端，这种牙列形态是
77. 从上颌侧切牙的远中逐渐转向后端，使前牙所连成的牙列较圆，这种牙列形态是

【答案】A、C、D

【解析】方圆型：上、下牙列中四个切牙连线略为平直，弓形牙列从尖牙的远中才转向后端。尖圆型：从上颌侧切牙的切端即明显转向后端，弓形牙列的前牙段向前突出非常明显。椭圆型：介于方圆型和尖圆型之间，弓形牙列从上颌侧切牙的远中逐渐转向后端，使前牙所联成的牙列较圆突。

78. 上颌前牙在牙列中向近中倾斜度由小到大的顺序是
A. 2<3<1 B. 1<3<2 C. 1<2<3
D. 2<1<3 E. 3<2<1

【答案】B

79. 根据建𬌗的前后向动力平衡，如果牙齿缺失，位于缺牙远中的邻牙因近中支持丧失，在向前的推动力

作用下将

A. 向近中移动或倾斜　　B. 向远中移动或倾斜　　C. 向唇侧移动或倾斜
D. 向舌侧移动或倾斜　　E. 以上均正确

【答案】A

【解析】向后的力主要加在上、下颌前牙，通过邻面接触点而传至整个牙弓，又通过牙尖斜面在上、下牙之间相互传递。如果牙齿缺失，位于缺牙远中的邻牙因近中支持丧失，在向前的推动力作用下将向近中移动或倾斜，而位于缺牙近中的邻牙也会因缺少远中支持，在𬌗力的作用下向远中移动或倾斜。

80. 下列哪一项是正常的面部结构的关系

A. 当下颌位于姿势位时，上颌切牙切缘在上唇下缘下约 1mm
B. 当下颌位于姿势位时，上颌切牙切缘在上唇下缘下约 2mm
C. 当下颌位于姿势位时，上颌切牙切缘在上唇下缘下约 3mm
D. 当下颌位于姿势位时，下颌侧切牙切缘在上唇下缘下约 1mm
E. 当下颌位于姿势位时，下颌侧切牙切缘在上唇下缘下约 2mm

【答案】A

【解析】唇齿关系：当下颌位于姿势位时，上颌切牙切缘在上唇下缘下约 1mm，下颌前牙与下唇上缘平齐。唇部丰满适度，唇能自然闭合，口角对着上颌尖牙的远中部分或第一前磨牙的近中部分。

81. 不属于息止颌位的前提条件的是

A. 不咀嚼　　B. 不吞咽　　C. 不说话
D. 下颌处于休息状态　　E. 上下颌牙弓处于闭合状态

【答案】E

【解析】当头直立位，口腔在不咀嚼、不吞咽、不说话的时候，下颌处于休息状态，上下颌牙弓自然分开，从后向前保持着一个楔形间隙，称为息止𬌗间隙，也称为自由间隙，约为 1～3mm。

第三单元 口腔颌面颈部解剖

1. 位于上颌骨的是
A. 锥突
B. 髁突
C. 翼突
D. 颞突
E. 额突

【答案】E
【解析】上颌骨分为上颌骨体及四突。四突包括：额突、颧突、腭突、牙槽突；锥突属腭骨、髁突属下颌骨、翼突属蝶骨、颞突属颧骨。

【破题思路】

额突	与额骨、鼻骨和泪骨相接
颧突	与颧骨相连，向下与上颌第一磨牙连接形成颧牙槽嵴
腭突	两侧腭突相连形成腭中缝；腭突下面参与硬腭的前3/4
牙槽突	两侧牙槽突相连形成牙槽骨弓

2. 与上颌骨没有直接接触的是
A. 额骨
B. 颧骨
C. 腭骨
D. 鼻骨
E. 颞骨

【答案】E
【解析】上颌骨在4个突起中，额突、颧突和腭突，各自和同名的骨块相联结；故上颌骨与额骨、颧骨、腭骨均有直接接触。鼻骨位于颜面中央，左右上颌骨额突之间；故鼻骨亦与上颌骨直接接触。只有颞骨与上颌骨不连接。

3. 位于上颌骨体的是
A. 切牙孔
B. 腭大孔
C. 破裂孔
D. 眶下孔
E. 眶上孔

【答案】D
【解析】切牙孔位于上颌骨腭突；腭大孔是由上颌牙槽突与腭骨水平部共同构成；破裂孔在颞骨岩部前端与枕骨底之间；眶下孔位于上颌骨体；眶上孔眶上缘内侧1/3与中1/3交界处的缺口。

4. 眶下孔通入眶下管的方向是
A. 后、下、外
B. 后、上、外
C. 后、下、内
D. 后、上、内
E. 以上都不是

【答案】B
【解析】眶下孔的方向：后、上、外通入眶下管。

【破题思路】

关于眶下孔	解剖位置	眶下缘中点下方约0.5cm处
	体表位置	鼻尖与睑外眦连线的中点
	内容物	眶下神经、眶下血管
	方向	后、上、外通入眶下管

5. 上颌骨牙槽突不包括
A. 牙槽窝
B. 牙槽嵴
C. 牙槽间隔
D. 牙根间隔
E. 牙根管

【答案】E
【解析】上颌骨牙槽突包括：牙槽骨、牙槽窝、牙槽嵴、牙槽间隔和牙根间隔。

【破题思路】

牙槽突名词解释	牙槽骨	上下颌骨包绕牙根周围的突起部分
	牙槽窝	为牙槽突容纳牙根的部分，牙槽窝的形态、大小、数目和深度与所容纳的牙根相适应
	牙槽嵴	牙槽窝的游离缘
	牙槽间隔	两牙之间的牙槽骨
	牙根间隔	多根牙各牙根之间的牙槽骨

6. 离上颌窦底壁最近的牙根是
   A. 上颌第二前磨牙 B. 上颌第一前磨牙
   C. 上颌第一磨牙 D. 上颌第二磨牙
   E. 上颌第三磨牙
   【答案】C
   【解析】上颌窦位于上颌骨内，上颌窦的底壁由前向后盖过上颌第二前磨牙到上颌第三磨牙的根尖，与上述牙根尖之间隔以较薄的骨质，甚至无骨质而仅覆以黏膜。其中以上颌第一磨牙根尖距上颌窦底壁最近，上颌第二磨牙次之，第二前磨牙、第三磨牙再次之。

7. 进行眶下孔阻滞麻醉的神经是
   A. 眶神经 B. 眶上神经
   C. 眶下神经 D. 上牙槽后神经
   E. 以上都不是
   【答案】C
   【解析】眶下神经阻滞麻醉又称眶下孔或眶下管注射法，将麻药注入眶下孔或眶下管，以麻醉眶下神经及其分支，可麻醉上牙槽前、中神经；上牙槽后神经采用的是上颌结节注射法。

8. 尖牙窝一般位于什么牙根尖的上方
   A. 中切牙 B. 侧切牙
   C. 尖牙 D. 前磨牙
   E. 磨牙
   【答案】D
   【解析】尖牙窝一般位于上颌前磨牙的根方。

【破题思路】

尖牙窝	位置	前磨牙根方（眶下孔的下方）
	意义	附着尖牙肌（提口角肌）

9. 在全身骨骼系统中，变化最显著的部分是
   A. 上颌骨的颧突 B. 下颌骨的髁突
   C. 上、下颌骨的牙槽突 D. 腭骨的蝶突
   E. 下颌骨的喙突
   【答案】C
   【解析】牙槽突为全身骨骼系统中变化最显著的部分，其变化与牙的发育萌出、咀嚼功能和牙齿的移动有关。

10. 上牙槽后神经阻滞麻醉的重要标志是
    A. 上颌结节 B. 颧牙槽嵴
    C. 牙槽孔 D. 尖牙窝
    E. 颏棘
    【答案】A
    【解析】上牙槽后神经阻滞麻醉又称上颌结节注射法，其中，上颌结节、颧牙槽嵴、牙槽孔都是上牙槽后神经麻醉的重要标志，但以上颌结节最为重要。

【破题思路】

关于上牙槽后神经麻醉	颧牙槽嵴	位置：上颌体后面与前面在外侧的移行处，在面部或口腔前庭可触及 意义：上牙槽后神经阻滞麻醉的重要标志（进针点）
	上颌结节	位置：翼外肌浅头的起点 意义：上牙槽后神经阻滞麻醉的重要标志（顺着上颌结节滑动）
	牙槽孔	位置：上颌结节的上方 意义：行上牙槽后神经阻滞麻醉时，麻醉药物即注入牙槽孔周围

11. 颧牙槽嵴是

A. 位于上颌骨后部　　　　　　　　　　　　B. 起自颧突，伸向上颌第二磨牙

C. 是上牙槽后神经阻滞麻醉的重要标志　　　D. 为翼外肌浅头的附着点

E. 在面部或口腔前庭不易触及

【答案】C

【解析】颧牙槽嵴位于上颌体后面与前面在外侧的移行处，在面部或口腔前庭可触及；起自上颌骨颧突，伸向上颌第一磨牙；翼外肌浅头的附着点在上颌结节；颧牙槽嵴是上牙槽后神经阻滞麻醉的重要标志（进针点）。

12. 翼突支柱将咀嚼压力传导至颅底是通过

A. 蝶骨翼突，上颌牙槽突的后端　　　B. 上颌骨腭突，腭骨垂直部　　　C. 颧牙槽嵴，上颌牙槽突的后端

D. 腭骨垂直部，颧牙槽嵴　　　　　　E. 蝶骨翼突，上颌骨颧突

【答案】A

【解析】上颌骨的三大支柱：①尖牙支柱：传导尖牙区的咀嚼压力，上颌尖牙区→眶内缘→额骨；②颧突支柱：传导第一磨牙区的咀嚼压力，第一磨牙区→眶外缘→额骨→颧弓→颅底；③翼突支柱：上颌牙槽突后端——蝶骨翼突。所以翼突支柱将咀嚼压力传导至颅底是通过蝶骨翼突和上颌牙槽突的后端。

13. 不属于下颌骨内侧面的解剖结构是

A. 上、下颏棘　　　　　B. 外斜线　　　　　C. 舌下腺窝

D. 下颌小舌　　　　　　E. 下颌下腺窝

【答案】B

14. 在下颌骨内斜线的上方，颏棘两侧的凹陷，其结构名称是

A. 二腹肌窝　　　　　　B. 舌下腺窝　　　　　C. 关节翼肌窝

D. 下颌下腺窝　　　　　E. 以上都不是

【答案】B

【解析】在下颌体的内侧面有以下结构：

① 上、下颏棘。

② 内斜线（下颌舌骨线）。

③ 舌下腺窝：位置在内斜线上方，颏嵴两侧。

④ 二腹肌窝：位置在内斜线下方中线两侧近下颌体下缘处的卵圆形凹陷。

⑤ 下颌下腺窝：位置在内斜线下方，二腹肌窝后上方。

关节翼肌窝位于下颌升支上端髁突颈部上方的小凹陷处。

【破题思路】

下颌体内侧各个结构的生理意义	上、下颏棘	近中线处两对突起	上颏棘为颏舌肌起点 下颏棘为颏舌骨肌的起点
	内斜线	下颏棘斜向后上与外斜线相应的骨嵴	下颌舌骨肌起点
	舌下腺窝	内斜线上方，颏嵴两侧	与舌下腺相邻
	二腹肌窝	内斜线下方中线两侧近下颌体下缘处的卵圆形凹陷	二腹肌前腹的起点
	下颌下腺窝	内斜线下方，二腹肌窝后上方	与下颌下腺、下颌下淋巴结相邻，面动脉通常在此下降弯曲绕过下颌体下缘

15. 同时麻醉颊神经、舌神经和下牙槽神经的穿刺部位是
A. 下颌孔　　　　　　　　　B. 下颌神经沟　　　　　　　　C. 下颌舌骨沟
D. 下颌隆突　　　　　　　　E. 下颌小舌
【答案】D
【解析】在下颌体内侧面的下颌隆突处，由前向后趴着三根神经：颊神经——舌神经——下牙槽神经，同时麻醉三个神经的部位在下颌隆突。

【破题思路】

| 同时麻醉颊神经、下牙槽神经、舌神经的部位 | 下颌隆突 |
| 一针三麻（颊神经、舌神经、下牙槽神经）的部位 | 下颌小舌稍上方（下颌神经沟附近） |

16. 下颌骨较易发生骨折的薄弱部位不包括
A. 颏孔区　　　　　　　　　B. 下颌孔区　　　　　　　　　C. 下颌角
D. 正中联合　　　　　　　　E. 髁突颈部
【答案】B
【解析】下颌骨薄弱部位包括：①正中联合；②颏孔区；③下颌角；④髁突颈部。

17. 不属于下颌骨薄弱部位的是
A. 正中联合　　　　　　　　B. 下颌支喙突部　　　　　　　C. 颏孔区
D. 下颌角　　　　　　　　　E. 髁突颈部
【答案】B
【解析】下颌骨的薄弱部位：①正中联合；②颏孔区；③下颌角；④髁突颈部。

【破题思路】关于下颌骨喙突上的考点：喙突是咬肌和颞肌的共同附着部位。

18. 下牙槽神经阻滞麻醉口内法注射时，针尖应在
A. 下颌孔平面　　　　　　　B. 下颌孔上方约0.5cm　　　　C. 下颌孔上方约1.0cm
D. 下颌孔上方约1.5cm　　　E. 下颌孔上方约2.0cm
【答案】C
【解析】为使针尖避开下颌小舌的阻挡，并接近下牙槽神经注射，针尖应在下颌孔上方约1.0cm处穿入。

19. 下颌管走行规律是
A. 在下颌支内，行向正下方
B. 在下颌体内，该管行向前下
C. 在下颌孔至下颌第一磨牙之间，距骨外板较内板近
D. 在下颌孔至下颌第一磨牙之间，距下颌支前缘较后缘近
E. 在下颌孔至下颌第一磨牙之间，距牙槽缘较下颌下缘为近
【答案】D
【解析】下颌骨内部结构：下颌管（下颌神经管）位于下颌骨骨松质之间的骨密质通道。
下颌管的位置：在下颌支内，该管行向前下；在下颌体内，则几乎呈水平位。下颌管从下颌孔至下颌第一磨牙的位置具有以下规律：在下颌支内，距离前缘较后缘近；在下颌体内，距离下颌下缘较牙槽缘近；距离内板较外板近。

【破题思路】

下颌管	位置	在下颌支内，该管行向前下；在下颌体内，则几乎呈水平位
		在下颌支内，距离前缘较后缘近；在下颌体内，距离下颌下缘较牙槽缘近；距离内板较外板近
	与牙的关系	距离下颌第三磨牙最近
		至下颌第二前磨牙下方分为粗细两管，细管继续前行至中线，粗管行向后上外与颏孔相连

20. 与下颌管关系密切的牙齿是
A. 下颌第一前磨牙　　　　　B. 下颌第二前磨牙　　　　　　C. 下颌第一磨牙

D. 下颌第二磨牙 　　　　　　　　E. 下颌第三磨牙

【答案】E

【解析】与下颌管关系密切的牙齿是下颌第三磨牙。

21. 以下哪个解剖结构不位于下颌骨体部外侧面

A. 外斜线　　　　　　　　B. 颏孔　　　　　　　　C. 正中联合

D. 颏棘　　　　　　　　　E. 颏结节

【答案】D

【解析】下颌骨体外侧面正中有正中联合；正中联合两旁近下颌骨下缘处，左右各有一隆起称颏结节；从颏结节经颏孔之下延向后上与下颌支前缘相连的骨嵴，称外斜线。颏棘位于下颌骨体内侧面，为颏舌肌和颏舌骨肌的起点。

【破题思路】

下颌骨外侧面结构	下颌体	正中联合；颏结节；颏孔；外斜线
	下颌升支（上端）	喙突；髁突（关节突）；下颌切迹（乙状切迹）
	下颌角	内面有翼肌粗隆；外面有咬肌粗隆

22. 不属于下颌骨内侧面的解剖结构是

A. 颏棘　　　　　　　　　B. 颏结节　　　　　　　　C. 下颌小舌

D. 下颌下腺窝　　　　　　E. 舌下腺窝

【答案】B

【解析】颏棘位于下颌骨体内侧面，上、下颏棘分别为颏舌肌和颏舌骨肌的起点；内斜线上方，颏棘两侧有舌下腺窝；内斜线下方有二腹肌窝和下颌下腺窝；下颌孔前方有锐薄的小骨片，为下颌小舌。颏结节为下颌骨外侧面的解剖结构。

23. 关于下颌支的内面结构叙述，不正确的是

A. 下颌孔的前方为下颌小舌，为蝶下颌韧带的附着处　　　B. 下颌孔的后上方有下颌神经沟

C. 下颌孔的前上方有下颌隆突　　　　　　　　　　　　　D. 下颌孔的下方有下颌舌骨沟

E. 下颌小舌的后下方骨面粗糙称为咬肌粗隆

【答案】E

【解析】下颌支内面中央稍偏后方有下颌孔；下颌孔前方有锐薄的小骨片，为下颌小舌，为蝶下颌韧带的附着处；下颌孔后上方有下颌神经沟；下颌孔前上方，有由喙突往后下及髁突前下汇合成的下颌隆突；下颌孔的下方有下颌舌骨沟。咬肌粗隆为下颌支外侧面的解剖结构。

【破题思路】

下颌孔的前方	下颌小舌，为蝶下颌韧带的附着处
下颌孔的后上方	下颌神经沟
下颌孔的前上方	下颌隆突
下颌孔的下方	下颌舌骨沟
下颌小舌的后下方	翼肌粗隆

24. 下颌下腺导管与舌神经相交叉的部位多位于

A. 下颌第一前磨牙舌侧下方　　B. 下颌第二前磨牙舌侧下方　　C. 下颌第一磨牙舌侧下方

D. 下颌第二磨牙舌侧下方　　　E. 下颌第三磨牙舌侧下方

【答案】D

【解析】在下颌第二磨牙舌侧下方，舌神经自外上钩绕下颌下腺导管，经其下方转至其内侧和上方。

25. 在下颌骨内侧面，位于二腹肌窝后上方的腺窝是

A. 卵圆窝　　　　　　　　B. 舌下腺窝　　　　　　　　C. 下颌下腺窝

D. 二腹肌窝　　　　　　　E. 以上都不是

【答案】C

口腔解剖生理学

26. 关于腭骨不正确
A. 分为水平和垂直两部分，有三个突起
B. 两侧水平部的内缘在中线处相连，形成翼腭管
C. 垂直部的上缘有蝶突和眶突
D. 水平部和垂直部的连接处有锥突
E. 腭骨左右对称，呈L形
【答案】B
【解析】腭骨的垂直部构成鼻腔的外侧壁，其外侧面有翼腭沟与上颌体内面和蝶骨翼突前面的沟，共同形成翼腭管。

> 【破题思路】上颌窦裂孔向前下方的沟＋蝶骨翼突＋腭骨垂直部——翼腭管。

27. 在下颌隆突处注射麻醉剂可以麻醉的神经是
A. 颊神经和下牙槽神经
B. 舌神经和下牙槽神经
C. 下牙槽神经
D. 颊神经和舌神经
E. 颊神经、舌神经和下牙槽神经
【答案】E
【解析】在下颌隆突处，从前向后依次排列的神经为颊神经、舌神经、下牙槽神经，在此注射麻醉剂可以同时麻醉上述三条神经。

【破题思路】

同时麻醉颊神经、下牙槽神经、舌神经的部位	下颌隆突
一针三麻（颊神经、舌神经、下牙槽神经）的部位	下颌小舌稍上方（下颌神经沟附近）

28. 关于下颌骨外斜线的描述，错误的是
A. 有提上唇肌、降口角肌和颈阔肌附着
B. 有降下唇肌、降口角肌和颈阔肌附着
C. 起自颏结节
D. 止于下颌支前缘
E. 为一前下至后上的斜行骨嵴
【答案】A
【解析】在下颌骨外斜线上有降下唇肌及降口角肌附着，外斜线之下有颈阔肌附着。下颌骨外斜线为由前下至后上的斜行骨嵴，起自颏结节，经颏孔之下，止于下颌支前缘。

29. TMJ关节盘由胶原纤维和粗大的弹性纤维组成的结构是
A. 下颌前附着
B. 颞前附着
C. 颞后附着
D. 下颌后附着
E. 以上都不是
【答案】C
【解析】关节盘颞后附着和下颌后附着之间夹杂着含有丰富神经、血管的疏松结缔组织，颞后附着由胶原纤维和粗大的弹力纤维构成，对髁突运动具有重要影响。

【破题思路】

关节盘附着	颞前附着	附着在关节结节前缘处	两者之间有翼外肌肌腱附着
	下颌前附着	附着于髁突前斜面前缘髁突颈部	
	颞后附着	附着于关节窝后缘骨鳞裂和岩鳞裂附近	之间夹杂着含有丰富神经、血管的疏松结缔组织
	下颌后附着	附着于髁突后斜面下缘髁突颈部	
	—	颞后附着＋下颌后附着＋两者之间的神经血管＝双板区（最易穿孔）	

30. 颞下颌关节的功能区是
A. 关节结节后斜面与髁突前斜面
B. 关节结节前斜面与髁突前斜面
C. 关节窝顶与髁突前斜面
D. 关节窝顶与髁突后斜面
E. 关节结节后斜面与髁突横嵴
【答案】A

【解析】关节结节前斜面斜度较小，后斜面是功能面，是关节的负重区；下颌骨髁突呈椭圆形，前斜面小，为功能面，是关节的负重区。

31. 组成颞下颌关节的关节韧带是
A. 颞下颌韧带、茎突下颌韧带、蝶下颌韧带
B. 颞下颌韧带、茎突下颌韧带、翼下颌韧带
C. 蝶下颌韧带、茎突下颌韧带、翼下颌韧带
D. 颞下颌韧带、蝶下颌韧带、翼下颌韧带
E. 蝶下颌韧带、茎突下颌韧带、翼下颌韧带、颞下颌韧带

【答案】A

【解析】颞下颌关节韧带每侧三条，即颞下颌韧带、茎突下颌韧带和蝶下颌韧带。

【破题思路】

颞下颌韧带	起于颧弓和上颌结节，止于髁突颈部外侧和后缘	可防止髁突过度向外侧脱位
茎突下颌韧带	起于茎突，止于下颌角和下颌支后缘	可限制下颌过度前伸
蝶下颌韧带	起于蝶骨角棘，止于下颌小舌	防止张口过大，同时具有保护神经血管的作用

32. 关节盘的分区不包括
A. 后带 B. 前带 C. 中间带
D. 侧带 E. 双板区

【答案】D

【解析】关节盘位于关节窝、关节结节和髁突之间，呈椭圆形，内外径大于前后径，从前到后分为五部：①前伸部；②前带；③中间带；④后带；⑤双板区。

【破题思路】

前伸部	颞前附着+下颌前附着+翼外肌上头肌腱+关节囊的前部
前带	较厚，约2mm
中间带	最薄，最薄处1mm，无血管及神经成分，为关节的负重区，好发关节盘穿孔、破裂
后带	最厚，约3mm
双板区	分为上下两层，两层之间为疏松结缔组织，是关节盘最好发的穿孔、破裂部位

33. 关于关节韧带描述，正确的是
A. 颞下颌韧带是颞下颌关节的内侧面一对坚强的侧副韧带
B. 颞下颌韧带亦是颞下颌关节的外侧面坚强的侧副韧带
C. 防止下颌过度向前移位的韧带是蝶下颌韧带
D. 下颌主要由茎突下颌韧带悬挂
E. 颞下颌韧带主要防止关节向前方脱位

【答案】B

【解析】颞下颌韧带位于关节囊外侧，故又称外侧韧带，其作用防止髁突向外侧移位，并与下颌后退运动的关系密切；防止下颌过度向前移位的韧带是茎突下颌韧带；悬吊下颌的主要韧带是蝶下颌韧带。

34. 颞下颌关节盘的前伸部没有
A. 颞前附着 B. 下颌前附着 C. 翼外肌上头肌腱
D. 颞后附着 E. 以上都有附着

【答案】D

【解析】关节盘位于关节窝、关节结节和髁突之间，呈椭圆形，内外径大于前后径，从前到后分为五部，其中前伸部由颞前附着+下颌前附着+翼外肌上头肌腱+关节囊的前部构成。

35. 颞下颌关节的组成部分，不包括
A. 髁突 B. 颞骨关节面 C. 关节囊
D. 喙突 E. 关节韧带

【答案】D

【解析】颞下颌关节由五部分组成：颞骨关节面、下颌骨髁突、关节盘、关节囊和关节韧带。

【破题思路】

颞下颌关节			
颞骨关节面		关节结节后斜面是功能面	
下颌骨髁突		髁突前斜面为功能面	
关节盘	前伸部	颞前附着+下颌前附着+翼外肌上头肌腱+关节囊的前部	
	前带	较厚，约2mm	
	中间带	最薄，最薄处1mm，无血管及神经成分，好发关节盘穿孔、破裂	
	后带	最厚，约3mm	
	双板区	关节盘中最好发穿孔、破裂的部位	
关节囊		上腔大而松、下腔小而紧	
关节韧带	颞下颌韧带	可防止髁突过度向外侧脱位	
	茎突下颌韧带	可限制下颌过度前伸	
	蝶下颌韧带	防止张口过大，同时具有保护神经血管的作用	

36. 舌骨舌肌浅面自上而下依次排列的是
A. 舌神经，舌下神经，下颌下腺导管
B. 舌下神经，舌神经，下颌下腺导管
C. 舌下神经，下颌下腺导管，舌神经
D. 舌神经，下颌下腺导管，舌下神经
E. 下颌下腺导管，舌神经，舌下神经

【答案】D

【解析】舌神经、下颌下腺导管、舌下神经三者均位于下颌下腺的深面，在舌骨舌肌浅面，自后向前经下颌舌骨肌的深面进入舌下区；在舌骨舌肌浅面，自上而下依次排列的是舌神经、下颌下腺导管、舌下神经。

37. 颞下颌关节盘内含神经、血管较多的部分是
A. 前带
B. 后带
C. 双板区
D. 颞前附着
E. 颞后附着

【答案】C

【解析】关节盘前带和后带含有少量血管神经。

38. 关节结节的功能面是
A. 前斜面
B. 后斜面
C. 外侧斜面
D. 内侧斜面
E. 以上都是

【答案】B

【解析】颞下颌关节由5部分构成：颞骨关节面、下颌骨髁突、关节盘、关节囊、关节韧带，其中髁突前斜面和关节结节后斜面是功能面。

39. 下颌髁突的功能面是
A. 髁突顶部的横嵴
B. 髁突前斜面
C. 髁突后斜面
D. 髁突内斜面
E. 髁突外斜面

【答案】B

40. 颞下颌关节的关节盘中没有神经和血管的是
A. 前带
B. 中间带
C. 双板区
D. 后带
E. 前伸部

【答案】B

【解析】颞下颌关节的关节盘中间带无神经和血管。

41. 颞下颌关节盘最易发生穿孔和破裂的部位是
A. 前带
B. 中间带
C. 后带
D. 双板区
E. 前伸部

【答案】D

【解析】关节盘最好发的穿孔、破裂部位是双板区。

42. 下颌骨髁突的结构特点是
A. 内外径长，前后径短；前斜面大，后斜面小
B. 内外径长，前后径短；前、后斜面大小相同
C. 内外径长，前后径短；前斜面小，后斜面大
D. 内外径短，前后径长；前斜面小，后斜面大
E. 内外径短，前后径长；前、后斜面大小相同

【答案】C

【解析】下颌骨髁突，略呈椭圆形，其结构特点：内外径长，前后径短；前斜面小，是负重的功能面，后斜面大，髁突是下颌骨的主要生长中心之一，如该处在发育完成之前受到损伤或破坏，将影响下颌骨的生长发育。

【破题思路】髁突解剖特点：内外长、前后短；前斜小、后斜大。

43. 起于下颏嵴的肌肉是
A. 颏舌肌
B. 颏舌骨肌
C. 茎突舌骨肌
D. 下颌舌骨肌
E. 以上都不是

【答案】B

【解析】A选项颏舌肌起自上颏嵴；B选项颏舌骨肌起自下颏嵴；C选项茎突舌骨肌起自茎突；D选项下颌舌骨肌起自内斜线（下颌舌骨肌线）。

【破题思路】

舌骨上肌群	二腹肌	前腹	起自下颌骨二腹肌窝	止于中间腱
		中间腱	—	—
		后腹	起自颞骨乳突切迹	止于中间腱
	下颌舌骨肌		起自下颌舌骨线	止于舌体的前面
	颏舌骨肌		起自下颏棘	止于舌骨体上部
	茎突舌骨肌		起自茎突	止于舌骨体和舌骨大角连接处

44. 喙突上附着的肌肉为
A. 咬肌和颞肌
B. 颞肌和颊肌
C. 颊肌和咬肌
D. 翼内肌和咬肌
E. 翼外肌和咬肌

【答案】A

【解析】咬肌深层止于下颌支的上部和喙突；颞肌肌束下行聚成肌腱，经颧弓深面止于喙突。

45. 舌骨上肌群不包括
A. 翼外肌
B. 二腹肌
C. 下颌舌骨肌
D. 颏舌骨肌
E. 茎突舌骨肌

【答案】A

【解析】舌骨上肌群包括：①二腹肌；②下颌舌骨肌；③颏舌骨肌；④茎突舌骨肌。故答案选A；翼外肌属于咀嚼肌。

46. 舌神经与下颌下腺导管的关系是
A. 导管由舌神经外上绕至其内侧，向舌侧进行
B. 两者的交叉部位多位于舌骨舌肌后缘附近
C. 导管由舌神经内下绕至其外侧，向舌侧进行
D. 舌神经由导管外上绕至其内侧，向舌侧进行
E. 舌神经由导管内下至其外侧，向舌侧进行

【答案】D

【解析】在舌骨舌肌前缘处，舌神经自导管外上绕至其内侧向舌侧行进。

【破题思路】舌神经与下颌下腺导管关系密切，从解剖关系上可作以下鉴别。

联系	舌神经连于下颌下神经节，导管则直接发自下颌下腺
位置	在舌骨舌肌表面，舌神经位于导管的上方
形态	舌神经比下颌下腺导管粗而略扁，且坚韧

47. 下列肌肉无降下颌的功能的是
   A. 二腹肌　　　　　　　　B. 下颌舌骨肌　　　　　　　　C. 颏舌骨肌
   D. 肩胛舌骨肌　　　　　　E. 茎突舌骨肌
   【答案】E
   【解析】从大方向讲二腹肌、下颌舌骨肌、颏舌骨肌及茎突舌骨肌属于舌骨上肌群，为广义的咀嚼肌，主要作用为下降下颌骨。其中唯一没有降下颌作用的是茎突舌骨肌。

48. 腭骨锥突上附着的肌肉是
   A. 翼内肌浅头　　　　　　B. 翼内肌深头　　　　　　　　C. 翼外肌上头
   D. 翼外肌下头　　　　　　E. 翼内肌浅头和深头
   【答案】E
   【解析】翼内肌浅头起自腭骨锥突和上颌结节，翼内肌深头起自翼外板的内面和腭骨锥突。

【破题思路】

分层	起于	止于	功能
深头	翼外板的内侧面和腭骨锥突	下颌角内侧面及翼肌粗隆	上提下颌骨 下颌前伸 侧方运动
浅头	腭骨锥突和上颌结节		

49. 口颌系统中垂直肌链的作用是
   A. 充当口周括约肌的作用　　B. 行使发音和吞咽功能　　　C. 稳定头颈部
   D. 参与下颌运动　　　　　　E. 支持头颈部
   【答案】B
   【解析】垂直肌链上半部分由腭帆张肌、腭帆提肌和腭垂肌组成，下半部分由腭咽肌和腭舌肌组成。上半部分肌肉收缩可上提软腭，下半部分肌肉收缩则下降软腭。软腭的这种功能活动类似存在于咽腔中的一个活瓣，行使发音和吞咽功能。A选项是水平肌链的作用；C、D、E都是姿态肌链的作用。

【破题思路】

水平肌链	由口轮匝肌、颊肌和咽上缩肌组成	充当口括约肌	唇裂、巨舌症
垂直肌链	由腭帆张肌、腭帆提肌、腭垂肌、腭咽肌和腭舌肌组成	行使发音和吞咽功能	腭裂
姿态肌链	颞肌、咬肌和舌骨上、下肌群组成	支持和稳定头颈，参与下颌运动	斜颈

50. 男，外伤致左侧髁突完全性骨折，髁突向前内移位主要是由于同侧何肌牵引
   A. 翼外肌　　　　　　　　B. 翼内肌　　　　　　　　　　C. 颞肌
   D. 咬肌　　　　　　　　　E. 咽上缩肌
   【答案】A
   【解析】翼外肌呈三角形，分上下两头，上头较小起于蝶骨大翼的颞下面和颞下嵴，下头较大，起于翼外板的外侧面。呈水平方向从前内向后外行走，止于髁突颈前方的关节翼肌窝。因此髁突完全骨折后，受翼外肌牵引，髁突向前内移位。翼内肌、咬肌、颞肌和下颌骨髁突没关系。

【破题思路】翼外肌——开口肌群

分层	起于	止于	功能
上头	蝶骨大翼的颞下面和颞下嵴	髁突颈部的关节翼肌窝、关节囊和关节盘	牵引髁突和关节盘向前、下 双侧收缩：使下颌向前、下 单侧收缩：使下颌向对侧
下头	翼外板的外侧面		

51. 以下哪一肌肉不参与软腭的构成
A. 腭帆张肌　　　　　　　　B. 腭帆提肌　　　　　　　　C. 咽上缩肌
D. 腭舌肌　　　　　　　　　E. 腭垂肌
【答案】C
【解析】软腭内共有 5 对肌肉：腭帆张肌、腭帆提肌、腭舌肌、腭咽肌和腭垂肌。

【破题思路】

软腭内的五对腭肌	腭帆张肌	紧张腭帆，开大咽鼓管
	腭帆提肌	使软腭上提，咽侧壁向
	腭舌肌（舌腭肌）	下降腭帆，紧缩咽门
	腭咽肌（咽腭肌）	上提咽喉，向前牵引腭咽弓，并使两侧腭咽弓接近
	腭垂肌（悬雍垂肌）	上提悬雍垂（腭垂）

52. 不参与下颌开颌运动的肌肉是
A. 翼外肌　　　　　　　　　B. 二腹肌　　　　　　　　　C. 翼内肌
D. 下颌舌骨肌　　　　　　　E. 颏舌骨肌
【答案】C
【解析】翼外肌属开口肌群，可以下降下颌骨使下颌骨向前运动，A 参与开颌运动。二腹肌的功能：下颌骨被固定时，上提舌骨；舌骨被固定时，向下牵拉下颌骨，B 参与开颌运动。翼内肌是闭口肌群，可以上提下颌骨，使下颌向前和侧方运动，翼内肌参与闭颌运动，故答案选 C。下颌舌骨肌的功能：上提口底、上提舌骨、下降下颌骨，D 参与开颌运动。颏舌骨肌的功能：下颌骨被固定，牵引舌骨向前上；舌骨被固定，牵引下颌骨向下，E 参与开颌运动。

53. 翼外肌在髁突上的附着处，其结构名称是
A. 后斜面　　　　　　　　　B. 前斜面　　　　　　　　　C. 髁突外侧的粗糙面
D. 髁突内侧　　　　　　　　E. 关节翼肌窝
【答案】E
【解析】翼外肌分上下两头，共同止于髁突颈部的关节翼肌窝、关节囊和关节盘。

【破题思路】

	分层	起于	止于	功能
翼外肌	上头	蝶骨大翼的颞下面和颞下嵴	髁突颈部的关节翼肌窝、关节囊和关节盘	下降下颌骨使下颌骨向前运动
	下头	翼外板的外侧面		

54. 参加下颌侧方运动的咀嚼肌不包括
A. 颞肌　　　　　　　　　　B. 咬肌　　　　　　　　　　C. 二腹肌
D. 下颌舌骨肌　　　　　　　E. 颏舌骨肌
【答案】C
【解析】A 选项颞肌的作用是上提下颌骨、使下颌向后运动并参与侧方运动；B 选项咬肌的作用是上提下颌骨、使下颌骨微向前伸并参与侧方运动；C 选项二腹肌的作用是下颌骨被固定时，上提舌骨；舌骨被固定时，向下牵拉下颌骨，不参与侧方运动；D 选项下颌舌骨肌的作用是上提口底、上提舌骨、下降下颌骨；E 选项颏舌骨肌的作用是下颌骨被固定，牵引舌骨向前上；舌骨被固定，牵引下颌骨向下。

【破题思路】

升颌肌群	咬肌	上提下颌骨、使下颌骨微向前伸并参与侧方运动
	颞肌	上提下颌骨、使下颌向后运动并参与侧方运动
	翼内肌	上提下颌骨、下颌前伸、侧方运动

降颌肌群	翼外肌	下降下颌骨，使下颌骨向前运动
	二腹肌	下颌骨被固定时，上提舌骨；舌骨被固定时，向下牵拉下颌骨
	下颌舌骨肌	上提口底、上提舌骨、下降下颌骨
	颏舌骨肌	下颌骨被固定，牵引舌骨向前上；舌骨被固定，牵引下颌骨向下

55. 下颌做侧方运动时，同时收缩的肌肉不包括
A. 对侧的翼内肌　　　　B. 对侧的翼外肌下头　　　　C. 同侧的咬肌
D. 对侧的咬肌　　　　　E. 同侧的颞肌
【答案】D
【解析】下颌做侧方运动时收缩的肌肉包括对侧的翼内肌和翼外肌以及同侧的咬肌和颞肌，对侧的咬肌处于舒张状态。

【破题思路】	
咬肌	双侧收缩上提下颌骨并使下颌骨微向前伸 单侧收缩使下颌向收缩侧运动
颞肌	双侧收缩上提下颌骨，使下颌向后运动 单侧收缩使下颌向收缩侧运动；颞肌后部肌是翼外肌的拮抗肌
翼内肌	上提下颌骨、下颌前伸、侧方运动
翼外肌	下降下颌骨，使下颌骨向前运动 单侧收缩时下颌向对侧运动

56. 口周围肌群上组不包括
A. 降口角肌　　　　　B. 提上唇肌　　　　　　C. 笑肌
D. 颧肌　　　　　　　E. 提口角肌
【答案】A
【解析】唇周围肌上组包括：笑肌、颧肌（颧大肌）、颧小肌（颧头）、提上唇肌（眶下头）、提上唇鼻翼肌（内眦头）和提口角肌。

【破题思路】	
组成	笑肌、颧肌（颧大肌）、颧小肌（颧头）、提上唇肌（眶下头）、提上唇鼻翼肌（内眦头）和提口角肌
功能	笑肌、颧肌、上唇方肌颧头牵引口角向外上 上唇方肌眶下头与内眦头牵引上唇及鼻翼向上，尖牙肌上提口角

57. 不属于咀嚼肌范畴的肌肉是
A. 咬肌　　　　　　　B. 颞肌　　　　　　　　C. 茎突舌骨肌
D. 翼外肌　　　　　　E. 翼内肌
【答案】C
【解析】狭义上的咀嚼肌包括主要包括咬肌、颞肌、翼内肌和翼外肌，受三叉神经下颌支支配；茎突舌骨肌属于舌骨上肌群，属于广义上的咀嚼肌。

58. 尖牙窝上附着的肌肉是
A. 提口角肌　　　　　B. 提上唇肌　　　　　　C. 提上唇鼻翼肌
D. 颧大肌　　　　　　E. 提下唇肌
【答案】A
【解析】尖牙窝上附着尖牙肌，又称提口角肌；提上唇肌附着在上颌骨的眶下缘和颧突附近；提上唇鼻翼肌附着在上颌骨额突和眶下缘；颧大肌起自颧骨的颧颞缝前；没有提下唇肌。

【破题思路】

唇周围肌上组	笑肌、颧大肌、颧小肌、提上唇肌、提上唇鼻翼肌、提口角肌
唇周围肌下组	降口角肌、降下唇肌、颏肌

59.使下唇靠近牙龈并前伸下唇的表情肌是

A. 降口角肌　　　　　　　　B. 降下唇肌　　　　　　　　C. 提上唇肌下头

D. 笑肌　　　　　　　　　　E. 颏肌

【答案】E

【解析】使下唇靠近牙龈并前伸下唇的表情肌是颏肌。

【破题思路】

表情肌	唇周围肌	口轮匝肌	作用：闭唇
		唇周围肌上组	笑肌、颧大肌、颧小肌、提上唇肌、提上唇鼻翼肌、提口角肌 作用：笑肌、颧肌、上唇方肌颧头牵引口角向外上，上唇方肌眶下头与内眦头牵引上唇及鼻翼向上，尖牙肌上提口角
		唇周围肌下组	降口角肌、降下唇肌、颏肌 功能：三角肌和下唇方肌降口角与下唇，颏肌使下唇靠近牙龈并前伸下
	颊肌	颊肌唇部参与口轮匝肌构成	牵引口角向后，使颊部贴近上下牙列

60.翼外肌下头的起点为

A. 蝶骨大翼的颞下面和颞下嵴　　　　　　B. 翼外板的外侧面

C. 蝶骨翼外板的颞面　　　　　　　　　　D. 关节翼肌窝

E. 颞窝及颞深筋膜

【答案】B

【解析】翼外肌上头起于蝶骨大翼的颞下面和颞下嵴，下头起于翼外板的外侧面。

61.下列关于二腹肌的描述，正确的是

A. 为舌骨下肌群　　　　　　　　　　　　B. 为颏舌骨肌的拮抗肌

C. 前腹由二腹肌神经支配　　　　　　　　D. 后腹由舌下神经支配

E. 有下拉下颌骨、上提舌骨的作用

【答案】E

【解析】二腹肌、颏舌骨肌均为舌骨上肌群，拉下颌骨向下而张口，排除A、B。前腹由下颌神经的下颌舌骨肌神经支配，排除C。后腹由面神经的二腹肌支配，排除D。当下颌骨被固定时，二腹肌可上提舌骨，当舌骨被固定时，可向下牵拉下颌骨。

62.翼内肌深头起于

A. 腭骨锥突和上颌结节　　　　　　　　　B. 翼外板的外侧面和上颌结节

C. 翼外板的外侧面和颞下嵴　　　　　　　D. 翼外板的内侧面和颞下嵴

E. 翼外板的内侧面和腭骨锥突

【答案】E

【解析】翼内肌上端有两个头，深头起于翼外板内面及腭骨锥突；浅头起于腭骨锥突及上颌结节；止于下颌角内侧面和翼肌粗隆。作用：提下颌骨向上，由下颌神经支配。

分层	起于	止于	功能
深头	翼外板的内侧面和腭骨锥突	下颌角内侧面及翼肌粗隆	上提下颌骨 下颌前伸 侧方运动
浅头	腭骨锥突和上颌结节		

63. 二腹肌中间腱附着于
A. 颞骨乳突切迹
B. 舌骨体下缘
C. 舌骨体上缘
D. 舌骨体与舌骨大角交界处
E. 舌骨体与舌骨小角交界处
【答案】D
【解析】二腹肌有两个肌腹，以中间腱相连。前腹起自下颌骨二腹肌窝，行向后下；后腹起于颞骨乳突切迹，行向前下，二腹移行于中间腱，中间腱以坚韧的结缔组织附着于舌骨体与舌骨大角交界处。

64. 在大开口运动时，运动下颌的主要肌肉是
A. 颞肌
B. 翼外肌
C. 翼内肌
D. 下颌舌骨肌
E. 咬肌
【答案】B
【解析】大张口时，翼外肌下头收缩牵引髁突和关节盘向前，使下颌前伸并开口，因此B正确。下颌舌骨肌虽属降颌肌群，但不是大张口时运动下颌的主要肌肉，因此D错误。颞肌、翼内肌、咬肌为提颌肌群，主要作用为闭口，因此答案A、C、E错误。

65. 狭义的咀嚼肌不包括
A. 咬肌
B. 颞肌
C. 翼内肌
D. 翼外肌
E. 舌骨上肌群
【答案】E
【解析】咀嚼肌主要包括咬肌、颞肌、翼内肌、翼外肌。广义的咀嚼肌还包括舌骨上肌群。

66. 咬肌的起始部位为
A. 颞窝
B. 翼外板内侧
C. 腭骨锥突
D. 蝶骨大翼
E. 上颌骨颧突及颧弓下缘的前2/3和颧弓深面
【答案】E
【解析】咬肌浅层起于上颌骨颧突、颧弓下缘前2/3，中层起于颧弓前2/3的深面及后1/3的下缘，深层起于颧弓深面。选E。咬肌收缩时上提下颌骨并使下颌微伸向前，且参与下颌侧方运动。

67. 口腔颌面颈部动脉来源于
A. 颈内动脉
B. 颈外动脉
C. 锁骨下动脉
D. A+B
E. A+B+C
【答案】E
【解析】面颈部的血液供应主要来源于颈总动脉和锁骨下动脉，颈总动脉在约平甲状软骨上缘处分为颈内动脉和颈外动脉。

【破题思路】

	颈内动脉	入颅前无分支	
甲状软骨上缘	颈外动脉	舌骨大角稍下方	甲状腺上动脉
		平舌骨大角处	舌动脉
		舌骨大角稍上方	面动脉
		髁突颈部的后内方	上颌动脉
		髁突颈部平面	颞浅动脉

68. 下颌牙齿的血液供应来自
A. 舌动脉
B. 下唇动脉
C. 面动脉
D. 颞浅动脉
E. 上颌动脉
【答案】E
【解析】舌动脉主要分布于舌、舌骨上肌群、下颌下腺、舌下腺及口底黏膜等；下唇动脉供应下唇黏膜、腺体和肌肉；面动脉主要分布于舌、舌骨上肌群、下颌下腺、舌下腺及口底黏膜等；颞浅动脉主要分布于腮腺、颞下颌关节及颅顶部软组织；上颌动脉主要分布于硬脑膜、上下颌骨、牙齿、腭、鼻窦、咀嚼肌和鼻腔。

【破题思路】

颈外动脉的主要分支	甲状腺上动脉	舌骨大角稍下方	—	分布于甲状腺、胸锁乳突肌、环甲肌、舌骨下肌群、喉内肌及相应区域皮肤
	舌动脉	平舌骨大角	舌背动脉、舌深动脉、舌下动脉	分布于舌、舌骨上肌群、下颌下腺、舌下腺及口底黏膜等
	面动脉	舌骨大角稍上方	下唇动脉、上唇动脉、内眦动脉、颏下动脉、腭升动脉	分布于舌、舌骨上肌群、下颌下腺、舌下腺及口底黏膜等
	上颌动脉	髁突颈部的后内方	下颌段、翼肌段、翼腭段	分布于硬脑膜、上下颌骨、牙齿、腭、鼻窦、咀嚼肌和鼻腔
	颞浅动脉	下颌骨髁突颈平面发出	面横动脉、额支、顶支	分布于腮腺、颞下颌关节及颅顶部软组织

69. 下列不是颈外动脉分支的是

A. 甲状腺上动脉　　　　B. 枕动脉　　　　C. 舌动脉

D. 椎动脉　　　　　　　E. 颞浅动脉

【答案】D

【解析】颈外动脉在上行过程中发出八大分支，分别为甲状腺上动脉、舌动脉、面动脉（颌外动脉）、上颌动脉（颌内动脉）、咽升动脉、枕动脉、耳后动脉及颞浅动脉。D选项椎动脉为锁骨下动脉的分支。

【破题思路】

甲状腺上动脉	舌骨大角稍下方	
舌动脉	平舌骨大角尖处	舌深动脉、舌下动脉
面动脉（颌外动脉）	舌骨大角的稍上方	下唇动脉、上唇动脉、内眦动脉、颏下动脉、腭升动脉
上颌动脉（颌内动脉）	髁突颈部的后内方（终末分支）	下颌段、翼肌段、翼腭段（眶下动脉、腭降动脉、蝶腭动脉、上牙槽后动脉）
颞浅动脉	下颌骨髁突颈平面发出	属于终末分支

70. 唇的血供主要来自

A. 上颌动脉　　　　B. 舌动脉　　　　C. 面动脉

D. 颞浅动脉　　　　E. 面横动脉

【答案】C

【解析】唇的血液供应主要来自面动脉。

71. 下列关于颈总动脉的描述，错误的是

A. 为口腔颌面部血液供应的主要来源　　B. 在舌骨水平分为颈内动脉和颈外动脉

C. 右侧颈总动脉起自无名动脉　　　　　D. 左侧颈总动脉起自主动脉弓

E. 左侧颈总动脉比右侧长

【答案】B

【解析】颈总动脉是头颈部的主要动脉干，A正确；左右起始不同，右侧起自无名动脉，C正确；左侧起自主动脉弓，D正确；右侧较短，左侧较长，E正确；颈总动脉约在甲状软骨上缘分为颈内动脉和颈外动脉。

72. 颈动脉窦描述错误的是

A. 窦壁内含有特殊压力感受器　　　　B. 是颈内动脉起始处或颈总动脉分叉处的膨大部分

C. 可感受血液中二氧化碳的含量　　　D. 可感受动脉压的刺激

E. 手术不慎累及颈动脉窦可引起颈动脉窦综合征

【答案】C

【解析】颈动脉窦为颈内动脉起始处或颈总动脉分叉处的膨大部分，B 正确；窦壁内含有特殊压力感受器，A 正确；可以感受动脉压和其他压力刺激，D 正确；临床上在颈总动脉分叉附近进行手术时，稍不慎累及颈动脉窦，易导致颈动脉窦综合征，E 正确。感受血液中二氧化碳的含量是颈动脉体的功能。

【破题思路】

颈总动脉分叉处两个重要结构：颈动脉窦、颈动脉体

颈动脉窦	为颈内动脉起始处或颈总动脉分叉处的膨大部分，窦壁内含有特殊压力感受器，可以感受动脉压和其他压力刺激，临床上在颈总动脉分叉附近进行手术时，稍不慎累及颈动脉窦，易导致颈动脉窦综合征
颈动脉体	一棕色的椭圆形扁平小体，由结缔组织连于颈总动脉分叉处的后壁或其附近，属于化学感受器，能感受血液中二氧化碳的含量

73. 颈外动脉的描述，错误的是
A. 开始在颈内动脉前内侧，继而转到前外侧
B. 来源于颈总动脉
C. 颈部有一系列分支
D. 上行于腮腺的浅面，形成终支（颞浅动脉）
E. 暂时阻断颈外动脉，颞浅动脉和面动脉均无波动
【答案】D
【解析】颈外动脉自颈总动脉起始后，先在颈内动脉前内侧，继而转到前外侧，A、B 正确；经二腹肌后腹及茎突舌骨肌深面，穿腮腺实质或深面，行至下颌骨髁突颈部内后方，分为上颌动脉与颞浅动脉两终支，D 错误；颈外动脉有 8 大分支，C 正确；暂时阻断颈外动脉，颞浅动脉和面动脉均无波动，E 正确。

74. 颈部鉴别颈外动脉与颈内动脉的描述中，正确的是
A. 颈外动脉初在颈内动脉的前内侧，继而转至颈内动脉的前外侧
B. 颈外动脉无分支，颈内动脉有分支
C. 暂时阻断颈内动脉，则触不到颞浅动脉或者颌外动脉的搏动
D. 颈外动脉初在颈内动脉的后外侧，继而转至颈内动脉的后内侧
E. 颈外动脉较颈内动脉粗
【答案】A
【解析】

颈内、外动脉的鉴别	
位置	颈内动脉初在颈外动脉的后外侧，继而转至其后内侧
分支	颈内动脉——无分支，颈外动脉——一系列分支
搏动	暂时阻断颈外动脉，同时触摸颞浅动脉或面动脉，如无搏动，即可证实所阻的是颈外动脉

75. 结扎颈外动脉的部位是
A. 甲状腺上动脉起始处
B. 舌动脉起始处
C. 面动脉起始处
D. 上颌动脉起始处
E. 面横动脉起始处
【答案】B
【解析】临床上选择甲状腺上动脉起始处，行颈外动脉逆行插管区域化疗；颈外动脉结扎术一般在甲状腺上动脉和舌动脉之间进行，舌动脉在舌骨大角尖处发出，舌骨大角尖是寻找颈外动脉的标志。

76. 舌动脉在舌骨肌前缘处分为哪两条终支
A. 舌深动脉和舌背动脉
B. 颏下动脉和舌背动脉
C. 舌背动脉和舌下动脉
D. 颏动脉和舌下动脉
E. 舌下动脉和舌深动脉
【答案】E
【解析】舌动脉在舌骨舌肌前缘处分为舌下动脉和舌深动脉两终支。

【破题思路】

颈外动脉的主要分支			
	甲状腺上动脉	舌骨大角稍下方	—
	舌动脉	平舌骨大角处	舌深动脉、舌下动脉
	面动脉	舌骨大角稍上方	下唇动脉、上唇动脉、内眦动脉、颏下动脉、腭升动脉
	上颌动脉	髁突颈部的后内方	下颌段、翼肌段、翼腭段
	颞浅动脉	下颌骨髁突颈平面发出	面横动脉、额支、顶支

77. 供应上颌后牙的动脉为

A. 上牙槽前动脉　　B. 上牙槽后动脉　　C. 腭小动脉
D. 蝶腭动脉　　　　E. 腭大动脉

【答案】B

【解析】上牙槽后动脉供应上颌磨牙、前磨牙及上颌窦黏膜。

78. 颈总动脉分叉处约平于

A. 舌骨大角　　　　B. 环状软骨上缘　　C. 环状软骨下缘
D. 甲状软骨上缘　　E. 甲状软骨下缘

【答案】D

【解析】颈总动脉位于颈内静脉内侧，平甲状软骨上缘处分为颈内动脉和颈外动脉。颈总动脉末端和颈内动脉始部膨大处为颈动脉窦，窦壁上有压力感受器；颈总动脉分叉处的后方有颈动脉小球，是化学感受器。二者有调节血压和呼吸的作用。

79. 颈外动脉的两终支为

A. 甲状腺上动脉及舌动脉　　B. 舌动脉及面动脉　　C. 面动脉及上颌动脉
D. 上颌动脉及颞浅动脉　　　E. 颞浅动脉及枕动脉

【答案】D

【解析】颈外动脉自颈总动脉起始，先在颈内动脉前内侧，再略向前弯向上行，而转向上后，经二腹肌后腹及茎突舌骨肌深面，穿腮腺实质或深面，行至下颌骨髁状突颈部内后方，分为上颌动脉和颞浅动脉两终支。

80. 颅内外静脉之间有很多交通静脉，不属于其交通静脉的是

A. 导血管　　　　　B. 板障静脉　　　　C. 脑神经及血管周围静脉网
D. 眼静脉　　　　　E. 上颌静脉

【答案】E

【解析】颅内外静脉之间有很多交通静脉，交通途径有：破裂孔导血管、板障静脉、脑神经及血管周围静脉网、眼静脉。上颌静脉位于翼丛后端，于下颌支后缘附近汇入下颌后静脉。

【破题思路】

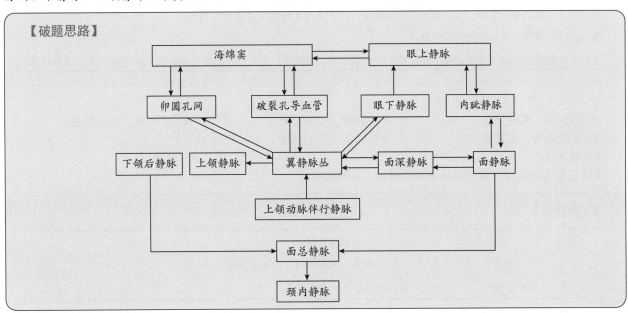

81. 男，20岁，上唇及鼻根部炎症，因处理不当可使菌血栓逆流入颅面导致海绵窦化脓性血栓性静脉炎，下列其可能的逆流途径中错误的是
   A. 面前V—面深V—翼丛—卵圆孔网—海绵窦
   B. 面前V—面深V—翼丛—眼下V—眼上V—海绵窦
   C. 面前V—面深V—翼丛—破裂孔导血管—海绵窦
   D. 面前V—内眦V—眼上V—海绵窦
   E. 面前V—面深V—翼丛—颌内V—脑膜中V—海绵窦
   【答案】E
   【解析】翼静脉丛主要收集口腔颌面及眼部的静脉血，这些交通静脉可将该处感染扩散蔓延到海绵窦，从而引发颅内感染，交通途径有：卵圆孔网、破裂孔导血管和眼静脉。E选项中翼丛经上颌V（颌内V）汇入下颌后V，不能进入海绵窦。

82. 关于翼静脉丛的交通途径错误的描述是
   A. 经卵圆孔静脉网至海绵窦
   B. 经破裂孔导血管至海绵窦
   C. 经面横静脉至下颌后静脉
   D. 经面深静脉至面静脉
   E. 经上颌静脉至下颌后静脉
   【答案】C
   【解析】翼静脉丛与颅内、外静脉有广泛的交通，向后外经上颌静脉汇入下颌后静脉，向前经面深静脉通入面静脉，向上经卵圆孔静脉网和破裂孔导血管等与海绵窦交通。

83. 翼静脉丛与颅内交通的通道是
   A. 眼静脉、卵圆孔网、颈内静脉
   B. 眼静脉、破裂孔导血管、卵圆孔网
   C. 上颌静脉、破裂孔导血管、颈内静脉
   D. 颈内静脉、破裂孔导血管、卵圆孔网
   E. 眼静脉、上颌静脉、卵圆孔网
   【答案】B
   【解析】翼静脉丛主要收集口腔颌面及眼部的静脉血，这些交通静脉可将该处感染扩散蔓延到海绵窦，交通途径有卵圆孔网（卵圆孔静脉丛）、破裂孔导血管和眼静脉。

84. 颈内静脉
   A. 位于颈内动脉与颈总动脉背侧
   B. 在颈静脉孔处续于横窦
   C. 在锁骨后方与锁骨下静脉汇合成无名静脉
   D. 回流头面部所有的静脉血
   E. 属支多在舌骨大角附近汇入
   【答案】E
   【解析】颈内静脉上端起于颅底颈静脉孔处的乙状窦，颅外属支有面总静脉、舌静脉、咽静脉以及甲状腺上、中静脉等，这些属支多在舌骨大角附近汇入颈内静脉。

【破题思路】关于颈内静脉

| 是头面颈部血管回流的主要静脉 |
| 颈内静脉上端起于颅底颈静脉孔处的乙状窦，颅外属支多在舌骨大角附近汇入颈内静脉 |
| 起始位于颈内动脉的背侧，后沿颈总动脉外侧下行，并与迷走神经一起包于颈鞘内 |
| 颈内静脉与锁骨下静脉汇合成头臂静脉 |
| 颈内静脉的下端膨大形成颈静脉下球，膨大腔内上方有一对瓣膜，有时下方也有，这些瓣膜有防止血液逆流的作用 |

85. 汇合形成下颌后静脉的是
   A. 面静脉、颞浅静脉
   B. 颞浅静脉、上颌静脉
   C. 面静脉、耳后静脉
   D. 翼静脉丛、上颌静脉
   E. 翼静脉丛、耳后静脉
   【答案】B
   【解析】上颌静脉+颞浅静脉=面后静脉（下颌后静脉）。

【破题思路】

面后静脉（下颌后静脉）	上颌静脉+颞浅静脉
面总静脉	面后静脉前支+面静脉（面前静脉）
颈外静脉	面后静脉后支+耳后静脉

86. 患者，35岁，在行左上颌结节麻醉时出现左颊面部血肿。其原因是
A. 注射针头污染　　　　　　　　　　　　B. 刺破了翼静脉丛
C. 注射深度过浅，麻醉药存于黏膜下　　　D. 局部麻醉药中未加入肾上腺素
E. 损伤了上牙槽后神经
【答案】B
【解析】临床上进行上颌结节注射法时，禁止进针深度过深，以免刺破翼静脉丛引起患者的血肿。

87. 口腔颌面颈部的静脉错误的是
A. 分为浅静脉和深静脉两类　　　　　　　B. 浅静脉接受浅层组织的血液，汇入深静脉
C. 静脉血主要通过颈内静脉和颈外静脉向心脏回流　D. 静脉的行径、分布大多与动脉一致
E. 面部静脉较少，变异相对较少
【答案】E
【解析】口腔颌面颈部的静脉分浅静脉和深静脉两类。浅静脉接受口腔颌面颈部之浅层组织的血液，汇入深静脉，静脉血主要通过颈内静脉和颈外静脉向心脏回流。静脉的行径、分布大多与动脉一致，但分支多而细，变异较多，吻合更丰富，常呈现网状分布。

【破题思路】动脉之间有大量的血管吻合，静脉分支多而细，变异较多，吻合更丰富，常呈现网状分布。

口腔颌面部浅静脉	面静脉（面前静脉） 颞浅静脉
口腔颌面部深静脉	翼丛 上颌静脉（颌内静脉） 下颌后静脉 面总静脉

88. 属于运动神经的是
A. 颊神经　　　　　　　B. 颞深神经　　　　　　　C. 耳颞神经
D. 颊神经（颊长神经）　　E. 舌神经
【答案】B
【解析】A、D选项颊神经（颊长神经）是下颌神经前干中唯一的感觉神经；B选项颞深神经属于下颌神经前干中的运动神经；C选项耳颞神经和E选项的舌神经都属于下颌神经后干中的感觉神经。

89. 下颌神经分支中属于感觉神经的是
A. 咬肌神经　　　　　　B. 翼外肌神经　　　　　　C. 翼内肌神经
D. 颞深神经　　　　　　E. 耳颞神经
【答案】E
【解析】A选项咬肌神经；B选项翼外肌神经；C选项翼内肌神经；D选项颞深神经都属于运动神经；E耳颞神经属于下颌神经后干中的感觉神经。

【破题思路】

下颌神经 （混合神经）		脑膜支（棘孔神经）	分布于硬脑膜
		翼内肌神经	分布于翼内肌（运动神经）
	下颌神经前干	颞深神经	分布于颞肌（运动神经）
		咬肌神经	分布于咬肌（运动神经）
		翼外肌神经	分布于翼外肌上下头（运动神经）
		颊神经（颊长神经）	前干中唯一感觉神经
	下颌神经后干	耳颞神经	感觉神经
		舌神经	感觉神经
		下牙槽神经	混合神经

90. 上颌神经出颅的部位是
A. 眶上孔　　　　　　　　B. 卵圆孔　　　　　　　　C. 圆孔
D. 茎乳孔　　　　　　　　E. 棘孔

【答案】C

【解析】A 选项眶上孔是眼神经中的眶上神经的出颅部位；B 选项卵圆孔为下颌神经出颅部位；C 选项圆孔为上颌神经出颅部位；D 选项茎乳孔为面神经出颅部位；E 选项棘孔内有脑膜中动脉通过。

【破题思路】

三叉神经	混合神经	眼神经、上颌神经、下颌神经
眼神经	感觉神经	经眶上裂出颅
上颌神经	感觉神经	经圆孔出颅——翼腭窝
下颌神经	混合性神经	经卵圆孔出颅——颞下窝
面神经	混合性神经	经茎乳孔出颅
舌咽神经	混合性神经	—
舌下神经	运动神经	经舌下神经管出颅

91. 男，25 岁，左上第一磨牙残根，周围牙根无炎症，建议拔除后义齿修复。局部浸润麻醉后拔除，实际上麻醉的神经是
A. 鼻腭神经、腭前神经、上牙槽后神经　　　　B. 腭前神经、上牙槽前神经、上牙槽后神经
C. 鼻腭神经、上牙槽中神经、上牙槽后神经　　D. 腭前神经、上牙槽中神经、上牙槽后神经
E. 上牙槽前神经、上牙槽中神经、上牙槽后神经

【答案】D

【解析】腭前神经支配 8-3┴3-8 的腭侧黏骨膜及牙龈，上牙槽中神经支配 54┴45 以及 6┴6 的近中颊根、牙周膜、牙槽骨和颊侧牙龈，上牙槽后神经支配 87┴78 以及 6┴6 的腭根和远中颊根、牙周膜、牙槽骨和颊侧牙龈，故答案选 D。

【破题思路】

上颌神经	鼻腭神经	1┴1 的牙髓和 321┴123 的腭侧黏骨膜和牙龈
	腭前神经	8-3┴3-8 的腭侧黏骨膜及牙龈
	上牙槽后神经	87┴78 以及 6┴6 的腭根和远中颊根、牙周膜、牙槽骨和颊侧牙龈
	上牙槽中神经	54┴45 以及 6┴6 的近中颊根、牙周膜、牙槽骨和颊侧牙龈
	上牙槽前神经	321┴123 的牙髓及其牙周膜、牙槽骨、唇侧牙龈
下颌神经	颊神经	8-5┬5-8 颊侧牙龈、颊部皮肤黏膜
	舌神经	8-1┬1-8 舌侧牙龈、口底及舌前 2/3 的黏膜、舌下腺和下颌下腺
	下牙槽神经	8-1┬1-8 的牙髓及其牙周膜、牙槽骨
	颏神经	4-1┬1-4 的唇颊侧牙龈及下唇黏膜、皮肤及颏部皮肤

92. 一女性患者因腮腺区外伤后就诊，临床检查发现同侧眼睑闭合不全，考虑为面神经哪一个分支受损
A. 下颌缘支　　　　　　　　B. 眼支　　　　　　　　C. 上颊支
D. 颞支　　　　　　　　　　E. 颧支

【答案】E

【解析】面神经在腮腺内分 5 支：颞支、颧支、颊支、下颌缘支、颈支。没有眼支，排除 B；A 选项下颌缘支受损后患侧口角下垂和流口水；C 选项颊支受损后出现鼻唇沟变浅、鼓腮无力等；D 选项颞支受损后同侧额纹消失；E 选项颧支受损后眼睑不能闭合。

【破题思路】面神经为混合性神经，含有三种纤维：运动纤维、副交感纤维和味觉纤维；以茎乳孔为界，可将面神经分为面神经管段和颅外段。

颞支	额肌、眼轮匝肌上份、耳上肌和耳下肌	额纹消失
颧支	眼轮匝肌、颧肌和提上唇肌	眼睑不能闭合
颊支	颊肌、笑肌、提上唇肌、提口角肌、口轮匝肌	鼻唇沟变浅或消失、不能鼓腮
下颌缘支	支配降口角肌、降下唇肌笑肌	口角下垂、流口水
颈支	分布于颈阔肌	影响颈阔肌运动

93. 男，35岁。下颌下区手术时，由于切口位置平下颌骨下缘而导致面神经下颌缘支损伤，术后可能表现为
A. 额部皱纹消失　　　　B. 眼睑闭合不全　　　　C. 口角下垂和流口水
D. 舌前2/3感觉丧失　　　E. 伸舌时舌尖偏向患侧
【答案】C
【解析】面神经支配面部表情肌，在腮腺内分支有5支：①A选项额纹消失是颞支受损的表现；②B选项眼睑不能闭合是颧支受损的表现；③C选项口角下垂和流口水是下颌缘支受损的表现；④D选项舌前2/3的感觉由舌神经支配，不由面神经支配；⑤E选项舌头的运动由舌下神经支配，若该神经受损，可导致患侧舌肌萎缩及瘫痪，伸舌时，舌尖偏患侧。

【破题思路】

面神经管段	岩大神经——泪腺、鼻和腭黏膜的腺体	面神经颅外段	颞支——额纹消失
	镫骨肌——听力		颧支——眼睑不能闭合
	鼓索——味觉、唾液腺		颊支——鼻唇沟变浅或消失、不能鼓腮
			下颌缘支——口角下垂、流口水
			颈支——影响颈阔肌运动

94. 面神经颅外段及分支不包括
A. 颞支　　　　B. 颧支　　　　C. 颊支
D. 下颌缘支　　　E. 上颌缘支
【答案】E
【解析】面神经主要分支：颞支、颧支、颊支、下颌缘支、颈支。

【破题思路】见92题。

95. 面神经主干与乳突前缘的关系较为恒定，一般在
A. 乳突尖平面处，距皮肤2~3cm　　　　B. 距乳突尖平面上约1cm处，距皮肤3~4cm
C. 距乳突尖平面下方约1cm处，距皮肤2~3cm　　D. 距乳突尖平面上约1cm处，距皮肤2~3cm
E. 距乳突尖平面下方约1cm处，距皮肤3~4cm
【答案】D
【解析】面神经出茎乳孔的位置：成人位于乳突前缘中点或乳突尖端上方约1cm处，距皮肤2~3cm。

【破题思路】

眶下孔	位于眶下缘中点下约0.5cm处 体表投影：自鼻尖至睑外侧联合连线的中点
颏孔	下5或下4、5之间的下方，下颌体上、下缘中点微上方，距正中线2~3cm
腮腺导管的体表投影	为耳垂至鼻翼与口角之间中点连线的中1/3处
面神经出茎乳孔的位置	成人位于乳突前缘中点或乳突尖端上方约1cm处，距皮肤2~3cm

96. 拔除 7⊥7 的最佳麻醉方法是
    A. 颊侧近中局部浸润加上颌结节麻醉，腭侧行腭大孔麻醉
    B. 颊、腭侧局部浸润
    C. 颊侧行上颌结节阻滞麻醉，腭侧行局部浸润
    D. 颊侧行上颌结节阻滞麻醉，腭侧行腭大孔麻醉
    E. 颊侧行眶下孔阻滞麻醉，腭侧行腭大孔麻醉
    【答案】D
    【解析】上颌结节阻滞麻醉（上牙槽后神经阻滞麻醉）麻醉的区域为 87⊥78 以及 6⊥6 的腭根和远中颊根、牙周膜、牙槽骨和颊侧牙龈；腭大孔麻醉（腭前神经）麻醉区域为 8～3⊥3～8 的腭侧黏骨膜及牙龈。

97. 不属于面神经的分支是
    A. 鼓索支   B. 颧神经   C. 下颌缘支
    D. 颈支   E. 岩大神经
    【答案】B
    【解析】面神经分为管段和颅外段；管段的分支包括：岩大神经（膝状神经节）、镫骨肌、鼓索；颅外段分支包括：颞支、颧支、颊支、下颌缘支和颈支。

98. 一侧口角歪斜可能是损伤了面神经的
    A. 颧支   B. 颞支   C. 上颊支
    D. 下颊支   E. 下颌缘支
    【答案】E
    【解析】面神经支配面部表情肌，在腮腺内分支有 5 支：①A 选项颧支受损的表现是眼睑不能闭合；②B 选项颞支受损的表现是额纹消失；③C、D 选项颊支受损的表现是鼻唇沟变浅，不能鼓腮；④E 选项下颌缘支受损的表现是口角歪斜下垂和流口水。

99. 舌前伸运动障碍时，受损神经是
    A. 舌神经   B. 舌咽神经   C. 舌下神经
    D. 舌上神经   E. 舌前神经
    【答案】C
    【解析】支配舌头的神经有：舌神经、舌咽神经、舌下神经、迷走神经。排除 D、E。其中舌前 2/3 的感觉由舌神经支配，味觉——鼓索味觉纤维支配，排除 A；舌后 1/3 的感觉和味觉由舌咽神经支配，舌后 1/3 中部由迷走神经支配，排除 B；舌的运动由舌下神经支配（腭舌肌——迷走神经咽支支配）。

100. 在面侧深区中，从翼外肌上缘穿出的组织结构有
    A. 颞深前、后神经，咬肌神经   B. 上颌神经、上颌动脉   C. 翼丛、下颌神经
    D. 舌神经，下牙槽神经   E. 耳颞神经，翼内、外肌神经
    【答案】A
    【解析】翼外肌的浅面有翼丛和上颌动脉，排除 B、C。翼外肌下缘有舌神经、下牙槽神经，排除 D。翼外肌深面有耳颞神经行向后，排除 E。在面侧深区中，从翼外肌上缘穿出的组织结构有颞深前、后神经，咬肌神经。

101. 面神经颊支
    A. 出腮腺前缘行于咬肌筋膜深面   B. 一般与腮腺导管平行   C. 损伤时口角歪斜
    D. 来自颞面干   E. 位于耳屏间切迹与鼻翼上缘的连线
    【答案】B
    【解析】面神经颊支由面颈干发出，或来自颞面、颈面两干，排除 D；出腮腺前缘，行于咬肌筋膜的表面，排除 A；根据和腮腺导管的关系，可分为上、下颊支，二者分别于导管平行，走行于导管上下各 10mm 的范围内，故答案选 B；上颊支较粗，位置较恒定，体表投影约在耳屏前切迹与鼻翼下缘的连线上，排除 E；颊支损伤可出现鼻唇沟变浅或消失、鼓腮无力、食物积存等症状，排除 C。

102. 导致眼睑不能闭合，可能损伤的神经是
    A. 面神经颞支   B. 面神经颧支   C. 面神经下颌缘支
    D. 面神经颊支   E. 面神经颈支
    【答案】B
    【解析】面神经在腮腺内分 5 支：颞支、颧支、颊支、下颌缘支、颈支。A 选项颞支受损后同侧额纹消失；B 选项颧支受损后眼睑不能闭合；C 选项下颌缘支受损后患侧口角下垂和流口水；D 选项颊支受损出现鼻唇

沟变浅、鼓腮无力等；E选项颈支受损影响颈阔肌运动。

103. 分布于下颌牙及其牙周膜、牙槽骨的神经是
A. 舌神经	B. 颊神经	C. 下牙槽神经
D. 颏神经	E. 腭前神经

【答案】C
【解析】下牙槽神经麻醉的范围是8-1⊤1-8的牙髓及其牙周膜、牙槽骨；A舌神经麻醉的区域是8-1⊤1-8舌侧牙龈、口底及舌前2/3的黏膜、舌下腺和下颌下腺；B颊神经麻醉的区域是8-5⊤5-8颊侧牙龈、颊部皮肤黏膜；D颏神经麻醉的区域是4-1⊤1-4的唇颊侧牙龈及下唇黏膜、皮肤及颏部皮肤；E腭前神经麻醉的区域是8-3⊥3-8的腭侧黏骨膜及牙龈。

104. 鼻腭神经局部麻醉的表面标志是
A. 切牙乳头	B. 腭大孔	C. 颏孔
D. 腭小孔	E. 以上都不是

【答案】A
【解析】腭中缝前端的黏膜隆起，称为切牙乳头，其深面为切牙孔，鼻腭神经、血管经此孔穿出；腭大孔是腭前神经麻醉的表面标志；颏孔是颏神经麻醉的表面标志；腭小孔是腭小神经麻醉的表面标志。

【破题思路】

鼻腭神经	切牙乳头
腭前神经	腭大孔
上牙槽前、中神经	眶下孔
上牙槽后神经	上颌第二磨牙远中前庭沟
颊、舌、下牙槽神经	颊脂垫尖
颏神经	颏孔

105. 下颌神经的分支不包括
A. 蝶腭神经	B. 颞深神经	C. 翼外肌神经
D. 咬肌神经	E. 颊神经

【答案】A
【解析】下颌神经的分支包括：脑膜支（棘孔神经）、翼内肌神经、颞深神经、咬肌神经、翼外肌神经、颊神经、舌神经、下牙槽神经和耳颞神经。

【破题思路】

下颌神经		脑膜支	分布于硬脑膜
		翼内肌神经	分布于翼内肌（运动神经）
	前干	颞深神经	分布于颞肌（运动神经）
		咬肌神经	分布于咬肌（运动神经）
		翼外肌神经	分布于翼外肌上下头（运动神经）
		颊神经	颊神经（颊长神经）（前干中唯一感觉神经）
		舌神经	（感觉神经）
	后干	下牙槽神经	（混合神经）
		耳颞神经	（感觉神经）

106. 支配上颌窦的神经不包括
A. 上牙槽前神经	B. 上牙槽中神经	C. 上牙槽后神经
D. 腭中神经	E. 以上全包括

【答案】D

【解析】支配上颌窦的神经有：上牙槽前、中、后神经以及腭前神经，腭中神经下行出腭小孔，分布于软腭及腭扁桃体。

107. 在下颌隆突处，从前向后依次排列的神经为
　　A. 舌神经、颊神经、下牙槽神经　　　　　B. 颊神经、下牙槽神经、舌神经
　　C. 颊神经、舌神经、下牙槽神经　　　　　D. 下牙槽神经、颊神经、舌神经
　　E. 舌神经、下牙槽神经、颊神经
【答案】C
【解析】在下颌隆突处，从前向后依次排列的神经为颊神经、舌神经、下牙槽神经。

【破题思路】同时麻醉颊神经、舌神经、下牙槽神经三个神经的注射部位在下颌隆突处。

108. 上颌神经的分支不包括
　　A. 脑膜中神经　　　　　B. 牙槽后神经　　　　　C. 翼腭神经
　　D. 颧神经　　　　　　　E. 颞深神经
【答案】E
【解析】上颌神经的分支包括：脑膜中神经、颧神经、翼腭神经（鼻腭神经、腭前神经、腭中神经、腭后神经）、上牙槽后神经、上牙槽前神经、上牙槽中神经等；颞深神经属于下颌神经前干。

【破题思路】

上颌神经	颅中窝段	脑膜中神经
		颧神经
	翼腭窝段	翼腭神经（鼻腭神经、腭前神经、腭中神经、腭后神经）
		上牙槽后神经
	眶下管段	上牙槽中神经、上牙槽前神经
	面段	—
下颌神经	脑膜支	
	翼内肌神经	
	下颌神经前干	颞深神经、咬肌神经、翼外肌神经、颊神经
	下颌神经后干	耳颞神经、舌神经、下牙槽神经

109. 面神经从茎乳孔穿出处，一般在乳突前缘相当于乳突尖上方约
　　A. 0.5cm　　　　　B. 1cm　　　　　C. 1.5cm
　　D. 2cm　　　　　　E. 2.5cm
【答案】B
【解析】面神经出茎乳孔后，在乳突尖端上方约1cm处，距皮肤表面2～3cm向前外，并稍向下经外耳道软骨和二腹肌后腹之间，在腮腺覆盖下，经茎突根部的浅面，进入腮腺，形成五组分支。

110. 舌的运动是由什么神经支配的
　　A. 舌神经　　　　　B. 舌下神经　　　　　C. 舌咽神经
　　D. 面神经分支　　　E. 三叉神经分支
【答案】B

111. 患者，女，15岁，因正畸需要拔除下颌第一前磨牙，需要麻醉哪组神经
　　A. 上牙槽后神经＋腭前神经　　　　　B. 鼻腭神经＋腭前神经
　　C. 下牙槽神经＋舌神经　　　　　　　D. 下牙槽神经＋舌神经＋颊长神经
　　E. 上牙槽神经＋上牙槽后神经＋腭前神经
【答案】C
【解析】拔出下颌第一前磨牙需要麻醉的神经是下牙槽神经和舌神经，颊神经麻醉的区域是下颌5～8颊侧的牙龈、黏膜和皮肤，所以不包括颊神经。

112. 面部刀砍伤患者临床检查时发现其笑时对侧口角高,考虑为哪一支面神经损伤
A. 颧支
B. 颞支
C. 颊支
D. 下颌缘支
E. 颈支

【答案】D

【解析】面神经支配面部表情肌,在腮腺内分支有5支:①A选项颧支受损的表现是眼睑不能闭合;②B选项颞支受损的表现是额纹消失;③C选项颊支受损的表现是鼻唇沟变浅,不能鼓腮;④D选项下颌缘支受损的表现是口角歪斜下垂和流口水;⑤E选项颈支受损影响颈阔肌的运动。

113. 在腮腺浅叶前缘由上到下依次为
A. 面神经颧支,面神经上颊支,腮腺导管,面神经下颊支
B. 面神经颧支,面神经上颊支,腮腺导管,面神经颧支,下颌缘支
C. 面动脉,面横动脉,面神经颧支,腮腺导管
D. 面横动脉,面神经颧支,面神经上颊支,腮腺导管,面神经下颊支,面神经下颌缘支
E. 面神经颧支,面横动脉,面神经上颊支,腮腺导管,面神经下颊支

【答案】D

【解析】腮腺浅叶前缘从上向下依次为面横动脉、面神经颧支、面神经上颊支、腮腺管、面神经下颊支、下颌缘支。

114. 患者,女性,22岁,因右上第三磨牙颊向高位阻生,要求拔除,需要麻醉的神经是同侧的
A. 上牙槽后神经+腭后神经
B. 上牙槽中神经+上牙槽后神经+腭前神经
C. 上牙槽后神经+腭前神经
D. 上牙槽中神经+腭前神经
E. 上牙槽后神经+鼻腭神经

【答案】C

【解析】拔除上第三磨牙需要麻醉的神经是上牙槽后神经和腭前神经,上牙槽后神经支配87|78以及6|6的腭根和远中颊根、牙周膜、牙槽骨和颊侧牙龈,腭前神经支配8-3|3-8的腭侧黏骨膜及牙龈,禁止麻醉腭后神经,会引起患者的恶心或呕吐。

115. 患者,女性,56岁,|56残根要求拔除,在行左下牙槽神经及舌神经阻滞麻醉5min后,患者觉左下唇及同侧舌尖前部有麻木感,但在分离颊侧牙龈时,患者仍觉疼痛。其原因可能是
A. 患牙根尖有炎症
B. 未麻醉颊长神经
C. 局部麻醉药中未加入肾上腺素
D. 未麻醉颏神经
E. 患者过度紧张

【答案】B

【解析】分离颊侧牙龈时,患者仍觉疼痛,说明颊侧牙龈没有麻醉,而颊神经支配的区域是8-5|5-8颊侧牙龈、颊部皮肤黏膜,颏神经支配的区域是4-1|1-4的唇颊侧牙龈及下唇黏膜、皮肤及颏部皮肤。

116. 一患者因左上尖牙残根需拔除,在进行了鼻腭神经及上牙槽前神经的有效麻醉后,分离腭侧牙龈时患者仍有痛感。这是因为
A. 解剖变异
B. 患者紧张
C. 没有麻醉同侧的腭前神经
D. 患者对疼痛敏感
E. 分离牙龈时用力过重

【答案】C

【解析】鼻腭神经经切牙管出切牙孔,分布于上颌前牙的腭侧黏骨膜及牙龈,并且发出分支与上牙槽前神经交通,共同分布于上颌中切牙;另有分支在上颌尖牙的腭侧与腭前神经吻合。题干中已经麻醉了鼻腭神经及上牙槽前神经,但分离腭侧牙龈时患者仍有痛感,说明没有进行腭前神经的麻醉。

117. 临床行下颌下区手术时,切口应在
A. 下颌下缘下 7mm
B. 下颌下缘下 10mm
C. 下颌下缘下 12mm
D. 下颌下缘下 15mm
E. 紧贴下颌下缘处

【答案】D

【解析】因面神经的下颌缘支走行于下颌下缘上 12mm 至下颌下缘 7mm 的范围内,为避免损伤下颌缘支,切口应在下颌下缘 15mm 处进行。

118. 眼睑不能闭合可能是损伤了
A. 面神经颞支
B. 面神经颧支
C. 面神经颊支
D. 面神经下颌缘支
E. 面神经颈支

【答案】B

【解析】面神经颧支支配上下眼轮匝肌、颧大肌、颧小肌、提上唇肌和提上唇鼻翼肌。其中,颧大肌、颧

小肌、提上唇肌和提上唇鼻翼肌还有面神经的颊支支配。面神经颞支只分布于眼轮匝肌上份。

119. 在下列神经中，不属于下颌神经前干的是
   A. 颞深神经　　　　　　　B. 翼内肌神经　　　　　　　C. 翼外肌神经
   D. 颊神经　　　　　　　　E. 耳颞神经
【答案】E
【解析】下颌神经前干的分支有颞深神经、翼内肌神经、翼外肌神经和颊神经。下颌神经后干的分支有耳颞神经、舌神经和下牙槽神经。

120. 面神经管段的分支有
   A. 岩大神经、镫骨肌神经、鼓索　　　　　　B. 镫骨肌神经、茎突舌肌神经、耳后神经
   C. 鼓膜张肌神经、腭帆张肌神经、二腹肌神经　　D. 耳后神经、茎突舌骨肌神经、二腹肌神经
   E. 鼓膜张肌神经、茎突舌肌神经、腭帆张肌神经
【答案】A
【解析】面神经管段分支包括：鼓索，传导味觉冲动及支配下颌下腺和舌下腺的分泌；岩大神经，也称岩浅大神经，含副交感分泌纤维，支配泪腺、腭及鼻黏膜的腺体分泌；镫骨肌神经，支配鼓室内的镫骨肌。故选A。面神经管段的分支有岩大神经、镫骨肌神经、鼓索。

121. 以下哪一组神经属纯感觉神经
   A. 眼神经、颊神经、下牙槽神经　　　　　　B. 耳颞神经、舌神经、鼓索
   C. 上颌神经、迷走神经、舌咽神经　　　　　D. 上牙槽后神经、颊神经、舌神经
   E. 鼻腭神经、面神经、腭前神经
【答案】D
【解析】三叉神经中，下颌神经为混合性神经，眼神经和上颌神经为感觉神经，颊神经、舌神经属于下颌神经。下颌神经前干中颊神经是唯一的感觉神经；下颌神经后干中耳颞神经和舌神经是感觉神经，下牙槽神经为混合神经。

122. 下列哪项不属于面神经
   A. 鼓索　　　　　　　　　B. 岩大神经　　　　　　　　C. 耳颞神经
   D. 颧支　　　　　　　　　E. 颊支
【答案】C
【解析】面神经以茎乳孔为界分为面神经管段及颅外段。分支有岩大神经、镫骨肌神经、鼓索、面神经主干、颞支、颧支、颊支、下颌缘支、颈支。耳颞神经为三叉神经下颌支分支。选择C。耳颞神经分布于颞下、关节、耳廓前上部及外耳道、腮腺及颞区的皮肤，属感觉神经。

123. 一侧额纹消失可能是因为损伤了同侧面神经的
   A. 颞支　　　　　　　　　B. 颧支　　　　　　　　　　C. 颊支
   D. 下颌缘支　　　　　　　E. 颈支
【答案】A
【解析】颞支分布于额肌、眼轮匝肌上份，耳前肌和耳上肌。该支受损，临床上可出现同侧额纹消失。

124. 对口腔的描述中，正确的是
   A. 以下颌舌骨肌为底　　　B. 经口裂通向外界　　　　　C. 向后借软腭与咽分界
   D. 固有口腔前界为唇和颊　E. 口腔前庭的顶为腭
【答案】B
【解析】口腔前界口裂与外界相通，后经咽峡与咽相续；口腔借上、下牙弓分为前外侧部的口腔前庭和后内侧部的固有口腔；口腔的前壁为唇、侧壁为颊、顶为腭、口腔底为黏膜和肌等结构。

【破题思路】口腔前庭——牙列的唇颊侧部分。
　　　　　　固有口腔——牙列的舌侧部分。

125. 口腔前庭的表面解剖标志不包括
   A. 唇颊龈沟　　　　　　　B. 上、下唇及颊系带　　　　C. 翼下颌韧带
   D. 腮腺导管口　　　　　　E. 磨牙后区
【答案】C
【解析】口腔前庭的表面解剖标志包括：口腔前庭沟（唇颊龈沟）、上下唇系带、颊系带、腮腺管乳头、磨

牙后区、翼下颌皱襞、颊脂垫尖。翼下颌韧带为深面解剖标志。

【破题思路】

腮腺管乳头	在平对上颌第二磨牙牙冠的颊黏膜上，有一乳头状突起，腮腺导管口开口于此
磨牙后区	由磨牙后三角和磨牙后垫组成。磨牙后三角位于下颌骨最后磨牙远中，其尖向后；磨牙后垫为覆盖于磨牙后三角表面的软组织
翼下颌皱襞	深面有翼下颌韧带
颊脂垫尖	大张口时，平时上、下颌后牙面间颊黏膜上有一个三角形隆起，称为颊垫。下牙槽神经麻醉进针点

126. 关于磨牙后垫的描述，正确的是
A. 为磨牙区后部的软组织垫
B. 为覆盖磨牙后三角的软组织垫
C. 为覆盖上颌第三磨牙后方的软组织垫
D. 其深面为翼下颌韧带
E. 为覆盖磨牙后三角的脂肪垫

【答案】B

【解析】首先区分磨牙后区、磨牙后垫、磨牙后三角的概念。

磨牙后区由磨牙后三角和磨牙后垫组成；磨牙后三角位于下颌骨最后磨牙远中，其尖向后；磨牙后垫为覆盖于磨牙后三角表面的软组织；磨牙后垫只在下颌中存在；翼下颌皱襞的深面为翼下颌韧带；E选项磨牙后垫是一个软组织垫，不是能说是脂肪垫。

【破题思路】

磨牙后区	磨牙后三角＋磨牙后垫
磨牙后三角	从颊舌向看，磨牙后垫颊面、舌面向前与下颌尖牙的近中面形成一个三角形
磨牙后垫	覆盖于磨牙后三角表面的软组织

127. 腭大孔的描述，错误的是
A. 位于硬腭后部，上颌第三磨牙的腭侧
B. 在硬腭后缘的后方约 0.5cm
C. 是翼腭管的下口
D. 相当于腭中缝至龈缘的外、中 1/3 处
E. 腭前神经和腭大血管由此孔穿出

【答案】B

【解析】腭大孔位置：上颌第三磨牙腭侧牙槽嵴顶至腭中缝连线的中点。表面标志：上颌第三磨牙腭侧牙槽嵴顶至腭中缝连线的中外 1/3 的交点上，距硬腭后缘前方约 0.5cm 处。上颌窦裂孔向前下方的沟＋蝶骨翼突＋腭骨垂直部＝翼腭管，翼腭管在口内的开口为腭大孔。位置在硬腭后缘的前方，而非硬腭后缘的后方。

【破题思路】

关于腭大孔	上颌牙槽突和腭骨水平部共同围成腭大孔	位置	上颌第三磨牙腭侧牙槽嵴顶至腭中缝连线的中点
		表面标志	上颌第三磨牙腭侧牙槽嵴顶至腭中缝连线的中外 1/3 的交点上，距硬腭后缘前方约 0.5cm 处
			腭大孔是翼腭管在口内的开口，有腭前神经通过

128. 翼下颌皱襞
A. 是上颌结节后内方与磨牙后垫后方之间的黏膜皱襞
B. 深面有蝶下颌韧带
C. 是麻醉舌神经的标志
D. 是麻醉上牙槽神经的标志
E. 是咽后间隙切口的标志

【答案】A

【解析】翼下颌皱襞是延伸于上颌结节后内方与磨牙后垫后方之间的黏膜皱襞；其深面为翼下颌韧带所衬托；该皱襞是下牙槽神经阻滞麻醉的参考标志；也是翼下颌间隙及咽旁间隙口内切口的有关标志。

129. 颊脂垫尖是下牙槽神经阻滞麻醉的重要标志。在张大口时,颊脂垫尖的平面相当于
A. 乙状切迹平面　　　　　　　B. 下颌孔平面　　　　　　　C. 外斜嵴的平面
D. 喙突的平面　　　　　　　　E. 下颌神经分出颊神经的平面
【答案】B
【解析】大张口时,平时上、下颌后牙面间颊黏膜上有一个三角形隆起,称为颊垫。其颊垫尖指向后方,临近翼下颌皱襞的前缘,约相当于下颌孔平面,也是下牙槽神经麻醉的重要标志。

130. 蝶骨翼突钩位于上颌第三磨牙后内侧面约是
A. 0.5～1.0cm　　　　　　　　B. 1.0～1.5cm　　　　　　　C. 2.0～2.5cm
D. 1.5～2.0cm　　　　　　　　E. 以上都不是
【答案】B
【解析】蝶骨翼突钩位于上颌第三磨牙后内侧1.0～1.5cm左右处黏膜下。

【破题思路】

硬腭表面标志	腭中缝	硬腭中线上纵行的黏膜隆起
	切牙乳头（腭乳头）	腭中缝前端的黏膜隆起,其深面为切牙孔,鼻腭神经、血管经此孔穿出
	腭皱襞	腭的前部,向两侧略呈辐射状的软组织嵴
	腭大孔	硬腭后缘前方约0.5cm处,约相当于腭中缝至龈缘之外中1/3处
	蝶骨翼突钩	上颌第三磨牙后内侧1.0～1.5cm左右处黏膜下

131. 硬腭表面解剖标志不包括
A. 切牙乳头　　　　　　　　　B. 腭大孔　　　　　　　　　C. 腭中缝
D. 蝶骨翼突钩　　　　　　　　E. 腭小凹
【答案】E
【解析】硬腭表面解剖标志有：切牙乳头、腭大孔、腭中缝、蝶骨翼突钩；腭小凹在软腭前端中线两侧的黏膜上。

132. 腭大孔位于硬腭后缘前约
A. 0.5cm　　　　　　　　　　 B. 1.0cm　　　　　　　　　　C. 1.5cm
D. 2.0cm　　　　　　　　　　 E. 2.5cm
【答案】A
【解析】腭大孔位于硬腭后缘前约0.5cm处,约相当于腭中缝至龈缘之外中1/3处。

133. 寻找腭大孔的标志的牙是
A. 上颌第一磨牙　　　　　　　B. 上颌第二磨牙　　　　　　C. 上颌第三磨牙
D. 下颌第一磨牙　　　　　　　E. 下颌第二磨牙
【答案】C
【解析】腭大孔位置：上颌第三磨牙腭侧牙槽嵴顶至腭中缝连线的中点；表面标志：上颌第三磨牙腭侧龈缘顶至腭中缝连线的中外1/3的交点上,距硬腭后缘约0.5cm处。

【破题思路】上颌牙槽突＋腭骨水平部围成腭大孔,孔内有腭前神经通过。

134. 下牙槽神经阻滞麻醉的主要标志为
A. 下后牙咬合平面　　　　　　B. 口腔前庭　　　　　　　　C. 颊脂垫尖
D. 翼下颌韧带　　　　　　　　E. 腮腺导管开口
【答案】C
【解析】下牙槽神经麻醉的注射标志：患者大张口,可见磨牙后方,腭舌弓之前,有一索条样黏膜皱襞,即翼下颌皱襞。另在颊部有一由脂肪组织突起形成的三角形颊脂垫。此即为注射的重要标志。

【破题思路】若遇颊脂垫尖不明显或磨牙缺失的患者,可在大张口时,以上下颌牙槽嵴相距的中点线上与翼下颌韧带外侧3～4mm的交点处作为进针标志。

(135～136题共用题干)

患者1个月前接受腮腺摘除术，术后患侧鼻唇沟变浅或消失，面部不对称。

135. 损伤了面神经的哪个分支
A. 颞支
B. 颧支
C. 颊支
D. 下颌缘支
E. 颈支

136. 显露面神经该分支的标志为
A. 颞浅动脉前约1cm处
B. 耳垂下缘与眼外眦的连线上
C. 腮腺导管上、下1cm处
D. 咬肌前缘与下颌骨下缘相交处
E. 耳屏基部前1cm处

【答案】C、C

137. 口角的正常位置约相当于
A. 尖牙
B. 尖牙和第一前磨牙之间
C. 第一前磨牙
D. 第一前磨牙和第二前磨牙之间
E. 第二前磨牙

【答案】B

【解析】口裂两端为口角，其正常位置约相当于尖牙与第一前磨牙之间。

(138～139题共用题干)

一患者右上颌第二前磨牙残根需要拔除。

138. 需要麻醉的颊侧神经是
A. 上牙槽前神经
B. 上牙槽中神经
C. 上牙槽后神经
D. 鼻腭神经
E. 腭前神经

139. 需要麻醉的腭侧神经是
A. 上牙槽前神经
B. 上牙槽中神经
C. 上牙槽后神经
D. 鼻腭神经
E. 腭前神经

【答案】B、E

140. 下述关于口腔前庭沟的叙述中哪项是错误的
A. 又称唇颊龈沟
B. 为口腔前庭的上、下界
C. 为唇、颊黏膜移行于牙槽黏膜的沟槽
D. 前庭沟黏膜下组织致密
E. 是口腔局麻常用的穿刺及手术切口的部位

【答案】D

【解析】口腔前庭沟又称唇颊龈沟，即口腔前庭上、下界。前庭沟呈马蹄形，为唇、颊黏膜移行于牙槽黏膜的沟槽。前庭沟黏膜下组织松软，是口腔局部麻醉常用的穿刺及有关手术切口部位。

【破题思路】前庭沟黏膜下软组织松软，是口腔局部麻醉常用的穿刺及有关手术切口部位。

141. 下列关于唇的解剖层次描述哪一项是错误的
A. 最外层为皮肤，富于毛囊，皮脂腺和汗腺
B. 皮肤下为浅筋膜，较疏松
C. 中间为肌层，主要是口轮匝肌
D. 肌层内侧紧贴黏膜
E. 黏膜上有黏液腺开口

【答案】D

【解析】唇最外层为皮肤，较厚，富于毛囊、皮脂腺和汗腺；皮肤下为浅筋膜，较疏松；中间为肌层，主要为口轮匝肌；黏膜下层内含上、下唇动脉及黏液腺；黏膜上有黏液腺开口，排出黏液、润滑黏膜。

【破题思路】唇的结构由外向内分为五层（无皮下组织注意层次）

皮肤	富于毛囊、皮脂腺和汗腺
浅筋膜	比较疏松
肌层	主要为口轮匝肌
黏膜下层	有黏液腺和上、下唇动脉
黏膜	有黏液腺开口

142. 在口底黏膜的深面，从两侧向中线排列有下列重要的解剖结构，位于最近中线的是
A. 舌下神经　　　　　　　　B. 舌下动脉　　　　　　　　C. 下颌下腺导管
D. 舌神经　　　　　　　　　E. 下颌下腺深部
【答案】B
【解析】口底黏膜深面从两侧向中线排列有舌下腺、下颌下腺导管、舌下神经及其伴行静脉、舌下动脉。其中，舌下动脉行于舌下腺与颏舌肌、颏舌骨肌之间，分支至舌下腺，该动脉前行于舌下区前部黏膜下与对侧同名动脉吻合，发出分支至舌系带，最近中线。临床上，舌下腺摘除及舌系带手术时应注意舌下动脉。

【破题思路】

自上而下——舌背黏膜层、舌肌、舌腹黏膜下层、舌腹黏膜

舌腹黏膜下层：
在舌腹三角区内有血管及神经走形，从外向内排列着舌深静脉、舌神经和舌深动脉

舌的肌层	舌内肌	舌上纵肌	使舌头缩短
		舌下纵肌	
		舌横肌	使舌头伸长
		舌垂直肌	使舌头变宽
	舌外肌	颏舌肌、舌骨舌肌、茎突舌肌及腭舌肌	收缩时改变舌的位置

143. 关于舌的描述中正确的是
A. 菌状乳头位于舌前2/3，数量最多，司味觉　　　B. 丝状乳头位于舌侧缘，司味觉
C. 叶状乳头位于舌背，司味觉　　　　　　　　　D. 轮廓乳头排列于界沟前方，司味觉
E. 舌扁桃体为结节状淋巴组织位于舌体部
【答案】D
【解析】丝状乳头，数目最多，甜感觉；菌状乳头，数目较少，司味觉；叶状乳头，为5~8条并列皱襞，位于舌侧缘后部，在人类中多退化。

【破题思路】舌前2/3遍布乳头，包括下列4种。丝状乳头：数目最多，体积甚小，呈天鹅绒状，布于舌体表面，司一般感觉。菌状乳头：数目较少，色红，分散于丝状乳头之间而稍大，有味蕾，司味觉。叶状乳头：为5~8条并列皱襞，位于舌侧缘后部，在人类多退化。轮廓乳头：一般为7~9个，体积最大，每个乳头直径约2mm，排列于界沟前方，乳头周围有深沟环绕，沟内有味蕾，司味觉。

丝状乳头	数量多，分布于舌体上面，司一般感觉
菌状乳头	散在分布于丝状乳头之间，司味觉
轮廓乳头	一般为7~9个，排列于界沟前方，司味觉
叶状乳头	为5~8条并列皱襞，位于舌侧缘后部，司味觉

舌后1/3黏膜没有舌乳头，但有许多结节状淋巴组织，称为舌扁桃体

144. 舌后1/3黏膜无乳头，有许多结节状淋巴组织，称为
A. 舌根滤泡　　　　　　　　B. 舌根乳头　　　　　　　　C. 舌根淋巴结
D. 舌扁桃体　　　　　　　　E. 腭扁桃体
【答案】D
【解析】舌后1/3黏膜无乳头，有许多结节状淋巴组织，称为舌扁桃体。

145. 属于舌下区境界的是
A. 颏舌骨肌之上　　　　　　B. 口底黏膜之上　　　　　　C. 下颌舌骨肌之上
D. 前界为颏结节　　　　　　E. 后以舌骨体为界
【答案】C

【解析】舌下区是指下颌舌骨肌及舌骨舌肌之上，舌根之前，前及两侧为下颌体的内侧面的区域；颏舌骨肌和颏舌肌将其分为左右两半。

146.女，48岁。主诉右颊部肿块，检查：右腮腺区可及一活动性肿块，2cm×2cm，质中，界清，无明显压痛。如果要检查腮腺导管口的情况，如何寻找其位置
　　A.上颌第一磨牙牙冠相对的颊黏膜　　　　B.上颌第二磨牙牙冠相对的颊黏膜
　　C.上颌第三磨牙牙冠相对的颊黏膜　　　　D.上颌第一前磨牙牙冠相对的颊黏膜
　　E.上颌第二前磨牙牙冠相对的颊黏膜
【答案】B
【解析】在平对上颌第二磨牙牙冠的颊黏膜上，有一乳头状突起，腮腺导管口开口于此。

【破题思路】

腮腺导管乳头开口位置	最初	上颌第一乳磨牙相对的颊黏膜处
	3～4岁	上颌第二乳磨牙相对的颊黏膜处
	12岁	上颌第一恒磨牙相对的颊黏膜处
	成人	上颌第二恒磨牙相对的颊黏膜处

147.男，40岁。右下颌下区肿大，无明显疼痛。检查：右下颌下区可触及一2.0cm×1.5cm肿块，质中，边界清楚，活动度较好，疑为下颌下腺囊肿。术史发现囊肿深入到舌下区，通过何处可进入舌下区
　　A.舌骨舌肌与咽上缩肌之间　　　　　　　B.舌骨舌肌与下颌舌骨肌之间
　　C.舌骨舌肌与颏舌肌之间　　　　　　　　D.下颌舌骨肌与颏舌肌之间
　　E.下颌舌骨肌与腺导管、舌神经之间
【答案】B
【解析】该题主要考舌下区的境界；舌下区是指下颌舌骨肌及舌骨舌肌之上，舌根之前，前及两侧为下颌体的内侧面的区域；颏舌骨肌和颏舌肌将其分为左右两半；下颌下三角的底为下颌舌骨肌、舌骨舌肌及咽上缩肌，两个区借下颌舌骨肌和舌骨舌肌的裂隙交通。

【破题思路】

舌下区境界	上界	舌和口底黏膜之下
	下界	下颌舌骨肌及舌骨舌肌之上
	后界	舌根之前
	前、两侧	下颌体的内侧面
舌下区内容物	舌下腺及下颌下腺深部 下颌下腺导管及舌神经 舌下神经及其伴行静脉 舌下动脉	

148.在舌腹左右伞襞与舌腹中线间的三角区内，由外向内排列的结构是
　　A.舌深动脉、舌神经、舌深静脉　　　　　B.舌神经、舌深动脉、舌深静脉
　　C.舌深静脉、舌神经、舌深动脉　　　　　D.舌深静脉、舌深动脉、舌神经
　　E.舌神经、舌深静脉、舌深动脉
【答案】C
【解析】在舌腹三角区内有血管及神经走形，从外向内排列着舌深静脉、舌神经和舌深动脉。

149.舌系带与伞襞之间的三角区域内，清晰可见的结构是
　　A.舌深动脉　　　　　　B.舌深静脉　　　　　　C.舌下神经
　　D.舌下神经伴行静脉　　E.舌神经
【答案】B

150.行舌系带手术时应注意不属于舌下区内容的解剖结构为

A. 舌下神经   B. 舌下肉阜   C. 舌神经
D. 舌下腺   E. 舌下神经

【答案】B

【解析】舌下区的内容物：舌下腺及下颌下腺深部、下颌下腺导管及舌神经、舌下神经及其伴行静脉、舌下动脉。

151. 腮腺导管的体表投影是
A. 耳屏至鼻翼与口角之间中点连线的中 1/3 处
B. 外耳孔至鼻翼与口角之间中点连线的中 1/3 处
C. 耳垂至鼻翼与口角之间中点连线的中 1/3 处
D. 外耳孔至鼻翼连线的中 1/3 处
E. 耳垂至鼻翼连线的中 1/3 处

【答案】C

【解析】腮腺导管的体表投影为耳垂至鼻翼与口角之间中点连线的中 1/3 处。

【破题思路】

眶下孔	位于眶下缘中点下约 0.5cm 处 体表投影：自鼻尖至睑外侧联合连线的中点
颏孔	下 5 或下 4、5 之间的下方，下颌体上、下缘中点微上方，距正中线 2～3cm
腮腺导管的体表投影	为耳垂至鼻翼与口角之间中点连线的中 1/3 处
面神经出茎乳孔的位置	成人位于乳突前缘中点或乳突尖端上方约 1cm 处，距皮肤 2～3cm

152. 符合颌面部软组织特点是
A. 皮肤厚，皮下组织疏松
B. 汗腺丰富，皮脂腺少
C. 血管较少，血运较差
D. 皮肤皱纹的走向有一定规律
E. 皮下组织中有咀嚼肌

【答案】D

【解析】面部皮肤薄，皮下软组织疏松，皮肤易于伸展移动，A 错误；面部皮肤富含皮脂腺、毛囊、汗腺，B 错误；面部皮肤血管密集，血运丰富，C 错误；咀嚼肌是皮下组织的下层结构，不在皮下组织中，E 错误。

【破题思路】颌面部软组织的特点（理解）

皮肤薄而柔软，皮下组织疏松，易于伸展移动
富于皮脂腺、毛囊和汗腺
血管密集，血运丰富
有皮肤皱纹，走向有一定的规律
皮下组织中有表情肌，手术或创伤处理时应注意表情肌的缝合，以免影响表情肌功能

153. 临床某患者因面部肿瘤行手术治疗，术中打开面侧深区，可以看见从翼外肌两头之间穿出的神经为
A. 翼内肌神经   B. 咬肌神经   C. 下牙槽神经
D. 颊神经   E. 耳颞神经

【答案】D

【解析】翼外肌两头之间有上颌动脉穿入和颊神经穿出。

【破题思路】

翼外肌的浅面	翼丛和上颌动脉
深面	下颌神经及其分支
翼外肌上缘	颞深前、后神经和咬肌神经穿出
翼外肌两头之间	有上颌动脉穿入和颊神经穿出
翼外肌下缘	有舌神经和下牙槽神经穿出

154. 排列于腮腺浅叶前缘的解剖结构不包括
A. 面横动脉　　　　　　B. 面神经　　　　　　C. 腮腺导管
D. 副腮腺　　　　　　　E. 耳大神经

【答案】E

【解析】腮腺浅叶前缘有一排神经血管，还有腮腺管，从上至下依次为：面横动脉、面神经颧支、面神经上颊支、腮腺管、面神经下颊支及下颌缘支。耳大神经不在此范围内，选择E。耳大神经起于第二、第三颈神经，为颈丛皮支中最大的分支。它绕过胸锁乳突肌后缘，向上前方斜跨胸锁乳突肌表面，向下颌角方向走行，然后穿过颈深筋膜，沿颈外静脉后侧并与其平行上升，分成前、中、后三个终支，分布于腮腺、嚼肌下部、耳垂、耳廓后和乳突部的皮肤。

【破题思路】

腮腺与神经血管的关系	腮腺浅叶上缘	从后向前依次为：颞浅静脉、耳颞神经、颞浅动脉、面神经颞支、颧支
	腮腺浅叶前缘	从上向下依次为：面横动脉、面神经颧支、面神经上颊支、腮腺管、面神经下颊支、下颌缘支
	腮腺浅叶下缘	从前向后依次为：面神经下颌缘支、面神经颈支、下颌后静脉
	腮腺深叶	颈内动、静脉，第Ⅸ～Ⅻ对脑神经

155. 舌下腺和下颌下腺导管位于哪个分区
A. 下颌下区　　　　　　B. 舌下区　　　　　　C. 颏下区
D. 腮腺咬肌区　　　　　E. 面侧深区

【答案】B

【解析】舌下腺和下颌下腺导管位于舌下区。舌下区包括舌下腺、下颌下腺导管、舌下神经及舌下神经伴行静脉、舌下动脉。

【破题思路】

舌下区的内容物	下颌下三角的内容
舌下腺及下颌下腺深部	下颌下腺：为主要内容物
下颌下腺导管及舌神经	下颌下淋巴结
舌下神经及其伴行静脉	面静脉
舌下动脉	面动脉

156. 腮腺床的结构是
A. 第Ⅸ～Ⅻ对脑神经
B. 颈内动脉、颈内静脉与第Ⅸ～Ⅻ对脑神经
C. 颈外动脉、颈内动脉、颈内静脉与第Ⅸ～Ⅺ对脑神经
D. 茎突与茎突诸肌、颈内动脉、颈内静脉与第Ⅸ～Ⅻ对脑神经
E. 茎突与茎突诸肌、颈外动脉、颈内动脉、颈内静脉、第Ⅸ～Ⅻ对脑神经

【答案】D

【解析】腮腺床——腮腺深叶的深面与茎突诸肌及围以蜂窝组织的深部血管神经[颈内动、静脉，第Ⅸ～Ⅻ对脑神经（三叉神经、面神经、舌咽神经、迷走神经）]。

【破题思路】

12对脑神经	感觉性神经	嗅神经、视神经、前庭蜗神经
	运动性神经	动眼神经、滑车神经、展神经、副神经、舌下神经
	混合性神经	三叉神经、面神经、舌咽神经、迷走神经

157. 腮腺咬肌区的前界是
A. 胸锁乳突肌的前缘　　B. 胸锁乳突肌的后缘　　C. 下颌支的后缘
D. 咬肌的前缘　　E. 咬肌的后缘
【答案】D
【解析】腮腺约为三角楔形，位于耳前下方，被颈部深筋膜包裹。腮腺咬肌区的境界：前界为咬肌前缘，后界为胸锁乳突肌、乳突二腹肌后腹的前缘，上界为颧弓及外耳道，下界为下颌骨下缘，内侧为咽旁间隙，外侧为皮肤。

158. 临床上分腮腺为浅、深叶的依据是
A. 颈外动脉穿经的平面　　B. 下颌后静脉穿行的平面
C. 面神经主干及其分支的平面　　D. 咬肌的前缘
E. 下颌支的后缘
【答案】C
【解析】临床上以面神经主干和分支平面为界，将腮腺分为浅、深两叶。

159. 腮腺床的结构不包括
A. 颈内动脉　　B. 颈内静脉　　C. 颈外动脉
D. 迷走神经　　E. 舌咽神经
【答案】C
【解析】腮腺床——腮腺深叶的深面与茎突诸肌及围以蜂窝组织的深部血管神经［颈内动、静脉，第Ⅸ～Ⅻ对脑神经（副神经、舌下神经、舌咽神经、迷走神经）］。

160. 腮腺浅叶上缘，神经血管排列由后向前依次为
A. 颞浅静脉、耳颞神经、颞浅动脉、面神经颞支、颧支
B. 颞浅动脉、耳颞神经、颞浅静脉、面神经颞支、颧支
C. 耳颞神经、颞浅静脉、颞浅动脉、面神经颞支、颧支
D. 面神经颞支、颞浅静脉、耳颞神经、颞浅动脉、颧支
E. 面神经颞支、颞浅动脉、耳颞神经、颞浅静脉、颧支
【答案】A
【解析】腮腺浅叶上缘，神经血管排列由后向前依次为颞浅静脉、耳颞神经、颞浅动脉、面神经颞支、颧支。

161. 穿行于腮腺内的血管是
A. 颈内动脉　　B. 颈外动脉　　C. 颈外静脉
D. 面动脉　　E. 舌动脉
【答案】B
【解析】腮腺与神经血管关系密切，其中，穿经腮腺的主要神经血管由浅入深为面神经、下颌后静脉及颈外动脉等。

【破题思路】根据腮腺内血管神经的走向，可将其分为纵行和横行两组。

纵行组	颞浅动静脉、耳颞神经、下颌后静脉及颈外动脉
横行组	为面神经、上颌动静脉及面横动脉

（162～163题共用题干）
面侧深区内有大量的血管和神经位于下颌支、翼内肌、翼外肌与翼外板之间。

162. 从翼外肌上头上缘穿出的结构有
A. 上颌动脉和舌神经　　B. 上颌动脉和咬肌神经
C. 颞深神经和咬肌神经　　D. 颞深神经和翼内肌神经
E. 咬肌神经和下牙槽神经

163. 位于翼外肌深面的结构有
A. 翼内肌神经、翼外肌神经和颊神经　　B. 耳颞神经、翼外肌神经和上颌动脉
C. 耳颞神经、翼外肌神经和翼内肌神经　　D. 翼内肌神经、翼外肌神经和舌神经
E. 耳颞神经、翼外肌神经和舌神经
【答案】C、C

第三单元 口腔颌面颈部解剖

（164～166题共用备选答案）
A. 牙槽窝的游离缘 B. 两牙之间的牙槽骨 C. 多根牙诸牙根之间的牙槽骨
D. 牙槽窝周壁，又称固有牙槽骨 E. 牙槽骨容纳牙根的深窝
164. 牙根间隔为
165. 硬骨板为
166. 牙槽间隔为
【答案】C、D、B

【破题思路】牙槽突名词解释

牙槽骨	上下颌骨包绕牙根周围的突起部分
牙槽窝	为牙槽突容纳牙根的部分，牙槽窝的形态、大小、数目和深度与所容纳的牙根相适应
牙槽嵴	牙槽窝的游离缘
牙槽间隔	两牙之间的牙槽骨
牙根间隔	多根牙各牙根之间的牙槽骨

牙槽窝周壁，又称固有牙槽骨

（167～171题共用备选答案）
A. 牙槽骨 B. 牙槽窝 C. 牙槽嵴
D. 牙槽间隔 E. 牙根间隔
167. 上下颌骨包绕牙根周围的突起部分
168. 牙槽窝的游离缘
169. 多根牙诸牙根之间的牙槽骨
170. 两牙之间的牙槽骨是
171. 牙槽骨容纳牙根的部位是
【答案】A、C、E、D、B

（172～174题共用备选答案）
A. 颞下颌韧带 B. 蝶下颌韧带 C. 关节囊
D. 茎突下颌韧带 E. 盘锤韧带
172. 限制下颌过度向前运动的是
173. 悬吊下颌并保护进入下颌孔的血管、神经的是
174. 防止下颌侧方脱位的是
【答案】D、B、A
【解析】茎突下颌韧带起于茎突，止于下颌角及下颌支后缘，其作用为防止下颌过度前伸；蝶下颌韧带起于蝶棘，止于下颌小舌，作用为悬吊下颌及保护进入下颌孔的血管和神经；颞下颌韧带起于颞骨关节结节外侧面，止于下颌骨髁状突和关节盘，其作用为限制下颌过度向后向下运动及防止关节向侧方脱位。

【破题思路】

颞下颌关节韧带	颞下颌韧带	起于颧弓和上颌结节 止于髁突颈部外侧和后缘	可防止髁突向外侧脱位
	茎突下颌韧带	起于茎突 止于下颌角和下颌支后缘	可限制下颌过度前伸
	蝶下颌韧带	起于蝶骨角棘 止于下颌小舌	防止张口过大，同时具有保护神经血管的作用

（175～176共用备选答案）
A. 作用为紧张腭帆，开大咽鼓管 B. 使软腭上提，咽侧壁向内运动
C. 下降腭帆，紧缩咽门 D. 上提咽喉，向前牵引腭咽弓使两侧腭咽弓接近
E. 提腭垂
175. 腭帆提肌

176. 腭帆张肌

【答案】B、A

【解析】腭帆提肌的作用是使软腭上提，咽侧壁向内运动；腭帆张肌的作用为紧张腭帆，开大咽鼓管，是软腭内唯一一个不参与腭咽闭合作用的肌肉。

（177～181 共用备选答案）
A. 穿过棘孔的动脉分支是
B. 穿过下颌孔的动脉分支是
C. 穿过眶下孔的动脉分支是
D. 穿过切牙孔的动脉分支是
E. 穿过蝶腭孔的动脉分支是

177. 蝶腭动脉
178. 鼻腭动脉
179. 眶下动脉
180. 下牙槽动脉
181. 脑膜中动脉

【答案】E、D、C、B、A

【解析】蝶腭动脉出蝶腭孔；腭降动脉发出腭大动脉出腭大孔，腭大动脉的末端即鼻腭支，至切牙孔，穿切牙管进入鼻腔；眶下动脉出眶下孔；下牙槽动脉出下颌孔；脑膜中动脉出棘孔。

【破题思路】

上颌动脉	第一段（下颌段）	棘孔——脑膜中动脉
		下颌孔——下牙槽动脉
	第二段	翼肌段
		牙槽孔——上牙槽后动脉
	第三段（翼腭段）	眶下裂——眼——眶下动脉
		腭大孔——口腔——腭降动脉
		蝶腭孔——鼻腔——蝶腭动脉

（182～184 题共用备选答案）
A. 上颌动脉
B. 面动脉
C. 颞浅动脉
D. 颈总动脉
E. 唇动脉

182. 头顶颞部出血时可压迫
183. 唇部出血时可压迫
184. 面部广泛严重出血时可暂时压迫

【答案】C、E、D

【破题思路】

甲状腺上动脉		舌骨大角稍下方
舌动脉	平舌骨大角尖处	舌深动脉、舌下动脉
面动脉（颌外动脉）	舌骨大角的稍上方	下唇动脉、上唇动脉、内眦动脉 颏下动脉、腭升动脉
上颌动脉（颌内动脉）	髁突颈部的后内方（终末分支）	下颌段、翼肌段、翼腭段（眶下动脉、腭降动脉、蝶腭动脉、上牙槽后动脉）
颞浅动脉	下颌骨髁突颈平面发出	属于终末分支 额支、顶支、面横动脉

（185～190 题共用备选答案）
A. 上颌动脉
B. 面动脉
C. 舌动脉
D. 脑膜中动脉
E. 甲状腺上动脉

185. 属于上颌动脉分支的是

186. 面部软组织血供主要来自
187. 上、下唇动脉属于哪一动脉的分支
188. 上颌骨血供主要来自
189. 在平舌骨大角稍下方发自颈外动脉的是
190. 在平舌骨大角尖处发自颈外动脉的是

【答案】D、B、B、A、E、C

【解析】上颌动脉为供应口腔颌面部的主要动脉，分支较多。分为下颌段、翼肌段、翼腭段。下颌段主要分支有脑膜中动脉、下牙槽动脉；面动脉又称颌外动脉，主要负责面部软组织血液供应；上、下唇动脉属面动脉的分支，两侧上、下唇动脉相互吻合形成动脉环；上颌骨血供极为丰富，接受骨内上牙槽动脉的血供，又接受颊、唇、腭侧黏骨膜等软组织的血供，上牙槽动脉为上颌动脉的分支；甲状腺上动脉一般在舌骨大角稍下方，发自颈外动脉起始部的前内侧壁；舌动脉于甲状腺上动脉起点稍上方，平舌骨大角尖处。

（191～195题共用备选答案）

A. 面总静脉　　　　　　　B. 下颌后静脉　　　　　　C. 上颌静脉
D. 颈内静脉　　　　　　　E. 颈外静脉

191. 头面颈部血管回流的主要静脉是
192. 颞浅静脉和上颌静脉汇合成
193. 面静脉和下颌后静脉前支汇合成
194. 下颌后静脉后支和耳后静脉汇合成
195. 翼丛的血液主要经上颌静脉汇入

【答案】D、B、A、E、B

【解析】颈内静脉是头颈部粗大的静脉干，为头面颈部血管回流的主要静脉；下颌后静脉，又名面后静脉，由颞浅静脉和上颌静脉在腮腺内于下颌骨髁突颈部后方汇合；面总静脉，为一短粗静脉干，在颈动脉三角内，下颌角后方，由面静脉和下颌后静脉的前支汇合而成；颈外静脉由前后两支汇合而成，前支为下颌后静脉的后支，后支由枕静脉与耳后静脉合成；翼丛向后汇集成上颌静脉，再汇入下颌后静脉。

（196～198题共用备选答案）

A. 面横静脉　　　　　　　B. 面深静脉　　　　　　　C. 上颌静脉
D. 颞浅静脉　　　　　　　E. 面总静脉

196. 连接下颌后静脉与翼静脉丛的静脉为
197. 连接面静脉与翼静脉丛的静脉为
198. 下颌后静脉与面静脉汇合成的静脉为

【答案】C、B、E

（199～200题共用备选答案）

A. 感觉神经　　　　　　　B. 运动神经　　　　　　　C. 混合性神经
D. 副交感纤维　　　　　　E. 味觉纤维

199. 面神经属于
200. 上颌神经属于

【答案】C、A

（201～205题共用备选答案）

A. 圆孔　　　　　　　　　B. 卵圆孔　　　　　　　　C. 棘孔
D. 眶上裂　　　　　　　　E. 茎乳孔

201. 眼神经出颅的位置是
202. 上颌神经出颅的位置是
203. 下颌神经出颅的位置是
204. 面神经出颅的位置是
205. 脑膜中动脉入颅的位置是

【答案】D、A、B、E、C

【解析】眼神经经眶上裂出颅入眶；上颌神经经圆孔出颅；下颌神经经卵圆孔出颅；面神经于脑桥延髓沟进入内耳道，继之下行出茎乳孔；脑膜中动脉入颅位置是棘孔。

【破题思路】

三叉神经	眼神经（感觉神经）	眶上裂	主要分布于泪腺、眼球、眼睑、前额皮肤和部分鼻黏膜
	上颌神经（感觉神经）	圆孔	颅中窝段、翼腭窝段、眶下管段、面段
	下颌神经（混合神经）	卵圆孔	脑膜支、翼内肌神经、下颌神经前干、下颌神经后干
面神经	混合性神经	茎乳孔	管段：岩大神经、镫骨肌神经、鼓索
			颅外段：颞支、颧支、颊支、下颌缘支、颈支
上颌动脉	第一段（下颌段）	棘孔——脑膜中动脉	
		下颌孔——下牙槽动脉	
	第二段	翼肌段	
		牙槽孔——上牙槽后动脉	
	第三段（翼腭段）	眶下裂——眼——眶下动脉	
		腭大孔——口腔——腭降动脉	
		蝶腭孔——鼻腔——蝶腭动脉	

（206～210题共用备选答案）

A. 颞窝　　　　　　　　B. 颞下窝　　　　　　　　C. 翼腭窝
D. 翼突窝　　　　　　　E. 尖牙窝

206. 位于上颌骨前面，眶下孔下方骨面的窝称为
207. 颞肌的起始处称为
208. 翼内肌的起始处称为
209. 上颌神经自圆孔出颅进入
210. 下颌神经自卵圆孔出颅进入

【答案】E、A、D、C、B

【解析】上颌骨前面，眶下孔下方骨面的窝称为尖牙窝，主要位于前磨牙根尖上方；颞肌起于颞窝内骨面和颞深筋膜的深面，止于喙突及下颌支前缘；翼内肌浅头起自腭骨锥突和上颌结节，深头起自翼外板的内面和腭骨锥突；上颌神经穿圆孔出颅进入翼腭窝上部；下颌神经经卵圆孔出颅进入颞下窝。

（211～214题共用备选答案）

A. 患侧口角下垂，流口水
B. 同侧面肌麻痹，同侧舌前2/3味觉丧失，唾液分泌障碍
C. 鼻唇沟变浅或消失、上唇运动力减弱或偏斜以及食物积存于颊部等症状
D. 眼睑不能闭合
E. 同侧额纹消失

211. 面神经颞支损伤，临床上可出现的症状是
212. 面神经颧支损伤，临床上可出现的症状是
213. 面神经颊支损伤，临床上可出现的症状是
214. 面神经下颌缘支损伤，临床上可出现的症状是

【答案】E、D、C、A

【解析】面神经受损的临床症状：颞支受损时同侧额纹消失；颧支受损时同侧眼睑闭合不全；颊支受损时鼻唇沟变浅或消失、上唇运动力减弱或偏斜以及食物积存于颊部等症状；下颌缘支受损时患侧口角下垂，流口水。

（215～219题共用备选答案）

A. 唇红　　　　　　　　B. 人中点　　　　　　　　C. 唇弓
D. 唇峰　　　　　　　　E. 唇珠

215. 唇弓两侧的最高点是
216. 唇弓在正中线并微向前突，此处称为

217. 上下唇的游离缘，即皮肤和黏膜的移行区
218. 上唇正中唇红呈珠状向前下方突起
219. 上唇的整个唇红缘，呈弓背状
【答案】D、B、A、E、C
【解析】唇的解剖标志有唇红、人中点、唇弓、唇峰、唇珠，此外还有唇红缘、人中嵴。以上解剖标志在唇裂手术及外伤修复中，均为重要标志。唇弓两侧的最高点是唇峰；唇弓在正中线并微向前突的部位为人中；唇红为上、下唇的游离缘，即皮肤和黏膜的移行区；唇珠为唇正中唇红呈珠状的向前下方突出部分；上唇的全部唇红缘呈M形弓背状称唇弓。

【破题思路】

口角	口裂的两端，其正常位置相当于尖牙和第一前磨牙之间
红唇	上下唇的游离缘，是皮肤和黏膜的移行区
唇红缘	唇红和皮肤的交界处
唇弓	上唇的全部唇红缘呈弓背状
唇峰	两侧的唇弓最高点
唇珠	上唇正中唇红呈珠状向前下方的突起
人中	上唇正中由鼻小柱向下至唇红缘的纵行浅沟

220. 根据面神经在颅外的行程及其与腮腺的关系，将其分为三段，第二段是
A. 面神经干从茎乳孔穿出到进入腮腺前的一段
B. 在腮腺内
C. 显露面神经主干可在此处进行
D. 为面神经五组分支从腮腺边缘走出
E. 呈放射状分布于面部表情肌的一段
【答案】B
【解析】腮腺与面神经关系密切，根据面神经在颅外的行程及其与腮腺的关系，将其分为三段，第一段指面神经干从茎乳孔穿出到进入腮腺前的一段，显露面神经主干可在此处进行；第二段在腮腺内；第三段为面神经五组分支从腮腺边缘走出，呈放射状分布于面部表情肌的一段。

221. "长正中"所指的滑动距离为
A. 由下颌后退接触位自如滑到牙尖交错位
B. 由牙尖交错位向前滑到下颌后退接触位
C. 由下颌后退接触位向前滑到牙尖交错位
D. 由牙尖交错位自如地直向前滑动到下颌后退接触位
E. 由下颌后退接触位自如地直向前滑动到牙尖交错位
【答案】E
【解析】确定正中关系𬌗（后退接触位）后能自如地直向前滑动到牙尖交错位（如有偏斜不超过0.5mm），其滑动距离多在0.5～1.0mm，这一距离称为长正中。

222. 以下不能破坏建𬌗动力平衡的一项是
A. 功能异常   B. 不良口腔习惯   C. 唇裂
D. 龋齿   E. 腭裂
【答案】D
【解析】功能异常（异常吞咽）、不良口腔习惯（吐舌习惯）和唇裂、腭裂等疾病，可以破坏动力平衡，影响正常的生长发育，造成错𬌗畸形和不正常的𬌗关系。

第四单元 口腔生理功能

1. 决定下颌运动最重要的因素是
   A. 咬合力 B. 神经肌肉 C. 精神心理
   D. 左侧TMJ E. 右侧TMJ

【答案】B

【解析】决定下颌运动最重要的是神经肌肉。下颌运动有4个制约因素，分别是𬌗、左侧颞下颌关节（TMJ）、右侧颞下颌关节（TMJ）、神经肌肉。其中双侧颞下颌关节（TMJ）是难以改变的，𬌗因素可以在一定范围内调整，面神经肌肉则影响着下颌运动。

【破题思路】下颌运动的制约因素	
右侧颞下颌关节	双侧颞下颌关节是解剖性因素，相对固定，一般不会发生改变，对下颌运动的范围和方式有重要制约作用
左侧颞下颌关节	双侧颞下颌关节是解剖性因素，相对固定，一般不会发生改变，对下颌运动的范围和方式有重要制约作用
𬌗	自然的变化（生理性磨耗和病理性磨耗）和医源性改变（充填、修复、正畸、𬌗重建）而发生变化
神经肌肉	受牙周、关节囊及关节韧带多种结构中感受器的反馈调节而灵活多变的因素

2. 关于边缘运动的描述，不正确的是
   A. 边缘运动是下颌的一种功能性运动
   B. 边缘运动代表了下颌在运动方面的功能的潜力
   C. 边缘运动是指下颌向各方向所做的最大限度运动
   D. 边缘运动表明了颞下颌关节、肌肉、韧带的生物学特性
   E. Posselt图形是下颌边缘运动在矢状面的投影

【答案】A

【解析】边缘运动：下颌向各方向所能做的大范围的功能性运动。

3. 下颌运动的制约因素中，可以改变的是
   A. 颞下颌关节 B. 上下颌牙齿的咬合 C. 神经结构
   D. 咀嚼肌 E. 下颌骨的形状

【答案】B

【解析】控制下颌运动的因素分两类，共有4个因素。解剖性控制因素：双侧颞下颌关节和咬合接触；生理性控制因素：神经、肌肉系统。颞下颌关节为下颌运动的转动和滑动轴，机械地限定了下颌的运动范围。咬合关系限定了下颌运动的上界和有牙接触时的下颌运动的轨迹。神经肌肉活动是下颌运动行使功能（如咀嚼、吞咽、言语、歌唱等）不可缺少的。控制因素中的双侧颞下颌关节是相对固定的，无法改变；而咬合接触，能够修改，甚至重建。通过修改𬌗面，可以改变牙的受力情况，改变牙周韧带的应力分布，从而改变本体感受器的传入信号，间接地调节神经、肌肉的反应。

【破题思路】	
右侧颞下颌关节 左侧颞下颌关节	双侧颞下颌关节为解剖因素是难以改变的
𬌗	𬌗因素可以在一定范围内人为地加以调整 决定因素
神经肌肉	最重要的因素

4. 保证下颌运动协调的关系是
   A. 双侧颞下颌关节的协调 B. 𬌗关系的协调 C. 神经协调控制

D. 肌肉运动协调　　　　　　　　　　　E. 颞下颌关节、𬌗和神经、肌肉结构三者协调一致

【答案】E

【解析】制约下颌运动的因素主要有：①双侧颞下颌关节；②𬌗；③神经和肌肉。

5. 咀嚼运动的作用可归纳为3个阶段，即

A. 前伸、后退、侧方运动
B. 切割、压碎、磨细运动
C. 前后、开闭、侧方运动
D. 开口、食物定位、咀嚼运动
E. 正中𬌗、小开𬌗、返回正中𬌗

【答案】B

【解析】咀嚼运动的作用可归纳为3个阶段，即切割、压碎、磨细运动。

【破题思路】	
前牙切割运动	下颌自前伸，经切牙对刃，滑回至牙尖交错位为前牙的一次切割运动（前牙𬌗运动循环的功能阶段）
后牙捣碎和磨细	压碎指垂直方向将食物捣碎 磨细则需伴有下颌的侧方运动 循环始于下颌由牙尖交错位向下向外（向工作侧），继而上升，使工作侧上下颌后牙的同名牙尖彼此相对，然后下颌后牙颊尖的颊斜面，沿上颌后牙颊尖的舌斜面向舌侧滑行，返回牙尖交错位。 下颌后牙颊尖舌斜面从中央窝沿上后牙舌尖

6. 咀嚼肌（颞肌、咬肌、翼内肌）的肌力大小排列是

A. 颞肌最大，咬肌次之，翼内肌最小
B. 颞肌最大，翼内肌次之，咬肌最小
C. 咬肌最大，颞肌次之，翼内肌最小
D. 咬肌最大，翼内肌次之，颞肌最小
E. 翼内肌最大，咬肌次之，颞肌最小

【答案】A

【解析】咀嚼肌力：为咀嚼肌所能发挥的最大力，也称咀嚼力。成年人的颞肌、咬肌和翼内肌的横断面积约为 $8cm^2$、$7.5cm^2$ 和 $4cm^2$，颞肌＞咬肌＞翼内肌。

【破题思路】	
咀嚼肌力	为咀嚼肌所能发挥的最大力，也称咀嚼力 与肌肉横截面积有关 颞肌＞咬肌＞翼内肌
𬌗力	指上、下牙咬合时，牙齿所承受的实际咀嚼力量，又称为咀嚼压力
最大𬌗力	为牙周组织所能耐受的最大𬌗力。 第一磨牙＞第二磨牙＞第三磨牙＞第二前磨牙＞第一前磨牙＞尖牙＞中切牙＞侧切牙 日常咀嚼食物所需力为 3～30kg
牙周储备力	牙周潜力 牙缺失后的义齿修复的基础

7. 磨耗与磨损的主要区别为

A. 都是牙与牙之间的摩擦，发生在牙体的部位不同
B. 都是牙与食物之间的摩擦，发生在牙体的部位不同
C. 前者是牙与牙之间的摩擦，后者是牙与食物之间的摩擦
D. 前者是牙与牙或牙与食物之间的摩擦引起，后者是牙与外物机械摩擦产生，且发生在牙体的部位不同
E. 前者是牙与牙或牙与食物之间的摩擦引起，后者是牙与外物机械摩擦产生，且发生在牙体的部位相同

【答案】D

【解析】磨耗是指在咀嚼过程中，由于牙面与牙面之间，或牙面与食物之间的摩擦，使牙齿硬组织缓慢地、渐进性消耗的生理现象。牙齿的磨耗随年龄的增长而逐渐明显，多发生在牙齿的𬌗面、切嵴及邻面。

磨损一般指牙齿表面与外物机械性摩擦而产生的牙体组织损耗。如刷牙引起的前后牙唇、颊面的非生理性损耗；嗑瓜子造成的上下中切牙切缘的楔形缺损。

【破题思路】	
磨耗	生理现象：牙齿的磨耗随年龄的增长而逐渐明显，多发生在牙齿的𬌗面、切嵴及邻面
磨损	非生理性损耗：如刷牙引起的前后牙唇、颊面的非生理性损耗，嗑瓜子造成的上下中切牙切缘的楔形缺损

8. 下述磨耗的生理意义中不正确的是
 A. 消除早接触 B. 有利于冠根比的协调 C. 形成尖牙保护𬌗
 D. 为第三磨牙萌出提供空间 E. 磨除初期龋坏
【答案】C
【解析】生理磨耗有以下生理意义：①在上下颌牙建立𬌗的初期，往往没有平衡的全面接触，而出现早接触点。这种早接触点通过磨耗而消除，建立了广泛的𬌗面接触。②随着年龄的增长，牙周组织对外力的抵抗力逐渐减弱。磨耗使牙尖高度降低、𬌗面的嵴磨平，𬌗力线与牙体长轴趋向于接近平行，可减少咀嚼时牙周组织所受的侧向压力，使牙尖形态与牙周组织功能相适应。这有利于牙周组织发挥其最大的抗力，使其不致负担过重。𬌗面的尖、嵴因磨耗而有不同程度的消失，咀嚼效能随之减低，咀嚼力必然有代偿性加强。③高龄者的牙周组织发生老年性退缩，甚至牙根部分暴露，临床牙冠增长。这等于加长了牙齿在牙槽外的杠杆力臂，使𬌗力的力矩增加，因而加重了牙周组织的负担，有可能受到创伤。牙冠磨耗可减少临床牙冠的长度，保持冠根比例协调，从而不致由于杠杆作用而使牙周组织负担过重。④全牙列邻面持续地磨耗，可代偿牙弓连续地向前移动，使前牙不致因后牙的推动而拥挤。

【破题思路】磨耗的生理意义	
有利于平衡的建立	消除早接触点，使𬌗面广泛接触
降低牙尖高度，减少侧向力	随着年龄增长，磨耗使牙尖高度降低，可减少咀嚼时牙周组织所受的侧向压力，使牙尖形态与牙周组织功能相适应
协调临床冠根比例	高龄者的牙周组织发生老年性退缩，临床牙冠增长，甚至牙根部分暴露。牙冠磨耗可减少临床牙冠的长度，保持冠根比例协调，从而不致由于杠杆作用而使牙周组织负担过重 如上下颌牙的功能尖磨损过多，可形成反横𬌗曲线，易引起牙周组织的创伤和牙体组织的折裂
全牙列邻面持续地磨耗，可代偿牙弓连续地向前移动，使前牙不拥挤	

9. 与牙齿磨耗的程度无关的因素是
 A. 唾液的黏稠度 B. 食物的性质 C. 牙体组织的结构
 D. 咀嚼习惯 E. 𬌗力的强弱
【答案】A
【解析】牙齿的磨耗程度与食物的性质、牙体组织的结构、咀嚼习惯和咀嚼力的强弱有关。

10. 测定咀嚼效率最常用的方法是
 A. 称重法 B. 吸光度法 C. 溶解法
 D. 比色法 E. 依咀嚼面积的大小测定
【答案】A
【解析】测定咀嚼效率的方法有称重法、吸光度法、比色法、依咀嚼面积的大小测定等，临床最常用的测定咀嚼效率的方法是称重法。

【破题思路】	
筛分称重法	计算在单位时间内嚼碎食物的量占所嚼食物总量的百分率。其方法是给被试者花生米4g，咀嚼20s，然后全部吐在盛器内，并漱净口内咀嚼物残渣，过筛（筛孔径为2.0mm），将未能通过筛孔的残渣烤干，若称其重量为0.74g，其咀嚼效率按公式计算为：（总量－余量）/总量×100%=(4-0.74)/4×100%=81.5%

	续表
吸光度法	采用光栅分光光度计，以其可见光对咀嚼后的食物（如花生米）悬浊液进行测定。咀嚼效能高者，咀嚼得细，悬浊度高，测得的吸光读数大，反之则小。其测定步骤如下：给受试者每次2g烤杏仁，咀嚼20s后吐在盛器内并漱净口内咀嚼残渣，用水将吐出的咀嚼物稀释到1000mL，经充分搅拌1min，静置2min以后，采样放入722型光栅分光光度计，在光谱波长590nm处测定其吸光度值
比色法	利用试物对生物染料苋菜红溶液的吸附作用，将咀嚼后的试物放入苋菜红溶液中，试物嚼得越细，其表面积就越大，吸附染料越多，则溶液浓度越低。通过测定即可获得咀嚼效率的大小

11. 不属于牙齿磨耗生理意义的是
A. 形成尖牙保护𬌗
B. 协调冠根比例
C. 消除早接触
D. 减少牙周组织损伤
E. 便于调整颌位

【答案】A
【解析】牙齿的磨耗使尖牙保护𬌗变为组牙功能𬌗，随着年龄增长，牙冠逐渐磨耗，冠根比趋于协调；牙齿的磨耗消除早接触，使上下牙的接触更广泛、更紧密，颌位得以调整𬌗的位置；牙齿的磨耗减小牙齿所受的侧向力，减少牙周组织受的侧向力，减少损伤。

12. 咀嚼肌收缩所发挥的最大力是
A. 咀嚼压力
B. 咀嚼肌力
C. 最大𬌗力
D. 𬌗力
E. 牙周潜力

【答案】B
【解析】咀嚼肌收缩所发挥的最大力是咀嚼肌力。咀嚼压力也叫𬌗力，是咀嚼时牙齿实际承受的咀嚼力量；咀嚼肌力也叫咀嚼力，是指咀嚼肌收缩所能发挥的最大力；最大𬌗力也叫牙周潜力，是指牙周组织能承受的最大力。

13. 前牙咬切食物的生物杠杆是
A. Ⅰ类杠杆
B. Ⅱ类杠杆
C. Ⅰ和Ⅱ类杠杆
D. Ⅲ类杠杆
E. Ⅰ和Ⅲ类杠杆

【答案】D
【解析】前牙切咬是Ⅲ类杠杆，后牙咀嚼是Ⅱ类杠杆，在研磨食物后阶段下颌接近正中𬌗位时，可能同时存在Ⅱ和Ⅲ类杠杆。

【破题思路】

切咬运动	Ⅲ类杠杆，切咬食物时，前牙切咬食物为重点、颞下颌关节为支点 提下颌肌群以咬肌和颞肌为主要动力点，从矢状面观察构成第Ⅲ类杠杆
侧方咀嚼运动	Ⅱ类杠杆，左侧或右侧的单侧型咀嚼，此时非工作侧髁突虽向工作侧移动，但仍为翼外肌、颞肌和舌骨上下肌群所稳定，并作为支点 工作侧的升颌肌主要以咬肌与翼内肌收缩为力点 研磨食物处为重点，从额状面观察构成第Ⅱ类杠杆

14. 影响咀嚼效率最重要的因素是
A. 牙的数目
B. 牙的形态
C. 牙的生长部位
D. 牙的功能接触面积
E. 牙的生长发育情况

【答案】D
【解析】影响咀嚼效率最重要的因素是牙的功能接触面积。

【破题思路】影响咀嚼效率的因素

牙齿的功能性接触面积（最主要）	接触面积越大，咀嚼效率越高
缺牙的位置	前牙缺失影响小于后牙缺失。当不对称分布时，𬌗单位数小于6，则出现咀嚼效率低

续表

牙周组织	由于局部或全身的疾患，使牙齿支持组织受到损害牙周组织的耐受力降低而影响咀嚼效率	
颞下颌关节疾病	影响下颌运动及咀嚼肌的作用导致不能充分发挥咀嚼功能	
口腔内软硬组织缺损、手术或外伤等后遗症	—	
全身的健康状态	—	
其他因素	过度疲劳、精神紧张和不良咀嚼习惯等，也可影响咀嚼效率	

15. 咀嚼效率是指
A. 在一定时间内嚼碎食物的数量　　B. 嚼碎一定量食物所需的时间
C. 在一定时间内将食物嚼碎的能力　　D. 将一定量食物嚼碎的能力
E. 在一定时间内将一定量食物嚼碎的程度
【答案】E
【解析】机体在一定时间内，对一定量食物咀嚼的程度，称为咀嚼效率。

16. 左侧侧方咀嚼运动，研磨食物开始阶段的生物杠杆是
A. 左侧髁突为支点，右侧降颌肌为力点，研磨食物处为重点
B. 左侧髁突为支点，左侧降颌肌为力点，研磨食物处为重点
C. 右侧髁突为支点，左侧升颌肌为力点，研磨食物处为重点
D. 右侧髁突为支点，右侧升颌肌为力点，研磨食物处为重点
E. 以上全是错误的
【答案】C
【解析】左侧侧方咀嚼运动，工作侧升颌肌群以咬肌与翼内肌收缩为力点，研磨食物处为重点。

17. 在下颌习惯性开闭口运动，开口较大再闭口时，矢状面整个切点的轨迹呈
A. 圆形　　　　　　　　B. 卵圆形　　　　　　　　C. 三角形
D. "8"字形　　　　　　E. 扇形
【答案】D
【解析】下颌开闭口运动运动轨迹呈滴泪水形、8字形。

【破题思路】

轨迹图形	似滴泪水形、8字形
时间变化	快（开口）→慢（最大开口）→快（闭口）→慢（咬合接触） 一个咀嚼周期所需时间平均为0.875s，其中咬合接触时间平均为0.2s 两者间之比约为4∶1 在咀嚼周期中时程最长的阶段是开口相，最短的阶段是咬合接触

18. 关于咀嚼运动的反馈控制哪项是不正确的
A. 感觉信息参与的　　　　　　　B. 多感觉系统参与的
C. 口腔内所有感受器都参与的　　D. 颞下颌关节感受器参与的
E. 少数几种感受器功能丧失将产生功能障碍
【答案】E
【解析】咀嚼运动的反馈控制是对于疼痛刺激的快速反射性张口反应。许多感受器参与咀嚼模式发生器的反馈，包括牙周机械感受器，口腔内广泛分布的痛、温、触觉感受器，Golgi腱器官和肌梭，控制需要大量的感觉信息来调节肌肉的收缩力和方向、颞下颌关节感受器参与。

19. 磨耗多发生在牙冠的
A. 唇面、颊面和𬌗面　　B. 舌面、𬌗面和邻面　　C. 切缘、邻面和轴面
D. 切缘、𬌗面和邻面　　E. 轴面、𬌗面和切缘
【答案】D
【解析】磨耗是指在咀嚼过程中，由于牙面与牙面之间，或牙面与食物之间的摩擦，使牙齿硬组织缓慢地、渐进性消耗的生理现象。牙齿的磨耗随年龄的增长而逐渐明显，多发生在牙齿的𬌗面、切嵴及邻面。

20. 最大殆力是指
A. 咀嚼肌能发挥的最大力　　B. 咀嚼中咀嚼肌实际发出之力　　C. 牙周膜的最大耐受力
D. 殆力计测得的上下牙间咬合力　　E. 粉碎食物所需的力
【答案】C
【解析】殆力值是通过将殆力计的咬头置于牙齿殆面或切嵴进行咬合测出的数值。最大殆力主要由牙周膜的最大耐受力所决定。咬合力刺激牙周膜本体感受器，感觉传入反馈调节咀嚼肌力的大小，使产生的殆力不超出牙周膜的最大耐受力范围。咀嚼肌所能发挥的最大力，称为咀嚼肌力或咀嚼力，这一力量的大小是根据肌肉在生理状态下的横断面积大小和肌纤维附着部位与方向计算出。咀嚼肌力较最大殆力大。

21. 咀嚼时，牙齿磨耗明显的部位是
A. 上颌磨牙颊尖　　B. 下颌磨牙颊尖　　C. 上颌磨牙颊轴嵴
D. 下颌磨牙颊轴嵴　　E. 上、下颌磨牙咬合面发育沟
【答案】B
【解析】牙齿磨耗随年龄增长逐渐明显，多发生在殆面、切嵴及邻面。

22. 右侧侧方咀嚼形成Ⅱ类杠杆，其支点位于
A. 右侧颞下颌关节　　B. 左侧颞下颌关节　　C. 右侧牙列
D. 左侧牙列　　E. 升颌肌殆力
【答案】B

23. 关于咀嚼肌的运动，不正确的是
A. 双侧咬肌收缩可使下颌向前上运动　　B. 翼内肌可上提下颌骨
C. 翼外肌的主要作用是牵引髁突和关节盘向下　　D. 颞肌的主要作用是将下颌骨向侧方移动
E. 单侧咬肌收缩可使下颌向收缩方移动
【答案】D
【解析】颞肌的主要作用是上提下颌骨，产生咬合力，维持下颌姿势。

24. 腮腺分泌量占唾液分泌总量的比例是
A. 2%～4%　　B. 7%～8%　　C. 22%～30%
D. 41%～55%　　E. 60%～65%
【答案】C

25. 关于咀嚼时牙的磨耗，不正确的是
A. 侧方咬合时，上颌磨牙的磨耗较多　　B. 前伸咬合时，上颌前牙较下颌前牙磨耗多
C. 咳瓜子时可造成上、下中切牙切缘的缺损　　D. 磨耗使牙尖高度降低，殆面嵴磨平
E. 年龄越大，磨耗越明显
【答案】B
【解析】前伸咬合时，下颌前牙比上颌前牙磨耗多。

26. 横殆曲线方向改变是因为
A. 切牙切端的磨耗　　B. 尖牙牙尖的磨耗
C. 前磨牙颊尖的磨耗　　D. 下颌后牙舌尖、上颌后牙颊尖的磨耗
E. 下颌后牙颊尖、上颌后牙舌尖的磨耗
【答案】E
【解析】颊舌尖的磨损程度不均或过多，上下颌牙的功能尖磨耗过多，可形成反横殆曲线。

27. 殆力的定义为
A. 咀嚼肌所能发挥的最大力　　B. 咀嚼运动时，牙所承受的实际压力
C. 咀嚼运动时，咀嚼肌实际发生之力　　D. 牙周膜的最大耐受力
E. 粉碎食物所需的最小力
【答案】B
【解析】殆力是指咀嚼运动时，牙及牙周组织实际所承受的咀嚼力量。殆力是反映咀嚼系统健康状况的一个重要标志，咀嚼系统的任何部分发生疾患，均可影响正常殆力。

28. 咀嚼运动中的3种生物应力分别是
A. 咀嚼力、咀嚼压力、最大殆力　　B. 牙力、咀嚼压力、殆力
C. 殆力、最大咀嚼力、最大殆力　　D. 最大咀嚼力、肌力、殆力
E. 肌力、牙力、咀嚼力

【答案】A

【解析】咀嚼运动的3种生物应力为咀嚼力、𬌗力、最大𬌗力。咀嚼肌力是指参与咀嚼的肌肉所能发挥的最大力量，也称咀嚼力。咀嚼压力是指牙齿所承受的实际咀嚼力量，临床上称为咀嚼压力，又称𬌗力，最大𬌗力是牙周膜的最大耐受力，所以A正确。没有最大咀嚼力和牙力的概念。

29. 𬌗力最小的牙是
A. 下颌中切牙　　　　　　　B. 下颌侧切牙　　　　　　　C. 上颌侧切牙
D. 上颌中切牙　　　　　　　E. 下颌第一前磨牙

【答案】C

【解析】𬌗力大小顺序为第一磨牙>第二磨牙>第三磨牙>第二前磨牙>第一前磨牙>尖牙>中切牙>侧切牙。而上颌侧切牙𬌗力11.5kg，小于下颌侧切牙𬌗力13.8kg，所以上颌侧切牙的最大𬌗力最小。

30. 前牙𬌗运循环的作用是
A. 切割食物　　　　　　　　B. 刺穿食物　　　　　　　　C. 撕裂食物
D. 压碎食物　　　　　　　　E. 磨细食物

【答案】A

【解析】咀嚼运动分为切割、捣碎、磨细三个过程。切割运动主要是通过下颌的前伸运动，由上下颌切牙进行前伸咬合来完成的。

31. 正常人的一个咀嚼周期中，发生咬𬌗接触的平均时间为
A. 0.2s　　　　　　　　　　B. 0.4s　　　　　　　　　　C. 0.6s
D. 0.8s　　　　　　　　　　E. 1.0s

【答案】A

【解析】一个咀嚼周期所需时间平均为0.875s，其中，咬合接触时间平均为0.2s，两者之比约为4∶1。

32. 下列论述哪一项是错误的
A. 咀嚼力是咀嚼肌所能发挥的最大力　　　　B. 𬌗力是咀嚼时牙齿实际承受的咀嚼力
C. 最大𬌗力为牙周膜的最大耐受力　　　　　D. 第一磨牙𬌗力最大，中切牙𬌗力最小
E. 𬌗力可因锻炼而增加

【答案】D

【解析】咀嚼力又称咀嚼肌力，为升颌肌收缩时所发挥的最大力；𬌗力是指上、下牙咬合时，牙周组织所承受之力；最大𬌗力为牙周膜所能耐受的最大力。最大𬌗力男性大于女性；最大𬌗力大小顺序：第一磨牙>第二磨牙>第三磨牙>第二前磨牙>第一前磨牙>尖牙>中切牙>侧切牙。故D项是错误的。

33. 下列哪项不是影响𬌗力的因素
A. 性别、年龄　　　　　　　B. 釉质钙化的程度　　　　　C. 咀嚼习惯
D. 𬌗力线的方向　　　　　　E. 张口距离

【答案】B

【解析】𬌗力大小，因人而异。同是一人，又因其年龄、健康状况及牙周膜耐受力等而有所差异。B项，釉质钙化的程度，关键影响牙体组织硬度，而对牙周组织无影响。

【破题思路】影响𬌗力因素有：

性别	男性𬌗力较女性大
年龄	最大𬌗力随年龄增加直到青春期
咀嚼习惯	对𬌗力有很大影响
𬌗力线的方向	牙齿承受轴向𬌗力较侧向𬌗力为大
张口的距离	𬌗力在牙尖交错𬌗时为最大值
其他	𬌗力的大小与面部骨骼有关

34. 下述因素与𬌗力大小无关的是
A. 性别　　　　　　　　　　B. 年龄　　　　　　　　　　C. 体重
D. 𬌗力方向　　　　　　　　E. 咀嚼习惯

【答案】C

【解析】影响𬌗力的一些因素有以下几点。①性别：一般男性𬌗力较女性大。②年龄：最大𬌗力随年龄增

加直到青春期。③咀嚼习惯：对𬌗力有很大影响，咀嚼侧较非咀嚼侧的𬌗力大。④𬌗力线的方向：牙齿承受轴向𬌗力较侧向𬌗力为大。⑤张口的距离：颌间距离过大过小，皆可影响𬌗力，使之下降。⑥其他：𬌗力的大小与面部骨骼有关。

35. 下列哪项不是咀嚼效率的影响因素
A. 牙周组织的健康状况　　　B. 颞下颌关节疾患　　　C. 年龄
D. 全身健康状况　　　E. 性别

【答案】E
【解析】影响咀嚼效率的因素有：牙齿的功能性接触面积、牙周组织健康程度、颞下颌关节是否健康、全身性疾病或口腔内软组织炎症、外伤后遗症、疲劳、紧张、不良咀嚼习惯等，与性别无关。

36. 在咀嚼过程中，磨损的定义是
A. 牙面与食物之间的摩擦而造成牙齿缓慢的渐进性消耗
B. 牙面与牙面之间的摩擦而造成牙齿缓慢的渐进性消耗
C. 牙面与外物机械摩擦而造成牙体损耗
D. 牙面与外物机械摩擦而产生的外物机械损耗
E. 牙面与牙面之间摩擦而造成牙齿迅速损耗

【答案】C
【解析】在咀嚼运动中，磨损是指牙面与外物机械摩擦而造成牙体损耗。

(37～38题共用题干)
女，50岁。右侧上颌缺失第一前磨牙、第一磨牙和第二磨牙。左侧上颌缺失侧切牙。

37. 在这种情况下，患者的咀嚼运动类型是
A. 单侧咀嚼　　　B. 双侧同时咀嚼　　　C. 双侧交替咀嚼
D. 前牙咀嚼　　　E. 后牙咀嚼

38. 该女性患者长期不进行义齿修复，临床检查中会发现的问题是
A. 出现咬合紊乱　　　B. 两侧咀嚼肌收缩强度不一致　　　C. 两侧颞下颌关节动度不一致
D. 𬌗面磨耗程度不一致　　　E. 以上情况都可能发生

【答案】A、E
【解析】习惯性的单侧或前伸咀嚼运动，常是对障碍适应的结果。咀嚼系统行使功能时，有很大的作用力加于牙周支持组织、颅颌面骨骼和颞下颌关节。在一些情况下，这种作用力对咀嚼系统有生理性刺激作用，促进该系统的生长发育和生理性改建。

【破题思路】

双侧交替咀嚼	约占78%，人类最常用的咀嚼方式
单侧及前伸咀嚼	约占12%，以软食为主的人或由于正常型为牙齿、牙周异常所干扰者，多属此类
双侧（同性时）咀嚼	约占10%～20%，全口义齿患者常有这种咀嚼方式

39. 一老年患者以"不能嚼碎食物，要求修复"来医院治疗，临床检查发现，口内仅有左上1237、右上126、左下456、右下4567存在，这些牙无明显松动，无颞下颌关节及咀嚼肌不适，患者不能嚼碎食物的主要原因是
A. 上下颌牙齿的功能性接触面积太少　　　B. 因年纪大了，咀嚼食物的能力也下降了
C. 患者不愿咀嚼食物　　　D. 无法明确原因
E. 食物直径太大

【答案】A
【解析】牙齿的功能性接触面积在咀嚼系统功能正常的情况下，上下颌牙齿的功能性接触面积可以代表牙齿分裂或咀嚼食物的潜在能力，接触面积越大，咀嚼效率越高。若𬌗关系异常，牙齿的大小、形状、数目、排列等不正常，解剖的完整性（尖、窝、沟、嵴等）被破坏，或牙齿缺失等均可减少接触面积，导致咀嚼效率降低。

(40～41题共用备选答案)
A. Meckel环形小体　　　B. 克劳斯终球　　　C. 鲁菲尼小体
D. 游离神经末梢　　　E. Meissner触觉小体

40. 热觉感受器为
41. 痛觉感受器为
【答案】C、D
【解析】痛觉感受器为游离神经末梢。通常认为热觉感受器为鲁菲尼小体，冷觉感受器为克劳斯终球。触压觉感受器主要有游离神经末梢、牙周膜本体感受器、Meckel 环形小体和 Meissner 触觉小体。

42. 唾液对食物的分解是通过什么起作用
A. 氧化酶　　　　　　B. 溶菌酶　　　　　　C. 淀粉酶
D. 硫酸盐　　　　　　E. 唾液腺素
【答案】C
【解析】唾液淀粉酶能将食物中的淀粉分解成糊精，进而水解成 α 型麦芽糖。唾液中溶解酶具有杀菌和抗菌作用。

【破题思路】

氧化酶	是腺泡细胞分泌的过氧化酶，主要是乳过氧化物酶，它同硫氰酸盐一起构成唾液的防御屏障。因为硫氰酸的氧化产物能使细菌蛋白中的硫醇基氧化而抑制细菌生长
溶菌酶	它主要由浆黏液细胞产生，部分小叶内导管也分泌少量溶菌酶，它可水解革兰阳性菌细胞壁上的黏多糖或黏多肽的某些成分，使细菌对溶解作用敏感，因而具有抗菌特性
淀粉酶	除主要起消化作用外，它破坏淋球菌细胞壁上的多糖，也是唾液中活跃的淋球菌抑制剂
乳铁蛋白	能抑制那些需要铁的细菌的生长，具有杀灭链球菌的作用
免疫球蛋白	主要是 IgA，其含量高出血清 100 倍。唾液 IgA 约 85% 属于分泌型 IgA（SIgA），由结缔组织内的浆细胞产生，同细菌和病毒发生凝集反应，结合与黏附有关的细菌抗原，或作用于细菌代谢关键的酶，在黏膜的局部免疫中起重要作用，其抗鼻病毒和流感病毒的作用优于全身免疫，病毒可能通过 SIgA 和单核吞噬细胞系统联合作用而被杀灭。缺乏 SIgA 的患者对于引起浅表性黏膜病变的病毒无免疫力

43. 下列有关唾液的性质不正确的是
A. 黏稠液体　　　　　　B. 比重较水大　　　　　　C. pH 范围在 6.0～7.9
D. 餐后为酸性　　　　　E. 渗透压随分泌率变化
【答案】D
【解析】唾液是泡沫状、稍浑浊，微呈乳光色的黏稠液体，比重为 1.004～1.009。pH 在 6.0～7.9 之间，平均为 6.75，但存在个体和分泌时间的差异。在无刺激状态下，如睡眠或早晨起床时多呈弱酸性，餐后可呈碱性。渗透压随分泌率的变化而有所不同。

【破题思路】唾液的性质和成分
唾液为泡沫状、稍混浊，微呈乳光色的黏稠液体
比重为 1.004～1.009，pH 平均为 6.75
唾液中水分约占 99.4%，固体物质约占 0.6%（其中有机物约占 0.4%，无机物约占 0.2%）
唾液中的有机物主要为黏蛋白
渗透压：100～200mOsm/L，较血浆低

44. 在无刺激条件下，分泌量最多的唾液腺是
A. 舌下腺　　　　　　B. 腮腺　　　　　　C. 副腮腺
D. 小唾液腺　　　　　E. 下颌下腺
【答案】E
【解析】正常成人每天的唾液分泌量为 1000～1500mL，其中绝大多数来自三对大唾液腺，下颌下腺静止时分泌量最大，占 60%～65%，腮腺占 22%～30%，舌下腺占 2%～4%，小唾液腺约占 7%～8%。

【破题思路】唾液的分泌和调节

正常成人每天唾液的分泌量为 1000～1500mL

在无任何刺激的情况下，唾液的基础分泌为每分钟 0.5mL

腮腺占 22%～30%（对于进食等刺激的反应大于下颌下腺）

下颌下腺占 60%～65%（静止时分泌量最大）

腮腺和下颌下腺占 90%

舌下腺 2%～4%，小唾液腺约占 7%～8%

影响唾液分泌的因素很多，如情绪、气候、年龄、食物、药物、健康状况等

45. 唾液的功能不包括
A. 消化作用　　　　　　　　B. 吸收作用　　　　　　　　C. 溶酶作用
D. 冲洗作用　　　　　　　　E. 排泄作用

【答案】B

【解析】以上选项中除了 B 选项吸收作用不是唾液的功能之外，其余选项均为唾液的功能。

【破题思路】

作用	原理
消化作用	淀粉酶
溶酶作用	使食物中的有味物质，先溶解于唾液
清洁作用	唾液的流动性
稀释和缓冲作用	量稀释，碳酸氢盐缓冲
杀菌和抗菌作用	溶菌酶，硫氰酸盐，SIgA
黏附和固位作用	唾液的黏着力
缩短凝血时间的作用	血液：唾液=1:2 时，凝血时间最短
排泄作用	血液中的异常或过量成分，常可通过唾液排出
其他作用	—

46. 正常每天唾液的分泌量是
A. 1～1.5L　　　　　　　　B. 1.5～2L　　　　　　　　C. 2.5～3L
D. 3～3.5L　　　　　　　　E. 3.5～4.0L

【答案】A

【解析】正常成人每天的唾液分泌量为 1000～1500mL，唾液腺在无刺激的情况下，分泌量为每分钟 0.5mL。

47. 位于舌侧缘且有味觉功能的舌乳头是
A. 丝状乳头　　　　　　　　B. 菌状乳头　　　　　　　　C. 轮廓乳头
D. 叶状乳头　　　　　　　　E. 丝状乳头和叶状乳头

【答案】D

【解析】舌背的菌状乳头、轮廓乳头和叶状乳头均含有味蕾，司味觉；丝状乳头不含有味蕾，司一般感觉。菌状乳头散在分布于舌背上，轮廓乳头位于界沟前方，叶状乳头位于舌侧缘。

48. 痛觉感受器密度从高到低的部位是
A. 前牙、前磨牙、磨牙　　　　B. 前磨牙、磨牙、前牙　　　　C. 磨牙、前磨牙、前牙
D. 前磨牙、前牙、磨牙　　　　E. 磨牙、前磨牙、前牙

【答案】A

【解析】牙髓及牙周膜的痛觉感受器密度从高到低依次的部位为前牙、前磨牙、磨牙。

49. 唾液腺中，下颌下腺分泌量约占总量的
A. 45%　　　　　　　　　　B. 55%　　　　　　　　　　C. 65%
D. 75%　　　　　　　　　　E. 85%

【答案】C

50. 混合唾液中固体物质约占
A. 0.2%　　　　　　　　　　B. 0.4%　　　　　　　　　　C. 0.6%

D. 0.8% E. 1.0%

【答案】C

【解析】唾液中水分约占99.4%，固体物质约占0.6%（有机物约占0.4%，无机物约占0.2%）。

51. 对酸味最敏感的部位是

A. 舌尖 B. 舌根 C. 舌侧面
D. 舌的各部 E. 以上都不是

【答案】C

【解析】不同部位对味觉的敏感度不同，舌侧面对酸味敏感，舌尖对甜味最敏感，舌根对苦味敏感，但舌的各部位对咸味均很敏感。

【破题思路】基本味觉	
酸	舌侧（叶状乳头）缘酸敏感
甜	舌尖（菌状乳头）甜敏感
苦	舌根（轮廓乳头）苦敏感
咸	全舌咸敏感，腭部主要感觉酸苦味，比舌敏感

52. 基本味觉中舌尖最敏感的是

A. 酸 B. 甜 C. 咸
D. 苦 E. 辣

【答案】B

【解析】不同部位对味觉的敏感度不同，舌侧面对酸味敏感，舌尖对甜味最敏感，舌根对苦味敏感，但舌的各部位对咸味均很敏感。

(53～56题共用备选答案)

A. 咀嚼肌力 B. 殆力 C. 最大殆力
D. 牙周潜力 E. 咀嚼用力

53. 哪种力与肌肉横断面积有关
54. 哪种力是指牙周组织所能耐受的最大力
55. 哪种力又叫咀嚼压力
56. 哪种力又称为牙周储备力

【答案】A、C、B、D

【解析】咀嚼力又称咀嚼肌力，为升颌肌收缩时所发挥的最大力，与肌肉横断面有关；殆力是指上、下牙咬合时，牙周组织所承受之力，咀嚼活动时咀嚼肌未用全力，所以又称为咀嚼压力；最大殆力为牙周组织所能耐受的最大力；日常咀嚼食物所需殆力为最大殆力之一半，可知正常牙周组织尚存在一定承受力，称为牙周储备力或牙周潜力。

(57～61题共用备选答案)

A. 开闭口运动 B. 前后运动 C. 侧方运动
D. 边缘运动 E. 咀嚼运动

57. 哪一项属于功能运动
58. 哪一项是指下颌向各个方向所作最大范围的运动
59. 髁道斜度与哪种运动有关
60. 哪种运动属于下颌的非对称性运动
61. Bennett角出现在哪种运动

【答案】E、D、B、C、C

【解析】下颌运动的范围可分为三种：①边缘运动，为下颌向各个方向所能做最大范围的运动；②习惯性开闭口运动；③功能运动，下颌功能运动包括咀嚼、吞咽及言语等活动。下颌运动的形式为开闭口运动、前后运动、侧方运动。与髁道斜度有关的是前后运动；下颌做侧方运动时，非工作侧的髁道是从前伸髁道的内侧通过，所以侧方运动属于下颌的非对称性运动；下颌的侧方运动成为Bennett运动，非工作侧髁突向下、前、内运动的轨迹在水平面上与矢状面构成的角度称为Bennett角。

(62～65题共用备选答案)

A. 4g   B. 5g   C. 10s
D. 20s   E. 30s

62. 称重法测定咀嚼效率（咀嚼值），咀嚼花生米的重量是
63. 称重法测定咀嚼效率（咀嚼值），咀嚼的时间是
64. 吸光度法测定咀嚼效率（咀嚼值），咀嚼花生米的重量是
65. 吸光度法测定咀嚼效率（咀嚼值），咀嚼的时间是

【答案】A、D、A、D

【解析】筛分称重法测咀嚼效率：计算在单位时间内嚼碎食物的量占所嚼食物总重量的百分比。其方法是给被试者花生米4g，咀嚼20s，然后全部吐在盛器内，并漱净口内咀嚼物残渣，过筛（筛孔径为2.0mm），将未过筛的残渣烤干，称重，按公式计算：（总量－余量）/总量×100%。吸光度法测定咀嚼效率：每次给被试者花生米4g或烤杏仁2g，咀嚼20s，然后全部吐在盛器内并漱净口内咀嚼物残渣，用水将吐出的咀嚼物稀释到1000mL，经充分搅拌1min，静置2min后，采样放入722型光栅分光光度计，在光谱波长590nm处测定其吸光度值。

66. 下列论述哪一项是错误的
A. 咀嚼力是咀嚼肌所能发挥的最大力
B. 力量的大小，视参与咀嚼的肌纤维的多少而定
C. 成年人颞肌的横断面积约8cm^2
D. 咬肌的横断面约4.5cm^2
E. 翼内肌的横断面约4cm^2

【答案】D

【解析】咀嚼肌力是指参与咀嚼的肌肉所能发挥的最大力量，也称咀嚼力。力量的大小，视参与咀嚼的肌纤维的多少而定。一般以肌肉在生理状态下的横断面积的大小来衡量。就下颌提肌而论，成年人颞肌的横断面积约8cm^2，咬肌的横断面约7.5cm^2，翼内肌的横断面约4cm^2，共19.5cm^2。按照生理学测定法，每平方厘米具有10kgf的力量，则三肌的合力应为195kgf。根据肌纤维附着部位与其方向的不同，它们所产生的垂直向力为：颞肌80kgf，咬肌70kgf，翼内肌30kgf，三肌的合力为180kgf。

(67～70题共用备选答案)

A. 舌在咀嚼中的作用   B. 唇在咀嚼中的作用   C. 颊在咀嚼中的作用
D. 腭在咀嚼中的作用   E. 咽在咀嚼中的作用

67. 与舌共同压挤食物外，能辨别食物粗糙的程度
68. 该部收缩，可将其推送至上下牙列间进行咀嚼
69. 传送食物，搅拌食物，选择食物和辨认异物，压挤食物和清洁作用是
70. 有丰富的感受器对温度和触压敏感，可防止不适宜的食物进入口腔，并保持食物在上下牙列间，以便对其切割

【答案】D、C、A、B

口腔预防医学

第一单元 绪论

1. 下列不属于口腔二级预防的是
A. 口腔 X 线片辅助诊断
B. 龋病的早期充填
C. 龋病的早期诊断
D. 定期口腔检查
E. 窝沟封闭

【答案】E
【解析】A、B、C、D 都是属于二级预防（临床前期预防），而 E 属于一级预防（病因预防）。

【破题思路】本题考查口腔预防医学的三级预防概念，属于必考内容，绪论中预防与龋病预防、牙周病预防都需要重点掌握。

（2～4题共用备选答案）
A. 加强锻炼，提高全身健康水平
B. 早发现、早诊断、早治疗
C. 氟化物的应用、饮食控制、窝沟封闭等
D. 固定和活动修复学方面的功能恢复与健康
E. 口腔卫生健康教育覆盖面达到 90%

2. 口腔预防工作分为三级，其中一级预防是
3. 口腔预防工作分为三级，其中二级预防是
4. 口腔预防工作分为三级，其中三级预防是

【答案】C、B、D
【解析】一级预防，又称病因预防；二级预防，又称临床前期预防；三级预防，又称临床预防。A 不属于口腔范畴，E 不属于三级预防的内容。

【破题思路】本题考查口腔预防医学的三级预防概念。

（5～6题共用备选答案）
A. 窝沟封闭
B. 根管治疗
C. 定期口腔检查
D. 高风险人群的发现
E. 定期 X 线检查

5. 属于一级预防的是
6. 属于三级预防的是

【答案】A、B
【解析】选项 C、D、E 属于二级预防。

第二单元 口腔流行病学

1. 口腔流行病学的作用不是用于研究
   A. 统计资料的分析
   B. 疾病的流行因素
   C. 疾病预防措施的效果
   D. 规划保健工作
   E. 口腔疾病的自然史

【答案】A

【解析】统计资料的分析属于统计学的范畴,而不是流行病学的作用。

【破题思路】口腔流行病学的作用:
① 描述人群口腔健康与疾病的分布状态。
② 研究口腔疾病的病因和影响流行的因素。
③ 研究疾病预防措施并评价其效果。
④ 监测口腔疾病流行趋势。
⑤ 为制订口腔卫生保健规划提供依据。

2. 对口腔流行病学指数的要求,不包括
   A. 以最少的器材,快速完成检查程序
   B. 准确反映疾病状态
   C. 检查者需经多次培训方可取得一致参加调查
   D. 测量标准客观
   E. 能进行统计学处理

【答案】C

【解析】指数(index)表明某种现象变动的程度。在口腔流行病学中测量和比较疾病的扩展范围和严重程度。不论用于流行病学还是临床研究方面,这些指数都应符合以下要求:
(1) 简单 易于学习、理解和操作。
(2) 价廉 以最少的器材,快速完成检查程序。
(3) 有效 指数测量能达到反映疾病状态的准确程度。
(4) 可靠 测量标准必须客观,允许检查者本人和多名检查者在完全相同的条件下重复检查,得到相同的结果记分。因此,检查者经很少的培训即可取得一致或可重复。
(5) 能进行统计学处理。

【破题思路】此题属于补增知识点,重点仍是掌握指数和调查标准。
根据调查目的确定使用的指数和调查标准。

冠龋的诊断标准	用CPI探针探到牙的窝沟或光滑面有底部发软的病损,釉质有潜在损害或沟壁软化者
根龋的诊断标准	用CPI探针在牙根面探及软的或皮革样的损害
改良CPI指数	牙龈出血和牙周袋深度
Dean指数	氟牙症损害、分类依据
DMFT、DMFS	龋病指数

3. 口腔健康调查目的的描述哪项是不正确的
   A. 查明口腔疾病特定时间内的发生频率和分布特征及其流行规律
   B. 了解和分析影响口腔健康的有关因素
   C. 为探索病因,建立和验证病因假说,并为指导和改进临床治疗提供依据
   D. 选择预防保健措施和评价预防保健措施的效果
   E. 评估治疗与人力需要

【答案】C

【解析】口腔健康状况调查的目的有:
(1) 查明口腔疾病在特定时间内的发生频率和分布特征及其流行规律。

(2) 了解和分析影响口腔健康的有关因素。
(3) 为探索病因，建立和验证病因假设提供依据。
(4) 选择预防保健措施和评价预防保健措施的效果。
(5) 评估治疗与人力需要。

【破题思路】一般来说，所有预防医学的知识作用都不用于指导或用于临床治疗。

4. 口腔健康调查的步骤包括
A. 收集资料、整理资料、总结资料
B. 收集资料、整理资料、分析资料
C. 收集资料、待查资料
D. 收集资料、总结资料、制定措施
E. 收集资料、进行统计学处理
【答案】B
【解析】数据资料整理工作一般分三步：收集、整理、分析。

【破题思路】数据资料整理工作一般分三步：
① 核对。首先是对所有数据进行认真核对。
② 分组。分组就是把调查资料按照一定的特性或程度进行归类。
③ 计算。资料分组后，就可以清点每组中的频数。

5. 下列调查项目中不属于直接口腔健康状况信息的是
A. 牙周袋深度
B. 患龋牙数
C. 颞下颌关节情况
D. 口腔黏膜情况
E. 生活方式
【答案】E
【解析】生活方式属于口腔问卷调查项目，不属于直接口腔健康状况信息的是生活方式。其余均代表口腔健康状况。故本题答案是E。

【破题思路】健康状况项目是最常用的调查项目，如龋病、牙周病、牙列状况等，其他如氟牙症、釉质发育不全、口腔黏膜状况、颞颌关节状况等都是直接口腔健康状况信息。

分类	一般项目	健康状况项目	问卷调查项目
作用	用于调查后的统计分析	用于统计分析和信息管理	口腔相关情况
内容	一般情况，如：姓名、性别、年龄、职业、民族、籍贯、文化程度、经济状况、宗教信仰、出生地区、居住年限等	最常用的调查项目如龋病、牙周病、牙列状况等，其他如氟牙症、釉质发育不全、口腔黏膜状况、颞下颌关节状况	主要包括口腔卫生知识、态度与信念、行为与实践。如：个人口腔卫生、刷牙与牙刷、牙膏选择、刷牙习惯、龋病与牙周病、预防意识与就医行为

6. 世界卫生组织推荐的捷径调查的年龄组不包括
A. 5岁
B. 18岁
C. 12岁
D. 65～74岁
E. 35～44岁
【答案】B
【解析】只查有代表性的指数年龄组的人群（5岁、12岁、15岁、35～44岁、65～74岁），经济实用，省时省力，故称为捷径调查。

7. 关于口腔流行病学的现况调查，恰当的描述是
A. 在人为控制下对人群采取某项干预措施或消除某种因素以观察其影响
B. 研究疾病或某种情况在人群中随着时间推移的自然动态变化
C. 调查目标人群中某种疾病或现象在某一特定时点上的情况
D. 比较目标人群与总人群某种口腔疾病的患病特点
E. 对已有的资料或者疾病监测记录做分析或总结
【答案】C

【解析】

横断面研究（最常用）	别名"现况调查"，某一特定时点上（较短的时间内）的情况

8. 在进行牙周病情况调查中，以下不属于信息偏倚的是
   A. 所用的检查器械是镰形探针　　　　　　　B. 患者对以往糖尿病史回忆不准确
   C. 数名研究者对牙周病标准掌握不一致　　　D. 调查前未做标准一致性试验
   E. 用医院的牙周疾病病例说明人群患病情况

【答案】E

【解析】
A 属于信息偏倚中的因检查器械等造成的测量偏倚。
B 属于信息偏倚中的回忆偏倚。
C 和 D 都属于信息偏倚中的因检查者引起的偏倚。
E 属于选择性偏倚。

【破题思路】

种类	原因
选择性偏倚	随意选择（不是随机选择），代表性差。不是按照抽样设计的方案进行
无应答偏倚	实际就是漏查
信息偏倚	因检查器械等造成的测量偏倚（器械环境有问题） 防止方法：使用标准器械，保持稳定环境 因调查对象引起的偏倚（检查对象不靠谱），分为回忆偏倚与报告偏倚 防止方法：尽可能地回忆目标、对象转移法、间接询问法 回忆偏倚记不住，报告偏倚是骗人 因检查者引起的偏倚原因：①检查者之间偏性；②检查者本身偏性 防止方法：①疾病的诊断标准要准确；②调查前要认真培训，对于诊断标准要统一认识；③调查前要做标准一致性试验（无须多次）

9. 流行病学实验的主要用途没有
   A. 探讨疾病的病因　　　　　　　　　　B. 预防措施的效果与安全性评价
   C. 了解疾病的患病情况和分布特点　　　D. 评价某种新药、新方法或新制剂的效果
   E. 医疗保健措施质量成本效果、成本效益评价

【答案】C

【解析】了解疾病的患病情况和分布特点属于口腔健康状况调查的目的而非流行病学实验的用途。

【破题思路】口腔健康状况调查的目的有
① 查明疾病在特定时间内的发生频率和分布特征及其流行规律。
② 了解并分析影响口腔健康的相关因素。
③ 为探索病因，建立和验证病因假设提供依据。
④ 选择预防保健措施和评价预防保健措施的效果。
⑤ 评估治疗与人力需要。

10. 1 名 12 岁儿童由饮水含氟量 0.3mg/L 地区迁居饮水含氟量 1.2mg/L 地区，氟牙症发生的可能性为
    A. 0　　　　　　　　　B. 25%　　　　　　　　C. 50%
    D. 75%　　　　　　　E. 100%

【答案】A

【解析】饮水氟化适宜浓度 0.7～1mg/L。该题意由低氟区迁入高氟区且儿童年龄为 12 岁，所以发生氟牙症的可能性为 0。

此题考查考生对氟牙症发病时间的掌握和临床判断分析的能力。氟牙症是牙形成和矿化期摄入过量氟引起

的一种牙釉质矿化不全。0～5岁是牙的形成和矿化期，12岁以前在浓度0.5mg/L以下属于低氟地区（没有其他氟污染情况）不会产生氟牙症，12岁男孩虽然迁居高氟地区（1.2mg/L）但是牙齿矿化已完成，也不会产生氟牙症，因此正确答案是A。

> 【破题思路】2岁前生活在高氟区仅累及前牙和第一恒磨牙。
> 6～7岁以后再去高氟区生活不会出现氟牙症。

11. 哪一项关于氟在人体中吸收的说法是错误的
    A. 水溶性氟化物容易被机体迅速吸收
    B. 氟吸收是需要多种受体参与的复杂的过程
    C. 空腹情况有利于氟化物的吸收
    D. 氟在胃的吸收与胃的酸度有关
    E. 氟可以通过皮肤和口腔黏膜吸收
    【答案】B
    【解析】氟的吸收是一个简单被动扩散过程。

12. 对某氟牙症患者进行Dean氟牙症分类，其牙列中受损害最重的2颗牙描述如下：2颗牙釉质白色不透明区占牙面40%。该患者的Dean分类为
    A. 0.5
    B. 1
    C. 2
    D. 3
    E. 4
    【答案】C

13. 为了在短时间内了解某市人群口腔健康状况，并估计在该人群中开展口腔保健工作所需的人力、物力。检查有代表性的指数年龄组（5岁、12岁、15岁、35～44岁、65～74岁）人群的调查方法为
    A. 预调查
    B. 试点调查
    C. 捷径调查
    D. 普查
    E. 抽样调查
    【答案】C

14. 现况调查样本含量估计常用以下公式：$N=KQ/P$。其中K值是根据研究项目允许误差大小而确定，当允许误差为10%时，K为
    A. 50
    B. 100
    C. 200
    D. 400
    E. 800
    【答案】D
    【解析】$N=KQ/P$
    N代表受检人数，P代表疾病预期现患率。$Q=1-P$，K代表允许误差大小。

    | 当允许误差为10%（0.1P）时 | $K=400$ |
    | 当允许误差为15%（0.15P）时 | $K=178$ |
    | 当允许误差为20%（0.2P）时 | $K=100$ |

15. 某地区准备对6岁年龄组儿童进行窝沟封闭防龋效果研究，实验设计不包括
    A. 受试地区目标人群的流动性大
    B. 选择窝沟龋易感儿童为受试对象
    C. 确定样本含量
    D. 确定试验组与对照组
    E. 制定统一的措施、方法与标准
    【答案】A

（16～19题共用备选答案）
    A. 选择性偏倚
    B. 无应答偏倚
    C. 信息偏倚
    D. 回忆偏倚
    E. 报告偏倚

16. 有时调查对象对询问的问题不愿意真实回答，使结果产生误差称
17. 在调查过程中样本人群的选择不是按照抽样设计的方案进行，而是随意选择，使调查结果与总体人群患病情况之间产生的误差称
18. 在随机抽样时，属于样本人群中的受检者，由于主观或客观原因未能接受检查，如超过抽样人数的30%可产生不准确的结果，这种误差称
19. 在询问疾病的既往史和危险因素时，调查对象常常因时间久远难以准确回忆，使回答不准确产生的误差
    【答案】E、A、B、D

20. 口腔疾病的防治措施制定后，为了考核其效果，评估方法往往需要
 A. 流行病学调查　　　　　B. 分析流行病学研究　　　　　C. 实验流行病学方法
 D. 常规资料分析　　　　　E. 致病因子分析
【答案】C

21. 口腔流行病学资料整理不包括
 A. 设计分组　　　　　　　B. 显著性检验　　　　　　　C. 拟定整理表
 D. 分组汇总　　　　　　　E. 审核资料
【答案】B
【解析】资料整理就是为资料分析做准备，将收集上来的原始数据设计好分组，用拟定好的整理表进行归纳，通过审核后汇总以便统计分析。由此可见，备选答案中显著性检验不属于资料整理的内容，而是资料分析中的一项统计内容。故选B。

22. 分析性流行病学的研究方法之一是
 A. 横断面研究　　　　　　B. 常规资料分析　　　　　　C. 纵向研究
 D. 群组研究　　　　　　　E. 现况调查
【答案】D

23. 口腔健康调查时普查的应查率是
 A. 55%～60%　　　　　　B. 65%～70%　　　　　　　C. 75%～80%
 D. 85%～90%　　　　　　E. >95%
【答案】E
【解析】普查的应查率应在95%以上，漏查率太高会使结果正确性差。故本题答案是E。

（24～25题共用题干）
口腔疾病流行病学调查时，为避免检查者偏倚，需做标准一致性检验。

24. 标准一致性检验是指
 A. 疾病诊断标准要明确　　B. 调查前要认真培训　　　　C. 统一诊断标准的检验
 D. 可靠度的检验　　　　　E. 抽取10%调查结果进行检验
【答案】D

25. 对检查者可靠度检验要计算
 A. K值　　　　　　　　　B. q值　　　　　　　　　　C. 卡方值
 D. U值　　　　　　　　　E. t值
【答案】A
【解析】标准一致性试验也就是可靠的检验，包括检查者本身和检查者直接的可靠度检验，WHO推荐使用K值作为衡量这种可靠度的依据。

26. 随机抽样调查是
 A. 用目标人群来推断样本人群的患病情况
 B. 用观察单位来推断样本人群的患病情况
 C. 用总体人群来推断样本人群的患病情况
 D. 用样本人群来推断总体人群的患病情况
 E. 用目标人群来推断总体人群的患病情况
【答案】D
【解析】此题考核的是抽样调查的概念。随机抽取进行调查的人群为样本人群，样本人群的调查结果可以用来推断目标地区总体人群的患病状况。选项A、C、E都是用目标人群或总体人群作为调查对象，选项B不是抽样调查的方法，所以都是错误的。只有选项D正确。

27. 说明一组观察值之间变异程度的指标是
 A. 平均值　　　　　　　　B. 标准差　　　　　　　　　C. 构成比
 D. 百分率　　　　　　　　E. 标准误
【答案】B
【解析】此题考核的是口腔常用统计指标的概念。平均值是反映一组性质相同的观察值集中趋势的指标；构成比是说明事物内部各构成部分所占的比重；百分率是用来说明事物发生的频率或强度。而标准差是说明一组观察值之间的变异程度，正确答案应是B，容易混淆的是标准误，标准误是用以说明抽样误差的大小，与标准差的概念不同。

28. 先随机抽取第一个调查对象，再按一定间隔抽取调查单位的抽样方法是
   A. 单纯随机抽样　　　　　B. 系统随机抽样　　　　　C. 整群抽样
   D. 多级抽样　　　　　　　E. 分层抽样
【答案】B
【解析】此题是口腔流行病学的基本概念试题，考核对几种抽样方法概念的理解。题干就是系统抽样的定义。单纯随机抽样是按照一定的方式以同等概率抽样的方法；分层抽样是将总体分成若干层，在层内随机抽样的方法；整群抽样是在总体中随机抽取若干群体之后调查群体内全部对象；多级抽样是将几种方法综合运用，因此均不正确。

29. 在口腔健康治疗学抽样调查前，6名检查人员做了标准一致性检验，他们的 Kappa 值都在 0.75～0.80 之间，6名检查人员的检查可靠度为
   A. 不能判断　　　　　　　B. 不合格　　　　　　　　C. 可靠度中等
   D. 完全可靠　　　　　　　E. 可靠度优
【答案】E
【解析】Kappa 值在 0.75～0.80 之间属于可靠度优。

【破题思路】Kappa 值的大小与可靠度的关系为：

Kappa 值	可靠度
0～0.40	不合格
0.41～0.60	中
0.61～0.80	优
0.81～1.0	完全可靠

30. 讨论用流行病学方法研究口腔疾病史时，大家都同意小王大夫下面的观点
   A. 可以了解吃糖对牙龈出血的影响　　　　B. 有助于发现细菌对口腔癌的作用
   C. 研究可以提高医疗质量　　　　　　　　D. 有助于了解疾病的发展规律
   E. 研究可以区分疾病的发展阶段
【答案】D
【解析】流行病学方法有助于了解疾病的发展规律。

【破题思路】口腔流行病学的作用：
① 描述人群口腔健康与疾病的分布状态。
② 研究口腔疾病的病因和影响流行的因素。
③ 研究疾病预防措施并评价其效果。
④ 监测口腔疾病流行趋势。
⑤ 为制订口腔卫生保健规划提供依据。

(31～33题共用备选答案)
   A. 口腔问卷调查　　　　　B. 口腔健康调查　　　　　C. 口腔健康咨询
   D. 口腔保健规划　　　　　E. 口腔预防保健措施

31. 在新社区开展口腔卫生保健工作，首先要制定
【答案】D

32. 了解社区人群口腔健康知识、态度和行为状况要进行
【答案】A

33. 开展爱牙日活动最常采用的形式是
【答案】C

(34～35题共用备选答案)
   A. 现况调查　　　　　　　B. 纵向研究　　　　　　　C. 常规资料分析
   D. 群组研究　　　　　　　E. 病例-对照研究

34. 从"因"到"果"的研究是
【答案】D
35. 从"果"到"因"的研究是
【答案】E

(36～38题共用题干)

实验流行病学研究是口腔流行病学常用的一种研究方法，现拟进行一项实验研究，在饮水中加入氟，以观察防龋的效果。

36. 要开始本实验，首先要确定样本量，说法不正确的是
A. 要以龋齿在一般人群中的发生率高低为依据　　B. 样本量大小与检验的显著性水平有关
C. 单尾检验和双尾检验对样本量的大小要求无差别　　D. 样本量过小，检验效能偏低，所得结论不可靠
E. 可以参照样本量计算公式进行计算
【答案】C

37. 在实验的实施过程中，一定要遵循一些必要的原则。但不包括
A. 随机　　　　　　　　　　B. 随意　　　　　　　　　　C. 对照
D. 盲法　　　　　　　　　　E. 依从性
【答案】B

38. 有关这项实验，最少得持续多长时间
A. 两个星期　　　　　　　　B. 两个月　　　　　　　　　C. 两年
D. 5年　　　　　　　　　　E. 10年
【答案】C

(39～40题共用题干)

口腔疾病流行病学调查时，为避免检查者偏性，需做标准一致性试验。

39. 标准一致性检验中不包括
A. 疾病诊断标准要明确　　　　B. 调查前要认真培训　　　　C. 统一诊断标准
D. 调查中抽取10%统计调查结果　E. 检查者偏性，包括检查者本身和检查者之间的偏性
【答案】D

40. 对检查者可靠度检验要计算
A. Kappa值　　　　　　　　B. q值　　　　　　　　　　C. 卡方值
D. u值　　　　　　　　　　E. t值
【答案】A

41. 下列关于口腔健康调查，描述正确的是
A. 在几段时间内收集一个人群患口腔疾病的频率、流行强度、分布和流行规律的资料，是一种横断面调查
B. 在一定时间内人群患口腔疾病的频率、流行情况、分布和流行规律的资料是一种横断面调查
C. 在一个特定时间内收集一个人群患口腔疾病的频率、流行强度、分布和流行规律的资料，是一种纵向调查
D. 在一个特定时间内收集多个人群患口腔疾病的频率、流行强度、分布和流行规律的资料，是一种横断面调查
E. 在一个特定时间内收集一个人群患口腔疾病的频率、流行强度、分布和流行规律的资料，是一种病例对照调查
【答案】B

42. 在口腔流行病学中应用最广泛的指数是
A. 龋均　　　　　　　　　　B. 患龋率　　　　　　　　　C. 无龋率
D. 根龋指数　　　　　　　　E. 龋病发病率
【答案】E

43. 在口腔健康调查中，冠龋的诊断标准为
A. 釉质上的白斑　　　　　　　　　　　　　B. 窝沟底部发软的病损
C. 探针可插入的着色窝沟、底部不发软　　　D. 釉质上着色的不平坦区
E. 釉质上的窝沟
【答案】B

第三单元　龋病预防

1. 窝沟封闭清洁牙面过程中要注意不能用
   A. 橡皮杯　　　　　　　　B. 水冲洗　　　　　　　　C. 水漱口
   D. 油质清洁剂　　　　　　E. 探针清窝沟
   【答案】D
   【解析】清洁牙面目的是去除窝沟内的食物残屑及菌斑，方法是在低速手机上装锥形小毛刷或橡皮杯，蘸上适量清洁剂对牙面和窝沟来回刷洗。清洁剂可以用浮石粉或不含氟牙膏，要注意不使用含有油质的清洁剂或过细磨料。彻底冲洗牙面后应冲洗、漱口，去除清洁剂、白陶土等，再用尖锐探针清除窝沟中残余的洁剂。

2. 酸蚀牙面步骤中不要将酸蚀剂
   A. 接触牙面　　　　　　　B. 溢出到软组织　　　　　C. 放在乳牙上
   D. 放在恒牙上　　　　　　E. 蘸在细毛刷上
   【答案】B
   【解析】酸蚀剂为30%～50%磷酸液或含磷酸的凝胶，酸蚀面积一般为牙尖斜面的2/3。恒牙酸蚀20～30s，乳牙酸蚀60s。注意酸蚀过程中不要擦拭酸蚀牙面，因为这样会破坏被酸蚀的牙釉面，降低粘接力。放置酸蚀剂时要注意酸的用量适当，不要溢出到口腔软组织。

3. 冲洗干燥时关键的一点是
   A. 冲洗牙面10～15s　　　 B. 边冲边排唾吸干　　　　C. 压缩空气吹15s
   D. 干棉卷隔湿　　　　　　E. 封闭前不被唾液污染
   【答案】E
   【解析】酸蚀后通常用水枪或注射器加压冲洗牙面10～15s，边冲洗边用排唾器吸干，去除牙釉质表面的酸蚀剂和反应产物。如用含磷酸的凝胶酸蚀，冲洗时间应加倍。冲洗后应立即交换干棉卷隔湿，随后用没有油和水的压缩空气吹干牙面约15s。被唾液污染是窝沟封闭失败的主要原因，所以酸蚀后的牙釉面应隔湿干燥，绝对禁止被唾液污染。

4. 窝沟封闭涂布封闭剂时注意不要
   A. 调拌均匀　　　　　　　B. 覆盖全部酸蚀面　　　　C. 涂布均匀
   D. 窝沟内存在气泡　　　　E. 固化良好
   【答案】D
   【解析】涂布窝沟封闭剂不能有气泡，否则固化后有气泡。

【破题思路】酸蚀牙尖斜面的2/3，酸蚀剂不能涂布整个牙面，更不能涂布到软组织上。

5. 窝沟封闭术后检查过程中要及时检查
   A. 固化情况　　　　　　　B. 粘接程度　　　　　　　C. 遗漏的窝沟
   D. 探针检查窝沟　　　　　E. 定期复查
   【答案】C
   【解析】窝沟封闭后主要是检查：固化情况、粘接程度、有无遗漏的窝沟，最关键是首先检查有无遗漏窝沟。

6. 窝沟封闭的效果评价最好用
   A. 患龋率指标　　　　　　B. 自身半口对照法　　　　C. 统计学方法
   D. 乳牙方法　　　　　　　E. 恒牙方法
   【答案】B
   【解析】自身半口对照法，就是选择一个患者的牙齿，一侧做实验一侧作对照，同等条件下作比较更好。

【破题思路】窝沟封闭保留率＝封闭保留的牙数/已封闭的总牙数×100%
龋齿相对有效率＝（对照组龋齿数－实验组龋齿数）/对照组龋齿数×100%
龋齿实际有效率＝（对照组龋齿数－实验组龋齿数）/已封闭的总牙数×100%

7. 窝沟封闭酸蚀牙面的面积为
   A. 牙尖斜面的 2/5 B. 牙尖斜面的 1/3 C. 牙尖斜面的 3/4
   D. 牙尖斜面的 1/5 E. 牙尖斜面的 2/3
   【答案】E
   【解析】酸蚀牙尖斜面的 2/3。

8. 龋病的易感因素不包括
   A. 致龋菌在口腔内的数量及在牙体聚集滞留的时间 B. 宿主抗龋能力
   C. 人群口腔卫生状态不佳 D. 不合理的膳食结构
   E. 工作过于劳累，精神压力过大
   【答案】E
   【解析】龋病的病因有细菌、食物、宿主、时间，所以易感因素与A、B、C、D有关，D 工作过于劳累，精神压力大是引起牙周病的易感因素之一。

【破题思路】引起牙周病的病因有：始动因素牙菌斑、局部因素、全身因素。

9. 影响龋病患病情况的因素不包括
   A. 时间分布 B. 国家和地区的不同影响
   C. 气候条件 D. 人群年龄、性别、住地和不同民族的影响
   E. 氟摄入量、饮食习惯及家族的影响
   【答案】C
   【解析】影响龋病患病情况的因素包括：时间、地区分布；人群年龄、性别、住地和不同民族的影响；氟摄入量、饮食习惯及家族的影响。

10. 某山区氟牙症流行，调查饮水氟浓度不高，调查组经过认真分析，认为最可能的原因是
    A. 水果氟高 B. 蔬菜氟高 C. 空气氟高
    D. 燃煤污染 E. 垃圾污染
    【答案】D
    【解析】大气当中的氟主要通过呼吸道进入人体，主要来源于火山爆发、工业废气和煤的燃烧，长期摄入过量的氟会导致氟牙症、氟骨症。

【破题思路】氟的主要来源：饮水、食物、空气。
饮水约占人体氟来源的 65%、食物约占 25%（鱼和茶叶含氟量较高），大气当中的氟主要来源于火山爆发、工业废气和煤的燃烧。

11. 影响龋病流行的最主要因素之一是
    A. 钙磷摄入的比例与摄入量 B. 刷牙的时间与频率 C. 钙的摄入量与摄入频率
    D. 糖的摄入量与摄入频率 E. 就诊的医疗级别与次数
    【答案】D
    【解析】在预防龋病方面建议减少糖的摄入量和摄入频率，糖的摄入量与摄入频率过高是导致儿童乳牙龋居高不下和中老年人龋病高发的原因。要求考生熟悉龋病的流行病学及其影响因素。影响龋病流行的主要因素有两点，一是氟的摄入状况，二是糖的摄入状况。单纯刷牙（不用含氟牙膏）主要影响的是牙周健康状况。正确答案应该是 D。

【破题思路】导致龋病的病因主要是：细菌（主要是变形链球菌、乳酸菌、放线菌）、食物（糖）、宿主（牙齿、唾液）、时间（1.5～2 年）。

12. 乳磨牙萌出最佳窝沟封闭时间是
    A. 1～2 岁 B. 2～3 岁 C. 3～4 岁
    D. 6～7 岁 E. 整个乳磨牙期均可
    【答案】C
    【解析】乳磨牙 3～4 岁。

【破题思路】乳磨牙3～4岁，第一恒磨牙6～7岁，第二恒磨牙11～13岁。

13. 根据以往的口腔流行病学调查结果，下面说法正确的是
A. 根面龋最多　　　　　　　B. 殆面龋最多　　　　　　　C. 颊舌面龋最多
D. 近中面龋最多　　　　　　E. 远中面龋最多
【答案】B
【解析】殆面沟窝点隙比较多，不易被清洁。

【破题思路】最容易患龋的是磨牙区。
恒牙上颌第一磨牙易患龋牙面（上6：OMPBD）。
恒牙下颌第一磨牙易患龋牙面（下6：OBMDL）。

14. WHO确定的龋病诊断标准是
A. 釉质上的白斑　　　　　　　　　　　　B. 釉质上的着色不平坦区
C. 探针可插入着色窝沟，底部不发软　　　D. 探诊窝沟底部发软，釉质有潜在损害或沟壁软化
E. 釉质上硬的凹陷
【答案】D
【解析】用CPI探针探到牙的点隙窝沟有明显的龋洞，釉质下破坏，或可探到软化的洞底或洞壁。白斑、着色不平坦、着色窝沟底部不发软、釉质上仅有凹陷都不能诊断为龋病。

【破题思路】根龋的诊断标准：用CPI探针在牙齿根面探及软化的或皮革样的损害即为根龋。

15. 世界卫生组织规定的龋病患病水平的衡量标准是
A. 人群龋病的患病率　　　B. 5岁儿童的无龋率　　　C. 12岁儿童的龋均
D. 12岁儿童的龋面均　　　E. 中老年人的根龋指数
【答案】C
【解析】世界各国龋病患病率差别很大，为了衡量各国各地区居民患龋情况，世界卫生组织规定的龋病患病水平以12岁儿童龋均作为的衡量标准。

【破题思路】
龋均（DMFT）：指受检查人群中每人口腔中平均龋、失、补牙数。
龋面均（DMFS）：指受检查人群中每人口腔中平均龋、失、补牙面数。
患病率：指在调查期间某一人群中患龋病的概率，人口基数以百人计算，故常以百分数表示。
发病率：通常是指至少在一年内，某人群新发生龋病的概率。
龋病流行程度的评价指标：用DMFT等级衡量。
（0～1.1很低、1.2～2.6低、2.7～4.4中等、4.5～6.5高、6.6以上很高）

16. 世界卫生组织计算乳牙龋失标准
A. 7岁以下的儿童丧失了不该脱落的乳牙数　　　B. 8岁以下的儿童丧失了不该脱落的乳牙数
C. 9岁以下的儿童丧失了不该脱落的乳牙数　　　D. 10岁以下的儿童丧失了不该脱落的乳牙数
E. 11岁以下的儿童丧失了不该脱落的乳牙数
【答案】C
【解析】9岁以下的儿童丧失了不该脱落的乳牙，即为龋失。

【破题思路】30岁以上不再区分恒牙失牙的原因。9岁以下的儿童，丧失了不该脱落的乳牙，如乳磨牙或乳尖牙，即为龋失。或用龋失补牙数（deft）或龋失补牙面数（defs）作为乳牙龋指数。

17. 龋活性试验不包括
A. 变形链球菌的检测　　　B. 乳酸菌的检测　　　C. 细菌产酸力检测
D. 血链球菌的检测　　　　E. 唾液缓冲能力的检测

【答案】D

【解析】龋活性试验包括：变形链球菌、乳酸菌、细菌的产酸能力、唾液的缓冲能力，不包括血链球菌的检测。

> 【破题思路】龋活性试验包括：
> Dentocult SM 试验：原理是观察唾液中变形链球菌数量来判断龋的活性。
> Dentocult LB 试验：原理是观察唾液内乳酸菌的数量。
> Cariosta 试验：原理是检测牙菌斑内细菌的产酸能力。
> Deutobuff Strip 试验：是一种标准化试纸条，蓝色表示 pH 值>6.0，说明唾液具有缓冲能力。
> 定量 PCR 法：用定量 PCR 法检测受试者唾液内变形链球菌的数量来判断龋活性。

18. 刃天青纸片法检测致龋菌的原理是
    A. 直接计数培养基上变形链球菌的每毫升菌落数
    B. 直接计数培养基上乳酸菌的每毫升菌落数
    C. 以变形链球菌消耗蔗糖的氧化还原反应程度判断细菌数量
    D. 以乳酸菌消耗蔗糖的氧化还原反应程度判断细菌数量
    E. 以致龋菌产生乳酸的量来判断细菌数量

【答案】C

【解析】刃天青纸片法：检测致龋菌的原理是以变形链球菌消耗蔗糖的氧化还原反应程度判断细菌数量。

> 【破题思路】刃天青纸片法目的是用颜色显示法观察唾液内变形链球菌的数量。
> 原理：刃天青是指示剂，变形链球菌与纸片上的蔗糖发生氧化还原反应强弱不同，显示不同的颜色，当变为粉色以上为龋活跃。

19. 龋病的一级预防包括
    A. 促进口腔健康   B. 氟化物防龋   C. 窝沟封闭
    D. 应用防龋涂料   E. 以上均包括

【答案】E

【解析】促进口腔健康、氟化物防龋、窝沟封闭、应用防龋涂料都是一级预防。

> 【破题思路】龋病的三级预防：
> ① 一级预防。口腔健康教育、控制及消除危险因素、合理使用各种氟化物的防龋方法，如窝沟封闭、防龋涂料等。
> ② 二级预防。早期诊断早期处理，定期进行临床检查及 X 线辅助检查，发现早期龋及时充填。
> ③ 三级预防。a.防止龋病的并发症：对龋病引起的牙髓炎、根尖周炎应进行恰当治疗，防止炎症继续发展（牙槽脓肿、骨髓炎及间隙感染等）。对不能保留的牙应及时拔除。b.恢复功能：对牙体缺损及牙列缺失，及时修复，恢复口腔正常功能，保持身体健康。

20. 可能发生龋病的危险信号不包括
    A. 致龋菌数量变化   B. 牙龈出血
    C. 菌斑内酸性产物量   D. 菌斑内及唾液内 pH 值，糖代谢反应
    E. 唾液缓冲能力

【答案】B

【解析】龋活性试验证明：变形链球菌、乳酸菌数量的变化、细菌的产酸能力、唾液的缓冲能力，菌斑内及唾液内 pH 值变化、糖代谢，都是龋病发生的危险信号。而探诊牙龈出血可以作为牙周组织炎症的临床指标之一。

21. 氟化物对微生物的作用哪项是错误的
    A. 抑制细菌生长   B. 抑制与细菌糖酵解和细胞氧化有关的酶
    C. 抑制细菌摄入葡萄糖   D. 抑制细菌产酸
    E. 不能杀灭细菌

【答案】E
【解析】高浓度的氟化物能杀灭致龋菌。

【破题思路】氟化物的防龋机制：降低牙釉质的脱矿促进牙釉质再矿化、抑制细菌生长、抑制与细菌糖酵解和细胞氧化有关的酶、抑制细菌摄入葡萄糖、抑制细菌产酸。

22. 预防性树脂充填没有下列哪一个操作
A. 去除窝沟处的病变牙釉质或牙本质　　　　　B. 采用预防性扩展备洞方法
C. 清洁牙面，彻底冲洗干燥、隔湿　　　　　　D. 采用树脂材料充填
E. 在牙面上涂一层封闭剂
【答案】B
【解析】预防性树脂充填特点：①仅去除窝沟处的病变牙釉质或牙本质；②酸蚀技术和树脂材料充填；③窝沟封闭与窝沟龋充填相结合；④不采用传统的预防性扩展。

【破题思路】预防性树脂充填的分类基本类型：
① 类型 A 需用最小号圆钻去除脱矿牙釉质，不含填料的封闭剂充填。
② 类型 B 用小号或中号圆钻去除龋损组织，洞深基本在牙釉质内，通常用流动树脂材料充填。
③ 类型 C 用中号或较大圆钻去除龋坏组织，洞深已达牙本质故需垫底，涂布牙本质或牙釉质粘接剂后用复合树脂材料充填。

23. 窝沟封闭操作步骤不需要
A. 清洁牙面　　　　　　B. 酸蚀　　　　　　C. 冲洗、干燥
D. 粘接剂　　　　　　　E. 涂布封闭剂，光照
【答案】D
【解析】不需要涂布粘接剂。

【破题思路】窝沟封闭操作步骤：清洁牙面、酸蚀、冲洗、干燥、涂布封闭剂、固化和检查。

24. 哪一种氟水平被看作监测氟摄入量的最佳指标之一
A. 发氟水平　　　　　　B. 尿氟水平　　　　　　C. 指甲氟水平
D. 唾液氟水平　　　　　E. 泪液氟水平
【答案】B
【解析】尿氟水平不一定恒定，所以需要监测。

【破题思路】氟主要通过肾脏排出，约排出总量的 40%～60%。

25. 下面的甜味剂有防龋作用的是
A. 白砂糖　　　　　　　B. 绵白糖　　　　　　　C. 红糖
D. 甜叶菊糖　　　　　　E. 果糖
【答案】D
【解析】甜叶菊糖是高甜度糖的替代品，它的甜度比普通蔗糖高 20～400 倍。

【破题思路】目前还没有一种糖代用品可以完全替代蔗糖，最常见的糖代用品有木糖醇、山梨醇、甘露醇等，这些糖代品可以使致龋菌的葡聚糖产生减少。

26. 地方性氟中毒的氟源除饮水外，还有
A. 茶　　　　　　　　　B. 药物　　　　　　　　C. 消毒剂
D. 洗涤剂　　　　　　　E. 生活燃煤
【答案】E
【解析】地方性氟中毒的氟源除饮水外，还有生活燃煤。

【破题思路】预防地方性氟中毒：①寻找合适的水源，采取饮水除氟措施改变生活方式；②消除生活用煤氟污染。

27. 牙龈炎的患者禁用
A. 氟化自来水　　　　　B. 含氟涂料　　　　　C. 局部涂氟
D. 含氟泡沫　　　　　　E. 含氟牙线
【答案】B
【解析】牙龈出血时禁止使用含氟涂料，因为出血的牙龈可能与涂料中的松香基质发生接触性的变态反应，产生过敏。

【破题思路】含氟涂料是一种有机溶液，涂布于牙齿表面，一年用两次。
局部涂氟：①常用1.23%的酸性磷酸氟（APF）；②氟化亚锡不常使用的原因是每次都得新鲜配制；③2%氟化钠化学稳定性好，无异味，不刺激牙龈，不使牙齿变色，缺点是就诊次数多，不易坚持。

28. 预防地方性氟中毒的最根本性措施是
A. 供给低氟饮水　　　　B. 减少氟的摄入量　　　C. 控制高氟食物的摄入
D. 防止高氟煤烟的污染　E. 对高氟水源化学降氟
【答案】B
【解析】预防地方性氟中毒的原因是摄入氟总量超标。

【破题思路】氟的主要来源是饮水、食物、空气。

29. 氟的生理功能不包括
A. 参与骨代谢　　　　　B. 参与机体生长发育　　C. 影响生殖功能
D. 促进铁吸收　　　　　E. 影响牙周代谢
【答案】E

30. 影响氟化物进入细菌体内的因素是
A. 细菌的代谢情况　　　B. 细菌内的pH值　　　　C. 菌体外的氟化物浓度
D. 细菌外的pH值　　　　E. 细菌细胞膜的通透性
【答案】C

31. 机体主要的排氟途径是
A. 粪便　　　　　　　　B. 腺体分泌液　　　　　C. 泪液
D. 头发　　　　　　　　E. 尿液
【答案】E
【解析】氟主要通过肾脏排出，约排出总量的40%～60%。

【破题思路】粪便、腺体分泌液、泪液、头发、尿液当中都有氟，但主要还是通过尿排出，部分氟可透过胎盘屏障，但不易透过血脑屏障。

32. 具有公共卫生特征的全身氟防龋措施是
A. 自来水氟化　　　　　B. 含氟牙膏　　　　　　C. 牛奶氟化
D. 氟片　　　　　　　　E. 氟滴剂
【答案】A
【解析】自来水氟化经济可行，投入少受益人群广，缺点是造成一定的浪费，没有自来水的地区无法实施。

【破题思路】自来水氟化：①氟浓度一般应保持在0.7～1mg/L之内；②防龋越早效果越好；③对恒牙的防龋效果优于乳牙；④从儿童开始一直饮用氟化水，效果可持续到中老年；⑤对光滑面龋的预防效果优于点隙窝沟龋；⑥错位牙和牙间接触不良减少；⑦牙矿化程度更好，牙釉质更有光泽，釉质矿化不全和非氟斑减少。

33. 某地区自来水氟化 3 年后防龋效果不明显。需要进一步考虑
A. 加强口腔健康教育　　　　B. 增加食盐加氟措施　　　　C. 提倡使用含氟牙膏
D. 注意合理营养　　　　　　E. 强化饮水氟浓度的监测和调节
【答案】E
【解析】3 年后防龋效果不明显的原因主要是自来水中氟化物的浓度偏低（偏高则会产生氟牙症问题），应加强监测与调控力度，保持适宜的防龋浓度，正确答案是 E。一个人不能同时接受两种或两种以上全身用氟措施，不然会有摄氟过量的问题，故 B 也是错误的。

34. 饮水氟化的防龋效果应该是
A. 恒牙和乳牙均好　　　　　B. 恒牙优于乳牙　　　　　　C. 乳牙优于恒牙
D. 前牙优于后牙　　　　　　E. 后牙优于前牙
【答案】B
【解析】因为恒牙矿化程度比较高。饮水氟化的防龋效果应该是恒牙优于乳牙。饮用氟化水对恒牙的防龋效果优于乳牙，可使前者龋病减少 50%～60%，这与胎盘的部分屏障作用及乳牙牙冠与组织液接触时间较短有关。故本题答案是 B。易误选 E。

35. 很可能引起中毒的氟摄入阈值为每公斤体重
A. 1mg　　　　　　　　　　B. 3mg　　　　　　　　　　C. 5mg
D. 10mg　　　　　　　　　 E. 15mg
【答案】C
【解析】当人体摄入过量氟后，会导致氟中毒甚至死亡。目前推荐 5mg/kg 的摄入剂量，超过这个剂量很可能引起中毒症状和体征（包括致死），且应立即进行治疗性干预和住院治疗的最低剂量。

【破题思路】一次大量误服会造成急性氟中毒，长期过量会形成氟牙症或氟骨症。

36. 一个地区的氟牙症指数在哪个范围内属于正常范围
A. 0～0.4　　　　　　　　　B. 0～0.6　　　　　　　　　C. 0～0.8
D. 0～1.0　　　　　　　　　E. 0～1.2
【答案】A
【解析】氟牙症指数的公共意义为：0～0.4 属于正常范围；0.4～0.6 属于很轻度；0.6～1.0 属于轻度；1.0～2.0 属于中度；2.0～3.0 属于重度；3.0～4.0 属极重度。

【破题思路】氟牙症是一种特殊的釉质发育不全，常用 Dean 指数，Dean 指数衡量的标准是以釉质的光泽度、颜色、缺损面积为依据。

37. 婴幼儿适宜的氟防龋措施是
A. 氟滴剂　　　　　　　　　B. 饮水氟化　　　　　　　　C. 氟水漱口
D. 含氟牙膏　　　　　　　　E. 氟离子导入
【答案】A
【解析】氟滴剂适用于 2 岁以下的幼儿。

【破题思路】建议婴幼儿补充氟滴剂的时间是出生后六个月开始，氟滴剂具有局部和全身的双重作用，应用后半小时不进食，不漱口。

38. 氟水漱口不适用于
A. 作为公共卫生项目和家庭使用　　　　B. 对龋病活跃性较高或易感患者
C. 牙矫正期间戴固定矫正器的患者　　　D. 不能实行口腔自我健康护理的残疾患者
E. 龋病低发区
【答案】E
【解析】氟水漱口用于中等或高发龋地区。

【破题思路】氟化钠漱口水浓度 0.2% 每周用一次，0.05% 每天用一次。

39. 下列方法中可由个人使用的是
A. 含氟涂料　　　　　　　　B. 1.23%的含氟凝胶　　　　　　　　C. 氟水漱口
D. 局部涂氟　　　　　　　　E. 缓释氟
【答案】C
【解析】含氟涂料、1.23%的含氟凝胶、局部涂氟都是专业人士使用的方法。

【破题思路】氟化钠漱口水浓度0.2%每周用一次，0.05%每天用一次。不建议六岁以下儿童使用。

40. 某地区12岁儿童DMFT为4.8，按照WHO对龋病流行程度的评价标准，该地区龋病流行等级为
A. 很低　　　　　　　　　　B. 低　　　　　　　　　　　　　　C. 中
D. 高　　　　　　　　　　　E. 很高
【答案】D
【解析】WHO龋病流行程度的评价指标（12岁）DMFT在4.5～6.5时，龋病流行等级为高。故本题答案是D。易误选A。

【破题思路】龋均（DMFT）等级：0.0～1.1很低；1.2～2.6低；2.7～4.4中；4.5～6.5高；6.6以上很高。

（41～42题共用题干）
在含氟牙膏的研讨会上，对低氟地区学龄前儿童使用含氟牙膏的问题提出了不同的意见，请选择最佳答案。
41. 含氟牙膏的浓度
A. 浓度越高越好　　　　　　　　　　　B. 500mg/kg较为合适
C. 城市和农村使用含氟牙膏浓度应该不同　　D. 选用市售1000mg/kg的含氟牙膏即可
E. 儿童最好不使用含氟牙膏
【答案】B
【解析】500mg/kg较为合适。

【破题思路】最常用的含氟牙膏有单氟磷酸钠、氟化亚锡、氟化铵、氟化钠。六岁以下儿童不建议使用、非要使用必须家长监督下使用，用量0.5g或黄豆粒大小。

42. 幼儿园儿童
A. 适宜选用氟化钠牙膏　　　　　　　　B. 适宜选用单氟磷酸的牙膏
C. 可以与成人一样使用市售一般含氟牙膏　　D. 每次使用牙膏的用量要小
E. 适宜选用氟化亚锡牙膏
【答案】D
【解析】六岁以下儿童不建议使用、非要使用必须家长监督下使用，用量要小一般0.5g或黄豆粒大小。

【破题思路】最常用的含氟牙膏有单氟磷酸钠、氟化亚锡、氟化铵、氟化钠。儿童使用含氟牙膏容易吞咽，长期吞咽含氟牙膏容易导致慢性氟中毒。

43. 使用含氟牙膏的同时
A. 不能再使用全身用氟措施　　　　　　B. 可以结合具体情况同时使用其他氟防龋措施
C. 只能与窝沟封闭配合使用　　　　　　D. 要定期更换其他类型的牙膏
E. 不能再采用其他局部用氟措施
【答案】B
【解析】可以结合具体情况同时使用其他氟防龋措施，比如含氟漱口水。

【破题思路】氟化物的应用可以全身应用和局部用氟，应用含氟牙膏是局部用氟的一种方法。局部用氟的方法用局部涂布氟，含氟涂料，氟化凝胶，含氟漱口水。

（44～46题共用备选答案）
A. 5～8岁　　　　　　　　　　B. 12岁　　　　　　　　　　　　C. 12～15岁

D. 15 岁	E. 25 岁

44. 乳牙龋达到高峰的时间是
45. 恒牙龋易感时期是
46. 多大年龄以后由于牙釉质的再矿化,增强了牙对龋的抵抗力,使患龋情况趋向稳定

【答案】A、C、E

【解析】乳牙龋 3 岁上升,5~8 岁达高峰;恒牙龋 12~15 岁易感期,50 岁以后根面龋上升;25 岁以后由于牙釉质的再矿化,增强了牙对龋的抵抗力,使患龋情况趋向稳定。

【破题思路】龋病的流行特征主要与地区分布、时间分布、人群分布(年龄、性别、城乡、民族)有关。

47. 哪种材料为封闭剂的主要成分
A. 树脂基质	B. 稀释剂	C. 引发剂
D. 辅助剂	E. 以上均不是

【答案】A

【解析】窝沟封闭剂主要成分为树脂基质(双酚 A-甲基丙烯酸缩水甘油酯)。

【破题思路】窝沟封闭剂组成成分为树脂基质、稀释剂、引发剂、辅助剂(溶剂、填料、氟化物、涂料)。

48. 进行窝沟封闭时为达到理想的粘接效果,乳牙酸蚀时间是
A. 10s	B. 30s	C. 60s
D. 2min	E. 5min

【答案】C

【解析】窝沟封闭酸蚀时间:恒牙 20~30s;乳牙 60s。

【破题思路】窝沟封闭常用的酸蚀剂是 30%~40%的磷酸,酸蚀时间:恒牙 20~30s;乳牙 60s;氟斑牙酸蚀时间一般 120s。

49. 牙齿窝沟封闭的适应证是
A. 牙齿部分萌出	B. 患较多邻面龋	C. 牙面无充填物
D. 窝沟深	E. 窝沟龋损

【答案】D

【解析】适应证:①深的窝沟,特别是可以插入或卡住探针的(可疑龋);牙齿萌出达𬌗平面,一般是在牙萌出后 4 年之内;②乳磨牙以 3~4 岁为宜,第一恒磨牙以 6~7 岁为宜,双尖牙、第二恒磨牙一般以 11~13 岁为宜。

【破题思路】非适应证
①𬌗面无深的沟裂点隙、自洁作用好;②患较多邻面龋损者;③患者不合作,不能配合正常操作;④牙齿尚未完全萌出,被牙龈覆盖。

50. 窝沟封闭操作中不正确的是
A. 酸蚀牙面干燥后应呈白色雾状外观	B. 酸蚀时间要足
C. 酸蚀剂量要适当	D. 酸蚀剂要冲洗干净
E. 酸蚀过程中应不断擦拭酸蚀牙面,使酸蚀剂与牙面完全充分接触

【答案】E

【解析】牙齿酸蚀后加压冲洗 10~15s 吹干牙面。

【破题思路】酸蚀后的牙面镜下可见呈鱼鳞状、蜂窝状、花斑状,酸蚀牙面干燥后呈白垩色。

51. 窝沟封闭成功的关键是
A. 酸蚀时间长	B. 酸蚀面积大	C. 光固化时间适宜
D. 涂布封闭剂无气泡	E. 酸蚀后不被唾液污染

【答案】E

【解析】酸蚀后一旦被唾液污染必须重新酸蚀，酸蚀后被唾液污染是导致窝沟封闭失败最主要的原因。

【破题思路】酸蚀时间：恒牙30s，乳牙60s。酸蚀面积：牙尖斜面的2/3。光固化的时间一般是20～40s。

52. ART使用的充填材料是
A. 银汞合金　　　　　　　　　B. 玻璃离子　　　　　　　　　C. 流动树脂
D. 复合树脂　　　　　　　　　E. 复合体

【答案】B

【解析】ART是用手用器械清除龋坏组织，然后用黏结、耐压和耐磨性能较好的新型玻璃离子材料将龋洞充填。

【破题思路】非创伤性修复治疗（ART）原理是不用任何电动设备，步骤是仅用小挖匙、小手斧，去除龋坏组织，用10%弱聚丙烯酸清洁窝洞10s，指压充填玻璃离子30s，一个小时后可以咬硬物。

53. ART洞形准备描述哪项是错误的
A. 使用棉卷隔湿后进行　　　　　　　　　B. 牙用手斧扩大洞口，以便挖匙进入
C. 将软龋去除干净　　　　　　　　　　　D. 接近髓腔的牙本质应尽量去除
E. 用棉球保持龋洞干燥清洁

【答案】D

【解析】接近髓腔的牙本质应尽量保留，防止诱发牙髓疾病。

【破题思路】非创伤性修复治疗（ART）的适应证是：中小龋洞允许小挖匙进入，无牙髓暴露、无可疑牙髓炎。

54. ART清洁窝洞处理剂是
A. 30%磷酸　　　　　　　　　B. 10%弱聚丙烯酸　　　　　　　C. 甲基丙烯酸甲酯
D. 甲基丙烯酸缩水甘油酯　　　E. 樟脑酯

【答案】B

55. 检查某班15岁学生50名，其中龋病者10人，龋失补牙数为：D=70，M=2，F=8，龋失补牙面数为：D=210，M=10，F=15，这班学生龋面均为
A. 0.8　　　　　　　　　　　　B. 1.4　　　　　　　　　　　　C. 1.6
D. 4.2　　　　　　　　　　　　E. 4.7

【答案】E

【解析】龋面均＝龋、失、补牙面之和／受检人数。

【破题思路】龋均（DMFT）：指受检查人群中每人口腔中平均龋、失、补牙数。
龋面均（DMFS）：指受检查人群中每人口腔中平均龋、失、补牙面数。

56. 患者，47岁，36坏尚未充填，46因龋丧失，16因龋已做充填，11和21因牙周病失牙，计算DMFT时，按照世界卫生组织的记录方法，其M即失牙数为
A. 1　　　　　　　　　　　　　B. 2　　　　　　　　　　　　　C. 3
D. 4　　　　　　　　　　　　　E. 5

【答案】C

【解析】WHO规定的恒牙失牙的标准：30岁以上者，不再区分是龋病还是牙周病导致的失牙，都算数。

【破题思路】WHO规定乳牙失牙的标准是：9岁以下者，不再区分是龋病还是外伤或者其他原因导致的失牙，都算数。

57. 女，25岁，经检查全口无龋齿，如果向她推荐龋病预防措施，不合适的措施是

A. 使用氟化物　　　　　　　B. 营养摄取计划　　　　　　　C. 口腔健康教育
D. 定期口腔健康检查　　　　E. 预防性充填

【答案】E

【解析】25岁龋病处于恒定时期，不容易患龋。

【破题思路】乳牙龋3岁上升，5～8岁达高峰；恒牙龋12～15岁易感期，50岁以后根面龋上升；25岁以后由于牙釉质的再矿化，增强了牙对龋的抵抗力，使患龋情况趋向稳定。

58. 某学龄儿童采用0.05%NAF漱口水预防龋齿，其使用方法应为

A. 每月含漱1次，每次10mL，含漱1min　　　　B. 每周含漱1次，每次10mL，含漱1min
C. 每天含漱1次，每次10mL，含漱1min　　　　D. 隔周含漱1次，每次10mL，含漱1min
E. 隔天含漱1次，每次10mL，含漱1min

【答案】C

【解析】氟水漱口用于中等或高发龋地区，0.2%NaF溶液每周使用一次，0.05%NaF溶液每天使用一次。

【破题思路】常用的漱口水还有0.12%～0.2%的氯己定。三氯强苯醚、硼砂溶液，无论哪一种漱口水都不可以长期使用。

59. 某少儿出生于低氟地区。父母向口腔医师咨询为其补充氟化物的最佳时间是出生后

A. 1个月　　　　　　　　　B. 3个月　　　　　　　　　C. 6个月
D. 9个月　　　　　　　　　E. 12个月

【答案】C

【解析】低氟区易患龋婴幼儿建议补充氟滴剂的时间是出生以后六个月。

(60～62题共用备选答案)

A. 釉质上的白色程度浅，有时呈云雾状
B. 釉质上的白色程度较明显，呈纸白色
C. 釉质上的白色不透明区范围更加扩大，但覆盖面积不超过牙面的50%
D. 釉质表面大部分受累而变色，常有细小的凹坑状缺损，多见于唇颊面
E. 釉质表面全部受损，凹坑状缺损明显，牙冠失去正常外形且脆性增加，对美观和功能都有严重影响

60. Dean氟牙症分类重度
61. Dean氟牙症分类轻度
62. Dean氟牙症分类可疑

【答案】E、C、A

【解析】Dean氟牙症分类系统标准

分类（加权）标准

正常（0）：釉质表面光滑、有光泽，通常呈浅乳白色。

可疑（0.5）：釉质半透明度有轻度改变，可从少数白纹斑到偶见白色斑点，临床不能诊断为很轻型，而又不完全正常的情况。

很轻度（1）：小的似纸一样的白色不透明区不规则地分布在牙齿上，但不超过牙面的25%。

轻度（2）：釉质的白色不透明区更广泛，但不超过牙面50%。

中度（3）：牙齿的釉质表面有明显磨损，棕染，常很难看。

重度（4）：釉质表面严重受累，发育不全明显，以致可能影响牙齿的整体外形。有缺损或磨损区，棕染广泛。牙齿常有侵蚀现象。

【破题思路】氟牙症分类方法还有Smith分类法，只分为三类，轻度、中度、重度。

(63～64题共用备选答案)

A. 预备一个包括全部点隙裂沟的保守Ⅰ类洞，然后用银汞合金充填，防止龋病进一步发展的方法
B. 采用大的圆钻磨除深窝沟，使其易于自洁的方法
C. 不去除牙体组织，在牙𬌗面、颊面或舌面的点隙裂沟涂布一层黏结性树脂，保护牙釉质不受细菌及代谢

产物侵蚀，达到预防龋病发生的一种有效防龋方法

D. 仅去除窝沟处的病变牙釉质或牙本质，根据龋损的大小，采用酸蚀技术和树脂材料充填早期窝沟龋，并在牙殆面涂一层封闭剂的方法

E. 使用手用器械清除龋坏组织，然后用有黏结性、耐压和耐磨性能较好的新型玻璃离子材料将龋洞充填的方法

63. 非创伤性修复治疗
64. 窝沟封闭

【答案】E、C

【解析】非创伤性修复治疗：使用手用器械清除龋坏组织，然后用有黏结性、耐压和耐磨性能较好的新型玻璃离子材料将龋洞充填的方法。

窝沟封闭：不去除牙体组织，在殆面、颊面或舌面的点隙裂沟涂布一层黏结性树脂，保护牙釉质不受细菌及代谢产物侵蚀，达到预防龋病发生的一种有效防龋方法。

【破题思路】预防性树脂充填不做预防性拓展。

（65～67题共用题干）
咨询活动时，一位孕妇想了解，如果生活社区的水氟浓度很低（小于0.3mg/L），如何给孩子补充。

65. 出生后开始补充氟滴剂的年龄是

A. 从出生开始　　　　B. 从3个月开始　　　　C. 从4个月开始
D. 从5个月开始　　　　E. 从6个月开始

【答案】E

66. 开始补充氟滴剂的剂量是

A. 0.20mg/d　　　　B. 0.23mg/d　　　　C. 0.25mg/d
D. 0.30mg/d　　　　E. 0.33mg/d

【答案】C

67. 此后，开始增加（调整）氟片或氟滴剂剂量的年龄是

A. 1岁　　　　B. 2岁　　　　C. 3岁
D. 4岁　　　　E. 5岁

【答案】C

【解析】出生后开始补充氟滴剂的年龄是从6个月开始，每天0.25mg，3岁以后，开始增加（调整）氟片或氟滴剂剂量。

【破题思路】全身用氟的方法有：氟化水源、氟片、氟滴剂、氟化食盐、氟化牛奶。

（68～70题共用题干）
为了预防学校儿童龋病的发生，拟采用一种氟化物防龋措施——氟水漱口。

68. 一般氟水漱口使用的氟化物主要是

A. 氰化亚锡　　　　B. 酸性磷酸氟　　　　C. 单氟磷酸钠
D. 氟化胺　　　　E. 中性或酸性氟化钠

【答案】E

【解析】2%氟化钠溶液：化学稳定性好，无特殊异味，不刺激牙龈和不使牙变色。

【破题思路】氟化亚锡不常使用的原因是每次都要新鲜配制。酸性磷酸氟专业人士使用，浓度为1.23%。

69. 使用氟水漱口的剂量是

A. 1mL　　　　B. 5mL　　　　C. 10mL
D. 15mL　　　　E. 20mL

【答案】C

【解析】5岁以下儿童的吞咽功能尚未健全，不应推荐氟水漱口。5～6岁5mL，6岁以上用10mL，漱1min，半小时内不进食。

228

【破题思路】氟化钠漱口水浓度0.02%每周用一次和0.05%每天用一次。

70. 每次含漱的时间是
A. 4min　　　　　　　　B. 3min　　　　　　　　C. 2min
D. 1min　　　　　　　　E. 0.5min

【答案】D

【解析】每次含漱的时间1min。

71. 某一社区居民的龋病患病率高，拟对他们进行龋活性试验，检测变形链球菌数量的方法是
A. Snyder 试验　　　　　B. Dentocult-LB 试验　　　　C. Cariostat 试验
D. Dentocult SM 试验　　E. Dentobuff Strip 试验

【答案】D

【解析】Snyder 和 Cariostat 试验为检测细菌产酸能力；Dentocult-LB 试验为检测乳杆菌；Dentobuff Strip 试验为检测唾液缓冲能力。故本题答案是D。易误选A。

72. 男，35岁。取其唾液进行实验室检测，Cariostat 试验结果为黄色，可初步诊断为
A. 口腔卫生良好　　　　B. 低度龋活性　　　　　　C. 中度龋活性
D. 显著龋活性　　　　　E. 唾液缓冲能力异常

【答案】D

【解析】Cariostat 试验为黄色，是龋活性显著状态。故本题答案是D。易误选A。

73. 龋病流行病学中有关年龄因素的提法有一处是不对的
A. 5～8岁乳牙患龋达高峰　　B. 9岁以后乳牙患龋率下降　　C. 恒牙萌出即可患龋
D. 30岁左右恒牙龋达高峰　　E. 老年人根面龋发病率上升

【答案】D

74. 口腔保健咨询时，关于氟化物对人体有害的说法，应该怎样回答家长
A. 过量有害，可以不用　　　　B. 适量防龋，有益健康　　　　C. 过量无妨，多多益善
D. 只能局部用，不能全身用　　E. 只能全身用，不能局部用

【答案】B

75. 5岁儿童，诊断为龋活性显著，医师建议该儿童采用一种能抑制葡糖基转移酶活性、减少葡聚糖合成的天然植物药类是
A. 甘草　　　　　　　　B. 五倍子　　　　　　　　C. 红花
D. 血根草　　　　　　　E. 茶多酚

【答案】E

76. 龋病患病率是
A. 在一定时期内，人群中患龋病的频率　　　　B. 在一定时期内，某人群新发生龋病的频率
C. 人群中新发生龋病占全部龋病的百分率　　　D. 在一定时期内，某患龋病人群中新发生龋病的频率
E. 人群中龋齿占龋、失、补的比例

【答案】A

【解析】此题要求考生明确区分患病率和发病率的概念。龋病患病率是指在一定时期内，某人群患龋病的频率，而龋病发病率是指在一定时期内，某人群新发生龋病的频率。考生容易混淆两者的概念。选项D把人群限定在"患龋病人群"，而发病率是指全体受检人群中新发生龋病的频率，因此选项D也是错的。

(77～81题共用题干)

患者，女，13岁，正在进行正畸治疗，医嘱建议她使用氟化凝胶防龋。

77. 目前普遍使用的氟化凝胶的含氟成分是
A. 单氟磷酸钠　　　　　B. 酸性磷酸氟　　　　　C. 氟化亚锡
D. 氟化胺　　　　　　　E. 氟化钠

【答案】B

【解析】含氟凝胶（专业人用）酸性磷酸氟（APF）。

【破题思路】含氟涂料、含氟凝胶、局部涂布氟都是专业人员常用的防龋方法。

78. 氟化凝胶的浓度是
A. 0.1% B. 1.0% C. 1.23%
D. 2.0% E. 8%～10%
【答案】C
【解析】酸性磷酸氟（APF）溶液，浓度1.23%含氟涂料（专业人用）氟化物溶入一种有机溶液，涂布于牙齿表面（牙龈出血者禁用）。

79. 每次使用的药量应小于
A. 1.0mL B. 2.0mL C. 3.0mL
D. 4.0mL E. 5.0mL
【答案】A

80. 医师叮嘱患者下次复诊时间
A. 1周以后 B. 3个月以后 C. 半年以后
D. 1年以后 E. 不定时
【答案】C
【解析】含氟凝胶、含氟涂料都建议半年一次。

【破题思路】含氟凝胶的缺点：对胃肠道有刺激，可引起恶心呕吐反应，使用后血浆及尿氟浓度较高，所以使用当中必须用吸唾器，不能吞咽。

81. 氟化凝胶不适用于
A. 低氟地区 B. 龋易感者 C. 适氟地区
D. 口干综合征患者 E. 公共卫生措施
【答案】E
【解析】这是一种个人使用的防龋方法。

【破题思路】自来水氟化可以作为公共卫生措施，受益人群比较广。

(82～85题共用题干)
关于龋病病因的讨论中，大家对细菌、饮食和宿主等因素相互作用进行了探讨。

82. 致龋菌中最主要的是
A. 乳酸菌 B. 黏性放线菌 C. 内氏放线菌
D. 变形链球菌 E. 血链球菌
【答案】D
【解析】致龋菌中最主要的是变形链球菌产酸耐酸。

【破题思路】致龋菌中最主要的是变形链球菌，因为它产酸耐酸，其次是乳酸菌、放线菌。

83. 菌斑pH值变化的最主要作用是
A. 促进菌斑生长 B. 使牙釉质脱矿 C. 细菌更容易凝聚
D. 菌斑成熟度增加 E. 唾液缓冲能力降低
【答案】B
【解析】菌斑pH值5.0～5.5以下导致牙齿脱矿形成龋洞。

【破题思路】龋病形成的原理：细菌黏附到牙面上，形成菌斑，产酸，导致牙齿脱矿，形成龋洞。

84. 唾液与龋病的关系主要是
A. 冲刷作用 B. 为菌斑提供基质 C. 缓冲和再矿化
D. 免疫作用 E. 促进菌斑生长
【答案】C
【解析】唾液与龋病的关系主要是缓冲和再矿化，其次唾液具有冲刷作用，免疫作用。

【破题思路】唾液分泌量减少容易形成龋坏,舍格伦综合征患者和头颈部放疗化疗患者易患猖獗龋。

85. 食物致龋作用主要表现在
A. 口感和味道 B. 加工方式和包装形式 C. 是否易消化
D. 口腔产酸力和滞留时间 E. 食物的精细程度
【答案】D
【解析】食物致龋作用主要表现在口腔产酸力和滞留时间。

【破题思路】蔗糖是主要的致龋食物,食物的含糖量、性状都对龋病有特别大的影响,常用糖的替代品有:甘露醇、山梨醇、甜叶菊糖等。

(86~87题共用题干)
关于口服氟片预防龋病。
86. 幼儿口服氟片的剂量必须严格根据
A. 年龄和性别 B. 饮水氟浓度 C. 饮水氟浓度和年龄
D. 性别和饮水氟浓度 E. 服用时间和方式
【答案】C
【解析】幼儿口服氟片的剂量必须严格根据饮水氟浓度和年龄。

【破题思路】氟片的剂量是0.25mg或0.5mg,一次处方量不能超过120mg。

87. 每次开出处方氟的总剂量不得超过
A. 100mg B. 110mg C. 120mg
D. 130mg E. 140mg
【答案】C
【解析】每次处方氟化钠总剂量不得超过120mg。

【破题思路】氟片的剂量是0.25mg或0.5mg,一次处方量不能超过120mg。

(88~90题共用题干)
男,8岁,乳牙龋坏较多,六龄牙完全萌出,窝沟较深,无明显龋坏,要求预防,该患者首选的龋病预防措施是六龄牙的窝沟封闭。
88. 应选用何种浓度的磷酸进行酸蚀
A. 20%~30% B. 30%~40% C. 40%~50%
D. 50%~60% E. 60%~70%
【答案】B
【解析】酸蚀剂磷酸浓度30%~40%。

【破题思路】酸蚀的目的是增加了粘接面积。

89. 对六龄牙进行封闭,酸蚀时间应为
A. 20s B. 30s C. 40s
D. 50s E. 60s
【答案】B
【解析】酸蚀时间恒牙20~30s;乳牙60s。

【破题思路】酸蚀后的牙面吹干后呈现白垩色。

90. 操作过程中哪一项不正确
A. 注意隔湿 B. 酸蚀整个牙面 C. 酸蚀后加压冲洗15s

D. 用不含氟的清洁剂清洁牙面　　E. 封闭后不需调𬌗
【答案】B
【解析】酸蚀牙尖斜面的2/3。

【破题思路】导致窝沟封闭失败最主要的原因是被唾液污染。

91. 某儿童，11岁，2岁前生活在高氟区，以后随父母迁出高氟区。该儿童可能患氟牙症的恒牙牙位是
A. 第三磨牙　　　　　　　　B. 第一双尖牙　　　　　　　　C. 第二双尖牙
D. 第一磨牙　　　　　　　　E. 第二磨牙
【答案】D
【解析】2岁前生活在高氟区，以后迁移至非高氟区，在恒牙中可能表现在前牙和第一恒磨牙；如果6～7岁以后再迁入高氟区，则不出现氟牙症。

【破题思路】氟牙症是一种特殊的釉质发育不全。

(92～94题共用题干)
女，7岁，因多数乳恒牙龋坏去口腔科就诊。医师治疗龋坏后建议使用氟水漱口防龋。
92. 一次应使用的剂量是
A. 2mL　　　　　　　　　　B. 3mL　　　　　　　　　　　C. 4mL
D. 10mL　　　　　　　　　 E. 5mL
93. 含漱的时间
A. 10s　　　　　　　　　　 B. 60s　　　　　　　　　　　C. 30s
D. 120s　　　　　　　　　 E. 240s
94. 含漱后多长时间不进食或漱口
A. 5min　　　　　　　　　 B. 15min　　　　　　　　　　C. 60min
D. 50min　　　　　　　　　 E. 30min
【答案】D、B、E
【解析】

含氟漱口液	有约26%防龋效果　一般使用：中性或酸性氟化钠（NaF） ① 0.2% NaF（900mg/L）每周一次，0.05% NaF（230mg/L）每天一次 ② 5～6岁儿童每次用：5mL 6岁以上儿童每次用：10mL 鼓漱一分钟，半小内不进食和漱口

(95～97题共用题干)
局部用氟预防龋齿研讨会上，专业人员就各种措施和方法进行探讨，第四项讨论的是局部涂氟。
95. 氟化亚锡溶液不常用的原因是
A. 配制困难　　　　　　　　B. 口味不佳　　　　　　　　　C. 每次需新鲜配制
D. 操作程序复杂　　　　　　E. 患者不易合作
【答案】C
【解析】氟化亚锡溶液在有水的牙膏中容易反应生成沉淀而失效。因此多数需要新鲜配制。并有牙染色和金属异味的缺点，所以被其他牙膏所取代。因此选C。
96. 涂氟操作前必须
A. 向患者讲清注意事项　　　B. 半小时内禁食水　　　　　　C. 清洁干燥牙面
D. 消毒液洗手　　　　　　　E. 选择适应证牙齿
【答案】C
【解析】因为唾液会影响所涂氟的凝固，因此需要清洁干燥牙面。
97. 临床涂氟不适宜作为
A. 公共卫生措施　　　　　　B. 有效防龋措施　　　　　　　C. 龋齿易感者适用
D. 专业临床使用　　　　　　E. 预防乳牙龋
【答案】A

【解析】临床涂氟因为氟浓度较高，以免引起中毒，不能个人使用。含氟凝胶和含氟泡沫是两种供口腔专业人员使用的局部用氟措施，均使用酸性磷酸氟，含氟凝胶（泡沫）与含氟涂料防龋作用效果相似，都是专业人员操作的一种方法。公共卫生措施一般以能在全社会推广、有效、简单、廉价为原则，比如氟化水源、氟化物牙膏。

（98～101题共用题干）

全国口腔健康调查技术组专家对某省调查人员进行了调查前培训，纠正了一些容易影响调查质量的不足之处。

98. 根据WHO龋病诊断标准，下列哪项不应诊断为龋齿
A. 病损有底部发软
B. 牙齿表面探硬，光滑
C. 窝沟发黑探软
D. 牙齿颈部发黑探软
E. 牙齿邻面脱钙透影表现

【答案】B

【解析】龋病的早期诊断
早期龋的临床诊断方法有三种：视觉与触觉、X诊断、仪器诊断。

光滑面早期龋	光滑面（包括牙面、唇颊面）的釉质表面下脱钙表现白垩色斑称龋白斑
窝沟早期龋	观察颜色变黑，探粗糙感，可初步确定龋坏（视诊探诊）
邻面早期龋	是容易忽略部位，多表面粗糙卡探针或X线显示釉质表面下脱钙透影表现 用牙科探针感觉粗糙感，再辅助X线投射

99. 临床检查不应该计为DMFT的牙是
A. 已充填无龋
B. 已充填有龋
C. 桥基牙
D. 龋失牙
E. 有继发龋

【答案】C

【解析】恒牙龋失补牙指数（DMFT）是指，"龋"即已龋坏尚未充填的牙，"失"指因龋丧失的牙，"补"指因龋已做充填的牙。而桥基牙有可能是健康牙齿故选C。

100. 经标准一致性检验不合格的检查者不能参加调查，不合格者的Kappa值在
A. 0.1以下
B. 0.2以下
C. 0.3以下
D. 0.5以下
E. 0.4以下

【答案】E

【解析】Kappa值的大小与可靠度的关系为：

Kappa值	可靠度
0～0.40	不合格
0.41～0.60	中
0.61～0.80	优
0.81～1.0	完全可靠

101. 女，25岁，经检查全口无龋齿，如果向她推荐龋病预防措施，不合适的措施是
A. 使用氟化物
B. 营养摄取计划
C. 口腔健康教育
D. 定期口腔健康检查
E. 预防性充填

【答案】E

【解析】考的是对龋病一级预防概念的理解。5个备选项都属于一级预防的范畴，但是只有预防性充填是针对早期龋（初期龋）而言的。由于受检者全口无龋，A、B、C和D都是适宜的措施，因此E就是本题答案（不适合的措施）。

102. 不用于防龋的蔗糖代用品是
A. 山梨醇
B. 木糖醇
C. 甜叶菊糖
D. 果糖
E. 甘露醇

【答案】D

【解析】果糖与蔗糖一样均有致龋作用。故本题答案是D。易误选B。

【破题思路】

控制糖的摄入量 使用糖的代用品	1. 蔗糖最致龋：外来糖（游离糖）危害大
	2. 进食频率：频率越高越容易致龋
	3. 糖的来源：游离糖来源于零食，软饮料，餐桌上的糖
	糖代用品
	如山梨醇、甘露醇、木糖醇等可使致龋菌的葡聚糖产生减少
	高甜度代用品：甜叶菊糖（比蔗糖甜20～400倍）
	低甜度代用品：山梨醇、木糖醇、甘露醇、麦芽糖、异麦芽酮糖醇

103. 导致人体摄取氟过多的氟来源中，可能性最小的是
A. 食品氟 B. 饮水氟 C. 氟化牛奶
D. 空气氟 E. 含氟涂膜
【答案】E
【解析】A、B、C、D均属于全身用氟，会有大量的氟进入血液，因此过量的摄入会引起氟中毒。含氟涂膜属于局部用氟，局部用氟直接作用牙面，很少进入血液，因此一般不会导致氟中毒。

104. 在加速龋病的发展中可能起主要作用的菌属是
A. 变链菌 B. 放线菌 C. 韦荣菌
D. 乳杆菌 E. 类杆菌
【答案】D
【解析】此题以记忆为主，考核的是致龋菌的性质和作用。乳杆菌在深龋中大量存在，具有较强的发酵力，在加速龋病的发展中可能起主要作用。很多考生错答为变链菌，可能是审阅题不细所致，认为起主要作用的就是主要致龋的变链菌。而变链菌黏附于牙釉质表面是产酸脱矿引发龋病的主要菌群。放线菌与根面龋和牙龈炎有关。C项和E项在复习要点中没有提到。

105. 对一个年轻人进行检查，发现6颗牙𬌗面有龋坏未充填，因龋失去一颗前牙，失去一颗后牙，补了两颗牙的两个邻𬌗面洞，余牙健康，该年轻人的龋补充填构成比是
A. 25% B. 60% C. 2.5
D. 6.0 E. 20%
【答案】A
【解析】2÷（6+2）×100%=25%

106. 在高氟地区口腔检查时发现，某人右上前牙牙釉质有广泛白色不透明区，但不超过牙面的50%，若此颗牙以Dean氟牙症分类系统标准记分应为
A. 0 B. 0.5 C. 1
D. 2 E. 3
【答案】D
【解析】牙釉质的白色不透明区域不超过牙面的50%时，Dean计分为2。故本题答案是D。数据要牢记。

【破题思路】Dean氟牙症分类标准

正常	0	有光泽
可疑	0.5	釉质透明度轻度改变，偶见白色斑点
很轻度	1	白色不透明区<25%
轻度	2	白色不透明区<50%
中度	3	棕色染色＋缺损
重度	4	实质缺损＋牙外形的改变

107. 不属于窝沟封闭适应证的是
A. 对侧同名牙有患龋倾向
B. 对侧同名牙有龋
C. 已充填完好的牙
D. 牙面窝沟可疑龋
E. 牙面窝沟较深

【答案】C

【解析】窝沟封闭是预防自然牙齿龋坏的，如果牙齿已经龋坏或龋坏充填的牙齿就没有必要再进行窝沟封闭了。

【破题思路】	
适应证	① 深的窝沟，特别是能卡住探针的牙包括可疑龋 ② 对侧同名牙患龋，有患龋倾向的牙齿 ③ 一般牙萌出后4年之内，牙萌出达咬合平面，适宜做窝沟封闭 ④ 窝沟封闭时间：乳磨牙为3～4岁，第一恒磨牙为6～7岁，第二恒磨牙为11～13岁
非适应证	① 船面无深的沟裂点隙、自洁作用好 ② 患较多邻面龋损者 ③ 牙萌出4年以上未患龋 ④ 患者不合作，不能配合正常操作 ⑤ 已做充填的牙 ⑥ 牙尚未完全萌出，牙龈覆盖

108. 关于氟的安全性，说法错误的是
A. 6～7岁后才进入高氟区生活，不会出现氟牙症
B. 氟牙症多发生在恒牙，乳牙很少见
C. 患氟牙症牙数多少取决于牙发育矿化期，在高氟区生活的长短
D. 氟牙症是由于氟的急性中毒造成的
E. 氟牙症属于地方性慢性氟中毒

【答案】D

【解析】氟牙症与氟骨症一样，均属于慢性氟中毒范畴。故本题答案是D（该项的叙述是错误的）。

【破题思路】慢性氟中毒：长期摄入过量的氟可以引起慢性氟中毒。

	氟骨症	氟牙症
慢性氟中毒	① 氟骨症主要表现：饮水氟浓度达3 mg/L以上可形成氟骨症，氟骨症骨质硬化，骨旁软组织骨化 ② 地方性氟中毒：包括饮水型中毒、生活燃煤污染型中毒 ③ 氟中毒机体受损程度主要取决摄入氟的剂量 ④ 饮水氟浓度达到3mg/L可产生氟骨症 ⑤ 工业氟中毒：每日达20～80mg，持续10～20年，骨中氟导致骨硬化症	氟牙症是一种特殊的釉质发育不全，是地方性慢性氟中毒最早出现的体征 ① 多发生在恒牙乳牙较少（胎盘具有部分屏障作用） ② 出生后至出生在高氟区居住多年，可使全口牙受侵害 ③ 2岁前生活在高氟区仅累及前牙和第一恒磨牙 ④ 6～7岁以后再去高氟区生活不会出现氟牙症 ⑤ 釉质和牙本质变脆，耐磨性差，耐酸增强

109. 关于氟的代谢和分布，说法错误的是
A. 食品氟的吸收率主要取决于食品无机氟的溶解度与钙含量
B. 人体99%的氟沉积在钙化组织中
C. 牙本质的氟含量较牙釉质深层低
D. 肾是氟的主要排泄器官
E. 尿氟与饮水氟关系密切

【答案】C

【解析】牙本质氟浓度较釉质深层高，但低于釉质表层。故本题答案是C（该项的叙述是错误的）。

【破题思路】人体氟的分布：	
血液	人体血液中含有结合的有机氟与游离的无机氟两种形式 血浆游离氟一般 0.01～0.02mg/L 75% 的血氟存在于血浆中
乳汁	乳汁氟的含量很低，为血浆氟的 1/2 氟化物可通过胎盘，胎儿血氟水平约为母体血为 75% 说明胎盘只有部分屏障作用
软组织	脑的氟含量最低，氟不易通过血脑屏障，指甲中的氟与头发中的氟与氟摄入有关。指甲氟可用作确定氟过量的一个指标，长期沉积一次可以检出
骨骼和牙齿	成人体内含氟量约为 2g。氟是钙化组织的亲和剂 机体内约 99% 的氟沉积在钙化组织中 氟以氟磷灰石或羟基氟磷灰石的形式与骨晶体相结合 氟与骨的结合是可逆的，蓄积在骨松质中的氟还可以释放到血液中 牙釉质氟主要集聚在表层，表层比深层高 5～10 倍 牙本质氟含量处于釉质表层和深层之间
唾液和菌斑	唾液中的氟浓度低于血浆氟浓度，约为血浆氟的 2/3，发挥防龋作用是十分有效的

110. 关于窝沟封闭剂，以下说法错误的是
    A. 光固化封闭花费时间少
    B. 光固化封闭可以在合适的时候开始固化
    C. 光固化封闭不易产生气泡
    D. 光固化封闭剂采用的引发剂不同于自凝固化封闭剂
    E. 紫外光固化封闭效果较自凝固化好
【答案】E
【解析】紫外光固化（第一代封闭剂）不如化学固化（自凝固化属于第二代封闭剂）效果好。故本题答案是 E（该项的叙述是错误的）。

【破题思路】	
窝沟封闭剂组成	树脂基质：主要成分，广泛使用双酚 A- 甲基丙烯酸缩水甘油酯 稀释剂：一定量活性单体，降低树脂黏度，一般有甲基丙烯酸甲酯 辅助剂：溶剂、填料、氟化物、涂料等 引发剂：自凝引发剂与光固引发剂
窝沟封闭剂类型 （封闭剂依照固化类型可以分为光固化与自凝固化两种）	第一代紫外光固化 / 第二代化学固化 / 第三代可见光固化 365nm 紫外光固化封闭剂，五年保留率 19.3% 深层不易固化，固化时间长 / 过氧化苯甲（BPO）和芳香胺 一般时间 1～2min 优点：无须特殊设备，花费少 缺点：调拌技术要求高，涂布时间受控制。化学固化五年保留率 64.7% / 常用光源为 430～490nm 可见光固化五年保留率 83.8% 保留率最高 优点：操作方便，固化后表面光滑 缺点：需要特殊设备

111. 研究人员准备在某城市开展氟化饮水的试点研究，该城市的饮水氟浓度为 0.3mg/L。饮水氟化后，仍可使用的氟防龋措施是
    A. 氟片   B. 氟滴剂   C. 食盐氟化
    D. 氟化牙膏   E. 饮水加氟后，不能再使用任何氟防龋措施
【答案】D
【解析】牙膏是自我保健、维护口腔健康的必需用品。含氟牙膏有明显的防龋效果，是通过局部发挥防龋作用，可以与饮水氟化相互补充发挥协同效应。吞咽反射完全建立的儿童及成人，一般很少吞咽，不会造成氟摄入过多，因此饮水氟化后使用氟化牙膏不存在安全性问题。故选 D。

112. 为预防氟斑牙及龋齿，我国现行饮用水中氟化物的卫生标准是
    A. <0.05mg/L   B. <0.1mg/L   C. <0.5mg/L

D. <1.0mL E. <5.0mg/L

【答案】D

【解析】为了达到最佳的防龋效果，同时不产生其他的副作用，推荐饮用水适宜的氟浓度在 0.7～1.0mg/L。故本题答案是 D。数据要牢记。

【破题思路】各饮水氟浓度的常见考点

饮水氟化：适宜浓度 0.7～1mg/L。含氟浓度在 0.6～0.8mg/L 时，患龋率和龋均最低，氟牙症发生率也低，低于 0.5mg/L 考虑加氟，超过 1.5mg/L，氟牙症指数超过 1，考虑减氟。学校饮水氟化浓度可以为自来水氟适宜浓度的 4.5 倍。

113. 窝沟封闭操作方法不需要

A. 清洁牙面　　　　　　　B. 酸蚀　　　　　　　C. 冲洗、干燥
D. 粘接剂　　　　　　　　E. 涂布封闭剂，光照

【答案】D

【解析】要求考生正确掌握窝沟封闭的临床操作步骤和所需材料。窝沟封闭的操作步骤为清洁牙面，酸蚀，冲洗干燥，涂布封闭剂，固化和检查。所需材料有酸蚀剂和封闭剂粘接剂常用于正畸、口外等釉质和托槽粘接等项，窝沟封闭不需要粘接剂。

【破题思路】窝沟封闭的各个步骤和重点内容

清洁牙面	清洁剂不含油质、不含氟、不能过于精细，可用尖锐探针清除
酸蚀	酸蚀剂：30%～50%磷酸 酸蚀面积：一般为牙尖斜面的2/3 酸蚀时间：恒牙20～30s，乳牙60s 酸蚀目的：酸蚀后牙面呈白垩色，镜下可见呈蜂窝状、鱼鳞状、花瓣状，增加了粘接面积 注意事项：酸蚀剂不能涂布到软组织上，酸蚀后不能被唾液污染，不能反复擦拭
冲洗和干燥	不含磷酸的酸蚀剂冲洗时间：10～15s 用含磷酸的凝胶状酸蚀剂冲洗时间：20～30s 酸蚀后呈白色雾状 污染后重新酸蚀
涂布封闭剂	从深窝沟开始涂布、排除气泡，涂布后不要再污染和搅动
固化	自凝封闭剂涂布 1～2min 后可自行固化 光固化光源：430～490nm 可见光 照射距离：约离牙尖 1mm 照射时间：20～40s 照射面积大于涂布面积
检查	用探针全面检查固化程度，粘接情况，有无气泡，有无遗漏，有无高点（无填料不用调咬合），定期复查时间（3月、半年或1年），脱落重做封闭

114. 窝沟封闭剂的组成成分中没有

A. 树脂基质　　　　　　　B. 磷酸　　　　　　　C. 稀释剂
D. 引发剂　　　　　　　　E. 填料

【答案】B

【解析】窝沟封闭剂的组成成分中没有磷酸。窝沟封闭剂组成包括树脂基质、填料、稀释剂及引发剂等。故本题答案是 B。易误选 E。

【破题思路】窝沟封闭剂的主要成分

组成	树脂基质：主要成分，广泛使用双酚 A-甲基丙烯酸缩水甘油酯 稀释剂：一定量活性单体，降低树脂黏度，一般有甲基丙烯酸甲酯 辅助剂：溶剂、填料、氟化物、涂料等 引发剂：自凝引发剂与光固引发剂

115. 无致龋性的甜味剂是

A. 蔗糖　　　　　　　　　B. 果糖　　　　　　　　　C. 半乳糖

D. 双糖　　　　　　　　　E. 甜叶菊糖

【答案】E

【解析】要求考生了解糖的代用品，防龋方法。已被证实具有防龋作用的糖的代用品有木糖醇，甘露醇和甜叶菊糖等。甜叶菊糖不利于变链菌的生长，不能被酵解，因而无致龋性。A、B、C和D均为可致龋的糖类。

【破题思路】糖代用品山梨醇、甘露醇、木糖醇等可使致龋菌的葡聚糖产生减少。

高甜度代用品：甜叶菊糖（比蔗糖甜20～400倍）。

低甜度代用品：山梨醇、木糖醇、甘露醇、麦芽糖、异麦芽酮糖醇。

116. 一般来说，人体氟的主要来源是

A. 空气　　　　　　　　　B. 食物　　　　　　　　　C. 饮水

D. 水果　　　　　　　　　E. 蔬菜

【答案】C

【解析】一般来说，人体氟的主要来源是饮水。约占摄入总量的65%。故本题答案是C。

【破题思路】人体氟的主要来源是饮水，约占人体氟来源的65%；第二位是食物，人体每天摄入的氟约有25%来自食品；其他来源如某些特殊环境条件下引起空气氟污染。

人体氟的来源：

来源	饮水：人体氟主要来自饮水占65%，成人饮水每日2500～3000mL
	食物：人体氟25%来自食物，食物中含氟量最高的是鱼、茶
	空气：燃煤污染等其他可能的氟来源
总摄入量	氟的适用摄入值和安全摄入量：每千克体重每天摄氟值为0.05～0.07mg

117. 一个易患龋齿者，如果想使他的牙不产生更多的龋，他可以选用的化学杀菌剂应是

A. 丁香油　　　　　　　　B. 麝香草酚乙醇　　　　　C. 氯己定

D. 75%的乙醇　　　　　　E. 三聚甲醛

【答案】C

【解析】主要导致龋齿的原因是菌斑。此易患龋齿者，为了防龋，可以选用的化学杀菌剂应是氯己定。氯己定是二价阳离子表面活性剂，对革兰阳性、阴性菌有强的抑菌作用，对变形链球菌、放线菌作用显著。故本题答案是C。A为根管消毒用药，B、D都是消毒用药不是控制菌斑常用药，E为根管消毒用药。

118. 饮水氟化预防龋病的适宜氟浓度是

A. 0.1～0.3mg/L　　　　　B. 0.4～0.6mg/L　　　　　C. 0.7～1.0mg/L

D. 1.1～1.3mg/L　　　　　E. 1.4～1.6mg/L

【答案】C

【解析】饮水氟化预防龋病的适宜氟浓度是0.7～1.0mg/L。故本题答案是C。

【破题思路】人体氟的主要来源是饮水，约占人体氟来源的65%；25%来自食品。

现行水质标准氟浓度0.5～1mg/L（我国）。

饮水的适宜氟浓度一般应保持在0.7～1mg/L（国际）。

水氟浓度0.6～0.8mg/L时患龋率最低。

每千克体重每天的总摄氟量在0.05～0.07mg之间为宜。

119. 预防性树脂充填的适应证不包括

A. 窝沟有龋能卡住探针　　B. 深的窝沟有患龋倾向　　C. 窝沟有早期龋迹象

D. 对侧牙有患龋倾向　　　E. 殆面窝沟有可疑龋

【答案】D

【解析】对侧牙有患龋倾向属于窝沟封闭适应证。故本题答案是D。

【破题思路】预防性树脂充填有A、B、C三个类型，A型用的是窝沟封闭剂，B型用的是流动树脂，C型用的是氢氧化钙垫底复合树脂充填。

适应证	殆面沟窝和点隙有龋损能卡住探针
	深的沟窝点隙有患龋倾向，可能发生龋坏
	沟裂有早期龋坏迹象，牙釉质浑浊或呈白垩色

120. 窝沟封闭酸蚀过程中操作错误的是
A. 用细毛刷蘸酸蚀剂放在要封闭的牙面上
B. 酸蚀剂可为磷酸液或含磷酸的凝胶
C. 酸蚀面积一般为牙尖斜面2/3
D. 恒牙酸蚀20～30s，乳牙酸蚀60s
E. 酸蚀过程中需擦拭酸蚀牙面标准

【答案】E
【解析】此题要求考生正确掌握窝沟封闭的临床操作步骤和注意事项。A、B、C和D选项都是酸蚀操作过程中的正确步骤。而E是酸蚀过程中应注意的事项和应避免的错误，因为擦拭酸蚀牙面容易破坏酸蚀后形成的釉质突，降低粘接力，易导致封闭剂脱落。答案为E。

121. 关于不同牙位窝沟封闭剂保留率的正确说法是
A. 下颌牙比上颌牙保留率高
B. 年龄小比年龄大保留率高
C. 乳牙比恒牙保留率高
D. 磨牙比前磨牙保留率高
E. 殆面与颊舌面一样保留率高

【答案】A
【解析】本题考核窝沟封闭剂的保留率。研究结果表明，窝沟封闭的保留率，年龄大的儿童较年龄小的高，下颌牙较上颌牙高，恒牙较乳牙高，前磨牙较磨牙高。选项E是牙面比较而非牙位比较，故选项A是正确的。

122. 每日含漱1次的氟化钠漱口溶液浓度是
A. 0.5%
B. 0.2%
C. 0.1%
D. 0.02%
E. 0.05%

【答案】E
【解析】本题考核含氟漱口液的浓度。含氟漱口液一般推荐使用中性或酸性氟化钠配方，0.2%氟化钠溶液每周使用1次，0.05%氟化钠溶液每天使用1次。口腔医师必须知道含氟漱口液的使用剂量，正确开出处方。

【破题思路】

含氟漱口液	有约26%防龋效果，一般使用中性或酸性氟化钠（NaF）
	① 0.2% NaF（900mg/L）每周一次，0.05% NaF（230mg/L）每天一次
	② 5～6岁儿童每次用5mL，6岁以上儿童每次用10mL

123. 氟防龋机制中氟能抑制的酶是
A. 葡糖基转移酶
B. 果糖基转移酶
C. 碳水化合物酶
D. 琥珀酸脱氢酶
E. 磷酸酯酶标准

【答案】D
【解析】本题考查考生对氟防龋机制的掌握程度。氟化物能抑制与细菌糖酵解与细胞氧化有关的酶，如：烯醇酶是干扰糖酵解的一个重酶、琥珀酸脱氢酶。选项中只有琥珀酸脱氢酶属此类，故选项D正确。

124. 可引起氟骨症的饮水氟浓度是
A. 1.0～1.5mg/L
B. 1.6～2.0mg/L
C. 2.1～2.5mg/L
D. 2.6～3.0mg/L
E. 3.0mg/L以上

【答案】E
【解析】本题考核慢性氟中毒的氟浓度。在高浓度的氟环境中，机体长期摄入过量的氟可导致慢性氟中毒，饮水氟浓度达到3.0mg/L以上可产生氟骨症。

125. 检测产酸菌产酸能力的龋活性试验是
A. Dentocult SM试验
B. Dentocult LB试验
C. Cariostat试验

D. Dentobuff Strip 试验　　　　　　E. 刃天青纸片法标准

【答案】C

【解析】此题考查考生对龋病检测方法的掌握情况。以致龋菌及酸性产物为指标检测龋发生危险因素的试验称龋活性试验，题中答案的方法均属于龋活性试验，但各种方法判断龋活性的指标不尽相同，只有Cariostat试验是通过检测牙表面菌斑内产酸菌的产酸能力来判断龋的活性。

【破题思路】目前较为成熟的致龋菌检测方法如下：

Dentocult SM 试验	观察唾液中变性链球菌数量来判断龋的活性	分四级： 变链（蓝色）0 1＜10⁵ 2＜10⁵～10⁶ 3＞10⁶，"3"为高龋的活性
Dentocult LB 试验	主要观察乳杆菌在唾液的数量	＞10000/mL 为高龋的活性
Cariostat 试验	检测牙表面菌斑内产酸菌的产酸能力	蓝紫色（−），绿色（+），黄绿色（++），黄色（+++）。（++）培养管内 pH 5.0～5.5 为危险龋活性，（+++）为明显龋活性
Dentobuff Strip 试验	了解唾液的缓冲能力	试验从黄变为蓝色表示 pH＞6.0，说明唾液有缓冲能力
刃天青纸片法	用颜色显色法观察唾液内变形链球菌的数量，以变形链球菌消耗蔗糖的氧化还原反应程度判断细菌数量	纸片：蓝色（−），紫蓝色（+），红紫色（++），粉色（+++），白色（++++）。粉色（+++）以上为龋活跃
定量 PCR 方法	用定量 PCR 检测受检者唾液内变性链球菌的数量来判断龋的活性	

126. 窝沟封闭时乳牙酸蚀的时间最好为

A. 20s　　　　　　　　B. 30s　　　　　　　　C. 40s
D. 50s　　　　　　　　E. 60s

【答案】E

【解析】本题考核的知识点是窝沟封闭时乳牙、恒牙酸蚀的不同时间。由于乳牙含有机质较恒牙多，窝沟封闭时酸蚀的时间要比恒牙时间长一些，最好为60s，这样的酸蚀效果比较好。

127. 窝沟封闭的适应证是

A. 患有较多邻面龋　　　　B. 对侧同名牙有龋　　　　C. 已充填完好的牙
D. 牙萌出4年无龋　　　　E. 恒切牙和尖牙标准

【答案】B

【解析】本题考核的知识点是对侧同名牙有龋或有患龋倾向预示该牙很有可能即将患龋，应及时做窝沟封闭预防龋的发生。

【破题思路】窝沟封闭的适应证和非适应证

适应证：	①深的窝沟，特别是能卡住探针的牙包括可疑龋 ②对侧同名牙患龋，有患龋倾向的牙齿 ③一般牙萌出后4年之内，牙萌出达咬合平面，适宜做窝沟封闭 ④窝沟封闭时间：乳磨牙为3～4岁，第一恒磨牙为6～7岁，第二恒磨牙为11～13岁
非适应证：	①牙合面无深的沟裂点隙、自洁作用好 ②患较多邻面龋损者 ③牙萌出4年以上未患龋 ④患者不合作，不能配合正常操作 ⑤已做充填的牙 ⑥牙尚未完全萌出，牙龈覆盖

128. 根据口腔流行病学调查的现状，原国家卫生计生委2014年在全国开展儿童口腔疾病综合干预项目，以下属于龋病一级预防的是

A. 窝沟封闭　　　　　　　　B. 根管治疗　　　　　　　　C. 深龋充填治疗
D. 预防性树脂充填　　　　　E. 非创伤性修复治疗标准

【答案】A

【解析】此题考核龋病三级预防的原则和内容。一级预防是对口腔内存在的危险因素采取可行的防治措施，如窝沟封闭。二级预防是发现早期龋及时充填。三级预防是对龋病引起的牙髓炎、根尖周炎进行恰当治疗。B选项根管治疗属于三级预防。正确答案是A。

129. 对1年前做过口腔检查的200名学生进行口腔健康检查时，发现又有20名学生新发生龋，描述这种新发生情况的指标是

A. 龋均　　　　　　　　　　B. 患龋率　　　　　　　　　C. 发病率
D. 龋面均　　　　　　　　　E. 龋面充填构成比

【答案】C

【解析】此题要求考生掌握各种龋病流行病学指标型题的应用。在本题中，龋均、龋面均用于衡量人群患龋病的严重程度，龋面充填构成比衡量人群患龋后接受充填的情况，患龋率是指人群患龋病的频率，只有发病率反映新发龋的情况。因此选项C正确。

【破题思路】

龋均	龋均 = $\dfrac{\text{龋失补牙数之和}}{\text{受检人数}}$	反映受检人群龋病的严重程度，记录人群中每人口腔中龋失补牙的平均数
龋面均（更灵敏）	龋面均 = $\dfrac{\text{龋失补牙面数之和}}{\text{受检人数}}$	反映受检人群龋病的严重程度，记录人群中每人口腔中龋失补牙面的平均数
患龋率	患龋率 = $\dfrac{\text{患龋病人数}}{\text{受检人数}} \times 100\%$	反映在某一时间某一人群中患龋病的频率，常以百分数表示
龋病发病率（这一指标在口腔流行病学中应用最为广泛）	发病率 = $\dfrac{\text{发生新龋的人数}}{\text{受检人数}} \times 100\%$	龋病发病率通常是指至少在一年时间内，某人群新发生龋病的频率

130. 男，6岁。右下第一恒磨牙已经完整萌出，窝沟较深，医师决定对该牙进行封闭，操作过程中，采用含磷酸的凝胶酸蚀后，需要用水枪加压冲洗牙面的时间是

A. 5s内即可　　　　　　　　B. 5～9s　　　　　　　　　C. 10～15s
D. 20～30s　　　　　　　　E. 40～60s

【答案】D

【解析】本题考查考生对酸蚀技术的掌握程度。牙面用液体酸蚀剂酸蚀后应用蒸馏水彻底冲洗，通常用水枪或注射器加压冲洗牙面10～15s，边冲洗边用吸唾器吸干。如用含磷酸的凝胶酸蚀，冲洗时间应加倍。因此正确答案为D。

131. 女，5岁。右下乳磨牙殆面龋坏，未有自发痛和叩击痛，医师检查后决定采用ART修复该牙，并告知患儿家长，患儿不能用该牙咀嚼的时间是修复后

A. 半小时内　　　　　　　　B. 1h内　　　　　　　　　　C. 5h内
D. 12h内　　　　　　　　　E. 24h内

【答案】B

【解析】ART修复患牙使用的是自固化玻璃离子，需一定时间才能固化，充填治疗后患者1h内不进食。正确答案为B。

132. 女，7岁。右下第一恒磨牙窝沟着色且能卡住探针，医师为该儿童选择的防治措施是

A. 窝沟封闭　　　　　　　　B. 预防性充填　　　　　　　C. 局部用氟
D. ART　　　　　　　　　　E. 充填治疗

【答案】A

【解析】本题考核窝沟封闭的适应证。主要有：①窝沟深，特别是可以插入或卡住探针；②患者对侧同名

牙患龋或有患龋倾向。正确答案为A。

（133～135题共用题干）

女，7岁。乳牙龋坏较多，已充填。六龄牙已萌齐，医师诊断殆面中龋，采用非创伤性充填（ART）治疗该牙。

133. 该儿童龋洞牙釉质开口小，医师使用扩大窝洞口的器械是
　　A. 探针　　　　　　　　　B. 镊子　　　　　　　　　C. 挖匙
　　D. 斧形器　　　　　　　　E. 雕刻刀
134. 充填该患牙窝洞所用的材料为
　　A. 10%聚丙烯酸　　　　　B. 35%磷酸　　　　　　　C. 玻璃离子
　　D. 氟化亚锡　　　　　　　E. 复合树脂
135. 充填操作中需要涂凡士林的步骤是
　　A. 备洞扩大洞口时　　　　B. 清洁窝洞时　　　　　　C. 充填材料置入窝洞前
　　D. 调整到正常咬合后　　　E. 充填后1h

【答案】D、C、D

【解析】题133：本题考查ART技术的基本操作。牙釉质开口小，使用斧形器扩大入口，部分无基釉可能破碎，便于挖匙进入。

题134：ART的充填材料是有粘接、耐压和耐磨性能较好的新型玻璃离子材料。10%聚丙烯酸为处理剂，作用是清洁窝洞，促进玻璃离子材料与牙面的化学性粘接。35%磷酸是窝沟封闭使用的酸蚀剂。氟化亚锡为一种防龋的氟化物。复合树脂是一种需要使用粘接剂的充填材料。

题135：ART正确的操作步骤是斧形器扩大入口，10%聚丙烯酸清洁窝洞，将调拌好的玻璃离子用雕刻刀钝端将其放入备好的窝洞，用挖匙凸面压紧玻璃离子。用戴手套的手指蘸凡士林放在充填材料上向龋洞内紧压，当材料不再有黏性后移开手指，约30s。用咬合纸调到正常咬合后，再涂一层凡士林，最后让患者漱口并嘱咐1h内不要进食。因此，在充填材料置入窝洞前和已经充填后1h并不需要涂一层凡士林。

（136～137题共用题干）

女，7岁。乳牙龋坏较多，六龄牙完全萌出，窝沟较深，无明显龋坏，要求预防医师为该患者进行六龄牙的窝沟封闭。

136. 牙面酸蚀面积为
　　A. 颊面　　　　　　　　　B. 殆面　　　　　　　　　C. 牙尖斜面2/3
　　D. 近远中邻面　　　　　　E. 所有牙面
137. 窝沟封闭后需要调整咬合的情况是
　　A. 封闭剂无填料，咬合不高　　B. 封闭剂无填料，咬合高　　C. 封闭剂有填料，咬合不高
　　D. 粘接剂无填料，咬合不高　　E. 封闭剂有填料，咬合高

【答案】C、E

【解析】题136：酸蚀面积为接受封闭的范围，一般为牙尖斜面2/3。

题137：如果封闭剂没有填料可不调殆；如使用含有填料的封闭剂，又咬合过高，应调整咬合。

（138～140题共用题干）

某地级市位于沿海低氟区，有人口25万，20年来龋齿患病水平呈上升趋势，市卫生行政部门计划开展社区口腔预防保健工作，要求市牙防所专家做出口腔保健规划和具体工作计划为此，项目技术指导组提出了切实可行的方案。

138. 为摸清口腔患病状况先要
　　A. 起草口腔保健计划　　　B. 开展口腔流行病学调查　　　C. 选择口腔预防项目
　　D. 研讨质量监控指标　　　E. 筹备口腔保健培训班
139. 经过资料分析提出了针对学龄儿童的龋病预防措施是
　　A. 充填　　　　　　　　　B. 洁治　　　　　　　　　C. 正畸
　　D. 窝沟封闭　　　　　　　E. 咬合诱导
140. 为了防龋，如果进行饮水加氟措施，需要考虑该人群的
　　A. 口腔卫生状况　　　　　B. 牙结石状况　　　　　　C. 龈沟出血情况
　　D. 牙周袋深度　　　　　　E. 氟牙症情况

【答案】B、D、E

【解析】题138：考核的知识点是任何地方开展口腔预防保健工作都要通过口腔健康调查（流行病学调查），

摸清人群口腔健康状况才能有针对性地制订计划和采取措施。

题139：考核的知识点是学龄儿童龋病预防的措施。通过窝沟封闭保护第一恒磨牙。

题140：考核的知识点是饮水氟化的原则之一，饮水氟含量在0.5mg/L以下时，应根据该地区氟牙症和龋病的流行情况决定是否需要加氟。

141. 由饮水中获得的氟约占人体氟来源的
A. 45%　　　　　　　　　B. 55%　　　　　　　　　C. 65%
D. 15%　　　　　　　　　E. 85%

【答案】C

【解析】由饮水中获得的氟约占人体氟来源的65%。

142. Dean 分类依据中不包括
A. 釉质的光泽　　　　　B. 釉质的颜色　　　　　C. 釉质缺损的面积
D. 釉质的硬度　　　　　E. 釉质的透明度

【答案】D

【解析】氟牙症的评价采用Dean分类法，根据牙釉质的颜色、光泽和缺损的面积来确定损害的程度，釉质硬度不在评价标准之内。故本题答案是D。

143. Dean 分类中记分力"很轻度"的标准是：小的似纸一样的白色不透明区不超过唇面的
A. 10%　　　　　　　　　B. 15%　　　　　　　　　C. 20%
D. 25%　　　　　　　　　E. 30%

【答案】D

【解析】Dean分类中记分为"很轻度"的标准是：小的似纸一样的白色不透明区不超过唇面的25%。故本题答案是D。数据要牢记。

144. Dean 规定的社区氟牙症指数为0.8时的公共卫生含义是
A. 阴性　　　　　　　　　B. 边缘性　　　　　　　　C. 轻度
D. 中度　　　　　　　　　E. 重度

【答案】C

【解析】Dean社区氟牙症指数在0.6～1.0时，提示轻度氟牙症流行。故本题答案是C。

【破题思路】Dean规定社区氟牙症指数公共卫生意义	
阴性	0.1～0.4
边缘性	0.4～0.6
轻度	0.6～1.0
中度	1.0～2.0
重度	2.0～3.0
极重度	3.0～4.0
氟牙症指数为0.75，属于轻度流行地区，应采取除氟措施	

145. 龋病发病率是指
A. 在一定时期内，人群中患龋病的频率
B. 在一定时期内，某人群新发生龋病的频率
C. 人群中新发生龋齿占全部龋齿的百分率
D. 在一定时期内，某患龋人群中新发生龋病的频率
E. 人群中龋齿占龋、失、补的比例

【答案】B

【解析】此题以记忆为主，要求考生明确区分患病率和发病率的概念。龋病发病率是指在一定时期内，某人群新发生龋病的频率。而龋病患病率是指在一定时期内，某人群患龋病的频率。近1/3的考生混淆了二者的概念。选D的考生可能忽略了"某患龋人群"的"患龋"二字，既然患龋就不能称为新发生龋。

146. 人类口腔正常菌群中的主要致龋菌不包括
A. 变形链球菌　　　　　B. 黏性放线菌　　　　　C. 内氏放线菌
D. 乳杆菌　　　　　　　E. 梭形菌

【答案】E

【解析】此题是以理解和记忆为主，要求考生明确致龋菌的分类和作用。变链菌、放线菌和乳杆菌是致龋的三大菌种。显然备选答案中只有E（梭形菌）不是口腔内主要致龋菌。答案应该是E。

147. 与人体摄入氟的量关系最密切的是
A. 空气氟浓度　　　　　　　　B. 水果氟浓度　　　　　　　　C. 饮水氟浓度
D. 牙膏氟浓度　　　　　　　　E. 蔬菜氟浓度
【答案】C
【解析】与人体摄入氟的量关系最密切的是饮水氟浓度。饮水为人体摄氟的主要来源占65%。故本题答案是C。

148. 预防性树脂充填操作不包括
A. 去除窝沟处的病变牙釉质或牙本质　　　B. 采用预防性扩展备洞方法
C. 采用酸蚀技术　　　　　　　　　　　　D. 采用树脂材料充填
E. 在𬌗面上涂一层封闭剂
【答案】B
【解析】此题以记忆为主，考核的是预防性树脂充填的方法和操作步骤。A、C、D和E都是预防性树脂充填的方法和操作步骤的内容，而B是错误的答案。因为预防性树脂充填与常规银汞合金充填恰恰相反，不需要进行预防性扩展备洞。1/3考生答E可能是因为预防性树脂充填和窝沟封闭的方法和操作步骤相似而辨别不清。

【破题思路】预防性树脂操作步骤：
① 用手机去除点隙窝沟龋坏组织，圆钻大小依龋坏范围而定，不做预防性扩展。
② 清洁牙面，彻底冲洗干燥、隔湿。
③ C 型酸蚀前将暴露的牙本质用氢氧化钙垫底。
④ 酸蚀𬌗面及窝洞。
⑤ A 型仅用封闭剂涂布𬌗面窝沟及窝洞。
　 B 型用流动树脂材料或加有填料的封闭剂充填，固化后在𬌗面上涂布一层封闭剂。
　 C 型在窝洞内涂布一层牙釉质粘接剂后用后牙复合树脂充填。
⑥ 术后检查充填及固化情况，有无漏涂、咬合是否过高等。

149. 检查某班15岁学生50名，其中患龋病者10人，龋失补牙数为D=70，M=5，F=10，这班学生的患龋率为
A. 10%　　　　　　　　　　　B. 20%　　　　　　　　　　　C. 30%
D. 40%　　　　　　　　　　　E. 50%
【答案】B
【解析】检查某班学生50名，其中患龋病者10人，龋失补牙数为：D=70，M=5，F=10，这班学生的患龋率为20%。

$$患龋率 = \frac{10}{50} \times 100\% = 20\%$$

150. 属于窝沟封闭适应证的是
A. 患较多窝沟龋　　　　　　　B. 牙面自洁作用好　　　　　　C. 患较多光滑面龋
D. 牙面窝沟深可疑龋　　　　　E. 牙面窝沟已做充填
【答案】D
【解析】深窝沟包括可疑龋属于窝沟封闭的适应证。故本题答案是易误选A。

151. 6岁儿童，第一恒磨牙完全萌出，检查发现𬌗面窝沟深，窝沟点隙似有初期龋损，此时适宜采取的防治措施是
A. 应该做窝沟封闭　　　　　　B. 应做充填　　　　　　　　　C. 应做预防性充填
D. 尚不能做窝沟封闭　　　　　E. 口服氟片
【答案】A
【解析】深窝沟，包括可疑龋为窝沟封闭适应证。故本题答案是A。

152. X线片示左下第一磨牙近中邻面阴影，探诊不敏感，叩诊（-），医师将该牙腐质去净，制备Ⅱ类洞型，单层垫底后银汞充填，医师所做的属于

A. 龋病的一级预防　　　　　　B. 龋病的二级预防　　　　　　C. 龋病的三级预防
D. 防止龋的并发症　　　　　　E. 易感人群的特殊防护

【答案】B

【解析】龋齿充填属于龋病的二级预防策略。故本题答案是B。易误选E。

153. 口腔医师在某边远农村小学进行非创伤性修复治疗，该技术的适应证有

A. 适用于恒牙和乳牙的小龋洞　　　　　　B. 可用于龋洞及露髓情况
C. 可疑牙髓炎也可以用　　　　　　D. 该治疗技术需要电动牙科设备
E. 仅有治疗而无预防效果

【答案】A

【解析】ART指用手用器械清除龋坏组织，然后用可缓慢释放氟的玻璃离子材料充填龋洞的方法。其适用于恒牙和乳牙的中小龋洞，能允许最小的挖匙进入；无牙髓暴露，无可疑牙髓炎。故本题答案是A。易误选B。

【破题思路】ART的适应证：
① 恒牙乳牙的中小龋洞能允许最小的挖器进入。
② 无牙髓暴露、无可疑牙髓炎。

154. 对1年前做过口腔检查的200名干部进行口腔健康检查时，发现又有20名干部新发生龋，描述这种新发龋情况的指标是

A. 龋均　　　　　　B. 患龋率　　　　　　C. 发病率
D. 构成比　　　　　　E. 充填率

【答案】C

【解析】发病率：通常是指至少在一年内，某人群新发生龋病的频率。龋的发病率＝发生新龋的人数/受检人数。故本题答案是C。

155. 某小朋友到医院做窝沟封闭，经检查后大夫告知可以不做，因为该儿童的牙

A. 只有2颗患龋　　　　　　B. 等牙齿正畸后再做　　　　　　C. 窝沟不深，自洁作用好
D. 全口牙无龋　　　　　　E. 充填龋齿后再做

【答案】C

156. 某地食品厂工人龋均为7.62，明显高于钢铁厂工人的2.34，口腔保健人员经调查后认为其主要原因是

A. 食品厂工人的年人均食糖量高于钢铁厂工人　　　　　　B. 食品厂工人的食糖品种不同于钢铁厂工人
C. 食品厂工人的食糖频率高于钢铁厂工人　　　　　　D. 食品厂工人的口腔健康知识不如钢铁厂工人多
E. 钢铁厂工人的口腔卫生习惯比食品厂工人好

【答案】C

157. 对于乳牙窝沟封闭的适宜时间是

A. 2～3岁　　　　　　B. 3～4岁　　　　　　C. 4～5岁
D. 5～6岁　　　　　　E. 6～7岁

【答案】B

158. 关于第二恒磨牙窝沟封闭的适宜时间是

A. 7～8岁　　　　　　B. 8～9岁　　　　　　C. 9～10岁
D. 10～11岁　　　　　　E. 11～13岁

【答案】E

159. 患儿，女，6岁，六龄牙已经完整萌出，窝沟较深，医师决定对该牙进行封闭，在清洁牙面、采用含磷酸的凝胶酸蚀后，至少酸蚀牙面多长时间才可

A. 5s内即可　　　　　　B. 10s　　　　　　C. 15s
D. 30s　　　　　　E. 60s

【答案】D

160. 小李做的10例窝沟封闭有4例不久便脱落了，经大家分析原因后认为最主要是

A. 牙面清洁不彻底　　　　　　B. 酸蚀面积太小　　　　　　C. 酸蚀时间不够
D. 光固时间短　　　　　　E. 酸蚀后唾液污染

【答案】E

161. 患儿，男性，7岁，恒牙𬌗面龋坏，未有自发痛和叩击痛，医生决定采用ART修复该牙，修复后至少

多长时间内患者不能用该牙咀嚼

　　A. 修复后即可咀嚼　　　　　　B. 修复后 30min 内　　　　　　C. 修复后 60min 内
　　D. 修复后 12min 内　　　　　　E. 修复后 24h 内

【答案】C

162. 患儿，男，9岁，6窝沟有龋损能卡住探针，医师决定采用预防性充填治疗该牙，基于龋损的范围、深度，医师诊断为A型，采用的充填窝洞的材料是

　　A. 银汞合金　　　　　　　　　B. 后牙复合树脂　　　　　　　　C. 玻璃离子
　　D. 窝沟封闭剂　　　　　　　　E. 稀释树脂

【答案】D

163. DMFT 中的 M 是指

　　A. 因外伤缺失的牙　　　　　　B. 因龋丧失的牙　　　　　　　　C. 因牙周病丧失的牙
　　D. 因正畸拔除的牙　　　　　　E. 生理性脱落的牙

【答案】B

【解析】此题要求考生掌握龋病指数的概念。DMFT（龋均）是受检人群中每人口腔中龋、失、补的牙数，在统计分析龋病状况时会用到。D 代表龋坏的牙，M 代表因龋丧失的牙，F 代表因龋充填的牙。因此 M 是特指因龋丧失的牙而非泛指其他原因丧失的牙。选项 B 是正确的。

164. 窝沟封闭清洁牙面操作方法中错误的是

　　A. 用低速手机上锥形小毛刷蘸上清洁剂刷洗牙面　　　　B. 清洁剂可以用浮石粉或不含氟牙膏
　　C. 彻底冲洗牙面后应漱口　　　　　　　　　　　　　　D. 也可用含有油质的清洁剂
　　E. 用尖锐探针清除窝沟中残余的清洁剂

【答案】D

165. 急性氟中毒处理不需要

　　A. 抗感染治疗　　　　　　　　B. 催吐、洗胃　　　　　　　　　C. 口服或静脉注射钙剂
　　D. 补糖或补液　　　　　　　　E. 对症处理

【答案】A

166. 与氟化钠完全不相容的牙膏摩擦剂是

　　A. 二氧化硅　　　　　　　　　B. 碳酸钙　　　　　　　　　　　C. 焦磷酸钙
　　D. 三水合铝　　　　　　　　　E. 丙烯酸酯

【答案】B

167. 氟牙症是牙齿形成和矿化过程中摄入过量氟引起的

　　A. 釉质着色　　　　　　　　　B. 釉质矿化不全　　　　　　　　C. 牙齿外形异常
　　D. 牙本质缺陷　　　　　　　　E. 牙骨质异常

【答案】B

168. 在口腔健康流行病学抽样调查中，某省的龋均（12岁）为 2.0。根据 WHO 龋病流行程度的评价指标应为

　　A. 低　　　　　　　　　　　　B. 很低　　　　　　　　　　　　C. 中等
　　D. 高　　　　　　　　　　　　E. 很高

【答案】A

【解析】此题属于记忆类题目，2.0 龋均属于等级低。

【破题思路】世界卫生组织规定龋病的患病水平，以12岁龋均作为衡量标准（熟记）。

WHO 龋病流行程度的评价指标（12岁）

龋均（DMFT）	等级
0.0～1.1	很低
1.2～2.6	低
2.7～4.4	中
4.5～6.5	高
6.6 以上	很高

169. 口腔保健咨询时，对于第一恒磨牙窝沟封闭的适宜时间，张教授是这样回答家长的
A. 6～9岁　　　　　　　　B. 6～7岁　　　　　　　　C. 7～8岁
D. 7～9岁　　　　　　　　E. 8～9岁
【答案】B
【解析】牙萌出后达到𬌗平面即适宜做窝沟封闭，封闭最佳时期是牙齿完全萌出、龋齿尚未发生的时候。第一恒磨牙6岁左右萌出，所以6～7岁为最适宜年龄，故选B。

【破题思路】窝沟封闭术又称点隙窝沟封闭术，是指不去除牙体组织在𬌗面、颊面、舌面、点隙裂沟涂布一层粘接性树脂保护釉质不受细菌代谢产物侵蚀达到预防龋病发生的一种有效防龋方法。

170. 口腔保健咨询时，对于窝沟封闭剂是什么材料的提问，李大夫是这样回答家长的
A. 封闭牙齿窝沟的药物　　　　B. 一种光固化树料　　　　C. 高分子树脂材料
D. 由树脂和稀释剂等组成　　　E. 预防龋齿的药物
【答案】C
【解析】窝沟封闭使用的高分子材料，称为窝沟封闭剂。

【破题思路】

适应证	① 深的窝沟，特别是能卡住探针的牙包括可疑龋 ② 对侧同名牙患龋，有患龋倾向的牙齿 ③ 一般牙萌出后4年之内，牙萌出达咬合平面，适宜做窝沟封闭 ④ 窝沟封闭时间：乳磨牙为3～4岁，第一恒磨牙为6～7岁，第二恒磨牙为11～13岁
非适应证	① 𬌗面无深的沟裂点隙、自洁作用好 ② 患较多邻面龋损者 ③ 牙萌出4年以上未患龋 ④ 患者不合作，不能配合正常操作 ⑤ 已做充填的牙 ⑥ 牙尚未完全萌出，牙龈覆盖

171. 女，22岁，下颌中切牙釉质的白色不透明区不超过唇的50%，但超过唇面的25%。按Dean氟牙症为
A. 0.5　　　　　　　　B. 1　　　　　　　　C. 2
D. 3　　　　　　　　　E. 4
【答案】C
【解析】Dean氟牙症分类指数标准分为：牙釉质的白色不透明区超过唇面的25%，但不超过唇面的50%。故选C。

【破题思路】

正常	0	有光泽
可疑	0.5	釉质透明度轻度改变，偶见白色斑点
很轻度	1	白色不透明区<25%
轻度	2	白色不透明区<50%
中度	3	棕色染色+缺损
重度	4	实质缺损+牙外形改变

172. 学龄儿童最经常使用的防龋措施有
A. 含氟牙膏刷牙　　　　　　B. 定期洁治　　　　　　C. 窝沟封闭
D. 口服氟片　　　　　　　　E. 氟水漱口
【答案】A

第四单元 牙周病预防

1. 关于改良 CPI 指数，如下说法正确的是
   A. 牙周检查不再分区段　　B. 检查 10 颗指数牙　　C. 牙周袋探针 4～5mm 记分为 2
   D. 9 为缺失牙　　E. X 为除外区段
   【答案】A

2. 预防牙周疾病、提高宿主抵抗力的措施是
   A. 降低牙尖高度和斜度　　B. 去除不良修复体　　C. 补充维生素和钙、磷等营养
   D. 治疗食物嵌塞　　E. 去除充填悬突
   【答案】C
   【解析】预防牙周疾病、提高宿主抵抗力的措施是补充维生素和钙、磷等营养。其他选项均属于控制牙周疾病的相关局部促进因素措施。故本题答案是 C。

3. 预防牙周疾病的药物漱口剂中没有
   A. 氯己定　　B. 抗生素　　C. 血根碱
   D. 酚类化合物　　E. 季铵化合物
   【答案】B
   【解析】预防牙周疾病的药物漱口剂中没有抗生素。抗生素应用途径包括口服和局部上药，一般不作为漱口剂使用，长期使用抗生素漱口水会产生耐药性。故本题答案是 B。

【破题思路】

种类	清洁水或淡盐水 防龋作用：0.05%～0.2% 氟化钠含漱液（0.05% 每天一次，0.2% 每周一次） 抑菌作用：含有某些药物如精油、三氯生、茶多酚、西吡氯铵 止痛作用：0.5% 普鲁卡因漱口液 美白作用：含焦磷酸盐、六偏磷酸钠、过氧化氢的漱口液

4. 属于口腔预防医学二级预防的是
   A. 氟化物应用　　B. 牙体外科　　C. 饮食控制
   D. 保护牙髓　　E. 窝沟封闭
   【答案】B

【破题思路】①一级预防：又称病因预防，是预防医学的最终奋斗目标，其主要的任务是针对疾病发生的生物、物理、化学、心理及社会因素采取预防措施，消除致病因素，防止各种致病因素对人体的危害，如口腔健康教育、口腔卫生指导控制、控制牙菌斑的措施、氟化物的应用、饮食控制、封闭窝沟、保护牙髓。
②二级预防：又称临床前期预防，即在疾病发生的前期做到早期发现、早期诊断和早期治疗，即"三早"。以控制疾病的发展和恶化，对于传染病，除了"三早"，还需做到疫情早报告以及患者早隔离，即"五早"。如定期口腔健康检查、高风险人群的发现和早期龋齿充填等。
③三级预防：又称临床预防，即对患者及时有效地采取治疗措施，防止病情恶化。
预防并发症和后遗症，尽量恢复或保留口腔功能。对于某些患者，应采取及时、有效的治疗和康复措施，使患者尽量恢复生活和劳动能力，能参加社会活动并延长寿命。如牙列缺损和缺失的修复等。

（5～6 题共用备选答案）
   A. 氯己定　　B. 氟化亚锡　　C. 血根碱
   D. 螺旋霉素　　E. 季铵化合物
5. 常用于控制菌斑预防牙周疾病的是
6. 不常用于控制菌斑预防牙周疾病的是
【答案】A、D

【解析】考的是区分预防牙周疾病的各类药物。所列备选答案都是预防牙周疾病的药物，但是题中的关键是"不常用于控制菌斑"者。使用抗生素（螺旋霉素）作为控制菌斑预防牙周疾病的方法是不适宜的，因为长期使用可抑制口腔中正常菌群而导致菌群失调，并且可能产生耐药菌株。

【破题思路】	
氯己定 （Hibitane）	又称洗必泰，化学名称为双氯苯双胍己烷，系二价阳离子表面活性剂 作用机制：①减少了唾液中能吸附到牙面上的细菌数 ②氯己定与唾液酸性糖蛋白的酸性基团结合，抑制获得性膜和菌斑的形成 ③氯己定与牙面釉质结合阻碍了唾液细菌对牙面的吸附 ④氯己定与Ca^{2+}竞争；改变菌斑细菌内聚力，抑制聚集吸附 氯己定主要用于局部含漱、涂擦和冲洗，也可用含氯己定的凝胶或牙膏刷牙以及用氯己定涂料封闭窝沟。氯己定能较好地抑制龈上菌斑形成和控制龈炎，平均达到60%。使用0.12%或0.5%氯己定液含漱每天2次，每次10mL，每次1min，可减少菌斑45%～61%，龈炎可减少27%～67% 副作用：①使牙、修复体或舌背上发生染色 ②氯己定味苦 ③对口腔黏膜有轻度的刺激作用
酚类化合物	酚类化合物又称香精油，是由麝香草酚、薄荷醇和甲基水杨酸盐混合而成的抗菌制剂，主要用作漱口剂。有研究报道每天使用2次，可平均减少菌斑及降低龈炎指数35%。由于它能清除菌斑中的内毒素，因此，可明显降低菌斑的毒性
季铵化合物	季铵化合物是一组阳离子表面活性剂，能杀灭革兰阳性和革兰阴性细菌，特别对革兰阳性菌有较强的杀灭作用，其机制是与细胞膜作用而影响其渗透性，最终导致细胞内容物丧失。季铵化合物主要包括氯化苄乙氧铵和氯化十六烷基吡啶。一般以0.05%的浓度作为漱口剂，可抑制菌斑的形成和龈炎的发生。长期使用可能出现牙染色、烧灼感等副作用
氟化亚锡	氟化亚锡是活性较高的抗菌剂，锡离子进入细菌细胞并滞留，从而影响细胞的生长和代谢，因此，能抑制菌斑形成。用1.64%的SnF_2做龈下冲洗，能抑制龈下菌斑并能延缓牙周再感染
三氯羟苯醚	三氯羟苯醚能有效抑制多种革兰阳性与阴性细菌。其抗微生物的主要作用部位是细菌的胞质膜。口腔领域用于牙膏、漱口液

7. 社区对辖区居民的口腔健康状况进行检查，菌斑染色发现，某男的软垢覆盖面积占牙面的1/3～2/3，此时简化软垢指数记分是

A. 0.5　　　　　　　　　B. 1　　　　　　　　　C. 1.5
D. 2　　　　　　　　　　E. 3

【答案】D

【解析】此题考核软垢指数的记分标准：0＝牙面上无软垢；1＝软垢覆盖面积占牙面1/3以下；2＝软垢覆盖面积占牙面1/3～2/3；3＝软垢覆盖面积占牙面2/3以上。因此只有选项D正确。

8. 患者，女，因全口多颗牙龋损行牙体修复治疗后，主治医师叮嘱她可以通过以下方法自我保健清除牙面菌斑，除了

A. 牙间隙刷　　　　　　B. 牙签　　　　　　　C. 漱口
D. 牙线　　　　　　　　E. 刷牙

【答案】C

【解析】本题考核的知识点为刷牙、牙线、牙签、牙间隙刷是去除牙菌斑、清洁牙、保持口腔卫生的重要措施。一般漱口大多是利用水在口内流动的冲击力去除滞留的食物残屑，能暂时减少口腔微生物的数量，使口腔保持清新，但漱口的力量不足以去除牙菌斑。因此本题答案是C。

9. 对患者进行口腔检查时发现其某颗指数牙的龈上牙石覆盖面积为牙面的1/3～2/3，根据简化牙石指数，应记为

A. 0　　　　　　　　　　B. 1　　　　　　　　　C. 2
D. 3　　　　　　　　　　E. 4

【答案】C

【解析】简化牙石指数共分四级。龈上牙石覆盖面积为牙面的1/3～2/3，或牙颈部存在散在的龈下牙石。故本题答案是C。

【破题思路】牙石指数：CI-S（面积或牙颈部牙石量）
0 = 龈上、龈下无牙石。
1 = 龈上牙石覆盖面积占牙面1/3以下。
2 = 龈上牙石覆盖面积在牙面1/3与2/3之间，或牙颈部有散在龈下牙石。
3 = 龈上牙石覆盖面积占牙面2/3以上，或牙颈部有连续而厚的龈下牙石。

10. 以下选项中属于牙周疾病的三级预防的是
A. 手术治疗后的追踪观察，随访，牙周健康维护　　B. 治疗糖尿病，增强牙周组织的抵抗力
C. 足够的营养、健康的生活条件　　D. X线定期追踪观察牙槽骨情况，采取适当的治疗
E. A+B
【答案】E

11. 拔除不能保留的患牙属于牙周病预防的
A. 一级预防中的促进健康　　B. 一级预防中的特殊性保护措施
C. 二级预防中的早期诊断治疗　　D. 二级预防中的防止功能障碍
E. 三级预防中的康复
【答案】D

12. 在学校口腔预防项目中，氯己定作为控制菌斑的药物制剂配制成漱口液，其作用机制是
A. 与唾液糖蛋白的碱性基团结合　　B. 与磷离子竞争，抑制细菌的聚积
C. 使牙、舌背发生染色，并透入牙内　　D. 应用氟化物一小时后再含漱
E. 阻碍唾液细菌在牙面的吸附
【答案】E
【解析】在学校口腔预防项目中，氯己定作为控制菌斑的药物制剂配制成漱口液，其作用机制是阻碍唾液细菌在牙面的吸附。故本题答案是E。

13. 预防牙周疾病除了控制菌斑还应该
A. 认真刷牙　　B. 使用牙线　　C. 进行牙周洁治
D. 药物含漱　　E. 使用邻间刷
【答案】C
【解析】预防牙周病，关键是清除牙菌斑。一期预防主要是注意口腔卫生，清除牙菌斑，养成良好的口腔卫生习惯，掌握正确的刷牙方法以及牙签、牙线的应用。二期预防主要是去除引起牙龈炎的牙菌斑和牙石，防止牙龈炎的进一步发展。三期预防是对晚期牙周病进行综合治疗，防止疾病的进一步发展。故选C。

14. 当牙龈有中度炎症，诊后出血，血渗在龈沟内，龈沟出血指数应为
A. 0　　B. 1　　C. 3
D. 2　　E. 4
【答案】C

15. 在牙膏、含漱剂等液体中加入哪种药物，长期应用，控制菌斑是不合适的
A. 麝香草酚　　B. 四环素　　C. 氯化十六烷基吡啶
D. 氯己烷　　E. 樟脑酚
【答案】B

16. 牙周病患者在使用牙线前应首先进行
A. 刷牙　　B. 漱口　　C. 牙签去除菌斑
D. 牙龈按摩　　E. 龈上洁治和根面平整
【答案】E

17. 在个人保健措施中，去除邻面牙菌斑的最佳方法是使用
A. 牙签　　B. 牙刷　　C. 牙线
D. 牙间刷　　E. 以上效果相同
【答案】C

(18～19题共用备选答案)
A. 0.02% NaF 漱口液　　B. 0.05%NaF 漱口液　　C. 0.2%NaF 漱口液
D. 1.23% NaF 凝胶　　E. 2% NaF 溶液

18. 每日漱口使用的是
19. 每周漱口使用的是

【答案】B、C

【解析】氟水漱口为一种局部应用氟防龋的方法，一般使用中性或酸性氟化钠配方，0.2%NaF 溶液每周使用一次，0.05%NaF 溶液每天使用一次。

【破题思路】

含氟漱口液	有约 26% 防龋效果 一般使用：中性或酸性氟化钠（NaF） ① 0.2% NaF（900mg/L）每周一次 0.05% NaF（230mg/L）每天一次 ② 5～6 岁儿童每次用 5mL 6 岁以上儿童每次用 10mL

（20～21 题共用备选答案）

A. 窝沟封闭　　　　　　　　B. 根管治疗　　　　　　　　C. 定期口腔检查
D. 预防性充填　　　　　　　E. 早期充填

20. 一级预防
21. 三级预防

【答案】A、B

【解析】口腔健康检查，窝沟封闭和预防性充填属于一级预防，早期充填属于二级预防，根管治疗是三级预防的范畴。

22. 季铵化合物漱口剂常用的浓度为

A. 0.01%　　　　　　　　　B. 0.05%　　　　　　　　　C. 0.5%
D. 1%　　　　　　　　　　E. 2%

【答案】B

23. 在学校口腔预防项目中，氯己定作为控制菌斑的药物制剂配制成漱口液，其作用机制错误的是

A. 减少唾液中能吸附到牙面上的细菌数
B. 氯己定与唾液酸性糖蛋白的酸性基团结合，使唾液糖蛋白对牙面的吸附能力增强
C. 封闭唾液糖蛋白的酸性基团，抑制获得性膜和菌斑的形成
D. 氯己定与牙面釉质结合，阻碍了唾液细菌对牙面的吸附
E. 氯己定取代 Ca^{2+} 与唾液中凝集细菌的酸性凝集因子作用，抑制了细菌吸附

【答案】B

【解析】氯己定与唾液酸性糖蛋白的酸性基团结合，从而封闭唾液糖蛋白的酸性基团，使唾液糖蛋白对牙面的吸附能力减弱，抑制获得性膜和菌斑的形成。

24. 洗必泰是一种

A. 一价的阳离子表面活性剂　　　　　B. 二价的阳离子表面活性剂
C. 一价的阴离子表面活性剂　　　　　D. 二价的阴离子表面活性剂
E. 中性离子表面活性剂

【答案】B

【解析】氯己定属于二价的阳离子表面活性剂。故本题答案是 B。易误选 E。

25. 牙周病一级预防的确切内容是

A. 义齿修复，防止功能丧失　　　　　B. 早发现、早治疗，减少牙周病的严重程度
C. 以药物与牙周手术治愈牙周病损　　D. 控制牙菌斑，减轻牙龈出血
E. 健康教育、定期保健、保持牙周健康

【答案】E

【解析】牙周病一级预防的确切内容是健康教育、定期保健、保持牙周健康。牙周疾病的一级预防是指在牙周组织受到损害之前防止病源因素的侵袭，或者虽然病源因素已经侵袭到牙周组织，但在其还未对牙周组织产生损害之前就将其去除。包括对大众进行健康教育，学会促进牙周组织健康的有效的口腔卫生措施，同时提

高机体的抗病能力。故本题答案是E。

26. 牙周疾病的二级预防包括
   A. 健康教育　　　　　　　B. 牙周洁治　　　　　　　C. 有效刷牙
   D. 合理饮食　　　　　　　E. 重建功能
   【答案】B
   【解析】牙周疾病的二级预防包括牙周洁治。牙周疾病的二级预防是指通过检查早期发现病变，早期正确诊断，并进行早期治疗。

27. 牙周疾病的二级预防不包括
   A. 口腔健康教育和指导　　B. 专业性洁治　　　　　　C. 去除菌斑牙石
   D. 牙周洁治　　　　　　　E. 根面平整
   【答案】A
   【解析】此题以记忆为主，考的是三级牙周疾病预防的概念。一级预防主要是口腔健康教育和指导，以清除菌斑和其他有害刺激为目的。二级预防包括牙周疾病临床常用治疗方法。三级预防以恢复和重建功能为主（复杂手术治疗）。显然A不属于二级预防的范畴。约2%的考生选择E为正确答案，原因可能是将E（根面平整）归入了三级预防的范畴。

28. 牙周疾病预防除了控制菌斑还应该
   A. 认真刷牙　　　　　　　B. 使用牙线　　　　　　　C. 药物含漱
   D. 牙周洁治　　　　　　　E. 治疗食物嵌塞
   【答案】E
   【解析】牙周疾病预防除了控制菌斑还应该治疗食物嵌塞。故本题答案是E。选项中A、B、C、D都属于控制菌斑的范畴。

29. 用氯己定控制菌斑，长期使用会产生
   A. 口腔黏膜糜烂　　　　　B. 牙釉质脱矿　　　　　　C. 舌背部溃疡
   D. 牙本质过敏　　　　　　E. 舌背部着色
   【答案】E
   【解析】口腔黏膜着色是氯己定含漱的副作用。故本题答案是E。

30. 纠正不良习惯属于牙周病预防的
   A. 一级预防中的促进健康　　B. 一级预防中的特殊性保护措施　　C. 二级预防中的早期诊断治疗
   D. 二级预防中的防止功能障碍　　E. 三级预防中的康复
   【答案】B

31. 下列项目哪项属于牙周疾病三级预防
   A. 早期发现治疗，减轻已发生的牙周病的严重程度，控制发展
   B. 专业性洁治，去除菌斑和牙石
   C. 去除刺激疾病发展的不良刺激
   D. 采用X线检查，定期追踪观察牙槽骨情况
   E. 用各种药物和配合牙周手术最大限度地治愈牙周组织的病损
   【答案】E

32. 只观察牙龈情况的指数是
   A. 菌斑指数　　　　　　　B. 简化口腔卫生指数　　　C. 牙龈指数
   D. 龈沟出血指数　　　　　E. 社区牙周指数
   【答案】C

（33～36题共用题干）
在小学开展口腔预防保健项目时。

33. 进行口腔健康调查时记录龋病主要的指数是
   A. 患龋率和失牙率　　　　B. 失牙率和龋均　　　　　C. 萌出率和换牙率
   D. 患龋率和龋均　　　　　E. 龋均和换牙率

34. 为了解全校学生的口腔健康状态，首先要进行
   A. 老师的问卷调查　　　　B. 口腔健康调查　　　　　C. 设计口腔预防项目
   D. 开展口腔健康教育　　　E. 家长的问卷调查

35. 针对咬合面龋多的特点应采取的口腔预防措施是
A. 氟水含漱　　　　　　　　B. 含氟凝胶　　　　　　　　C. 氟泡沫
D. 窝沟封闭　　　　　　　　E. 氟离子导入

36. 为培养儿童良好口腔卫生习惯，一般不采用的措施是
A. 少吃甜食和零食　　　　　B. 使用保健牙刷　　　　　　C. 应用含氟牙膏
D. 早晚刷牙　　　　　　　　E. 多吃坚果类食品
【答案】D、B、D、E

37. 窝沟封闭与预防性树脂充填的区别主要在于
A. 酸蚀时间不同　　　　　　B. 充填材料　　　　　　　　C. 是否做预防性扩展
D. 是否垫底　　　　　　　　E. 是否去除腐质
【答案】E

38. 对口腔检查时发现其某颗患牙进行指数牙的龈上牙石覆盖面积为牙面的 1/3～2/3，根据简化牙石指数，应记为
A. 0　　　　　　　　　　　　B. 1　　　　　　　　　　　　C. 2
D. 3　　　　　　　　　　　　E. 4
【答案】C

39. 6岁以下儿童刷牙时每次含氟牙膏的用量为
A. 蚕豆粒大小　　　　　　　B. 黄豆粒大小　　　　　　　C. 绿豆粒大小
D. 米粒大小　　　　　　　　E. 芝麻粒大小
【答案】B

40. 属于牙周病一级预防的是
A. 口腔健康教育　　　　　　B. 专业性洁治　　　　　　　C. X线检查
D. 牙周刮治　　　　　　　　E. 根面平整
【答案】A
【解析】此题考的是牙周疾病三级预防的概念。一级预防主要是口腔健康教育和指导，二级预防强调早期发现、早期诊断、早期治疗，三级预防是在牙周病晚期所采取的治疗措施，以恢复和重建功能为主。显然A属于一级预防的范畴。

41. 软垢覆盖面积占牙面 1/3 以下时，简化软垢指数记为
A. 0　　　　　　　　　　　　B. 1　　　　　　　　　　　　C. 2
D. 3　　　　　　　　　　　　E. 0.5
【答案】B

42. 哪种制剂不能作为菌斑染色剂
A. 2% 碱性品红　　　　　　　B. 2% 甲紫　　　　　　　　C. 2%～5% 藻红
D. 4% 酒石黄　　　　　　　　E. 1.0%～2.5% 孔雀绿
【答案】B

43. 下列指数中常用来描述牙周状况的是
A. DMFT　　　　　　　　　　B. dmfs　　　　　　　　　　C. CPI
D. Dean 指数　　　　　　　　E. DMFS
【答案】C

44. 属于牙周疾病三级预防的是
A. 口腔健康教育　　　　　　B. 全口牙周洁治　　　　　　C. 每天有效刷牙
D. 合理饮食营养　　　　　　E. 重建咀嚼功能
【答案】E

45. 定期 X 线检查属于牙周病预防中的
A. 一级预防中的促进健康　　　　　　　　B. 一级预防中的特殊性保护措施
C. 二级预防中的早期诊断治疗　　　　　　D. 二级预防中的防止功能障碍
E. 三级预防中的康复
【答案】C

46. 下列健康教育属于牙周病预防的是
A. 一级预防中的促进健康　　　　　　　　B. 一级预防中的特殊性保护措施

C. 二级预防中的早期诊断治疗 D. 二级预防中的防止功能障碍
E. 三级预防中的康复
【答案】A

47. 下列属于牙周疾病三级预防的是
A. 建立良好的口腔习惯 B. 掌握正确的刷牙方法
C. 去除促进牙周病发展的刺激因素 D. 恢复失牙，重建功能
E. 口腔健康教育和指导
【答案】D

第五单元 其他口腔疾病的预防

1. 我国口腔癌的一级预防应着重
   A. 保持良好口腔卫生　　　B. 戒除烟酒不良嗜好　　　C. 注意平衡膳食
   D. 定期口腔检查　　　　　E. 避免嚼槟榔

【答案】B
【解析】一级预防是指病因预防，口腔癌的一级预防应着重戒除烟酒不良嗜好，烟酒为口腔癌中重要的危险因素。预防口腔癌需要从戒除不良生活习惯、防治环境损害以及增加营养入手，其中最重要的不良生活习惯中吸烟、嗜酒较为普遍，应有一定的防控措施。故选B。

【破题思路】

危险因素	① 不良生活方式：吸烟 ② 嚼槟榔最常发生的部位是颊部 嚼槟榔者患颊癌的危险性是不嚼槟榔的7倍 ③ 饮酒，每周超过21杯的重度饮酒者的危险度为11.6 ④ 饮食和血清中维生素A含量低 ⑤ 环境因素。光辐射波长320～400nm是引起皮肤癌的主要原因；核辐射 ⑥ 生物因素。口腔感染与局部刺激 ⑦ 病毒与梅毒。疱疹病毒和人乳头状瘤病毒，24%梅毒患者患口腔癌

2. 口腔癌最好发的部位是
   A. 唇　　　　　　　　　　B. 牙龈　　　　　　　　　C. 口底
   D. 腭　　　　　　　　　　E. 舌

【答案】E
【解析】我国口腔癌最好发的是舌癌，位居首位。

【破题思路】我国以舌癌、颊黏膜癌、牙龈癌、腭癌最为常见，其次唇癌和口底癌。

3. 预防口腔癌的政策之一是烟盒前后面印有"吸烟有害健康"的忠告，其面积应为烟盒的
   A. 3%～5%　　　　　　　B. 7%～9%　　　　　　　C. 10%～13%
   D. 15%～20%　　　　　　E. 30%～50%

【答案】E
【解析】预防口腔癌的政策之一是烟盒前后面印有"吸烟有害健康"的忠告，其面积应为烟盒的30%～50%。故本题答案是E。数据要牢记。

4. 嚼槟榔引起的口腔癌最好发于
   A. 唇　　　　　　　　　　B. 牙龈　　　　　　　　　C. 口底
   D. 颊部　　　　　　　　　E. 舌

【答案】D
【解析】嚼槟榔最常发生口腔癌的部位是颊部。

5. 口腔癌中比较少见的是
   A. 舌癌　　　　　　　　　B. 颊黏膜癌　　　　　　　C. 牙龈癌
   D. 腭癌　　　　　　　　　E. 牙槽黏膜癌

【答案】E
【解析】牙槽黏膜癌最少见。

【破题思路】我国以舌癌、颊黏膜癌、牙龈癌、腭癌最为常见，其次唇癌和口底癌。

6. 属于口腔癌一级预防的是
   A. 早发现　　　　　　　　B. 早诊断　　　　　　　　C. 早治疗

D. 病因预防	E. 防止复发

【答案】D

【解析】口腔癌一级预防是病因预防。

【破题思路】一级预防即病因性预防，是根本性的预防措施，针对病因的口腔癌的预防主要是戒除烟草，故选 D。

7. 口腔癌预防不包括
  A. 健康教育，提高对危险因素的认识	B. 停止吸烟饮酒
  C. 政府应制定控制烟酒大量使用的法规	D. 专业人员应尽早治疗有根尖病变的牙齿
  E. 改变不良口腔卫生习惯

【答案】D

【解析】专业人员应尽早治疗有根尖病变的牙齿，一般不包括在口腔癌的预防中。其他均是。

8. 口腔癌的致病因素常见的不包括
  A. 咀嚼槟榔	B. 吸烟	C. 饮酒
  D. 营养	E. 药物

【答案】E

【解析】口腔癌的致病因素常见的：烟酒、嚼槟榔、营养不足机体免疫力较低等情况。不包括药物。

9. 患者，男，48 岁。长期吸烟，吸烟量在 30 支/日以上，有饮酒习惯，医师建议其定期进行口腔检查以早期发现可能的癌变，检查间隔时间为
  A. 3 个月	B. 6 个月	C. 12 个月
  D. 15 个月	E. 18 个月

【答案】B

【解析】定期进行口腔检查的时间为 6 个月。

【破题思路】口腔癌的风险因素：对 40 岁以上长期吸烟、吸烟量在 20 支/日以上者、既吸烟又有饮酒习惯者，因烟酒刺激口腔已有白斑的患者，以及长期嚼槟榔者。

10. 饮酒主要增加口腔哪个部位癌症发生的危险性
  A. 颊部	B. 牙龈	C. 硬腭
  D. 软腭	E. 舌及口底

【答案】E

【解析】饮酒主要增加舌及口底癌的危险性。

【破题思路】饮酒，每周超过 21 杯的重度饮酒者的危险度为 11.6。

11. 饮酒加吸烟可使口腔癌危险性增加
  A. 1 倍	B. 1.5 倍	C. 3.5 倍
  D. 2.5 倍	E. 4.5 倍

【答案】D

【解析】饮酒加吸烟可使口腔癌危险性增加 2.5 倍。

12. 口腔癌最好发部位是
  A. 舌	B. 牙龈	C. 口底
  D. 腭	E. 唇

【答案】A

【解析】口腔癌最好发部位是舌。

13. 宿主龋齿非易感性表现在
  A. 口腔菌斑量多	B. 牙齿窝沟点隙多	C. 漱口次数少
  D. 糖的摄入量多	E. 氟的摄入量多

【答案】E

14. 假设不吸烟危险程度是 1，每天吸 30 根危险度是
A. 7.7 倍　　　　　　　　　　B. 12.6 倍　　　　　　　　　　C. 11.6 倍
D. 6 倍　　　　　　　　　　　E. 2 倍
【答案】A

15. 关于口腔癌预防内容说法正确的是
A. 饮酒伴吸烟可使口腔癌的风险增加 2.5 倍　　　B. 饮酒伴嚼槟榔可使口腔癌的风险增加约 6 倍
C. 嚼槟榔患颊癌的危险性是不嚼槟榔的 6 倍　　　D. 农村患唇红部癌是城市居民的 3 倍
E. 烟盒前后面印有"吸烟有害健康"的忠告，其面积应为烟盒的 35%～60%
【答案】A

16. 预防口腔癌应定期检查的对象是 40 岁以上，吸烟量约为
A. 每天 20 支以上　　　　　　B. 每天 8 支　　　　　　　　C. 每天 12 支
D. 每天 16 支　　　　　　　　E. 每天 4 支
【答案】A
【解析】定期检查的对象是 40 岁以上长期吸烟、吸烟量在每天 20 支以上者、既吸烟又有饮酒习惯者或因烟酒刺激口腔已有白斑的患者，以及长期嚼槟榔者，应定期进行口腔检查，至少半年检查 1 次。故选 A。

【破题思路】	
口腔癌与吸烟危险度	口腔癌的危险度与吸烟量呈正相关，假设不吸烟危险度是 1.0 ① 每天吸 10～19 支，危险度上升为 6.0 ② 每天吸 20 支以上，危险度上升为 7.7 ③ 每天吸 40 支以上，危险度上升为 12.4 口腔癌的危险度还与吸烟时间的长短呈正相关

17. 下列不属于口腔癌的流行特征的是
A. 地区分布　　　　　　　　　B. 时间分布　　　　　　　　C. 年龄分布
D. 文化分布　　　　　　　　　E. 种族差异
【答案】D

18. 以下的药物能够引起牙齿酸蚀症的是
A. 含过氧化物成分的漱口水　　B. 维生素　　　　　　　　　C. 钙片
D. 葡萄糖　　　　　　　　　　E. 维生素 D
【答案】A

19. 预防牙本质敏感下列说法正确的是
A. 引起牙本质敏感症状的原因比较单一　　B. 避免咀嚼过硬食物
C. 进食酸性食物和饮料后，立即刷牙　　　D. 餐后可补充酸性饮料
E. 内源性酸的来源不会引起牙本质敏感
【答案】B

20. 口腔癌是世界上 10 种最常见的癌症之一，在我国最常见的 3 种依次是
A. 颊癌，牙龈癌，腭癌　　　　B. 牙龈癌，颊癌，腭癌　　　　C. 舌癌，牙龈癌，颊癌
D. 舌癌，颊癌，牙龈癌　　　　E. 舌癌，牙龈癌，口底癌
【答案】D
【解析】我国常见的前 3 位口腔癌依次为舌癌、颊癌和牙龈癌。故本题答案是 D。易误选 A。

21. 某社区开展口腔癌的防治知识宣传，展板信息中提及口腔癌的预防措施不包括
A. 控烟限酒　　　　　　　　　B. 含氟牙膏刷牙　　　　　　　C. 认识口腔癌的警告标志
D. 定期口腔检查　　　　　　　E. 防止环境污染
【答案】B
【解析】本题考核的知识点是口腔癌的预防措施，包括口腔健康教育与口腔健康促进（控制危险因素，提高公众对口腔癌警告标志的认识）；定期口腔检查；政策和措施；防止环境污染。因此本题答案应为 B。

【破题思路】预防方法——控制危险因素

①戒除吸烟、饮酒、嚼槟榔等不良嗜好。
②注意对光辐射的防护。
③平衡膳食营养。
④避免过热饮食。
⑤避免口腔不良刺激。
⑥保持良好的口腔卫生，拔除残根、残冠，及时调磨锐利牙尖；避免反复咬颊、咬舌。

22. 男，45岁。长期吸烟，吸烟量在20支/日以上，有饮酒习惯，医师的建议是
   A. 控制吸烟数量   B. 戒除饮酒习惯   C. 加强自我防护
   D. 定期口腔检查   E. 保持口腔卫生
   【答案】D
   【解析】本题考核的知识点是口腔癌的预防内容。在口腔癌的预防方法中，对40岁以上长期吸烟、吸烟量在20支/日以上者，既吸烟又有饮酒习惯者应定期进行口腔检查。

23. 口腔疾病的分布与地区、城乡、年龄等有关，下列说法错误的是
   A. 在我国城市唇腭裂的发生率高于农村
   B. 口腔癌在全世界都有发生，以东南亚地区发病率最高
   C. 一般认为饮水氟含量以 0.7～1.0mg/L 为适宜浓度
   D. 错𬌗畸形的患病率在恒牙期最高
   E. 牙周病患病情况与地区经济状况有一定的关系，农村高于城市
   【答案】A
   【解析】我国唇腭裂发生率农村高于城市。故本题答案是A（该项的叙述是错误的），而B、C、D、E的叙述正确。

24. 在致癌因素中，最大的癌症诱发物是
   A. 过热食品   B. 长时间直接日照   C. 烟草
   D. 嚼槟榔   E. 残根、残冠、不良修复体的刺激
   【答案】C
   【解析】烟草是最大的癌症诱发物。故本题答案是C。

25. 下列关于错𬌗畸形的预防及阻断矫治的说法，不正确的是
   A. 替牙期单纯牙列拥挤一般在替牙完成后再矫治
   B. 乳牙龋与错𬌗形成关系不大，因而防龋不属于错𬌗预防范畴
   C. 多生牙应及早拔除
   D. 应尽早破除不良习惯
   E. 多数乳前牙反𬌗应尽早矫治
   【答案】B

26. 下列关于口臭的说法，不正确的是
   A. 口臭可分为病理性口臭、假性口臭以及口臭恐惧症
   B. 口源性口臭占口臭的80%～90%，主要由厌氧菌引起
   C. 检测前两天不吃含有大蒜、洋葱和香料的食物
   D. 检测前三周避免使用抗生素
   E. 检测前12小时禁食、禁饮、禁止抽烟并禁止刷牙和使用口腔清洁剂
   【答案】A

27. 某牙周病患者有吸烟嗜好，在进行感觉测定法检查其口臭程度前，医师叮嘱他至少多长时间内禁止吸烟
   A. 2h   B. 4h   C. 8h
   D. 12h   E. 24h
   【答案】D

28. 5岁的小丽丽每天要喝一杯甜奶和一瓶酸奶，最佳进食时间为
   A. 甜奶 15:00，酸奶和晚餐进   B. 甜奶 10:00，酸奶 15:00   C. 酸奶 10:00，甜奶 15:00
   D. 酸奶 15:00，甜奶和晚餐进   E. 甜奶当早点，酸奶和午餐进
   【答案】E
   【解析】在两餐之间进食甜食，就意味着在三餐之外增加pH值下降的时间，会增加龋齿的易感性，故选E。

第六单元 自我口腔保健

1. 理想的牙刷刷毛应具有的特点是
A. 易吸水变软
B. 刷毛端有孔
C. 具有适当弹性
D. 防霉
E. 直径与长度成比例

【答案】C
【解析】理想的刷毛应具有的特点：具有适当弹性、硬度，表面光滑，不易吸收水分，容易洗涤干燥，无臭无味等。

2. 能防止牙膏接触空气而硬化并使剂型保持稳定的是
A. 摩擦剂
B. 洁净剂
C. 胶黏剂
D. 润湿剂
E. 防腐剂

【答案】D
【解析】润湿剂占牙膏组成的20%～40%，其作用是保持湿润，防止接触空气而硬化，并使剂型保持稳定。

3. 刷牙时每次牙刷设置的牙位最佳范围一般占
A. 1颗牙
B. 1～2颗牙
C. 2～3颗牙
D. 3～4颗牙
E. 4～5颗牙

【答案】C

4. 牙膏的成分中有甜味剂，不能加入牙膏的甜味剂是
A. 糖精
B. 蔗糖
C. 山梨醇
D. 甘油
E. 丙烷二醇

【答案】B
【解析】蔗糖被细菌利用，发酵产酸，有致龋作用。

5. 牙刷的正确保管措施，不包括哪一项
A. 每人一把，防止交叉感染
B. 不能高温消毒
C. 用完后清水冲刷几次，甩干水分
D. 不用时放在牙刷盒里
E. 3个月更换一把

【答案】D

6. 牙膏成分中占比例最高的是
A. 摩擦剂
B. 芳香剂
C. 润湿剂
D. 洁净剂
E. 防腐剂

【答案】A

7. 用于清洁矫治器、牙周夹板等的牙刷是
A. 电动牙刷
B. 通用型牙刷
C. 波浪形牙刷
D. 半球形牙刷
E. 邻间刷

【答案】E

8. 关于刷牙的作用，哪一项说法易对学生产生误导
A. 刷牙能预防牙龈炎的发生
B. 刷牙能预防牙周炎的发生
C. 刷牙能有效预防青少年窝沟龋的发生
D. 刷牙能预防光滑面龋的发生
E. 刷牙可以祛除菌斑

【答案】C

9. 牙膏中起降低表面张力、增进清洁效果作用的成分是
A. 摩擦剂
B. 洁净剂
C. 润湿剂
D. 芳香剂
E. 防腐剂

【答案】B
【解析】洁净剂又称发泡剂或表面活化剂，在牙膏中起降低表面张力、增进清洁效果作用。

【破题思路】牙膏当中起主要作用的是摩擦剂，占牙膏总量的20%～60%。

(10～13题共用备选答案)
A. 摩擦剂　　　　　　　　B. 发泡剂　　　　　　　　C. 润湿剂
D. 胶黏剂　　　　　　　　E. 防腐剂
10. 牙膏中的碳酸钙是
11. 牙膏中的甘油是
12. 牙膏中的羧甲基纤维素钠是
13. 牙膏中的酒精是
【答案】A、C、D、E
【解析】牙膏中常用的摩擦剂有碳酸钙、焦磷酸钙、磷酸二氢钙、不溶性偏磷酸钠、含水氧化铝、二氧化硅、硅酸盐等。
洁净剂：十二烷基（酯）硫酸钠、N-十二烷肌氨酸钠、椰子单酸甘油酯磺酸钠。
润湿剂：甘油、山梨醇和丙烷二醇。
胶黏剂：藻酸盐、合成纤维素衍生物。
防腐剂：酒精、苯甲酸盐，甲醛、二氯化酚。

【破题思路】临床常用的洁牙剂有液体、粉状，膏状即牙膏。

14. 关于牙膏中摩擦剂的下列说法中，不恰当的是
A. 摩擦剂是洁牙剂中含量最多的成分（约为20%～60%）
B. 用以加强洁牙剂的摩擦作用、去污及磨光牙面
C. 摩擦剂要有一定摩擦作用，但又不损伤牙组织
D. 含氟牙膏多用与氟离子有相容性的不溶性偏磷酸钠、焦磷酸钙或氧化铝、二氧化硅作摩擦剂
E. 摩擦剂内含酸性物质，有利去污和磨光
【答案】E
【解析】考核的是牙膏摩擦剂的作用和性质。在考试复习要点中牙膏摩擦剂的作用和性质包括了A、B、C和D各项而没有E。牙膏的各种摩擦剂都是不含酸性物质的，酸性物质易导致牙齿表面脱矿。

【破题思路】牙膏的基本组成成分

组成	比例	作用	成分
摩擦剂	20%～60%（最多）	清洁、磨光、去除色素菌斑	常用的摩擦剂有碳酸钙、焦磷酸钙、磷酸二氢钙、不溶性偏磷酸钠、含水氧化铝、二氧化硅、硅酸盐等
洁净剂	1%～2%	又称发泡剂或表面活化剂 降低表面张力 菌斑变软不脱落	肥皂、十二烷基（酯）硫酸钠、N-十二烷基氨酸钠、椰子单酸甘油酯磺酸钠、月桂醇硫酸酯钠盐
润湿剂	20%～40%	保持湿润	甘油（丙三醇）、山梨醇、聚乙二醇
胶黏剂	1%～2%	防止固体与液体成分分离	有机亲水胶体，如藻酸盐、羧甲基纤维素钠、合成纤维素衍生物
防腐剂	0.1%～0.5%	防止细菌生长	乙醇、苯甲酸盐、二氯化酚、三氯羟苯醚（又称玉洁纯、三氯生）
甜味剂 芳香剂	2%～3%	人们接受的调味剂	薄荷、山梨醇、甘油（山梨醇、甘油用作为润湿剂和甜味剂）
水	20%～40%	溶媒	蒸馏水、去离子水

15. 关于牙刷的刷头，不恰当的是
A. 牙刷的刷头要适合口腔的大小
B. 牙刷毛太硬容易损伤牙齿及牙龈
C. 儿童、老年人或牙周疾病患者宜选用刷毛较软的牙刷
D. 牙刷毛太软不能起到清洁牙面的作用

E. 猪鬃毛牙刷较尼龙丝牙刷好

【答案】E

【解析】考的是对保健牙刷的特点和作用的认识。答案比较容易区分。猪鬃毛牙刷因为其理化性能不如聚酯尼龙丝牙刷，而且不易干燥易于病菌滋生，现在已经基本被淘汰了。

> 【破题思路】合格的牙刷具有以下特点：
> ① 刷头小，以便在口腔内，特别是口腔后部转动自如。
> ② 刷毛排列合理，一般为 10～12 束长，3～4 束宽各束之间有一定间距，既有利于有效清除牙菌斑，又使牙刷本身容易清洗。
> ③ 刷毛较软，刷毛长度适当，刷毛顶端磨圆钝，避免牙刷对牙齿和牙龈的损伤。
> ④ 牙刷柄长度（160～180mm）、宽度适中，并具有防滑设计，使握持方便、感觉舒适。

16. 保存牙刷的错误做法是
A. 使用后用清水冲洗干净
B. 甩干刷毛上的水分
C. 将牙刷头向上放入漱口杯中
D. 用后的牙刷放入密闭的牙刷盒
E. 牙刷毛卷曲了应及时更换

【答案】D

【解析】此题要求考生掌握保护牙刷的正确方法。清洗甩干、通风干燥和及时更换等做法都是保护牙刷的正确方法。选项 D 中将牙刷洗干净是正确的，但放入密闭的牙刷盒内则牙刷毛板易滋生致病性微生物，是错误的做法，因此正确答案是 D。

17. 在给社区居民进行刷牙指导时，口腔医师强调指出应使用保健牙刷并告诉人们
A. 磨圆的刷毛端比平切刷毛端对牙龈损伤更小
B. 尼龙丝刷毛遇高温不易卷曲
C. 天然鬃毛容易干燥、耐磨损
D. 刷牙后应将刷头向下放在口杯中
E. 空气干燥法是消除牙刷细菌的最完善方法

【答案】A

【解析】牙刷毛端磨圆比平切者安全，可防止牙龈损伤。故本题答案是 A。其他选项说法均是错误的。

【破题思路】	
牙刷的保管	刷牙后，牙刷毛间往往粘有口腔中的食物残渣，同时，也有许多细菌附着在上面。因此，要用清水多次冲洗牙刷，并将刷毛上的水分甩干，置于通风处充分干燥。牙刷应每人一把以防止交叉感染。尼龙牙刷不可浸泡在沸水中，更不能用煮沸法消毒，因为刷毛受高热易弯曲变形，牙刷用旧后刷毛卷曲不仅失去清洁作用且会擦伤牙龈，应及时更换。建议至少三个月换一把牙刷

18. 理想的牙刷刷毛应具有的特点是
A. 易吸水变软
B. 刷毛端有孔
C. 具有适当弹性
D. 防霉
E. 直径与长度成比例

【答案】C

【解析】理想的刷毛应具有的特点：具有适当弹性、硬度，表面光滑，不易吸收水分，容易洗涤干燥，无臭无味等。故本题答案是 C。

【破题思路】	
刷头的设计	刷头的设计：刷头的设计包括刷头的形状和刷毛两部分设计 刷头的形状和大小：传统的牙刷刷头是长圆形或长方形，新型的刷头设计成多种样式，如钻石形、菱形、小长方形、小圆形等。刷头的形状和大小应设计成便于刷头进入口腔内难刷部位 刷毛的设计：刷毛多为优质尼龙丝，优点是细软、吸水性差、适当弹性、回弹力好、表面光滑、易洗涤和干燥、无臭无味、其直径为 0.20 mm 及以下 刷毛的硬度由以下几个方面来确定：

刷头的设计	① 刷毛的种类和类型 ② 刷毛的直径和长度 ③ 毛束的多少和植毛孔径的大小 ④ 每束刷毛的数目和弹性 刷毛太硬容易造成牙龈损伤，刷毛太软又会影响刷牙的效率。中、软刷毛柔韧易弯，并能进入龈缘以下和牙间隙清除菌斑。优质尼龙丝在水中充分浸泡后，其硬度下降小 刷毛软硬适度，排列平齐，毛束排列不宜过多，一般为10～12束长、3～4束宽，各束之间要有一定间距；特异型牙刷是为了适应口腔的特殊情况和特殊目的 刷毛顶端呈圆形或椭圆形，防止牙龈损伤。软毛牙刷较好；波浪形刷面，有利于牙间隙的清洁

19. 没有去除菌斑作用的口腔卫生用品或方法是
A. 牙签　　　　　　　　B. 牙间隙刷　　　　　　　　C. 漱口
D. 氯己定漱口液　　　　E. 牙刷

【答案】C

【解析】考的是对几种口腔卫生用品和方法作用的认识。利用水流的冲刷作用，漱口可以清除口腔内滞留的食物残渣和牙面软垢，但对牙面附着牢固的菌斑是无法清除的。氯己定漱口液是清除菌斑的化学药物方法。牙刷和牙签则是用机械方法清除菌斑的。近1/4考生错在可能认为牙签用于饭后清除牙间隙的食物残渣而不是邻面菌斑。

【破题思路】漱口是最常用的清洁口腔的方法，但漱口不能代替刷牙，使用含某些药物的漱口液虽能抑制菌斑的生长但不能替代刷牙对菌斑的机械性清除作用，只能作为刷牙之外的日常口腔护理的辅助手段。

20. 能防止牙膏接触空气而硬化并使剂型保持稳定的是
A. 摩擦剂　　　　　　　B. 洁净剂　　　　　　　　　C. 胶黏剂
D. 润湿剂　　　　　　　E. 防腐剂

【答案】D

【解析】润湿剂占牙膏组成的20%～40%，其作用是保持湿润，防止接触空气而硬化，并使剂型保持稳定。故本题答案是D。易误选A。

【破题思路】牙膏组成成分

组成	比例	作用	成分
摩擦剂	20%～60%（最多）	清洁、磨光、去除色素菌斑	常用的摩擦剂有碳酸钙、焦磷酸钙、磷酸二氢钙、不溶性偏磷酸钠、含水氧化铝、二氧化硅、硅酸盐等
洁净剂	1%～2%	又称发泡剂或表面活化剂 降低表面张力 菌斑变软不脱落	肥皂、十二烷基（酯）硫酸钠、N-十二烷基氨酸钠、椰子单酸甘油酯磺酸钠、月桂醇硫酸酯钠盐
润湿剂	20%～40%	保持湿润	甘油（丙三醇）、山梨醇、聚乙二醇
胶黏剂	1%～2%	防止固体与液体成分分离	有机亲水胶体，如藻酸盐、羧甲基纤维素钠、合成纤维素衍生物
防腐剂	0.1%～0.5%	防止细菌生长	乙醇、苯甲酸盐、二氯酚、三氯羟苯醚（又称玉洁纯、三氯生）
甜味剂芳香剂	2%～3%	人们接受的调味剂	薄荷、山梨醇、甘油（山梨醇、甘油用作润湿剂和甜味剂）
水	20%～40%	溶剂	蒸馏水、去离子水

21. 请为成年人推荐一种有效的清除牙龈缘附近及龈沟内菌斑的刷牙方法
A. 水平刷牙法　　　　　　B. 旋转刷牙法　　　　　　C. 巴斯刷牙法
D. 改良的 Stillman 刷牙法　　E. Fones 刷牙法

【答案】C

【解析】巴斯刷牙法又称水平颤动法或龈沟法，可有效清除龈缘附近及龈沟内的菌斑。故本题答案是C。

【破题思路】

水平颤动法 （巴斯Bass刷牙法）	目的与适应证	去除所有患者龈缘附近与龈沟内的牙菌斑，特别是邻间区，牙颈部与暴露的根面区，以及做过牙周手术的患者
	刷牙要领	① 手持刷柄，刷毛指向根尖方向（上颌牙向上，下颌牙向下），虽然刷毛呈45°角，但通常对患者较容易和较安全的是先与牙长轴平行，然后稍作旋转，与龈缘呈45°角 ② 刷毛角度：把牙刷刷毛端放在直指龈沟的位置，刷毛约与牙长轴呈45°角 ③ 轻度加压勿使刷毛屈曲：轻度加压，使刷毛端进入龈沟 ④ 颤动牙刷：以短距离拂刷；来回颤动牙刷，勿使毛端离开龈沟，颤动5～10次 ⑤ 重新放置牙刷：将牙刷移至下一组2～3颗牙，注意重叠放置 ⑥ 重复拂刷：在上、下颌牙弓的唇、舌/腭面的每个部位重复拂刷 ⑦ 刷前牙的舌面、腭侧面位置，将牙刷竖放在前牙舌、腭侧牙面，使刷毛垂直并指向和进入龈沟
	缺点	用力过大会损伤龈缘
圆弧刷牙法 （Fones刷牙法）	适应证	最易为年幼儿童学习理解和掌握

22. 刷牙时每次牙刷设置的牙位最佳范围一般占
A. 1 颗牙　　　　　　B. 1～2 颗牙　　　　　　C. 2～3 颗牙
D. 3～4 颗牙　　　　　E. 4～5 颗牙

【答案】C

【解析】刷牙时每次牙刷设置的牙位最佳范围一般占2～3颗牙。每次刷牙：动作的范围应与刷头长度基本一致。故本题答案是C。数据要牢记。

【破题思路】

刷牙要领	① 手持刷柄，刷毛指向根尖方向（上颌牙向上，下颌牙向下），虽然刷毛呈45°角，但通常对患者较容易和较安全的是先与牙长轴平行，然后稍作旋转，与龈缘呈45°角 ② 刷毛角度：把牙刷刷毛端放在直指龈沟的位置，刷毛约与牙长轴呈45°角 ③ 轻度加压勿使刷毛屈曲：轻度加压，使刷毛端进入龈沟 ④ 颤动牙刷：以短距离拂刷；来回颤动牙刷，勿使毛端离开龈沟，颤动5～10次 ⑤ 重新放置牙刷：将牙刷移至下一组2～3颗牙，注意重叠放置 ⑥ 重复拂刷：在上、下颌牙弓的唇、舌/腭面的每个部位重复拂刷 ⑦ 刷前牙的舌面、腭侧面位置，将牙刷竖放在前牙舌、腭侧牙面，使刷毛垂直并指向和进入龈沟

23. 学龄前儿童用含氟牙膏刷牙，含氟牙膏用量是
A. 豌豆粒大小　　　　　B. 牙刷长度的1/5　　　　C. 牙刷长度的1/4
D. 牙刷长度的1/3　　　E. 牙刷长度的1/2

【答案】A

【解析】学龄前儿童用含氟牙膏刷牙，含氟牙膏用量是豌豆粒大小。为避免学龄前儿童吞服过量含氟牙膏，推荐其使用量为豌豆粒大小。故本题答案是A。

【破题思路】

目前大多数市售牙膏含氟量为1000～1100mg/kg。
① 对于6岁以上的儿童和成人，每天用1000mg/kg牙膏刷牙2次，每次1g。
② 3～6岁儿童每次用"豌豆"大小，同时在家长监督指导下使用。
③ 饮水氟含量过高或地方性氟病流行地区6岁以下不推荐使用含氟牙膏。
用含氟牙膏可使龋病患病率降低24%，含氟牙膏广泛应用是工业国家龋病患病率大幅降低的主要原因之一。
氟化钠牙膏：
含氟化钠浓度0.24%，pH接近中性，一般比较稳定没有使牙染色的缺点。
氟化钠是首先在牙膏中采用一种"离子"型氟化物，但早期由于氟化钠与牙膏中的碳酸钙、磷酸钙等摩擦剂不相容，使氟离子失去活性，防龋效果不明显。

24. 牙膏的成分中有甜味剂，不能加入牙膏的甜味剂是
A. 糖精　　　　　　　　B. 蔗糖　　　　　　　　C. 山梨醇
D. 甘油　　　　　　　　E. 丙烷二醇
【答案】B
【解析】蔗糖被细菌利用，发酵产酸，有致龋作用。故本题答案是B。易误选E。

【破题思路】

控制糖的摄入量 使用糖的代用品	① 蔗糖最致龋，外来糖（游离糖）危害大 ② 进食频率，频率越高越容易致龋 ③ 糖的来源：游离糖来源于零食，软饮料，餐桌上的糖 糖代用品 如山梨醇、甘露醇、木糖醇等可使致龋菌的葡聚糖产生减少 高甜度代用品：甜叶菊糖（比蔗糖甜20～400倍） 低甜度代用品：山梨醇、木糖醇、甘露醇、麦芽糖、异麦芽酮糖醇

25. 关于牙刷的描述错误的说法是
A. 刷头要适合口腔的大小　　　　　　　　B. 刷毛太硬容易损伤牙龈
C. 刷毛排列合理，利于清除牙菌斑　　　　D. 刷毛太软不能起到清洁的作用
E. 刷柄越长，刷牙效果越好
【答案】E
【解析】答案比较容易区分，选项A、B、C、D都是肯定的。而刷柄的长度和宽度均应仅与使用方便、感觉舒适有关，与刷牙效果无关。因此答案选E。

【破题思路】合格的牙刷具有以下特点：
① 刷头小，以便在口腔内，特别是口腔后部转动自如。
② 刷毛排列合理，一般为10～12束长，3～4束宽各束之间有一定间距，既有利于有效清除牙菌斑，又使牙刷本身容易清洗。
③ 刷毛较软，刷毛长度适当，刷毛顶端磨圆钝，避免牙刷对牙齿和牙龈的损伤。
④ 牙刷柄长度（160～180mm）、宽度适中，并具有防滑设计，使握持方便、感觉舒适。

26. 去除菌斑的口腔清洁方法不包括
A. 使用牙签　　　　　　　B. 使用牙间刷　　　　　　　C. 清水漱口
D. 使用牙线　　　　　　　E. 使用牙刷
【答案】C
【解析】此题考核的是对几种口腔清洁方法作用的认识。通常清水漱口只是利用水流的冲刷作用，清除口

腔内滞留的食物残渣和牙面软垢，但对牙面附着牢固的菌斑是无法清除的。牙刷、牙线和牙签则是用机械方法清除菌斑。一些化学漱口液如氯己定可以去除菌斑，但本题是清水漱口，因此没有去除菌斑的作用。只有选项C正确。

27. 以下关于牙膏摩擦剂的描述**不正确**的是
    A. 摩擦剂占牙膏含量的20%～60%
    B. 摩擦剂可以帮助清洁与磨光牙面
    C. 摩擦剂既有一定摩擦作用，又不损伤牙齿
    D. 摩擦剂有碳酸钙、磷酸氢钙、氢氧化铝等
    E. 摩擦剂内的酸性物质有利于去污和磨光
    【答案】E
    【解析】此题考核的是牙膏摩擦剂的作用。牙膏摩擦剂的作用和种类包括了A、B、C和D项而没有E项。牙膏不可能利用酸性物质来增加摩擦剂的作用而使牙齿受到损害。

28. 牙刷的正确保管措施，**不包括哪一项**
    A. 每人一把，防止交叉感染
    B. 不能高温消毒
    C. 用完后清水冲刷几次，甩干水分
    D. 不用时放在牙刷盒里
    E. 3个月更换一把
    【答案】D

29. 适合**年幼儿童**的刷牙法是
    A. 巴斯刷牙法
    B. Fones刷牙法
    C. 改良的Stillman刷牙法
    D. 旋转刷牙法
    E. Charter刷牙法
    【答案】B

30. 牙膏成分中占比例最高的是
    A. 摩擦剂
    B. 芳香剂
    C. 润湿剂
    D. 洁净剂
    E. 防腐剂
    【答案】A

31. 以下哪些口腔卫生用品或方法没有去除菌斑的作用
    A. 牙签
    B. 牙间刷
    C. 漱口
    D. 氯己定漱口液
    E. 牙刷
    【答案】C

32. 有关清洁舌的正确描述**不包括哪一项**
    A. 清洁舌可以减少口腔食物残渣
    B. 清洁舌可以减少微生物数量
    C. 清洁舌可以延迟菌斑形成
    D. 清洁舌可以消除口臭
    E. 清洁舌可以延迟总体菌斑沉积
    【答案】D

33. 用于清洁矫治器、牙周夹板等的牙刷是
    A. 电动牙刷
    B. 通用型牙刷
    C. 波浪形牙刷
    D. 半球形牙刷
    E. 邻间刷
    【答案】E

34. 目前影响牙周病流行的最主要的因素
    A. 吸烟
    B. 营养
    C. 口腔卫生状况
    D. 受教育程度
    E. 城乡差别
    【答案】C

35. 一般在检查龈沟出血指数前**不能检查**
    A. 简化软垢指数
    B. 简化牙石指数
    C. 改良菌斑指数
    D. 牙龈指数
    E. 社区牙周指数
    【答案】C

36. 关于牙刷，下列哪一条是错误的
    A. 牙刷的刷头要适合口腔的大小
    B. 牙刷毛太硬容易损伤牙齿及牙龈
    C. 儿童、老年人或牙周疾病患者宜选用刷毛较软的牙刷
    D. 牙刷毛太软不能起到清洁牙面的作用
    E. 猪鬃毛牙刷较尼龙丝牙刷好
    【答案】E

37. 巴斯刷牙法的刷牙要领要求每个刷牙区牙刷应颤动
A. 至少 10 次 B. 8～9 次 C. 6～7 次
D. 4～5 次 E. 2～3 次
【答案】A

38. 优质尼龙丝刷毛的直径为
A. 0.5mm B. 0.45～0.49mm C. 0.35～0.44mm
D. 0.25～0.34mm E. <0.2mm
【答案】E

39. 牙膏基本成分中能去除色素沉着、菌斑沉积与滞留的是
A. 防腐剂 B. 洁净剂 C. 摩擦剂
D. 发泡剂 E. 润湿剂
【答案】C

40. 保健牙刷的主要优点中。除外
A. 刷毛表面光洁度好 B. 刷柄把握有力 C. 刷毛顶端磨圆
D. 刷毛吸水性好 E. 刷头大小适宜
【答案】D

41. 刷牙时每次牙刷放置的牙位最佳范围一般占
A. 2 颗牙 B. 1～2 颗牙 C. 2～3 颗牙
D. 3～4 颗牙 E. 4～5 颗牙
【答案】C

42. 儿童建议刷牙的方法是
A. 圆弧法 B. 竖刷法 C. 生理刷牙法
D. 横刷法 E. 擦洗法
【答案】A

43. 控制菌斑的方法中不能由个人自己操作的是
A. 牙线 B. 牙签 C. 牙间刷
D. 橡胶按摩器 E. 龈上洁治术
【答案】E

44. 将刷毛与牙长轴呈 45°角，轻压入龈沟，短距离水平拂刷颤动牙刷的方法称
A. 圆弧法 B. Bass 法 C. 生理刷牙法
D. 横刷法 E. 擦洗法
【答案】B

45. 巴斯刷牙法的特点是
A. 去除牙冠外形高点以下的颈部与暴露的邻面牙菌斑
B. 牙刷依食物咀嚼作用中自然的流动渠道洗刷牙面
C. 去除龈缘附近与龈沟内的牙菌斑
D. 最易为儿童学习理解和掌握
E. 用于牙龈相对健康的人群
【答案】C

(46～49 题共用题干)
某单位职工口腔健康调查资料显示，牙周疾病患病状况不容乐观，厂医院口腔科计划开展如下保健措施。

46. 对于有轻度牙龈出血的职工，提倡
A. 药物漱口 B. 使用牙签 C. 使用牙线
D. 有效刷牙 E. 牙龈按摩
【答案】D

47. 巴斯刷牙法又称为
A. 水平颤动法 B. 旋转刷牙法 C. 圆弧刷牙法
D. 横刷法 E. 竖刷法
【答案】A
【解析】Bass 刷牙法又称水平颤动法或龈沟法。故本题答案是 A。

48. 不能清除牙菌斑的方法是
A. 用牙签　　　　　　　　B. 用牙线　　　　　　　　C. 用牙刷
D. 用水漱口　　　　　　　E. 用邻间刷
【答案】D
【解析】漱口不能去除牙表面附着的菌斑。

49. 对全厂职工开展
A. 爱牙周活动　　　　　　B. 口腔健康教育与促进　　C. 健康的牙齿伴终生活动
D. 健齿强身运动　　　　　E. 爱牙日活动
【答案】B

50. 机械性控制菌斑最常用的方法是
A. 早晚刷牙　　　　　　　B. 使用牙线　　　　　　　C. 药物含漱
D. 牙周洁治　　　　　　　E. 使用牙签
【答案】A
【解析】早晚有效刷牙是机械性控制菌斑最常用的方法。故本题答案是A。

【破题思路】刷牙是去除牙菌斑、软垢和食物残渣，保持口腔清洁的重要自我口腔保健方法，与其他卫生措施相比，刷牙适合于所有人群，因而具有普遍的公共卫生意义。

51. 不能清洁牙齿邻面菌斑的口腔保健用具是
A. 牙间隙刷　　　　　　　B. 牙签　　　　　　　　　C. 牙间冲洗器
D. 牙线　　　　　　　　　E. 橡胶按摩器
【答案】C

52. 在自我口腔保健措施中，控制菌斑最常用的有效方法是
A. 早晚刷牙　　　　　　　B. 使用牙线　　　　　　　C. 药物含漱
D. 牙周洁治　　　　　　　E. 使用牙签
【答案】A

53. 在旁听口腔健康教育课时，高教授注意到卫生老师下面的一个说法是不正确的
A. 刷牙可以有效预防窝沟龋和光滑面龋
B. 混合牙列阶段要特别注意这是乳牙龋齿高峰期
C. 年轻恒牙列阶段要特别注意保护第一、二磨牙，因其患龋高
D. 恒牙发育钙化主要在婴儿时期，要注意补充钙磷氟和维生素
E. 乳牙列阶段要特别注意保护第二磨牙和尖牙
【答案】A
【解析】刷牙是重要的口腔卫生护理的方法，并不能完全有效地预防光滑面龋坏的发生。

第七单元　口腔健康促进

1. 口腔健康教育和口腔健康促进的关系是
   A. 相互独立的两个方面　　　　　　　　B. 教育在先，促进在后
   C. 有机结合，相辅相成　　　　　　　　D. 促进在先，教育在后
   E. 分属两个部门

【答案】C

【解析】口腔健康教育和口腔健康促进的关系是有机结合，相辅相成。

【破题思路】口腔健康教育与促进任务对比

教育	促进
提高社会人群口腔预防保健的知识水平	制定危险因素预防政策
深化口腔健康教育内容	制定有效的、有相关部门承诺的政策
引起社会各方人员对口腔健康问题的关注	加强国际国内和各级部门间的合作
争取各级行政领导与卫生行政领导的支持	协调政府、社会团体和个人的行动
传递最新的科学信息	组织社区口腔健康促进示范项目

2. 不属于口腔健康促进范围的是
   A. 调整自来水含氟浓度　　　　　　　　B. 推广使用窝沟封闭
   C. 给某儿童进行窝沟封闭处理　　　　　D. 控制含糖食品的食用次数
   E. 开展有指导的口腔卫生措施并提供合格的口腔保健用品

【答案】C

【解析】调整自来水含氟浓度，推广使用窝沟封闭，控制含糖食品的食用次数，开展有指导的口腔卫生措施并提供合格的口腔保健用品，都属于口腔健康促进。

3. 口腔健康促进的主要任务是口腔疾病的
   A. 一级预防　　　　　B. 二级预防　　　　　C. 三级预防
   D. 综合治疗　　　　　E. 疗效观察

【答案】A

【解析】口腔健康促进的主要任务是口腔疾病的一级预防。

(4～6题共用备选答案)
   A. 口腔专业人员就口腔健康问题与预防保健问题与患者、领导、家长、居委会成员、保健人员进行交谈、讨论的方法
   B. 社区座谈会、专家研讨会、专题讨论会、听取群众意见会等传播口腔健康信息和调查研究
   C. 通过报纸、杂志、电视、电影、广播、街头展播与宣传橱窗等传播口腔健康信息
   D. 为改善环境使之适合于保护口腔健康或使行为有利于口腔健康所采取的各种干预措施
   E. 城市街道、农村乡镇及社会团体与单位的有组织的活动，旨在使人们提高对口腔健康的认识，引起兴趣，产生强烈的口腔健康愿望

4. 组织小型讨论会

5. 组织社区活动

6. 个别交谈

【答案】B、E、A

【解析】社区座谈会、专家研讨会、专题讨论会、听取群众意见会等传播口腔健康信息和调查研究属于小型讨论会。城市街道、农村乡镇及社会团体与单位的有组织的活动，旨在使人们提高对口腔健康的认识，引起兴趣，产生强烈的口腔健康愿望，属于社区活动。口腔专业人员就口腔健康问题与预防保健问题与患者、领导、家长、居委会成员、保健人员进行交谈、讨论的方法，属于个别交谈。

(7～8题共用备选答案)
A.通过有计划、有组织、有系统的教育活动促使公众自觉地采取有利于健康的行为和生活方式，预防和控制疾病、促进健康
B.目的是使人们认识到并能终生保持口腔健康，通过采用教育手段促使人们主动采取利于口腔健康的行为
C.为改善环境使之适合于保护健康或使行为有利于健康所采取的各种行政干预、经济支持和组织保证等措施
D.为改善环境使之适合于保护口腔健康或使行为有利于口腔健康所采取的各种行政干预、经济支持和组织保证等措施
E.属于城市街道、农村乡镇及社会团体与单位的有组织的活动，旨在使人们提高对口腔健康的认识，引起兴趣，产生强烈的口腔健康愿望

7.健康教育
8.健康促进
【答案】A、C
【解析】此题属于定义型题目，记忆为主。

9.口腔健康促进不包括
A.调整自来水含氟浓度
B.采用糖的代用品
C.保证措施实施的条例、制度与法律
D.专业人员协助领导合理分配资源
E.宣传口腔健康知识
【答案】E
【解析】宣传口腔健康知识属于口腔健康教育，此题选E。

10.下列有关口腔健康调查目的叙述错误的是
A.为探索病因，建立和验证病因假说，并为指导和改进临床治疗提供依据
B.了解和分析影响口腔健康的有关因素
C.查明口腔疾病在特定时间内的发生频率和分布特征及流行规律
D.选择预防保健措施和评价预防保健措施的效果
E.估价治疗与人力需要
【答案】A
【解析】口腔健康调查目的，注意不能指导改进临床。

【破题思路】口腔健康状况调查的目的有：
①查明口腔疾病在特定时间内的发生频率和分布特征及其流行规律。
②了解和分析影响口腔健康的有关因素。
③为探索病因，建立和验证病因假设提供依据。
④选择预防保健措施和评价预防保健措施的效果。
⑤评估治疗与人力需要。

11.属于口腔健康教育方法中双向信息交流的是
A.组织小型讨论会
B.个别交谈
C.借助大众传播渠道
D.组织社区活动
E.以上均是
【答案】B
【解析】个别交谈属于口腔健康教育方法中双向信息交流。

12.下列关于口腔健康教育说法错误的是
A.其目的是使人认识到并终生保持口腔健康
B.通过教育手段促使人们主动采取有利于口腔健康的行为
C.口腔健康教育做好了可以代替预防方法
D.通过行为矫正、口腔健康咨询、信息传播等建立口腔健康行为
E.通过教育手段调动人们的积极性
【答案】C
【解析】口腔健康教育不能代替预防方法。

13.下列有关口腔健康教育的原则错误的是
A.口腔健康教育材料应有趣味性、思想性和艺术性

B. 应将口腔保健服务从单纯治疗型向综合保健型转变
C. 必须保证教育材料的科学性、准确性、知识性，对人群与疾病应有较强的针对性
D. 口腔健康教育有特殊性，故常单独处理
E. 口腔健康教育应因地制宜

【答案】D

【解析】口腔健康教育面对的是公众，具有普遍性，故 D 是错误的。

14. 口腔健康教育应在
   A. 口腔治疗之前   B. 口腔治疗之后   C. 口腔预防方法采用之后
   D. 口腔预防方法采用之前   E. 任何时间均可

【答案】D

【解析】口腔健康教育应在口腔预防方法采用之前。

15. 某儿童 13 岁，2 岁前生活在高氟区，2 岁后迁移至非高氟区，可能会出现氟牙症的牙是
   A. 第一双尖牙   B. 第一恒磨牙   C. 第二双尖牙
   D. 第二恒磨牙   E. 以上都不会

【答案】B

【解析】2 岁前发育的牙是前牙和第一恒磨牙，此题选 B。

【破题思路】氟牙症是一种特殊的釉质发育不全，是地方性慢性氟中毒最早出现的体征
① 多发生在恒牙，乳牙较少（胎盘具有部分屏障作用）。
② 出生后至出生在高氟区居住多年，可使全口牙受侵害。
③ 2 岁前生活在高氟区仅累及前牙和第一恒磨牙。
④ 6～7 岁以后再去高氟区生活不会出现氟牙症。
⑤ 釉质和牙本质变脆，耐磨性差，耐酸增强。

16. 下列关于口腔健康教育说法错误的是
   A. 其目的是使人认识到并终生保持口腔健康
   B. 通过教育手段促使人们主动采取有利于口腔健康的行为
   C. 口腔健康教育做好了可以代替预防方法
   D. 通过行为矫正、口腔健康咨询、信息传播等建立口腔健康行为
   E. 通过教育手段调动人们的积极性

【答案】C

17. 口腔健康教育的方法主要有
   A. 高危途径   B. 提供组织保证   C. 进行口腔疾病的干预措施
   D. 社区活动   E. 全民途径

【答案】D

18. 1981 年世界卫生组织制定的口腔健康标准是
   A. 牙清洁，无龋洞   B. 牙清洁，无龋洞，无痛感
   C. 牙清洁，牙龈颜色正常   D. 牙清洁，牙龈颜色正常，无出血现象
   E. 牙清洁，无龋洞，无痛感，牙龈颜色正常，无出血现象

【答案】E

19. 以下哪项口腔保健服务应包括口腔健康教育
   A. 集体刷牙   B. 窝沟封闭   C. 氟水漱口
   D. 服用氟片   E. 以上都是

【答案】E

【解析】刷牙、窝沟封闭、氟水漱口、氟片的使用都需要口腔健康教育。

20. 口腔健康促进包括，除了
   A. 保证口腔卫生措施实施的条件   B. 各种具体的口腔预防措施
   C. 保证口腔卫生措施实施的制度   D. 增长人们的口腔保健知识
   E. 将口腔卫生措施纳入计划

【答案】D

【解析】增长人们的口腔保健知识属于口腔健康教育。

21. 口腔健康促进的基础是
A. 一级预防　　　　　　　　B. 二级预防　　　　　　　　C. 三级预防
D. 社区预防　　　　　　　　E. 高危及易感人群的特殊防护
【答案】A

22. 口腔健康教育的任务之一是
A. 探索自来水含氟浓度　　　　　　　　B. 推广使用窝沟封闭
C. 专业人员协助领导合理分配有限资源　　D. 控制含糖食品的食用次数
E. 引起全社会对口腔健康问题的关注
【答案】E
【解析】引起社会各方人员对口腔健康问题的关注，为寻求口腔预防保健资源准备是口腔健康教育的任务。故本题答案是E。

23. 属于口腔健康教育方法的是
A. 举办小型讨论会　　　　B. 传递最新的科学信息　　　　C. 扩大口腔健康教育面
D. 争取卫生行政领导的支持　E. 口腔健康教育应因地制宜
【答案】A
【解析】属于口腔健康教育方法的是举办小型讨论会。常见的4种口腔健康教育方法包括个别交谈、组织小型讨论会、借助大众传播渠道和组织社区活动。故本题答案是A。

24. 健康促进中起主导作用的是
A. 公众　　　　　　　　B. 牙防指导组　　　　　　　　C. 主要行政领导
D. 口腔医务工作者　　　E. 口腔医学院校教师
【答案】D
【解析】卫生行政领导起着决定性作用，各级医务人员起主导作用。

【破题思路】	
组成	口腔健康教育（核心部分）、口腔疾病预防和口腔健康保护，三者互相联系相互促进 卫生行政领导起着决定性作用，各级医务人员起主导作用，相辅相成，缺一不可
途径	① 全民途径：如自来水氟化项目中获得预防龋病的益处 ② 共同危险因素控制途径：许多不利于健康的因素，如不健康的饮食习惯、卫生习惯、吸烟、酗酒以及压力等不仅是口腔健康的危险因素，也是其他慢性病的危险因素 ③ 高危人群途径：如对有深窝沟的适龄儿童开展窝沟封闭预防龋齿

25. 口腔健康教育的方法主要有
A. 提供经济支持　　　　B. 提供组织保证　　　　C. 进行口腔疾病的干预措施
D. 个别交谈和讨论会　　E. 实施行政干预措施
【答案】D
【解析】要求考生熟悉口腔健康教育和口腔健康促进的方法和作用以及两者之间的差别。口腔健康教育一般采取4种方法：个别交谈、组织小型讨论会、借助大众传媒和组织社区活动。本题除了D是口腔健康教育方法，其他备选答案都是口腔健康促进的方法。

26. 关于口腔健康教育，不正确的说法是
A. 口腔预防保健项目　　B. 口腔公共卫生的基础　　C. 传递科学信息的途径
D. 争取领导支持的方法　E. 提高健康意识的措施
【答案】A
【解析】本题考核的知识点是口腔健康教育的基本概念。口腔健康教育可以是口腔预防保健的基础、途径、方法和措施，可以是口腔预防保健项目的组成部分，但其本身不能单独成为口腔预防保健项目。

27. 其次应该对学生开展牙周保健的口腔健康教育活动，健康教育的重点应该是
A. 控制甜食摄入　　　　B. 加强口腔卫生　　　　C. 开展窝沟封闭
D. 应用含氟制品　　　　E. 咀嚼无糖口香糖
【答案】B

【解析】口腔健康教育的重点是加强口腔卫生的维护。以教育促进行动。

28. 某市计划进行一次大规模的口腔健康教育，在大量的调查研究基础上制订了口腔健康教育目标，下列属于口腔健康教育目标基本内容的是
A. 可被衡量的尺度
B. 保证目标实现的措施和策略
C. 口腔健康意识的变化
D. 评估效果
E. 环境变化

【答案】A

【解析】口腔健康教育目标应包括以下四个内容，即特定人群、具体指向、可被衡量的尺度和目标预期实现的时间。故本题答案是A。

【破题思路】	
方法	① 大众传媒：大众传媒的优点是覆盖面大，能较快地吸引公众注意力，使之集中到有待解决的口腔健康问题上来 ② 社区活动：城市街道、农村乡镇和社会团体与单位（企业、学校、机关）的有组织活动，使人们提高对口腔健康的认识，引起兴趣，产生强烈愿望，强化口腔健康服务资源的利用 ③ 小型讨论会：社区座谈会、专家研讨会、专题讨论会、听取群众意见会等 ④ 个别交谈：口腔专业人员就口腔健康问题与预防保健问题与就诊患者、单位领导、儿童家长、社区保健人员等进行交谈、讨论

29. 口腔健康教育和口腔健康促进结合起来可以
A. 开展集体刷牙
B. 公共饮水加氟
C. 定期口腔健康检查
D. 实施窝沟封闭
E. 进行以上各项

【答案】E

【解析】选项中的所有内容都符合口腔健康教育和口腔健康促进结合，故选E。

30. 以下哪项口腔保健服务应包括口腔健康教育
A. 集体刷牙
B. 窝沟封闭
C. 氟水漱口
D. 服用氟片
E. 以上都是

【答案】E

【解析】刷牙、窝沟封闭、氟水漱口、氟片的使用都需要口腔健康教育，故选E。

31. 口腔健康促进包括，除了
A. 保证口腔卫生措施实施的条件
B. 各种具体的口腔预防措施
C. 保证口腔卫生措施实施的制度
D. 增长人们的口腔保健知识
E. 将口腔卫生措施纳入计划

【答案】D

【解析】增长人们的口腔保健知识属于口腔健康教育，故此题选D。

【破题思路】口腔健康教育与促进方法途径对比

教育	促进
大众传媒：通过网络、报刊等传播	行政干预、经济支持、组织保证
社区活动：街道、社会团体、单位的有组织活动	全民途径（水加氟）
小型讨论会：社区座谈、专家研讨	共同危险因素控制途径
个别交谈：与就诊患者、儿童家长交谈。椅旁教育	高危人群途径（窝沟封闭）

32. 口腔健康调查的工作步骤不包括
A. 收集资料
B. 整理资料
C. 统计资料
D. 分析资料
E. 上报结果

【答案】E

【解析】口腔健康调查的工作步骤包含：收集、整理、统计、分析，不包括上报结果，此题选E。

33. 在给社区口腔保健人员讲课时，应该指出口腔健康促进的原则是
A. 发挥领导部门的主导作用　　B. 全社会积极参与　　C. 个人集体相结合
D. 发挥专业人员的主导作用　　E. 发挥公司企业的积极性
【答案】D

34. 促进行为改变不可缺少的因素是口腔健康
A. 知识　　B. 意识　　C. 态度
D. 信念　　E. 目标
【答案】A
【解析】影响口腔健康的因素有很多，但是知识是必不可少的，故选A。

评价	① 口腔健康意识的变化 ② 口腔健康知识的变化（促进行为改变不可缺少的因素） ③ 对口腔健康问题所持态度的变化：这种方法可以对口腔健康教育项目、预防措施、口腔健康教育者的工作等作出评价，观察群体态度的变化 ④ 口腔健康行为的变化：从知到行之间有着十分复杂的心理变化，也是健康教育的难点所在。观察行为的变化，一般多采用选择式、填空式、答题式的问卷进行调查，设计问卷时应注意准确性

35. 口腔健康教育的最终目的是
A. 定期口腔健康检查　　B. 增长口腔保健知识　　C. 建立口腔健康行为
D. 了解口腔保健措施　　E. 积极治疗口腔疾病
【答案】C
【解析】口腔健康教育是为了最终在全民形成有益于口腔健康的生活方式和卫生习惯。口腔健康教育的实施，对于预防和减少口腔疾病的发生，提高全民族的口腔健康水平有十分重要的意义和作用。故选C。

【破题思路】口腔健康教育

任务	① 提高社会人群口腔预防保健的知识水平 ② 深化口腔健康教育内容 ③ 引起社会各方人士对口腔健康问题的关注 ④ 争取各级行政领导与卫生行政领导的支持 ⑤ 传递最新的科学信息

36. 口腔健康教育的方法不包括
A. 组织培训　　B. 个别交谈　　C. 小型讨论会
D. 大众传媒　　E. 社区活动
【答案】A
【解析】组织培训是口腔健康促进的方法之一，故口腔健康教育的方法不包括A。

【破题思路】

方法	① 大众传媒：大众传媒的优点是覆盖面大，能较快地吸引公众注意力，使之集中到有待解决的口腔健康问题上来 ② 社区活动：城市街道、农村乡镇和社会团体与单位（企业、学校、机关）的有组织活动，使人们提高对口腔健康的认识，引起兴趣，产生强烈愿望，强化口腔健康服务资源的利用 ③ 小型讨论会：社区座谈会、专家研讨会、专题讨论会、听取群众意见会等 ④ 个别交谈：口腔专业人员就口腔健康问题与预防保健问题与就诊患者、单位领导、儿童家长、社区保健人员等进行交谈、讨论

37. 在社区口腔保健人员培训课程中,老师强调口腔健康教育的原则时指出口腔健康教育是
A. 一项口腔预防措施
B. 必须由专业工作人员去做
C. 口腔预防项目的组成部分
D. 以课上老师讲解为主的教育活动
E. 以宣传项目为主的宣传活动

【答案】C

【解析】考核知识点是口腔健康育与口腔健康促进的内容。口腔健康教育的概念中,口腔健康教育是口腔预防项目的重要组成部分。

38. 1981年世界卫生组织制定的口腔健康标准是
A. 牙清洁,无龋洞
B. 牙清洁,无龋洞,无痛感
C. 牙清洁,牙龈颜色正常
D. 牙清洁,牙龈颜色正常,无出血现象
E. 牙清洁,无龋洞,无痛感,牙龈颜色正常,无出血现象

【答案】E

第八单元　特定人群的口腔保健

1. 一位家长带小孩到医院检查牙齿，医师诊断患儿患有奶瓶龋，为此应建议家长
A. 母乳喂养　　　　　　　　B. 给孩子喝白开水　　　　　　C. 用纱布给孩子擦拭口腔
D. 不要让儿童含奶瓶睡觉　　E. 进食后给孩子用温开水漱口

【答案】D
【解析】奶瓶龋多为夜间睡觉时含奶瓶导致。为了孩子口腔健康，不要让其含奶瓶入睡。

【破题思路】	
婴儿期 （4周到1岁）	① 婴儿期常见的口腔问题：鹅口疮和马牙 ② 保持口腔清洁： 牙萌出前，哺乳和睡前用纱布或乳胶指套擦洗牙龈和腭部 牙萌出时，可使用硅胶训练器，锻炼颌骨和牙床 牙萌出后，婴儿6个月左右第一颗乳牙萌出时，用纱布和指套牙刷 ③ 避免致龋菌早期定植：微生物（变形链球菌）由母亲传播到婴幼儿口腔中的平均年龄是19～31个月之间，医学上称为"感染窗口期" ④ 预防早期婴幼儿龋（ECC）：提倡母乳喂养，定期哺乳，避免随意哺乳 ⑤ 关注颌面部生长发育：注意喂养姿势，经常偏于一侧，长期可导致面部发育不对称；人工喂养时，奶瓶不能紧压下颌或者过高抬起，会导致下颌过分前伸造成下颌前突畸形 ⑥ 首次口腔检查：第一颗乳牙萌出后6个月内

2. 老年人随着年龄的增长，口腔疾病主要增加的是
A. 根面龋　　　　　　　　B. 牙髓炎　　　　　　　　C. 口干
D. 牙列不齐　　　　　　　E. 口吃

【答案】A
【解析】老年人多发根面龋。

【破题思路】	
老年人 （60岁作为人口进入老年阶段的分界线）	① 老年人常见口腔问题一般包括龋病、牙龈退缩和根面龋、牙周病、牙和牙列缺损及缺失、口腔黏膜病和口腔癌、口腔卫生差和治疗率低 ② 老年人提高自我口腔保健能力：预防和及时治疗口腔疾病，养成良好口腔卫生习惯，掌握科学的口腔保健方法 ③ 注重个人口腔卫生：刷牙和漱口，使用间隙刷、牙签、牙线 ④ 定期进行口腔检查，一般至少应一年检查一次 ⑤ 及时修复缺失牙：修复缺失牙一般在拔牙后2～3个月后进行

3. 关于社区口腔保健问题中，残疾人口腔健康的主要问题是
A. 龋齿和牙周疾病　　　　B. 牙齿逐步丧失　　　　　C. 牙结石与牙龈萎缩
D. 牙列不齐　　　　　　　E. 口腔黏膜疾病

【答案】A
【解析】残疾人的主要口腔问题是龋齿和牙周病。

【破题思路】	
残疾人	残疾人靠帮助，需要家庭、医务工作者、社会共同配合 ① 帮助残疾儿童根据具体情况，选择合理方法，采用合适的体位，张口困难的可以采用压舌板帮助操作 ② 残疾人应该选择合理的保健用品。可使用电动牙刷，合理使用其他工具 ③ 采用合理方法，提高口腔保健服务，应用氟化物，窝沟封闭，减少糖的摄入，定期口腔检查

4. 妊娠期口腔预防的重点是
A. 龋病
B. 牙龈炎
C. 牙周炎
D. 磨损
E. 牙创伤

【答案】B

【解析】妊娠期由于激素水平的变化，容易发生妊娠期龈炎等疾病。

【破题思路】

妊娠期妇女	妊娠前：主动接受口腔健康检查，去掉始动因素牙菌斑，减少妊娠期龈炎和龋病的发生 妊娠期： ① 提供口腔健康知识（学习口腔知识，提高保健能力） ② 注重口腔健康维护（采用机械或化学方法，去除牙菌斑） ③ 注意膳食营养平衡 妊娠初期（1～3个月）：保证乳牙正常发育和矿化 妊娠中期（4～6个月）：保证恒牙正常发育和矿化 妊娠后期（7～9个月）：继续保证充足营养，促使乳恒牙继续发育 ④ 避免不良刺激，慎重用药：妊娠12周为药物致畸最敏感的时期 ⑤ 口腔就诊时机 前3个月：仅限急症处理，不可X线照射，避免致畸 4～6个月：治疗最佳时期，可照X线，避免照射盆腔、腹部 后3个月：尽可能避免口腔治疗，保守治疗为主，避免早产

5. 某老人口腔中有多个因重度牙周病而造成的Ⅲ度松动牙，此时首先对该老人要做的属于牙周病
A. 一级预防的促进健康
B. 二级预防的早期诊断
C. 三级预防的治疗措施
D. 三级预防的重建功能
E. 三级预防的康复

【答案】C

【解析】此题要求考生掌握牙周疾病三级预防的概念和每一级预防的内容要点。一级预防是在疾病发生前进行；二级预防旨在早期发现、早期诊断、早期治疗；而三级预防的内容是重度牙周病的治疗、重建功能和康复，该老人的情况是重度牙周病的治疗，所以正确答案是C。

6. 老年人健康状况与口腔功能有关内容不包括
A. 吃饭
B. 购物
C. 打电话
D. 个人口腔卫生（刷牙）能力
E. 缺失牙数

【答案】B

【解析】口腔功能主要是咀嚼食物（吃饭），发音（打电话），个人刷牙能力（口腔卫生的维护），缺失牙（缺失牙过多影响咀嚼，影响营养的摄入），故此题不包括购物，选B。

7. 婴儿口腔清洁法操作哪项是错误的
A. 每次喂奶之后，用清洁纱布裹于手指或用指套牙刷轻柔擦洗口腔组织及牙龈
B. 第一颗牙萌出后用儿童牙刷帮助刷牙
C. 预防奶瓶龋，喂给不含蔗糖的饮料与流食
D. 喂药或其他营养品后应用清洁水帮助洁牙
E. 针对某些危险因素保持一定的预防措施

【答案】B

【解析】第一颗牙萌出后用纱布或指套牙刷帮助清洁。

8. 妊娠期口腔保健内容不包括
A. 口腔健康教育
B. 口腔卫生指导
C. 口腔健康检查
D. 定期产前检查
E. 产前咨询教育

【答案】D

【解析】产前检查不属于口腔保健内容，应归属妇产科。

(9～12题共用备选答案)
A. 维持最基本的口腔功能状态，尽可能康复口腔功能
B. 以帮助刷牙、洁牙的方式保持口腔卫生
C. 预防第一恒磨牙龋坏
D. 培养儿童建立口腔卫生习惯，掌握刷牙方法
E. 以无龋及完全保持牙龈健康为口腔健康的目标

9. 残疾人最好的口腔卫生措施是
10. 老年人口腔卫生保健的目的是
11. 中小学生口腔卫生保健的目的是
12. 婴幼儿期口腔卫生保健的目的是

【答案】B、A、C、E

【解析】残疾人最好的口腔卫生措施是以帮助刷牙、洁牙的方式保持口腔卫生；老年人口腔卫生保健的目的是维持最基本的口腔功能状态，尽可能康复口腔功能；中小学生是龋病好发阶段，要预防第一恒磨牙龋坏；婴幼儿期以无龋及完全保持牙龈健康为口腔健康的目标。

【破题思路】

婴儿期 （4周到1岁）	① 婴儿期常见的口腔问题：鹅口疮和马牙 ② 保持口腔清洁： 牙萌出前，哺乳和睡前用纱布或乳胶指套擦洗牙龈和腭部 牙萌出时，可使用硅胶训练器，锻炼颌骨和牙床 牙萌出后，婴儿6个月左右第一颗乳牙萌出时，用纱布和指套牙刷 ③ 避免致龋菌早期定植：微生物（变形链球菌）由母亲传播到婴幼儿口腔中的平均年龄是19～31个月之间，医学上称为"感染窗口期" ④ 预防早期婴幼儿龋（ECC）：提倡母乳喂养，定期哺乳，避免随意哺乳 ⑤ 关注颌面部生长发育：注意喂养姿势，经常偏于一侧，长期可导致面部发育不对称；人工喂养时，奶瓶不能紧压下颌或者过高抬起，会导致下颌过分前伸造成下颌前突畸形 ⑥ 首次口腔检查：第一颗乳牙萌出后6个月内
幼儿期 （1～3岁）	① 养成良好口腔清洁习惯（2岁以下帮助刷牙） ② 培养良好饮食习惯（1岁以上停止奶瓶喂养及夜奶） ③ 适量补充氟化物（局部：含氟涂料；全身：氟片、氟滴剂） ④ 定期检查与治疗乳牙龋（1岁以后半年检查一次，熟悉口腔科环境） ⑤ 预防乳牙外伤（家长加强监护，外伤多松动，处理考虑恒牙胚情况）
学龄儿童 学龄前期（3～6岁） 学龄期（6～12岁） 青少年期（12～18岁）	① 3～6岁，培养良好的口腔卫生习惯 ② 及时治疗乳牙龋，发挥正常咀嚼功能 ③ 保护第一恒磨牙，应终身保持牙列的完整和健康 ④ 戒除口腔不良习惯 ⑤ 积极防止错颌畸形，乳牙矫治在4～5岁 ⑥ 积极治疗牙龈炎，有效刷牙去除牙菌斑 ⑦ 预防牙外伤，可佩戴护牙托
老年人 （60岁作为人口进入老年阶段的分界线）	① 老年人常见口腔问题一般包括龋病、牙龈退缩和根面龋、牙周病、牙和牙列缺损及缺失、口腔黏膜病和口腔癌、口腔卫生差和治疗率低 ② 老年人提高自我口腔保健能力：预防和及时治疗口腔疾病，养成良好口腔卫生习惯，掌握科学的口腔保健方法 ③ 注重个人口腔卫生：刷牙和漱口，使用间隙刷、牙签、牙线 ④ 定期进行口腔检查，一般至少应一年检查一次 ⑤ 及时修复缺失牙：修复缺失牙一般在拔牙后2～3个月后进行
残疾人	残疾人靠帮助，需要家庭、医务工作者、社会共同配合 ① 帮助残疾儿童根据具体情况，选择合理方法，采用合适的体位，张口困难的可以采用压舌板帮助操作 ② 残疾人应该选择合理的保健用品。可使用电动牙刷，合理使用其他工具 ③ 采用合理方法，提高口腔保健服务，应用氟化物，窝沟封闭，减少糖的摄入，定期口腔检查

（13～16题共用题干）

社区口腔健康咨询中群众提出了若干问题，口腔预防保健人员进行了认真分析，准备进行宣传教育活动。

13. 在中小学中提倡

A. 努力学习健康知识　　B. 爱护牙齿从小做起　　C. 德智体全面发展

D. 培养良好卫生习惯　　E. 定期口腔检查

14. 在老年人中提倡

A. 叩齿　　B. 刷牙　　C. 健康的牙齿伴终生

D. 人老牙越好　　E. 义齿恢复口腔功能

15. 重视残疾人口腔保健，根据我国国情应该
A. 国家建立残疾人口腔保健网络　　　　　　B. 全社会资助建设口腔医院
C. 以家庭口腔保健和护理为主　　　　　　　D. 口腔医院免费提供保健
E. 医院优惠残疾人就诊
16. 应该以社区为单位，积极开展
A. 初级口腔预防保健　　　　B. 牙病治疗　　　　　　　　C. 义齿修复
D. 拔补镶一条龙服务　　　　E. 检查并预约患者
【答案】B、C、C、A
【解析】中小学应该爱护牙齿从小做起；老年人以牙齿健康为主；残疾人应以家庭口腔保健护理为主；社区一般以预防为主。

17. 预防早期婴幼儿童龋的论述中，不正确的是
A. 长期睡前含奶瓶可导致上前牙龋坏　　　　B. 提倡母乳喂养
C. 不定时哺乳　　　　　　　　　　　　　　D. 龋的发生与饮食密切相关
E. 避免随意哺乳
【答案】C

18. 对于老年人的口腔检查，最优的时间为
A. 每半年一次　　　　　　　B. 每年一次　　　　　　　　C. 每两年一次
D. 每五年一次　　　　　　　E. 不用检查
【答案】A
【解析】对于老年人的口腔检查最好半年一次，一般至少也应 1 年检查一次，发现问题，及时治疗处理。

19. 6 岁以上学龄儿童应
A. 无需刷牙　　　　　　　　B. 有条件即刷牙　　　　　　C. 每天至少刷三次牙
D. 每天早上至少刷一次牙　　E. 在家长的督促下每天早晚刷牙
【答案】E

20. 口腔保健咨询时，对孩子吃糖的问题，田大夫这样回答家长的
A. 尽量满足孩子的要求　　　B. 吃糖以甜饮料为主　　　　C. 减少孩子吃糖次数
D. 控制孩子吃糖量　　　　　E. 不让孩子吃糖
【答案】C
【解析】进食糖类，次数越多越不利于口腔健康。

【破题思路】	
控制糖的摄入量 使用糖的代用品	① 蔗糖最致龋，外来糖（游离糖）危害大 ② 进食频率，频率越高越容易致龋 ③ 糖的来源：游离糖来源于零食，软饮料，餐桌上的糖 糖代用品 如山梨醇、甘露醇、木糖醇等可使致龋菌的葡聚糖产生减少 高甜度代用品：甜叶菊糖（比蔗糖甜 20～400 倍） 低甜度代用品：山梨醇、木糖醇、甘露醇、麦芽糖、异麦芽酮糖醇

21. 女，26 岁。妊娠 8 个月，前来口腔诊所进行产前咨询教育时，牙医给她提供的建议不包括
A. 清洁婴儿口腔的方法
B. 婴儿出生后半年内，拍摄 X 线片检查牙胚的情况
C. 婴儿第一颗牙齿萌出到萌出后半年之内，进行口腔检查
D. 清洁婴儿牙齿的方法
E. 不要让婴儿含着甜饮料入睡
【答案】B
【解析】妊娠 8 个月，前来口腔诊所进行产前咨询教育时，牙医给她提供的建议不包括婴儿出生后半年内，拍摄 X 线片检查牙胚的情况。其余均为婴幼儿口腔保健内容。故本题答案是 B（该项"不包括"），而 A、C、D、E 项为"包括"的范围。

【破题思路】	
妊娠期妇女	妊娠前：主动接受口腔健康检查，去掉始动因素牙菌斑，减少妊娠期龈炎和龋病的发生 妊娠期： ① 提供口腔健康知识（学习口腔知识，提高保健能力） ② 注重口腔健康维护（采用机械或化学方法，去除牙菌斑） ③ 注意膳食营养平衡 妊娠初期（1～3个月）：保证乳牙正常发育和矿化 妊娠中期（4～6个月）：保证恒牙正常发育和矿化 妊娠后期（7～9个月）：继续保证充足营养，促使乳恒牙继续发育 ④ 避免不良刺激，慎重用药：妊娠12周为药物致畸最敏感的时期 ⑤ 口腔就诊时机 前3个月：仅限急症处理，不可X线照射，避免致畸 4～6个月：治疗最佳时期，可照X线，避免照射盆腔、腹部 后3个月：尽可能避免口腔治疗，保守治疗为主，避免早产

22. 婴儿口腔保健内容里没有

A. 哺乳后擦洗口腔　　　　　　　　　B. 进糖后给温开水

C. 用指套牙刷刷牙　　　　　　　　　D. 教孩子刷牙方法

E. 补充和强化营养素

【答案】D

【解析】本题考核的知识点是婴幼儿口腔保健方法。婴儿时期口腔保健的内容都是由大人帮助完成的，这时期婴儿是不可能学习刷牙并自己刷牙的。

23. 小学生应重点保护的牙是

A. 乳切牙　　　　　　B. 乳磨牙　　　　　　C. 恒切牙

D. 第一恒磨牙　　　　E. 第二恒磨牙

【答案】D

【解析】本题考核的知识点是中小学生口腔保健内容。小学生应重点保护的牙是第一恒磨牙，因为此牙在牙列中位置和作用重要并且萌出较早，容易发生窝沟龋。

24. 学龄儿童最适宜的防龋措施是

A. 学校氟水漱口　　　B. 龋齿充填治疗　　　C. 学校饮水加氟

D. 牙颌畸形矫治　　　E. 含氟牙膏刷牙和窝沟封闭

【答案】E

【解析】90%学龄儿童患龋的部位是窝沟，窝沟封闭是最好的预防措施；含氟牙膏刷牙可以促进牙釉质再矿化，即培养良好的口腔卫生习惯对防龋效果好。学校口腔保健选择这两项措施可以说是最佳的。

25. 老年人自我口腔保健方法不包括

A. 使用牙签　　　　　B. 叩齿　　　　　　　C. 洁治

D. 刷牙　　　　　　　E. 漱口

【答案】C

【解析】题干中已说明是自我口腔保健方法，而不是专业人员对老年人的口腔保健。所以，洁治不是老年人自我口腔保健方法。

26. 母亲为婴幼儿进行口腔保健时应注意

A. 睡前清洁口腔　　　B. 睡前喂甜牛奶　　　C. 教会孩子刷牙

D. 少吃水果蔬菜　　　E. 多吃奶糖糕点

【答案】A

【解析】B、D和E是不利于口腔保健的，C也不是婴幼儿能做到的，只有A是母亲可以做到的婴幼儿口腔保健措施。

27. 幼儿氟防龋措施不适宜采用

A. 口服氟片　　　　　B. 局部涂氟　　　　　C. 氟水漱口

D. 牛奶加氟　　　　　E. 氟滴剂

【答案】C

【解析】由于幼儿吞咽反射尚不完善，容易将漱口的氟水不自觉地咽下造成摄氟过量。因此氟水漱口防龋措施不适宜用于幼儿。

28. 女，5岁。家长带来医院进行口腔健康检查并咨询有关口腔保健知识，家长向医师了解幼儿刷牙能否用含氟牙膏时，医师的回答是

A. 最好不用　　　　　　B. 应该不用　　　　　　C. 监督使用
D. 可以使用　　　　　　E. 随意使用

【答案】C

【解析】牙膏本身含有甜味剂，致儿童使用时可能会吞食一部分，过多吞咽含氟牙膏有导致氟牙症的可能，因此，6岁以下的儿童应该在家长监督下使用含氟牙膏。

【破题思路】	
含氟牙膏	目前大多数市售牙膏含氟量为1000～1100mg/kg ① 对于6岁以上的儿童和成人，每天用1000mg/kg牙膏刷牙2次，每次1g ② 3～6岁儿童每次用"豌豆"大小同时在家长监督指导下使用 ③ 饮水氟含量过高或地方性氟病流行地区6岁以下不推荐使用含氟牙膏 用含氟牙膏可使龋病患病率降低24%，含氟牙膏广泛应用是工业国家龋病患病率大幅降低的主要原因之一

29. 女，25岁，妊娠第8周。主诉牙痛。检查：有龋损，牙体破坏大，需拔除，应急处理后拔除的时间应为

A. 妊娠1周以内　　　　B. 妊娠3个月　　　　　　C. 妊娠4～6个月
D. 妊娠7～8个月　　　　E. 分娩后

【答案】C

【解析】本题考核的知识点是妊娠期妇女口腔保健的内容。妊娠期妇女口腔治疗适宜期是妊娠4～6个月。

30. 残疾人最主要的口腔疾病是

A. 牙齿缺失　　　　　　B. 咀嚼和吞咽困难　　　　C. 颌面外伤
D. 语言功能障碍　　　　E. 龋病和牙周病

【答案】E

【解析】残疾人主要的口腔疾病是龋病和牙周病，其他还包括先天性缺陷、颌面外伤等。故本题答案是E。

31. 出生后，第一次需做口腔检查的时间是

A. 3个月，乳牙未萌出　　　B. 6个月，第一颗乳牙萌出　　　C. 1岁，下中、侧切牙萌出
D. 2岁，多数乳牙已萌出　　E. 2岁半，乳牙全部萌出

【答案】B

【解析】出生后，第一次需做口腔检查的时间是6个月，第一颗乳牙萌出后推荐进行第一次口腔检查。故本题答案是B。

32. 对婴幼儿开始进行口腔检查和保健的时间是

A. 出生时　　　　　　　B. 满月后　　　　　　　　C. 牙萌出时
D. 上学前　　　　　　　E. 换牙时

【答案】C

【解析】当婴儿6个月左右萌出第一颗乳牙时，就应进行第一次的口腔检查和保健。故本题答案是C。

33. 婴幼儿口腔健康的目标是

A. 乳牙按时萌出　　　　B. 乳牙整齐美观　　　　　C. 颌骨发育正常
D. 无龋及牙龈健康　　　E. 促进牙齿钙化

【答案】D

【解析】婴幼儿口腔健康的目标是无龋以及完全保持牙龈健康。故本题答案是D。易误选A。

第八单元 特定人群的口腔保健

【破题思路】

特定人群	保健特点
婴幼儿期	以无龋及完全保持牙龈健康作为口腔健康的目标
儿童3～6岁	培养儿童建立口腔卫生习惯，掌握刷牙方法
中小学生	龋病好发阶段，预防第一恒磨牙龋坏
老年人	维持最基本的口腔功能状态，尽可能康复口腔功能
残疾人	以帮助刷牙、洁牙的方式保持口腔卫生
妊娠期妇女	处理口腔隐患，避免发生口腔急症 使孕妇了解婴幼儿口腔保健的特点

34. 学校口腔保健内容中不包括
 A. 学生的心理测试　　　　　B. 口腔卫生习惯培养　　　　C. 预防牙外伤
 D. 防治错𬌗畸形　　　　　　E. 戒除口腔不良习惯

【答案】A

【解析】考查知识点是学校口腔保健的内容。只有心理测试不是口腔预防保健的内容。

35. 幼儿园老师应教会孩子口腔保健方面的内容是
 A. 口腔健康检查　　　　　　B. 有效刷牙方法　　　　　　C. 局部用氟
 D. 使用牙线　　　　　　　　E. 菌斑染色

【答案】B

【解析】考核知识点是幼儿因口腔保健的内容幼儿园老师应帮儿童养成良好的刷牙的口腔卫生习惯，包括有效的刷牙方法。

36. 女，24岁。妊娠25个月，因牙龈肿痛就诊。口腔检查：DI-S为2，CI-S为0，GI为1，余未见异常。对该患者正确的处理措施是
 A. 口腔健康维护　　　　　　B. 补充高蛋白食物　　　　　C. 口服消炎药物
 D. 龈上洁治术　　　　　　　E. 龈下刮治术

【答案】A

【解析】考核知识点是妊娠期妇女口腔保健的内容。由于口腔检查结果为：DI-S为2，CI-S为0，GI为1，表示软垢较多，没有结石，探诊不出血，所以只需进行口腔健康维护就可以解决问题。选项C和E是此时不适宜进行的。因为没有牙石，选项D为干扰项。

37. 在给学校老师上口腔保健课时，应该特别强调学校儿童口腔保健的目的是
 A. 预防龋齿　　　　　　　　B. 预防牙周疾病　　　　　　C. 保持牙齿和牙周组织健康
 D. 促进德智体美劳全面发展　E. 保障学生身心健康

【答案】C

38. 下列说法正确的是
 A. 整个妊娠期间不适宜牙科治疗　　　　B. 整个妊娠期间均适宜牙科治疗
 C. 妊娠前3个月适宜牙科治疗　　　　　　D. 妊娠4～6个月适宜牙科治疗
 E. 妊娠后3个月适宜牙科治疗

【答案】D

【解析】在怀孕早期和晚期接受复杂口腔治疗，会因为紧张和疼痛增加胎儿流产或早产的风险。妊娠期前3个月，口腔治疗一般仅限于处理急症，避免X线照射；妊娠4～6个月是治疗口腔疾病的适宜时期，这个阶段母体处于较稳定的时期，若有未处理或正在治疗中的口腔疾病，应抓紧时间进行治疗，但也应注意在保护措施下拍照X线片，不要直接照射盆腔和腹部；妊娠期后3个月则应尽可能避免口腔治疗，如果发现有口腔疾病，应以保守治疗为主，不可接受拔牙及长时间复杂的根管治疗等创伤性治疗，以免引起早产。故选D。

39. 婴幼儿口腔保健应开始于
 A. 孩子1岁以后　　　　　　B. 第一颗牙齿萌出后　　　　C. 婴儿出生后
 D. 乳牙全部萌出后　　　　　E. 幼儿园开始

【答案】C

(40～43题共用题干)

为了提高妇女口腔健康意识,省妇幼保健院对妊娠期妇女进行了口腔保健知识讲座,主要内容包括:

40.妊娠期妇女的口腔保健目的是

A.使孕妇了解胎儿的生长发育　　B.维护胎儿的生长发育　　C.了解胎儿是否患口腔疾病

D.维护胎儿的口腔健康　　E.使孕妇了解婴幼儿口腔保健的特点

41.妊娠期妇女易发生口腔疾病的原因

A.运动太少　　B.进食软食较多　　C.菌斑形成

D.妊娠期间睡眠较多　　E.营养品摄入过多

42.妊娠期前3个月应注意避免

A.龋充填治疗　　B.牙周检查　　C.牙髓治疗

D.X线照射　　E.龈上洁治

43.建立良好的生活习惯,应避免以下的有害因素侵袭,不包括

A.病毒感染　　B.外伤　　C.搬运物品

D.酗酒　　E.吸烟

【答案】E、C、D、C

【解析】妊娠期间激素水平改变可改变组织反应,导致口腔软组织容易发生炎症。妊娠期前3个月为易发生流产的时间,口腔医疗一般仅限于急症处理,要避免X线照射。四环素除抑制胎儿生长发育外,还可影响乳、恒牙胚矿化发育;而庆大霉素、链霉素、卡拉霉素则有致畸作用。

(44～46题共用题干)

社区口腔健康咨询中群众提出了不少问题,许多认识是不正确的,口腔预防保健人员进行了认真分析,采取多种方式进行了宣传教育活动。

44.针对"氟化物有害健康"的错误认识,应提倡

A.氟化物有益健康　　B.氟化物有益口腔健康　　C.氟化物过多有害

D.氟化物过少有损口腔健康　　E.除氟害兴氟利

【答案】E

45.针对"人老要掉牙"的错误认识,应讲清道理,说明

A.人老就要掉牙　　B.人老牙也要老　　C.人老掉牙及时义齿修复

D.健康牙齿可以伴人终生　　E.尽量保护牙齿不要丧失

【答案】D

46.针对"牙不疼不用看牙医"的错误认识,应提倡

A.尽早看牙医　　B.定期口腔检查　　C.每2年看1次

D.牙疼及时看　　E.牙龈出血也要看

【答案】B

(47～52题共用题干)

我市残疾人联合会和市牙预防组针对全市5千多残疾儿童的口腔保健现状,拟订了改进方案以促进口腔预防保健工作,考虑到残疾人丧失或部分丧失了自我口腔保健能力和本市发展现状。

47.除呼吁政府重视此项工作外,强调要

A.社会参与　　B.含氟牙膏刷牙　　C.重点服务对象

D.开展初级口腔卫生保健　　E.家庭口腔保健和特殊护理

48.口腔专业人员应该为残疾人

A.行动起来　　B.上门服务　　C.随叫随到

D.健康教育　　E.定期口腔保健

49.预防龋齿要在可能的条件下

A.全身和局部用氟方法各1种　　B.口服氟片　　C.食盐加氟

D.含氟凝胶　　E.含氟牙膏

50.给残疾人进行口腔治疗比较困难专业人员应该

A.能将就就将就　　B.尽量简化治疗操作　　C.加强信息交流

D.满腔热情精益求精　　E.要求家属予以配合

51.专业人员应该掌握残疾人口腔保健方法,教会家长为残疾孩子

A.喂药　　B.限制饮食　　C.讲口腔卫生知识

D. 检查口腔卫生　　　　　　　E. 每天彻底刷牙 1 次

52. 帮助残疾儿童刷牙应选择好
A. 牙刷和牙膏　　　　　B. 方便的体位和姿势　　　　C. 海绵垫子和轮椅
D. 椅子和带子固定　　　E. 镜子和座椅

【答案】E、E、A、D、E、B

(53～58 题共用题干)

老年人口腔保健受到乡政府的高度重视，请来口腔保健专家指导卫生院的工作。经过讨论研究，全乡 1000 多名 60 岁以上老年人口腔保健的详细计划方案形成了。

53. 为掌握基础资料，首先对全乡 60 岁以上老年人进行口腔健康，应采用的调查方法为
A. 分层调查　　　　　　B. 抽样调查　　　　　　　　C. 预调查
D. 捷径调查　　　　　　E. 普查

54. 调查结果显示，老年人的牙齿健康问题主要是
A. 楔状缺损和冠龋　　　B. 楔状缺损和牙齿丧失　　　C. 冠龋和根面龋
D. 根面龋和牙齿丧失　　E. 根面龋和楔状缺损

55. 调查结果显示，老年人牙周健康问题主要是
A. 牙龈炎和牙龈出血　　B. 牙周袋形成　　　　　　　C. 牙结石和牙周袋溢脓
D. 牙龈萎缩和牙槽骨吸收　E. 牙龈萎缩和牙结石

56. 调查结果显示，老年人需求不断增长的主要是
A. 牙周洁治　　　　　　B. 龋齿充填　　　　　　　　C. 义齿修复
D. 保健牙刷　　　　　　E. 拔牙

57. 掌握了老年人口腔健康基本资料后，制定的口腔保健目标是
A. 保持全口牙完好　　　B. 纠正不良卫生习惯　　　　C. 消除牙周袋
D. 义齿修复　　　　　　E. 至少保持 20 颗功能牙

58. 第一步采取的切实可行的口腔保健措施是
A. 提高自身口腔保健能力　B. 保护基牙　　　　　　　C. 牙签剔牙和药物漱口
D. 含氟牙膏和保健牙刷刷牙　E. 戒除烟酒嗜好

【答案】E、D、D、C、E、A

第九单元　社区口腔卫生服务

1. 社区口腔卫生服务的内容包括
   A. 口腔健康教育　　　　　B. 口腔预防　　　　　　　C. 口腔医疗
   D. 口腔保健　　　　　　　E. 以上均包括
   【答案】E
   【解析】社区口腔卫生服务的内容从广义上讲，应包括各级卫生机构和社会相关部门为提高社区居民口腔健康状况而开展的一切活动，涉及口腔健康教育、口腔预防、口腔医疗、口腔保健、康复等初级口腔卫生保健的内容。

2. 在社区口腔保健人员培训课程中，老师特别强调重视老年人口腔保健，其措施主要是
   A. 提高自身抗病能力　　　B. 戒除生活不良嗜好　　　C. 定期口腔健康检查
   D. 康复机体基本功能　　　E. 养成良好的生活习惯
   【答案】C
   【解析】考核知识点是老年人口腔保健的内容。开展老年人口腔保健的主要措施是定期口腔健康检查，然后进行各种有针对性的口腔保健措施。其他均为干扰项。

【破题思路】	
老年人 （60岁作为人口进入老年阶段的分界线）	① 老年人常见口腔问题一般包括龋病、牙龈退缩和根面龋、牙周病、牙和牙列缺损及缺失、口腔黏膜病和口腔癌、口腔卫生差和治疗率低 ② 老年人提高自我口腔保健能力：预防和及时治疗口腔疾病，养成良好口腔卫生习惯，掌握科学的口腔保健方法 ③ 注重个人口腔卫生：刷牙和漱口，使用间隙刷、牙签、牙线 ④ 定期进行口腔检查，一般至少应一年检查一次 ⑤ 及时修复缺失牙：修复缺失牙一般在拔牙后 2～3 个月后进行

3. 社区口腔卫生服务的任务包括
   A. 提高人群口腔健康水平　　　　　　　B. 提供基本口腔卫生服务
   C. 满足社区日益增长的口腔卫生服务需求　D. 营造口腔健康社区
   E. 以上均包括
   【答案】E
   【解析】社区口腔卫生服务的任务：提高人群口腔健康水平，提高生活质量；提供基本口腔卫生服务，满足社区居民日益增长的口腔卫生服务需求；营造口腔健康社区；保证区域卫生规划的实施，保证医疗卫生体制改革和城镇职工基本医疗保险制度改革的实施；完善社区口腔卫生服务机构的功能。

4. 社区口腔卫生服务的特点是
   A. 以人的健康为中心　　　B. 以患者为中心　　　　　C. 以疾病为中心
   D. 以家属为中心　　　　　E. 以上都正确
   【答案】A

5. 社区口腔卫生服务的基本内容是相互联系，有机结合在一起的，具有
   A. 综合性　　　　　　　　B. 可及性　　　　　　　　C. 整体性
   D. 协调性　　　　　　　　E. 以上都正确
   【答案】E
   【解析】社区口腔卫生服务的基本内容是相互联系，有机结合在一起的。针对同一社区的人群或个体，社区口腔卫生服务所提供的是一种基本的口腔卫生服务，是包括上述内容的综合性、可及性、连续性、整体性、协调性的服务。

6. 社区卫生服务的范围是
   A. 国家　　　　　　　　　B. 乡镇　　　　　　　　　C. 城市
   D. 社区　　　　　　　　　E. 社会
   【答案】D

【解析】社区卫生服务是在政府领导、社区参与、上级卫生机构指导下，以基层卫生机构为主体，全科医师为骨干，合理使用社区卫生资源和适宜技术，以人的健康为中心、家庭为单位、社区为范围、需求为导向，以妇女、儿童、老年人、慢性病患者、残疾人等为重点，以解决社区主要卫生问题、满足基本卫生服务需求为目的，融合预防、医疗、保健、康复、健康教育、计划生育技术服务等为一体的，有效、经济、方便、综合、连续的基层卫生服务。

7. 属于社区卫生服务特点的是

A. 以人群为对象 B. 提供综合服务 C. 以基层卫生保健为主要内容

D. 提供协调性服务 E. 以上均正确

【答案】E

8. 最近10年，我国在农村与贫苦地区发展的社区综合口腔保健项目为

A. 社区学校、幼儿园的口腔保健项目 B. 急诊保健、保健教育、预防措施

C. 社区牙周保健项目 D. 龋病与牙周病及其相关疾病的危险因素研究

E. 以上皆是

【答案】E

第十单元　口腔医疗保健中的感染与控制

1. 口腔医务人员可能被感染的途径不包括
   A. 接触受感染的血液及分泌物　　B. 接触受感染的病损区　　C. 接触含有感染源的飞沫
   D. 被污染的器械刺伤　　E. 食用被污染的食品
   【答案】E
   【解析】考核知识是口腔保健中的感染与控制口腔医务人员可能被感染的途径中没有食用被污染的食品这一条，其他均为在临床操作中可能被污染的途径。

【破题思路】感染传播需要三个环节：感染源、传播途径、易感人群。

感染源	① 患者和病原体的携带者 ② 污染的环境（涡轮手机洁牙机水雾混有患者血液、唾液形成气溶胶） ③ 污染的口腔医疗器械	
传播途径	接触传播	直接接触：血液或其他血液污染的体液直接传播
		间接接触：通过接触被污染的物品而造成的传播，常见医护人员污染的手
	飞沫传播：带有病原微生物的飞沫核（>5μm），在空气中移行短距离后移植到上呼吸道导致的传播，是一种近距离（1m以内）传播	
	空气传播：病原微生物经由悬浮在空气中的微粒如飞沫核（≤5μm）、菌尘来传播的方式	
易感人群	对某种疾病或传染病缺乏免疫力的人群	

2. 综合治疗台的表面感染控制最好选用
   A. 布巾覆盖　　B. 纸巾覆盖　　C. 毛巾覆盖
   D. 塑料布覆盖　　E. 表面擦拭
   【答案】D
   【解析】综合治疗台的表面感染控制采用隔离膜或者塑料布覆盖，可一人一更换，有利于感染控制，最佳答案D。

【破题思路】采用屏障保护技术的优点在于完成一位患者的治疗后，只要丢弃这些屏障，被覆盖的部分不需要进行清洁消毒（除非有破损），治疗区域其他暴露部分及缺损部位在治疗两位患者之间必须清洁。这样既保持了物体表面的清洁又节省了时间。

3. 在口腔治疗中艾滋病病毒传播的主要方式是
   A. 血液传播　　B. 空气传播　　C. 唾液传播
   D. 接触传播　　E. A+C+D
   【答案】E
   【解析】艾滋病病毒传播的途径一般是通过血液、体液、接触传播，题干中在口腔治疗中的主要方式是血液和唾液传播，选E。

【破题思路】由接触传播的微生物

微生物	疾病
乙型肝炎病毒	病毒性肝炎
丙型肝炎病毒	病毒性肝炎
丁型肝炎病毒	病毒性肝炎

续表

微生物	疾病
单纯疱疹病毒Ⅰ型	疱疹
单纯疱疹病毒Ⅱ型	疱疹
人类免疫缺陷病毒HIV	艾滋病
淋病双球菌	淋病
梅毒螺旋体	梅毒
铜绿假单胞菌	化脓感染
金黄色葡萄球菌/白色	化脓感染
破伤风杆菌	破伤风

4. 口腔医师操作中最易感染的是

A. 真菌　　　　　　　　　　B. 病毒　　　　　　　　　　C. 细菌
D. 支原体　　　　　　　　　E. 放线菌

【答案】B

【解析】口腔医生操作中多接触血液、唾液和空气为媒介的感染源，易感染各类病毒，选B。

【破题思路】经由空气传染的微生物及疾病

微生物	疾病
水痘病毒	水痘
麻疹病毒	麻疹
风疹病毒	风疹
流行性腮腺炎病毒	流行性腮腺炎
流感病毒	流感
腺病毒	儿童呼吸道感染
结核分枝杆菌	结核
化脓性链球菌	化脓性感染
白念珠菌	念珠菌病

5. 污染手机消毒的方法最好用

A. 干热灭菌　　　　　B. 化学浸泡　　　　　C. 高温高压灭菌
D. 紫外线消毒　　　　E. 消毒剂擦拭

【答案】C

【解析】污染手机属于高危器械，高温高压灭菌是污染手机消毒灭菌最好的方式，选C。

【破题思路】

高度危险器械	接触患者口腔伤口、血液、破损黏膜或进入口腔无菌组织，或穿破口腔软组织进入骨组织或牙齿内部的各类口腔器械
中度危险器械	仅接触完整的黏膜或破损的皮肤，而不进入无菌组织器官的口腔器械
低度危险器械	不接触患者口腔或间接接触患者口腔

6. 口腔科感染控制的最突出问题是

A. 手机头消毒较困难　　　　　　　　B. 对消毒灭菌原理知之不多
C. 对制度执行不严格　　　　　　　　D. 消毒灭菌缺少严格分类
E. 是对控制感染的正确评估

【答案】E

【解析】A、B、C、D都是可以解决的问题，口腔科感染控制的最突出问题是对控制感染的正确评估、衡量及认识。

【破题思路】医务人员防护	
树立职业安全防护意识	① 评估感染风险及后果 ② 掌握医院感染"标准预防"并在必要时采取适当隔离措施 ③ 发生职业暴露及时登记报告并做相应处理
接种疫苗	① 所有结核菌素试验阴性以及乙型肝炎血清学指标阴性的口腔医务人员都应该进行疫苗接种 ② 女性医务工作者特别预防风疹病毒，预防受孕后胎儿畸形和流产
使用个人防护用品	手套、口罩、防护眼镜和面罩、工作服和工作帽
采用手卫生措施	包括医务人员洗手、卫生手消毒和外科手消毒 最重要、最简单、最经济的措施

7. 口腔科医师最易受感染的途径是

A. 被污染器械刺伤皮肤　　B. 操作后不洗手　　C. 空气消毒不严

D. 食物消毒不严　　E. 接触患者血液和唾液

【答案】A

【解析】口腔科医师最易受染的途径是器械锐器伤。

【破题思路】安全使用尖锐器械：传递探针、镊子避免锐端朝向接受者；尖锐器械不可"手对手式传递"，而是由护士准备好放在治疗桌上。手上部位的伤口冲洗后，用消毒液（75%乙醇或0.5%碘伏）进行消毒。HBV阳性患者血液、体液污染的锐器损伤，应在24h内注射高价乙肝免疫球蛋白，同时进行血液乙型肝炎标志物检查，阴性者皮下注射乙肝疫苗10μg、5μg、5μg（按0、1个月、6个月间隔）。

8. 保护性工作服应

A. 每日更换　　B. 每个患者更换　　C. 每3天更换

D. 每2天更换　　E. 每周更换

【答案】A

【解析】保护性工作服应每日更换。

9. 对于传播途径以下说法正确的是

A. 清除各种传播途径，减少传播的可能性　　B. 阻断各种传播途径，减少传播的可能性

C. 控制各种传播途径，减少传播的可能性　　D. 减少各种传播途径，减少传播的可能性

E. 消除各种传播途径，减少传播的可能性

【答案】C

10. 高速涡轮牙钻雾化，产生不同大小的颗粒，飘浮在空气中可传播

A. 乙型肝炎、艾滋病　　B. 化脓性感染　　C. 伤寒、痢疾

D. 单纯疱疹、带状疱疹　　E. 结核、感冒

【答案】E

11. 口腔科特有的诊疗环境给预防交叉感染增加了难度，其中最难解决的问题是

A. 看患者前后洗手　　B. 紫外线消毒空气　　C. 手术器械高压灭菌

D. 机头的消毒　　E. 个人的防护

【答案】D

12. 看见医师接诊每位患者时都更换了手套就认为防护措施做得比较规范，其实除了更换手套外还应进行

A. 接诊每位患者前洗手　　B. 接诊每位患者前后洗手

C. 接诊每位患者后洗手　　D. 戴手套接诊后洗手，再换手套

E. 接诊每位患者后换手套

【答案】B

13. 口腔临床上推荐的表面消毒剂是
   A. 碘伏、次氯酸钠、酚类合成物
   B. 次氯酸钠、碘伏、乙醇
   C. 碘伏、戊二醛溶液、乙醇
   D. 碘伏、氯己定溶液、乙醇
   E. 碘伏、氯己定溶液、戊二醛溶液
   【答案】A

14. 在医院感染控制检查中，专家组建议进行牙科设备消毒时，吸唾装置、电源开关等可考虑使用
   A. 消毒液擦拭
   B. 毛巾覆盖
   C. 纱布覆盖
   D. 塑料布覆盖
   E. 一次性治疗巾覆盖
   【答案】D

15. 口腔操作中的感染传播依赖因素不包括
   A. 感染源
   B. 传播媒介和载体
   C. 传播途径
   D. 消毒方法不正确
   E. 易感宿主
   【答案】D

16. 牙科设备消毒时，综合治疗台的表面可考虑用
   A. 一次性纸巾覆盖
   B. 布巾覆盖
   C. 塑料布覆盖
   D. 消毒液擦拭
   E. 毛巾覆盖
   【答案】C

17. 口腔医疗保健中由接触传染的主要疾病是
   A. 水痘
   B. 麻疹
   C. 流行性腮腺炎
   D. 结核病
   E. 病毒性肝炎
   【答案】E

18. 乙肝高危人群不包括
   A. 吸毒者
   B. 男性同性恋和双性恋者
   C. 经常接受血或血制品的患者
   D. 口腔卫生及有关人员
   E. 食品加工业的劳动者
   【答案】E

19. 口腔医师被感染的主要危险来自
   A. 直接接触感染的血及分泌物或感染性病损
   B. 经污染器械伤害传播
   C. 经术者手部伤口传播
   D. 经空气飞溅传播
   E. 术者手部接触污染器械传播
   【答案】B

20. HIV 的传播途径不包括
   A. 性接触
   B. 母婴传播
   C. 接受血或血制品
   D. 吸毒
   E. 共用餐具
   【答案】E

21. 供选用的口腔临床消毒液没有
   A. 酚类溶液
   B. 乙醇溶液
   C. 碘伏溶液
   D. 煤酚皂溶液
   E. 次氯酸钠溶液
   【答案】D

22. 95℃时杀灭 HBV 需要的时间至少是
   A. 5min
   B. 10min
   C. 15min
   D. 20min
   E. 25min
   【答案】A

23. 器械灭菌前理想的浸泡溶液是
   A. 戊二醛
   B. 合成酚溶液
   C. 氯制剂
   D. 75% 酒精
   E. 氯己定
   【答案】B

24. 口腔器材灭菌方法中，安全系数最大的是
   A. 化学蒸汽压力灭菌法
   B. 高压蒸汽灭菌法
   C. 化学熏蒸灭菌法
   D. 玻璃球/盐灭菌法
   E. 干热灭菌法
   【答案】B

25. 避免用高压蒸汽灭菌法消毒灭菌的是
A. 优质不锈钢器械　　　　　　B. 耐高温消毒手机　　　　　　C. 布类
D. 石蜡　　　　　　　　　　　E. 橡胶制品
【答案】D

26. 手机应尽可能选用的消毒方法是
A. 高压蒸汽灭菌法　　　　　　B. 化学蒸汽压力灭菌法　　　　C. 戊二醛浸泡法
D. 酒精浸泡法　　　　　　　　E. 碘伏表面消毒法
【答案】A

27. 效果最差的器械消毒方法是
A. 高压蒸汽灭菌法　　　　　　B. 化学蒸汽压力灭菌法　　　　C. 干热灭菌法
D. 酒精浸泡法　　　　　　　　E. 碘伏表面消毒法
【答案】D

28. 口腔科器械常用的消毒方法中，除了
A. 碘酒＋酒精浸泡　　　　　　B. 超声波清洁　　　　　　　　C. 干热灭菌
D. 化学熏蒸　　　　　　　　　E. 高压蒸汽
【答案】B

29. 戊二醛－酚溶液使用的稀释度是
A. 1∶32　　　　　　　　　　　B. 1∶16　　　　　　　　　　　C. 1∶8
D. 1∶4　　　　　　　　　　　E. 1∶2
【答案】B

30. 口医疗保健中由接触传染的主要疾病是
A. 水痘　　　　　　　　　　　B. 麻疹　　　　　　　　　　　C. 流行性腮腺炎
D. 念珠菌病　　　　　　　　　E. 病毒性肝炎
【答案】E

(31～32题共用题干)
口腔临床应注意的一些问题。

31. 口腔临床感染最危险又最典型的是
A. 真菌感染　　　　　　　　　B. 细菌感染　　　　　　　　　C. 病毒感染
D. 衣原体感染　　　　　　　　E. 原虫感染
【答案】C

32. 高速涡轮牙钻雾化，产生的颗粒在空气中可传播
A. 化脓性感染　　　　　　　　B. 单纯疱疹　　　　　　　　　C. 乙型肝炎
D. 流感　　　　　　　　　　　E. 伤寒
【答案】D

33. 在洗手时用做到以下几点，除外的是
A. 洗手之前应先摘除手部饰物，剪短指甲，使指甲边缘圆钝
B. 最好采用非手接触式水龙头
C. 任何一次洗手后须擦干或晾干
D. 可选择刺激性小的手卫生产品
E. 需要戴手套检查时无需洗手
【答案】E
【解析】①洗手之前应先摘除手部饰物，剪短指甲，使指甲边缘圆钝。②最好采用非手接触式水龙头，如采用自动感应式、脚踏控制式水管装置。③任何一次洗手后，须擦干。一定要用干净的个人专用毛巾或一次性消毒纸巾擦干，或者使用自动干手机烘干。不能使用用过的毛巾，不能用工作服擦手。若没有条件，可让"湿手"自动晾干。④经常使用肥皂和抗菌剂洗手易引起慢性刺激性接触性皮炎，可选择刺激性小的手卫生产品和洗手后使用润肤产品以减少这类皮炎。使用石油提炼的乳剂可能会破坏乳胶手套的完整性，所以这一类润肤乳应在一天工作结束后使用。

34. 口腔医务人员发生口腔临床感染的主要危险来自
A. 被污染器械刺伤　　　　　　B. 操作后不洗手　　　　　　　C. 空气传播
D. 接触血液及唾液　　　　　　E. 高速手机的飞沫

【答案】A

【解析】有研究报道牙科医生平均1年起码有1次被刺伤机会，研究表明针刺伤后乙型肝炎感染的危险性为20%～25%，因此，被污染器械刺伤是口腔医务人员临床感染的主要危险。

35. 点隙裂沟封闭概念错误的是
A. 最终达到预防龋病发生
B. 在𬌗面、颊面或舌面的点隙裂沟涂布一层粘接性树脂
C. 保护牙釉质不受细菌及代谢产物侵蚀
D. 少量去除牙体组织
E. 使用的高分子材料称窝沟封闭剂

【答案】D

36. 口腔感染源不包括
A. 已治愈的传染病患者 B. 急性传染病发作期患者 C. 潜伏期感染者
D. 已知携带病源者 E. 未知携带病源者

【答案】A

37. 目前国际上把预真空高压蒸汽灭菌器分3个等级其中S级指的是
A. 灭菌前没有抽真空 B. 灭菌前抽1次真空 C. 灭菌前抽2次真空
D. 灭菌前抽3次真空 E. 灭菌前抽4次真空

【答案】B

38. 避免用高压蒸汽灭菌法消毒灭菌的是
A. 优质不锈钢器械 B. 耐高温消毒手机 C. 布类
D. 明胶海绵 E. 橡胶类

【答案】D

39. 不耐热、不耐湿以及贵重物品可选择
A. 压力蒸汽灭菌法 B. 干热灭菌 C. 低温蒸汽甲醛气体消毒灭菌
D. 浸泡灭菌 E. 真空高温高压灭菌法

【答案】C

40. 在口腔医疗保健中可由接触传播的病毒不包括
A. 乙型肝炎病毒 B. 甲型肝炎病毒 C. 风疹病毒
D. 单纯疱疹Ⅰ型和Ⅱ型病毒 E. 丁型肝炎病毒

【答案】C

41. 口腔医疗保健中由接触传播的主要疾病是
A. 水痘 B. 麻疹 C. 流行性腮腺炎
D. 念珠菌病 E. 病毒性肝炎

【答案】E

【解析】本题考核常见口腔医疗保健中感染的传播途径。水痘、麻疹、流行性腮腺炎、念珠菌病分别由水痘病毒、麻疹病毒、流行性腮腺炎病毒和白念珠菌经由空气传播感染，病毒性肝炎是由于接触相应的肝炎病毒引起感染。

42. 口腔医疗保健中由空气传播的微生物是
A. HIV B. 乙型肝炎病毒 C. 单纯疱疹Ⅰ型
D. 腺病毒 E. 破伤风杆菌

【答案】D

【解析】本题考核常见口腔医疗保健中感染的传播途径。HIV、乙型肝炎病毒、单纯疱疹Ⅰ型、破伤风杆菌均经由接触传播感染，腺病毒则由空气传播。

43. 张教授在对口腔医师进行上岗培训时，指出口腔医务人员发生口腔临床感染的风险较大的直接接触传播是
A. 接触被污染的设备 B. 污染的印模 C. 空气中的微粒
D. 裸手反复接触血液及唾液 E. 高速手机的飞沫

【答案】D

【解析】考查考生是否掌握口腔临床感染传播的途径。A、B属间接传播，C属空气传播，E是飞沫传播，D是正确答案。

44. 在对牙科诊所进行院内感染检查中，专家组建议：对治疗椅的头靠可考虑使用以下方法控制
A. 消毒液擦拭　　　　　　　B. 毛巾覆盖　　　　　　　　C. 纱布覆盖
D. 塑料纸覆盖　　　　　　　E. 治疗巾覆盖
【答案】D
【解析】本题考核的知识点是口腔医疗保健中的感染与控制内容。在感染控制的措施及方法中提到：治疗椅的头靠可采用屏障防护技术，即塑料纸覆盖。

45. 避免用高压蒸汽灭菌法消毒灭菌的器械是
A. 优质不锈钢器械　　　　　B. 耐高温消毒手机　　　　　C. 布类
D. 橡胶制品　　　　　　　　E. 石蜡
【答案】E
【解析】优质不锈钢器械、耐高温消毒手机、布类、玻璃杯、大吸唾管、包扎的器械以及耐热塑料器械适用于高压蒸汽灭菌。油类、粉类、蜡类不应高温灭菌。该题考查高压蒸汽灭菌法的适用物品。

46. 对酚类消毒剂描述正确的是
A. 能杀灭芽孢　　　　　　　B. 不能用作表面消毒　　　　C. 需每周配制
D. 浸泡消毒需30min接触时间　E. 能损坏塑料和橡皮
【答案】E
【解析】对细菌、病毒、结核菌都有杀灭作用，但对芽孢无此作用。作为表面和浸泡消毒，需10min接触时间，应每日新鲜配制，无臭，但可能损坏塑料和橡皮。该题考查酚类消毒剂的特性。

47. 口腔医疗保健中由接触传染的主要疾病是
A. 水痘　　　　　　　　　　B. 麻疹　　　　　　　　　　C. 流行性腮腺炎
D. 念珠菌病　　　　　　　　E. 病毒性肝炎
【答案】E
【解析】口腔医疗保健中由接触传染的主要疾病是病毒性肝炎。其他均属于经空气传播的疾病。故本题答案是E。

48. 口腔临床上推荐的表面消毒液是
A. 碘溶液　　　　　　　　　B. 次氯酸钠　　　　　　　　C. 戊二醛溶液
D. 氯己定溶液　　　　　　　E. 乙醇
【答案】A
【解析】口腔临床上推荐的表面消毒液是碘溶液。碘溶液常用于外科手术前的皮肤、黏膜以及医疗器械、玻璃制品的消毒。故本题答案是A。易误选B。

49. 口腔手术中乙型肝炎病毒的传染通常是
A. 由患者传播给口腔科医师　　B. 由口腔科医师传播给患者　　C. 患者之间相互传播
D. 医师之间相互传播　　　　　E. 通过血液制品传播给患者
【答案】A
【解析】口腔手术中乙型肝炎病毒的传染通常是由患者传播给口腔科医师。乙型肝炎病毒除了血液以及血液制品传播以外，还可通过涎液、尿液、胆汁、乳汁、汗液、羊水、月经、精液、阴道分泌物等传播。所以一旦接触到上述物质，就可能会感染乙型肝炎病毒。患者之间不易直接传播病毒，更多的是患者造成医师感染，因此医师的自我防护十分重要。故选A。

50. 在口腔医疗保健中经由空气传播的疾病是
A. 淋病　　　　　　　　　　B. 结核　　　　　　　　　　C. 梅毒
D. 破伤风　　　　　　　　　E. 铜绿假单胞菌化脓性感染
【答案】B

51. 在口腔医疗保健中不属于空气传播的病毒是
A. 流行性腮腺病毒　　　　　B. 水痘病毒　　　　　　　　C. 麻疹病毒
D. 人类免疫缺陷病毒　　　　E. 腺病毒
【答案】D
【解析】人类免疫缺陷病毒属于接触传播。

【破题思路】经由空气传播的微生物及疾病	
微生物	疾病
水痘病毒	水痘
麻疹病毒	麻疹
风疹病毒	风疹
流行性腮腺炎病毒	流行性腮腺炎
流感病毒	流感
腺病毒	儿童呼吸道感染
结核分枝杆菌	结核
化脓性链球菌	化脓性感染
白念珠菌	念珠菌病

52. 口腔操作中感染传播依赖的因素是
A. 免疫状态　　　　　　B. 治疗措施　　　　　　C. 营养状况
D. 易感宿主　　　　　　E. 激素水平
【答案】D
【解析】口腔操作中感染传播依赖以下四个因素，分别为感染源、传染媒介、传播途径和易感宿主。故本题答案是 D。易误选 A。

【破题思路】	
感染源	① 患者和病原体的携带者 ② 污染的环境（涡轮手机洁牙机水雾混有患者血液唾液形成气溶胶） ③ 污染的口腔医疗器械

53. 在科室预防交叉感染的讨论会上，大家查找工作中的问题，张主任提出了正确的控制感染原则是
A. 消除各种传播途径，减少传播的可能性　　　B. 控制各种传播途径，减少传播的可能性
C. 改变各种传播途径，减少传播的可能性　　　D. 减轻各种传播途径，减少传播的可能性
E. 监测各种传播途径，减少传播的可能性
【答案】B
【解析】控制各种传播途径，减少传播的可能性，可正确有效控制感染的传播。

【破题思路】感染传播需要三个环节：感染源、传播途径、易感人群。	
感染源	① 患者和病原体的携带者 ② 污染的环境（涡轮手机洁牙机水雾混有患者血液唾液形成气溶胶） ③ 污染的口腔医疗器械

54. 气水枪是极易被污染的，特别是气水枪的尖端，我们选择不同的措施来减少交叉感染，你认为合理的是
A. 每位患者用完后更换气水枪枪头　　　　　　B. 包裹手柄
C. 增设防回流装置　　　　　　　　　　　　　D. A+B
E. A+B+C
【答案】E
【解析】临床使用的气水枪是极容易污染的。减少交叉感染的措施应包括每人使用一个气水枪枪头，气枪要包裹手柄及增加防回流装置。故选 E。

基础医学综合

第一单元　生物化学

1. 蛋白质的二级结构是指
   A. 肽链中某一区段氨基酸残基的相对空间位置　　B. 多肽链中氨基酸的排列顺序
   C. 整条多肽链中全部氨基酸残基的相对空间位置　　D. 主要靠肽键形成的结构
   E. 多肽链的主链结构
   【答案】A
   【解析】蛋白质的一级结构是指蛋白质分子中从 N 端到 C 端的氨基酸残基的排列顺序，即多肽链的主链结构，氨基酸残基间以肽键相连接；蛋白质的二级结构是指蛋白质分子中某一段肽链的空间结构；蛋白质的三级结构是指蛋白质分子中整条肽链中全部氨基酸残基的空间结构；蛋白质的四级结构是指蛋白质分子中各亚基的空间排布及亚基接触部位的布局和相互作用，每一条具有完整三级结构的多肽链称为蛋白质亚基。

2. 蛋白质功能中可被糖或脂肪代替的是
   A. 维持组织的生长、更新和修复　　B. 参与细胞各级膜结构组成　　C. 维持体液胶体渗透压
   D. 维持运输及储存功能　　E. 氧化供能
   【答案】E
   【解析】蛋白质具有多种生理功能，有些功能与糖、脂类共同具有，有些是糖、脂类所不具有，或不能被糖、脂类所取代的。例如，维持体液胶体渗透压、运输或储存功能是某些蛋白质独自具有的功能，糖、脂类不能取代；参与各级膜组成，维持生长、更新和修复是糖、脂类和蛋白质共同属性，但所起角色或作用不同，也不能相互取代。在三类物质间所执行功能相同，作为蛋白质功能之一，能被糖、脂类代替的就是氧化供能，A、B、C、D 都是蛋白质的功能。

3. 发生在肝生化转化第二阶段的是
   A. 葡糖醛酸结合反应　　B. 氧化反应　　C. 还原反应
   D. 水解反应　　E. 脂化反应
   【答案】A
   【解析】肝生物转化分为两个阶段，第一阶段包括：氧化、还原、水解、脂化反应等，第二阶段为葡糖醛酸结合反应。B、C、D、E 都属于肝生化转化第一阶段。

4. 蛋白质分子中不存在的氨基酸是
   A. 半胱氨酸　　B. 赖氨酸　　C. 乌氨酸
   D. 脯氨酸　　E. 组氨酸
   【答案】C
   【解析】蛋白质分子中存在的氨基酸分为人体必需氨基酸、非必需氨基酸。乌氨酸是不存在的。

5. DNA 变性时其结构变化表现为
   A. 磷酸二酯键断裂　　B. N—C 糖苷键断裂　　C. 戊糖内 C—C 键断裂
   D. 碱基内 C—C 键断裂　　E. 对应碱基间氢键断裂
   【答案】E
   【解析】DNA 变性是双链 DNA 间碱基的氢键断开，变单链。在极端的 pH（加酸或碱）和受热条件下，DNA 分子中双链间的氢键断裂，双螺旋结构解开，这就是 DNA 的变性。依变性因素不同，有 DNA 的酸、碱变性，或 DNA 的热变性之分。因为变性时碱基对之间的氢键断开，相邻碱基对之间的堆积力也受到破坏（但不伴有共价键断裂），所以变性后的 DNA 在 260nm 的紫外光吸收增强，称为高色效应。在 DNA 变性中以 DNA 的热变性意义最大。

6. 多种辅酶的组成成分中均含有不同的 B 族维生素，例如构成 NAD$^+$ 的维生素是
   A. 磷酸吡哆醛　　B. 核黄素　　C. 叶酸
   D. 尼克酰胺　　E. 硫胺素
   【答案】D
   【解析】多种辅酶的组成成分中均含有不同的 B 族维生素，例如构成 NAD$^+$ 的维生素是烟酰胺尼克酰胺。

7. 丙酮酸氧化脱羧生成的物质是
   A. 丙酰 -CoA　　B. 乙酰 -CoA　　C. 羟甲戊二酰 -CoA
   D. 乙酰乙酰 -CoA　　E. 琥珀酸 -CoA

【答案】B

【解析】酵解途径产生的丙酮酸在缺氧状态下还原为乳糖。在有氧状态下，酵解产生 NADH+H$^+$ 进入线粒体，经电子传递链的氧化作用生成 H_2O，并生成 ATP，同时丙酮酸也进入线粒体经氧化脱羧生成乙酰 CoA。后者进入三羧酸循环彻底氧化成 CO_2、水并释放能量。

8. 正常细胞糖酵解途径中，利于丙酮酸生成乳酸的条件是
   A. 缺氧状态　　　　　　　　B. 酮体产生过多　　　　　　　C. 缺少辅酶
   D. 糖原分解过快　　　　　　E. 酶活性降低

【答案】A

【解析】酵解途径产生的丙酮酸在缺氧状态下还原为乳酸，在有氧的条件下进入线粒体进行三羧酸循环，最终经生物氧化成为 CO_2 和 H_2O。

9. 呼吸链电子传递过程中可直接被磷酸化的物质是
   A. CDP　　　　　　　　　　B. ADP　　　　　　　　　　　C. GDP
   D. TDP　　　　　　　　　　E. UDP

【答案】B

【解析】电子传递过程中释放的能量使 ADP 磷酸化是 ATP 生成的主要方式。呼吸链电子传递的氧化过程与 ADP 磷酸化，生成 ATP 相偶联的过程称氧化磷酸化。

10. 体内细胞色素 C 直接参与的反应是
    A. 生物氧化　　　　　　　　B. 脂肪酸合成　　　　　　　　C. 糖酵解
    D. 肽键形成　　　　　　　　E. 叶酸还原

【答案】A

【解析】细胞色素（Cyt）是一类含铁卟啉辅基的色蛋白，广泛出现于细胞内。细胞色素可分为 a、b 和 c 三类。体内有两条电子传递链，一条是以 NADH 为起始的，另一条以 FAD 起始的电子传递链。两条电子传递链的顺序分别为：NADH → FMN → 辅酶 Q → Cyt b → Cyt c → Cytaa3 → O_2 和 $FADH_2$ → 辅酶 Q → Cyt b → Cyt c → Cytaa3 → O_2。细胞色素 C 参与生物氧化。

11. 体内脂肪大量动员时，肝内乙酰-CoA 主要生成的物质是
    A. 葡萄糖　　　　　　　　　B. 酮体　　　　　　　　　　　C. 胆固醇
    D. 脂肪酸　　　　　　　　　E. 二氧化碳和水

【答案】B

【解析】正常情况下，血中酮体含量很少，约为 0.03～0.5mmol/L（0.5～5mg/dL）。在饥饿、高脂低糖膳食及糖尿病时，葡萄糖利用减少，脂肪动员加强，脂肪酸分解增多，乙酰-CoA 大量生成而逐渐堆积，造成肝中酮体生成过多。

12. DNA 和 RNA 彻底水解后的产物
    A. 戊糖相同，碱基不完全相同　　B. 戊糖不完全相同，碱基相同　　C. 戊糖相同，碱基也相同
    D. 戊糖不同，部分碱基不同　　　E. 部分戊糖、部分碱基不同

【答案】D

【解析】DNA 和 RNA 都是右磷酸戊糖和碱基构成，二者的磷酸相同，戊糖和碱基有区别。RNA 含核糖和尿嘧啶。DNA 含脱氧核糖和胸腺嘧啶。DNA 分子中出现的碱基有 A、T、C 和 G，戊糖为脱氧核糖。RNA 分子中所含的碱基是 A、U、C 和 G，戊糖为核糖。DNA 分子由 2 条脱氧核糖核苷酸链组成，RNA 分子由 1 条核糖核苷酸链组成。

13. 机体可以降低外源性毒物毒性的反应是
    A. 肝生物转化　　　　　　　B. 肌糖原磷酸化　　　　　　　C. 三羧酸循环
    D. 乳酸循环　　　　　　　　E. 三酰甘油分解

【答案】A

【解析】非营养物质，如物质代谢过程所产生的终产物、生物活性物质（如激素）、外界进入机体的各种异物（如药物及其他化学物质）、毒物或从肠道吸收的腐败产物等在肝脏经代谢转变，使极性弱的脂溶性物质变为极性强的水溶性物质，使易于经胆汁或尿液排出体外，这一过程称肝脏的生物转化作用。

14. 生物转化作用的正确论述是
    A. 营养物质在体内的代谢过程　　B. 氧化供能　　　　　　　　C. 机体的解毒反应
    D. 清除自由基　　　　　　　　　E. 增强非营养物质的极性有利于排泄

【答案】E

【解析】各种非营养物质，如物质代谢中产生的各种活性物质、代谢终产物以及药物、异物等在体内（主要是肝）经代谢转变为极性强、易溶于水、以利排泄的物质，这过程称（肝）生物转化。生物转化不是氧化供能途径，同时具有"解毒""致毒"双重作用。A叙述的是"营养物质在体内的代谢过程"，不属肝生物转化范畴。

15. 下列是含有B族维生素的辅酶，例外的是
 A. 细胞色素b　　　　　　B. 磷酸吡哆醛　　　　　　C. NADH
 D. 四氢叶酸　　　　　　E. 硫胺素焦磷酸
【答案】A
【解析】细胞色素b含铁卟啉而不含B族维生素。

16. 生命活动中能量的直接供体是
 A. 三磷酸腺苷　　　　　　B. 脂肪酸　　　　　　C. 氨基酸
 D. 磷酸肌酸　　　　　　E. 葡萄糖
【答案】A
【解析】葡萄糖、氨基酸、脂肪酸、磷酸肌酸经代谢后均可产生能源物质ATP（三磷酸腺苷）为机体供能。

17. 呼吸链中细胞色素的排列顺序是
 A. b → c → c1 → aa3 → O_2　　　B. c → b → c1 → aa3 → O_2　　　C. c1 → c → b → aa3 → O_2
 D. b → c1 → c → aa3 → O_2　　　E. c → c1 → b → aa3 → O_2
【答案】D
【解析】呼吸链中细胞色素的排列顺序为：b → c1 → c → aa3 → O_2。

18. 下列属于营养必需脂肪酸的是
 A. 软脂酸　　　　　　B. 亚麻酸　　　　　　C. 硬脂酸
 D. 油酸　　　　　　E. 月桂酸
【答案】B
【解析】多不饱和酸如亚油酸（十八碳二烯酸）、亚麻酸（十八碳三烯酸）和花生四烯酸（二十碳四烯酸）不能在体内合成，必须由食物提供，称为营养必需脂肪酸。

19. 通常生物氧化是指生物体内
 A. 脱氢反应　　　　　　B. 营养物氧化成H_2O和CO_2的过程　　　C. 加氧反应
 D. 与氧分子结合的反应　　　　　　E. 释出电子的反应
【答案】B
【解析】生物氧化是指营养物质在生物体内进行氧化，产生CO_2和H_2O及能量ATP的过程，生物氧化的方式包括：加氧、脱氢、失电子等。

20. 合成脂肪酸的乙酰CoA主要来自
 A. 糖的分解代谢　　　　　　B. 脂肪酸的分解代谢　　　　　　C. 胆固醇的分解代谢
 D. 生糖氨基酸的分解代谢　　　　　　E. 生酮氨基酸的分解代谢
【答案】A
【解析】脂肪酸合成原料主要为乙酰辅酶A和NADPH，合成时需要ATP提供能量。乙酰辅酶A来自糖的分解代谢，NADPH主要由磷酸戊糖途径生成。

21. 下列有关酮体的叙述中错误的是
 A. 酮体是脂肪酸在肝中氧化的中间产物　　　　　　B. 糖尿病时可引起血酮体增高
 C. 酮体包括丙酮、乙酰乙酸和β-羟丁酸　　　　　　D. 酮体可以从尿中排出
 E. 饥饿时酮体生成减少
【答案】E
【解析】酮体是脂肪酸在肝中氧化的中间产物，包括丙酮、乙酰乙酸和β-羟丁酸，酮体是肝内合成肝外利用，是心、脑的重要能源物质；糖尿病时糖代谢障碍，脂肪大量动员，可引起血酮体增高，血酮超过肾阈值时，可随尿排出，尿酮升高；饥饿时胰高血糖素等脂解激素分泌增多，脂肪动员加强，生成大量酮体供能。

22. 关于脂肪酸β氧化的叙述错误的是
 A. 酶系存在于线粒体中　　　　　　B. 不发生脱水反应
 C. 需要FAD及NAD^+为受氢体　　　　　　D. 脂肪酸的活化是必要的步骤
 E. 每进行一次β氧化产生2分子乙酰CoA
【答案】E
【解析】脂肪酸在β氧化之前必须在细胞液中活化为酯酰CoA，进入线粒体从酯酰基β碳原子开始，在酶

的催化下，经历脱氢、加水、再脱氢、硫解4步酶促反应，形成比原来少2个碳原子的酯酰CoA和1分子的乙酰CoA过程，第一次脱下的氢由FAD接收，进入FADH呼吸链，产生2个ATP；第二次脱下的氢由NAD^+接受，进入NADH呼吸链，产生3个ATP。

23. 胆固醇不能转化成
    A. 维生素D   B. 雄激素   C. 雌激素
    D. 醛固酮   E. 胆色素
【答案】E
【解析】胆固醇在体内转化和去路有三条途径：①转化为胆汁酸盐（最主要的去路）；②转化为类固醇激素，即在肾上腺皮质转化为皮质醇、醛固酮、雄激素；在睾丸间质细胞转化为睾酮；在卵巢及黄体转化为雌激素；③转化为7-脱氢胆固醇，后者在紫外线的照射下转化为维生素D_3，调节钙磷代谢。胆色素为衰老红细胞的代谢产物。

24. 胆固醇合成的关键酶是
    A. 柠檬酸裂解酶   B. HMG-CoA 合酶   C. HMG-CoA 裂解酶
    D. HMG-CoA 还原酶   E. 鲨烯合酶
【答案】D
【解析】HMG-CoA还原酶为胆固醇合成的限速酶，HMG-CoA合酶为酮体合成的限速酶。其余酶均不是限速酶。

25. 胆汁酸合成的关键酶是
    A. 3α羟化酶   B. 6α羟化酶   C. 5α羟化酶
    D. 4α羟化酶   E. 7α羟化酶
【答案】E
【解析】胆汁酸合成的关键酶是7α羟化酶，其余选项均不是。

26. 肌肉中最主要的脱氨基方式是
    A. 嘌呤核苷酸循环   B. 加水脱氨基作用   C. 氨基移换作用
    D. D-氨基酸氧化脱氨基作用 E. L-谷氨酸氧化脱氨基作用
【答案】A
【解析】肝、肾组织主要以联合脱氨基、转氨基、L-谷氨酸氧化脱氨基等方式进行，但肌肉组织中缺乏L-谷氨酸氧化脱氢酶，故主要通过嘌呤核苷酸循环方式脱氨基。

27. 转氨酶的辅酶是
    A. 磷酸吡哆醛   B. 焦磷酸硫胺素   C. 生物素
    D. 四氢叶酸   E. 泛酸
【答案】A
【解析】转氨酶转氨基时，辅酶磷酸吡哆醛从α-氨基酸上接受氨基转变为磷酸吡哆胺，后者将其氨基转给α-酮酸，辅酶又恢复为磷酸吡哆醛，在催化中起着传递氨基的作用。

28. 合成血红素的原料是
    A. 乙酰CoA、甘氨酸、Fe^{2+} B. 琥珀酰CoA、甘氨酸、Fe^{2+} C. 乙酰CoA、组氨酸、Fe^{2+}
    D. 丙氨酰CoA、组氨酸、Fe^{2+} E. 草酰CoA、丙氨酸、Fe^{2+}
【答案】B
【解析】合成血红素的主要原料为：琥珀酰辅酶A、Fe^{2+}、甘氨酸。

29. 嘌呤从头合成的氨基酸是
    A. 鸟氨酸   B. 谷氨酸   C. 天冬酰胺
    D. 天冬氨酸   E. 丙氨酸
【答案】D
【解析】嘌呤从头合成的氨基酸为天冬氨酸、谷氨酰胺、甘氨酸、CO_2、甲酰基（来自FH_4）。

30. 嘌呤碱在体内分解的终产物是
    A. 次黄嘌呤   B. 黄嘌呤   C. 别嘌呤醇
    D. 氨、CO_2和有机酸 E. 尿酸
【答案】E
【解析】腺嘌呤、鸟嘌呤可能转变为黄嘌呤，黄嘌呤再经黄嘌呤氧化酶催化生成尿酸，是嘌呤的终产物。

31. 镰状红细胞贫血患者，其血红蛋白β链N端第六个氨基酸残基谷氨酸被下列哪种氨基酸代替

A. 缬氨酸 B. 丙氨酸 C. 丝氨酸
D. 酪氨酸 E. 色氨酸

【答案】A

【解析】镰状红细胞贫血是一种常染色体显性遗传性血红蛋白病，因其血红蛋白β链N端第六个氨基酸残基谷氨酸被缬氨酸替代，构成镰状血红蛋白，从而引起贫血的发生。

32. 反密码子UAG识别的mRNA上的密码子是
A. GTC B. ATC C. AUC
D. CUA E. CTA

【答案】C

【解析】在RNA分子中，遵循碱基配对规律，[A]＝[U]；[C]＝[G]，反密码子UAG识别mRNA上的密码子是AUC。

33. 蛋白质合成后经化学修饰的氨基酸是
A. 半胱氨酸 B. 羟脯氨酸 C. 甲硫（蛋）氨酸
D. 丝氨酸 E. 酪氨酸

【答案】B

【解析】除羟脯氨酸外，其余选项中的氨基酸均为天然存在的氨基酸，故羟脯氨酸需要进行修饰。

34. 下列具有受体酪氨酸蛋白激酶活性的是
A. 甲状腺素受体 B. 雌激素受体 C. 乙酰胆碱受体
D. 表皮生长因子受体 E. 肾上腺素受体

【答案】D

【解析】酪氨酸蛋白激酶（PTK）可催化蛋白质分子中的酪氨酸残基磷酸化，PTK有两种类型：①受体型PTK，主要经受体型PTK-Ras-MAPK通路进行信号转导，如表皮生长因子受体、胰岛素受体、某些原癌基因（erb-B、kit、fins）编码的受体；②非受体型，主要经过酪氨酸蛋白激酶通路信息转导，如底物酶JAK、某些原癌基因（src家族成员等），常与非催化型受体偶联发挥作用。

35. 关于重组DNA技术的叙述，错误的是
A. 质粒、噬菌体可作为载体 B. 限制性内切酶是主要工具酶之一
C. 重组DNA由载体DNA和目标DNA组成 D. 重组DNA分子经转化或传染可进入宿主细胞
E. 进入细胞内的重组DNA均可表达目标蛋白

【答案】E

【解析】重组DNA导入宿主细胞后，需经筛选才可表达，其余选项均为重组DNA技术的特点。

36. 下列关于血红蛋白合成的叙述，正确的是
A. 以甘氨酸、天冬氨酸为原料 B. 只有在成熟红细胞才能进行
C. 与珠蛋白合成无关 D. 受肾分泌的促红细胞生成素调节
E. 合成全过程仅受ALA合酶的调节

【答案】D

【解析】血红蛋白是红细胞最主要的成分，由珠蛋白和血红素组成，血红素是血红蛋白、肌红蛋白、细胞色素、过氧化物酶等的辅基。参与血红蛋白组成的血红素主要是在骨髓的幼红细胞和网织红细胞的胞质和线粒体中合成，以琥珀酰辅酶A、Fe^{2+}、甘氨酸为原料，在限速酶ALA合成酶和其他酶的作用下合成血红素，与珠蛋白结合成为血红蛋白。肾脏分泌的促红细胞生成素（EPO），能促进有核红细胞的发育成熟及血红素和血红蛋白的合成。

37. 天然蛋白质中不存在的氨基酸是
A. 胱氨酸 B. 谷氨酸 C. 瓜氨酸
D. 蛋氨酸 E. 丝氨酸

【答案】C

【解析】瓜氨酸是在鸟氨酸循环过程中，由氨基甲酰磷酸与鸟氨酸反应生成，其余选项均为天然存在的氨基酸。

38. 蛋白质变性后将会产生下列后果
A. 大量氨基酸游离出来 B. 大量肽碎片游离出来 C. 等电点变为零
D. 一级结构破坏 E. 空间结构改变

【答案】E

【解析】蛋白质变性是指在理化因素的作用下维持蛋白质稳定的氢键发生断裂，蛋白质的空间构象被破坏，导致其理化性质的改变和生物活性的丧失。但并不涉及一级结构中氨基酸的排列顺序的改变。

39. 下列哪种氨基酸为非编码氨基酸
    A. 半胱氨酸　　　　　　　　B. 组氨酸　　　　　　　　C. 鸟氨酸
    D. 丝氨酸　　　　　　　　　E. 亮氨酸
【答案】C
【解析】鸟氨酸是在鸟氨酸循环过程中，由精氨酸水解生成的，生成的鸟氨酸再次参与生成瓜氨酸。其余选项均为天然存在的氨基酸，由遗传密码编码。

40. 天然蛋白质中有遗传密码的氨基酸有
    A. 8 种　　　　　　　　　　B. 61 种　　　　　　　　　C. 12 种
    D. 20 种　　　　　　　　　 E. 64 种
【答案】D
【解析】天然蛋白质中有 20 种氨基酸，均由遗传密码编码。遗传密码共有 64 个，其中有 61 个密码子为 20 种氨基酸编码，其余 3 个为终止密码。

41. 蛋白质分子中的肽键
    A. 是一个氨基酸的 α- 氨基和另一个氨基酸的 α- 羧基形成的
    B. 是由谷氨酸的 γ- 羧基与另一个氨基酸的 α- 氨基形成的
    C. 氨基酸的各种氨基和各种羧基均可形成肽键
    D. 是由赖氨酸的 ε- 氨基与另一分子氨基酸的 α- 羧基形成的
    E. 以上都不是
【答案】A
【解析】蛋白质分子中，一个氨基酸的 α- 氨基和另一个氨基酸的 α- 羧基脱水缩合形成肽键（酰胺键）。

42. 多肽链中主链骨架的组成是
    A. —CNCCNCNCCNCNCCNC—　　B. —CNHOCCHNOCCHNOC—　　C. —CCONHCCONHCCONHC—
    D. —CCNOHCCNOHCCNOHC—　　E. —CCHNOCCHNOCCHNOC—
【答案】C
【解析】蛋白质分子中，一个氨基酸的 α- 氨基和另一个氨基酸的 α- 羧基脱水缩合形成肽键（酰胺键）。在选项中找酰胺键即为正确答案。

43. 蛋白质的一级结构是指下面的哪一种情况
    A. 氨基酸种类的数量　　　　B. 分子中的各种化学键　　　　C. 多肽链的形态和大小
    D. 氨基酸的排列顺序　　　　E. 分子中的共价键
【答案】D
【解析】蛋白质有 4 种结构，蛋白质的一级结构是指蛋白质分子中从 N 端到 C 端的氨基酸残基的排列顺序，即多肽链的主链结构，氨基酸残基间以肽键相连接；蛋白质的二级结构是指蛋白中分子中某一段肽链的空间结构；蛋白质的三级结构是指蛋白中分子中整条肽链中全部氨基酸残基的空间结构；蛋白质的四级结构是指蛋白质分子中各亚基的空间排列及亚基接触部位的布局和相互作用，每一条具有完整三级结构的多肽链称为蛋白质亚基。

44. 维持蛋白质分子一级结构的主要化学键是
    A. 盐键　　　　　　　　　　B. 氢键　　　　　　　　　　C. 疏水键
    D. 二硫键　　　　　　　　　E. 肽键
【答案】E
【解析】肽键（酰胺键）是维持蛋白质分子一级结构的主要化学键；氢键是维持蛋白质分子二级结构的主要化学键；疏水键、二硫键、氢键等是维持蛋白质分子三级结构的主要化学键；氢键、离子键维持蛋白质的四级结构。

45. 蛋白质分子中氨基酸的排列顺序的决定因素是
    A. 氨基酸的种类　　　　　　B. tRNA　　　　　　　　　　C. 转肽酶
    D. mRNA 分子中单核苷酸的排列顺序　　　　　　　　　　E. 核糖体
【答案】D
【解析】蛋白质的生物合成是以 mRNA 为模板，按照 mRNA 分子中由核苷酸组成的密码信息合成的。

46. 下列有关密码子的叙述错误的是
    A. 密码子无标点符号　　　　B. 有终止密码子和起始密码子　　　　C. 密码子有简并性

D. 密码子有通用性　　　　　　　　E. 蛋白质中的氨基酸均有一个相应的密码子

【答案】E

【解析】密码子的特点：①方向性。组成密码子的各碱基在mRNA序列中具有方向性，只能从5'-3'逐一阅读，直至终止密码。②连续性。mRNA的密码子之间没有间隔核苷酸。③简并性。64个密码子中，有61个密码子编码20种氨基酸，因此有些氨基酸可由几个密码子编码，称为简并性；另有3个不编码任何氨基酸，而作为肽链合成的终止密码子。④摆动性。密码子的翻译通过与tRNA的反密码子配对反应而实现，有时可能出现不严格的配对，出现摆动。⑤通用性。从细菌到人类都通用一套遗传密码。

47. 下列关于变性蛋白质的主要特点叙述错误的是
A. 易被蛋白酶水解　　　　　B. 分子量增加　　　　　　　C. 溶解性降低
D. 生物学活性丧失　　　　　E. 共价键被破坏

【答案】E

【解析】在某些理化因素作用下，蛋白质空间结构（高级结构）破坏，但不涉及肽键断裂，从而引起蛋白质某些理化性质改变、生物学活性丧失，称蛋白质变性。变性的蛋白质水溶性降低，结晶能力消失，溶液黏度增加，易被蛋白酶水解。

48. 维系DNA双链间碱基配对的化学键是
A. 氢键　　　　　　　　　　B. 磷酸二酯键　　　　　　　C. 肽键
D. 疏水键　　　　　　　　　E. 糖苷键

【答案】A

【解析】DNA双链间形成氢键，使两条链的碱基相互配对，从而起到稳定螺旋的作用。故维系DNA双链间碱基配对的化学键是氢键。

49. 不存在于人体蛋白质分子中的氨基酸是
A. 鸟氨酸　　　　　　　　　B. 丙氨酸　　　　　　　　　C. 谷氨酸
D. 甘氨酸　　　　　　　　　E. 亮氨酸

【答案】A

【解析】鸟氨酸是一种碱性氨基酸。虽在蛋白质中不能找到，但存在于短杆菌酪肽、短杆菌肽S等的抗菌性肽中，是由精氨酸碱或精氨酸酶作用分解生成。

50. 下列哪种核酸的二级结构具有"三叶草"型
A. mRNA　　　　　　　　　B. 质粒DNA　　　　　　　　C. tRNA
D. 线粒体DNA　　　　　　　E. rRNA

【答案】C

【解析】核酸分为DNA和RNA，DNA的二级结构为反相平行的双螺旋结构，RNA包括mRNA、tRNA、rRNA，其中tRNA二级结构为"三叶草"型，三级结构为"倒L"型。

51. ATP的生理功能不包括
A. 为生物反应供能　　　　　B. 合成RNA　　　　　　　　C. 储存化学能
D. 合成DNA　　　　　　　　E. 转变为cAMP

【答案】B

【解析】ATP的生理功能：①是机体能量的暂时储存形式，为生物反应提供能量；DNA的复制和蛋白质的合成需ATP供能，RNA的转录无须ATP供能；②是机体其他能量形式的来源，如UTP、CTP、GTP等；③可生成cAMP，参与激素的作用。

52. DNA分子中不包括
A. 磷酸二酯键　　　　　　　B. 糖苷键　　　　　　　　　C. 氢键
D. 二硫键　　　　　　　　　E. 范德华力

【答案】D

【解析】除二硫键外，其余均为DNA分子中的化学键。核糖与碱基之间为糖苷键，核苷与磷酸之间的结合键为磷酯键，核苷酸之间的结合键为3',5'-磷酸二酯键，碱基之间以氢键连接。

53. 嘌呤核苷酸与嘧啶核苷酸合成的共同原料是
A. 丙氨酸　　　　　　　　　B. 谷氨酸　　　　　　　　　C. 甘氨酸
D. 天冬酰胺　　　　　　　　E. 天冬氨酸

【答案】E

【解析】嘌呤的合成有两条途径：①从头合成，主要原料为甘氨酸、天冬氨酸、谷氨酰胺、CO_2、磷酸戊糖、一碳单位；②补救合成，游离的嘌呤碱基、磷酸核糖焦磷酸。嘧啶合成有两条途径：①从头合成，主要原料为：天冬氨酸、谷氨酰胺、CO_2、磷酸戊糖；②补救合成，主要原料为：嘧啶碱基和嘧啶核糖焦磷酸。

54. 嘧啶核苷酸补救途径的主要酶是
    A. 尿苷激酶　　　　　　　　B. 嘧啶磷酸核糖转移酶　　　　　　C. 胸苷激酶
    D. 胞苷激酶　　　　　　　　E. 氨基甲酰磷酸合成酶

【答案】B

【解析】嘧啶核苷酸补救途径的主要酶是嘧啶磷酸核糖转移酶。

55. 可承载生物遗传信息的分子结构是
    A. 多不饱和脂肪酸的双键位置　　B. 氨基酸的侧链基团　　　　C. 脂蛋白的脂质组成
    D. 核酸的核苷酸序列　　　　　　E. 胆固醇的侧链碳原子

【答案】D

【解析】DNA的一级结构是核酸中核苷酸的排列顺序，而遗传信息记录在碱基排列顺序里面。

56. 竞争性抑制剂的作用特点是
    A. 与酶的底物竞争激活剂　　　　B. 与酶的底物竞争酶的活性中心
    C. 与酶的底物竞争酶的辅基　　　D. 与酶的底物竞争酶的必需基团
    E. 与酶的底物竞争酶的变构剂

【答案】B

【解析】抑制剂与底物的结构相似，在酶促反应中，抑制剂与底物相互竞争酶的活性中心，阻碍酶与底物结合，这种抑制称为竞争性抑制。

57. 下列哪一项不是K_m值的功能
    A. K_m值是酶的特征性物理常数　　　　　　B. K_m值可以表示酶和底物之间的亲和力
    C. K_m值可以预见系列反应中哪一步是限速反应　　D. 用K_m值可以选择酶的最适底物
    E. 比较K_m值可以估计不同酶促反应速度

【答案】E

【解析】K_m值：①是酶的特征性常数之一，只与酶的结构、底物、温度、pH、离子强度有关，与酶浓度无关；②一种酶有多种底物时，每种底物的K_m值各不相同，所以K_m与底物、pH等有关；③如有几种底物时，K_m最小的一种底物叫天然底物；④对于同一底物，不同的酶有不同的K_m值；⑤K_m表示酶的亲和力，K_m值越小，表示亲和力越大。酶促反应的速率由温度、pH、离子强度等多种因素决定。

58. 下列常见抑制剂中，除哪个外都是不可逆抑制剂
    A. 有机磷化合物　　　　　B. 有机汞化合物　　　　　C. 有机砷化合物
    D. 氰化物　　　　　　　　E. 磺胺类药物

【答案】E

【解析】凡能使酶活性下降而不引起酶蛋白变性的物质称为抑制剂。根据抑制剂与酶结合的紧密程度不同，分为不可逆性抑制和可逆性抑制，不可逆性抑制剂与酶共价键结合，此类物质不能用透析等方法予以清除，如有机磷中毒、重金属离子、二巯丙醇、氰化物等；可逆性抑制剂与酶非共价键结合，采用透析、超滤等方法可以将抑制剂去除，如药物等。

59. 酶原激活的实质是
    A. 激活剂与酶结合使酶激活
    B. 酶蛋白的变构效应
    C. 酶原分子一级结构发生改变从而形成或暴露出酶的活性中心
    D. 酶原分子的空间构象发生了变化而一级结构不变
    E. 改变酶的生理功能

【答案】C

【解析】酶原激活的实质是酶原分子一级结构发生改变从而形成或暴露出酶的活性中心。

60. 一碳单位的载体是
    A. 二氢叶酸　　　　　　　B. 四氢叶酸　　　　　　　C. 生物素
    D. 焦磷酸硫胺素　　　　　E. 硫辛酸

【答案】B

【解析】一碳单位的载体是四氢叶酸。

61. 下列哪一项不是辅酶的功能
   A. 转移基团   B. 传递氢   C. 传递电子
   D. 某些物质分解代谢时的载体   E. 决定酶的专一性
【答案】E
【解析】酶是由酶蛋白与辅酶组成，它们以非共价键疏松结合，可用透析或超滤的方法去除。酶的专一性是由酶蛋白决定的，余选项均为辅酶的功能。

62. 哪项不是受体与配体结合的特点
   A. 高度专一性   B. 高度亲和力   C. 可饱和性
   D. 不可逆性   E. 非共价键结合
【答案】D
【解析】受体与配体结合的特点：①饱和性，受体数量是有限的，因此具有饱和性；②特异性，受体对它的配体有高度的识别能力，特定的受体只能与特定的配体结合；③可逆性，绝大多数配体与受体结合是通过范德华力、离子键、氢键等非共价键结合，是可逆的；④灵敏性，受体能识别周围环境中微量的配体，只要很低浓度的配体就能与受体结合而产生显著的效应；⑤多样性，同一受体可广泛分布于不同种族或同一组织不同区域，受体密度不同。

63. 受体的特异性取决于
   A. 活性中心的构象和活性基团   B. 结合域的构象和活性基团
   C. 细胞膜的构象和活性基团   D. 信息传导部分的构象和活性基团
   E. G蛋白的构象和活性基团
【答案】B
【解析】受体的特异性取决于结合域的构象和活性基团。

64. 关于体内酶促反应特点的叙述，错误的是
   A. 具有高催化效率   B. 温度对酶促反应速率没有影响
   C. 可大幅降低反应活化能   D. 只能催化热力学上允许进行的反应
   E. 具有可调节性
【答案】B
【解析】酶的化学本质主要是蛋白质，在某些理化因素如高温、高压、强酸、强碱等，都会使酶丧失活性。

65. 糖异生的关键酶是
   A. 3-磷酸甘油醛脱氢酶   B. 丙酮酸脱氢酶   C. 葡萄糖-6-磷酸酶
   D. 柠檬酸合酶   E. 乳酸脱氢酶
【答案】C
【解析】糖异生指的是非糖化合物（乳酸、丙酮酸、甘油、生糖氨基酸等）转变为葡萄糖或糖原的过程。它是糖酵解的逆过程。糖异生保证了机体的血糖水平处于正常水平。糖异生的主要器官是肝。糖异生的限速酶主要有以下4个酶：丙酮酸羧化酶、磷酸烯醇式丙酮酸羧激酶、果糖二磷酸酶-1和葡萄糖-6-磷酸酶。

66. 不能补充血糖的生化过程是
   A. 食物中糖类的消化吸收   B. 肌糖原分解   C. 糖异生
   D. 肝糖原分解   E. 葡萄糖在肾小管的重吸收
【答案】B
【解析】体内肝糖原和肌糖原是糖储存的主要形式，当血糖降低时，肝糖原可迅速释放出来维持血糖的稳定，但肌细胞中缺乏葡萄糖-6-磷酸酶，故肌细胞只能合成肌糖原，但不能利用糖原维持血糖的稳定。

67. 下列途径中哪个主要发生在线粒体中
   A. 糖酵解途径   B. 三羧酸循环   C. 戊糖磷酸途径
   D. 脂肪酸合成（从头合成）   E. C3循环
【答案】B
【解析】糖酵解途径、戊糖磷酸途径和脂肪酸的从头合成途径均在细胞质中进行，C3循环在植物细胞的叶绿体中进行，只有三羧酸循环在线粒体中进行。

68. 下列化合物中除哪个外，均可抑制三羧酸循环
   A. 亚砷酸盐   B. 丙二酸   C. 氟乙酸
   D. 乙酰CoA   E. 琥珀酰CoA
【答案】D

【解析】亚砷酸盐抑制α-酮戊二酸脱氢酶，氟乙酸抑制顺乌头酸酶，丙二酸抑制琥珀酸脱氢酶。琥珀酰CoA可与乙酰CoA竞争，因此可以抑制柠檬酸合成酶及α-酮戊二酸脱氢酶。

69. 正常情况下，肝获得能量的主要途径是
    A. 葡萄糖进行糖酵解氧化　　　B. 脂肪酸氧化　　　C. 葡萄糖的有氧氧化
    D. 磷酸戊糖途径　　　E. 以上都是
【答案】B
【解析】肝细胞的线粒体富含营养物质代谢所需的酶。在正常情况下，肝获得能量的主要途径是脂肪酸氧化供能；葡萄糖的有氧氧化是机体正常情况下获能的主要方式；糖酵解是在缺氧或剧烈运动时获能的主要方式，也是红细胞的主要获能方式；在长期饥饿或糖供应不足时，脑等组织可利用酮体氧化供能；磷酸戊糖途径使体内获得磷酸戊糖，为核酸的合成提供原料，生成的NADPH为胆固醇的合成提供供氢体。

70. 不能经糖异生合成葡萄糖的物质是
    A. α-磷酸甘油　　　B. 丙酮酸　　　C. 乳酸
    D. 乙酰CoA　　　E. 生糖氨基酸
【答案】D
【解析】糖异生指的是非糖化合物（乳酸、丙酮酸、甘油、生糖氨基酸等）转变为葡萄糖或糖原的过程。它是糖酵解的逆过程，乙酰CoA是糖、脂肪、蛋白质共同的中间代谢产物，通过生物氧化生成ATP、CO_2和H_2O。

71. 丙酮酸羧化酶是哪一个途径的关键酶
    A. 糖异生　　　B. 磷酸戊糖途径　　　C. 胆固醇合成
    D. 血红素合成　　　E. 脂肪酸合成
【答案】A
【解析】糖异生是糖酵解的逆过程，糖异生的限速酶主要有以下几种酶：丙酮酸羧化酶、磷酸烯醇式丙酮酸羧激酶、果糖二磷酸酶、葡萄糖-6-磷酸酶。丙酮酸激酶是糖酵解的限速酶之一。

72. 动物饥饿后摄食，其肝细胞的主要糖代谢途径是
    A. 糖异生　　　B. 糖有氧氧化　　　C. 糖酵解
    D. 糖原分解　　　E. 磷酸戊糖途径
【答案】A
【解析】糖异生是指将非糖物质转变为葡萄糖或糖原的过程，其最重要的生理意义就是维持血糖的稳定。当机体饥饿后摄食，可将非糖物质快速转变为糖，供机体利用。

73. 在有氧条件下，下列反应中能产生$FADH_2$的步骤是
    A. 琥珀酸→延胡索酸　　　B. 异柠檬酸→α-酮戊二酸　　　C. α-酮戊二酸→琥珀酰CoA
    D. 琥珀酰CoA→琥珀酸　　　E. 苹果酸→草酰乙酸
【答案】A
【解析】柠檬酸循环中共有4次脱氢反应，其中只有琥珀酸→延胡索酸过程中脱下的氢由FAD接受，生成$FADH_2$。其余三条途径：异柠檬酸→α-酮戊二酸、α-酮戊二酸→琥珀酰CoA、苹果酸→草酰乙酸过程中脱下的氢均由NAD^+接受，生成$NADH+H^+$。

74. 位于糖酵解、糖异生、磷酸戊糖途径、糖原合成和糖原分解各条代谢途径交汇点上的化合物是
    A. 1-磷酸葡萄糖　　　B. 6-磷酸葡萄糖　　　C. 1,6-二磷酸果糖
    D. 3-磷酸甘油酸　　　E. 6-磷酸果糖
【答案】B
【解析】糖异生是糖酵解的逆过程，糖酵解、糖异生、磷酸戊糖途径、糖原合成和糖原分解各条代谢途径交汇点的化合物为6-磷酸葡萄糖。

（75～76题共用备选答案）
    A. 丙酮酸羧化　　　B. 乙酰CoA缩合　　　C. 糖原分解
    D. 黄嘌呤氧化　　　E. 糖原合成

75. 生成酮体的中间反应是
【答案】B

76. 三羧酸循环中草酰乙酸的来源是
【答案】A
【解析】丙酮酸在丙酮酸羧化酶的作用下可生成草酰乙酸。此外，D选项黄嘌呤氧化生成尿酸。

(77～78题共用备选答案)

A. 增大　　　　　　　　　B. 不变　　　　　　　　　C. 减小
D. 无规律　　　　　　　　E. 先增大，后减小

77. 非竞争性抑制时，酶促反应表现 K_m 值的变化是

【答案】B

78. 反竞争性抑制时，酶促反应表现 V_m 值的变化是

【答案】C

【解析】竞争性抑制，K_m 增大，V_m 不变。非竞争性抑制，K_m 不变，V_m 减小。反竞争性抑制 K_m 减小，V_m 减小。

(79～80题共用备选答案)

A. 分子量降低　　　　　　B. 蛋白质的沉淀　　　　　C. 蛋白质凝固
D. 不易被蛋白酶水解　　　E. 生物学活性丧失

79. 变性后的蛋白质，其主要特点是

【答案】E

【解析】一般认为蛋白质变性主要发生在二硫键与非共价键的破坏，不涉及一级结构中氨基酸序列的改变。蛋白质变性后，其理化性质及生物学性状发生改变，如溶解度降低，黏度上升，结晶能力消失，生物活性丧失，易被蛋白酶水解等。

80. 鸡蛋煮熟后流动的蛋清变成固体状，此为什么现象

【答案】C

【解析】结絮作用所生成的絮状物仍能再溶于强酸或强碱中。如再加热，则絮状物变为比较坚固的凝块，此凝块不易再溶于强酸或强碱中。这种现象称为蛋白质的凝固作用。鸡蛋煮熟后本来流动的蛋清变成了固体状，豆浆中加少量氯化镁即可变成豆腐；都是蛋白质凝固的典型例子。

第二单元　药理学

1. β-内酰胺类药物的抗菌作用机制是其抑制了细菌的
   A. DNA 螺旋酶　　　　　　B. 细胞壁合成　　　　　　C. 二氢叶酸合成酶
   D. 核酸合成　　　　　　　E. 蛋白质合成
   【答案】B
   【解析】β-内酰胺类药物抑制了细菌细胞壁的合成，造成胞壁缺损，使菌体在渗透压和自溶酶的作用下破裂、死亡，而产生了抗菌作用。

2. 有机磷酸酯类中毒症状中，不属于 M 样症状的是
   A. 瞳孔缩小　　　　　　　B. 流涎流泪　　　　　　　C. 腹痛腹泻
   D. 小便失禁　　　　　　　E. 肌肉震颤
   【答案】E
   【解析】有机磷酸酯类中毒的表现是体内乙酰胆碱大量积聚并作用于胆碱受体引起的。分为 M 样作用与 N 样作用。M 样作用症状：多数眼睛缩瞳；腺体分泌增加、流涎、出汗，中毒严重的患者可出现大汗淋漓；支气管腺体分泌增加，支气管痉挛，引起呼吸困难，严重时出现肺水肿；肠道平滑肌兴奋引起恶心、呕吐、腹泻、腹痛；膀胱逼尿肌兴奋引起大小便失禁；此外还有心动过缓、血压下降等。N 样作用症状：肌肉震颤；抽搐，常从颜面部开始并波及全身。

3. 主要用于预防Ⅰ型变态反应所致哮喘的药物是
   A. 氨茶碱　　　　　　　　B. 肾上腺素　　　　　　　C. 特布他林
   D. 色甘酸钠　　　　　　　E. 异丙肾上腺素
   【答案】D
   【解析】色甘酸钠稳定肥大细胞膜、阻止肥大细胞释放过敏介质，主要用于预防Ⅰ型变态反应所致的哮喘。

4. 属于Ⅰc类的抗心律失常的药物是
   A. 奎尼丁　　　　　　　　B. 利多卡因　　　　　　　C. 普罗帕酮
   D. 胺碘酮　　　　　　　　E. 维拉帕米
   【答案】C
   【解析】普罗帕酮属于Ⅰc类的抗心律失常药物，明显阻滞钠通道。A 属于Ⅰa类，B 属于Ⅰb类。

5. 急性肾衰竭时，可用何药与利尿剂配伍来增加尿量
   A. 多巴胺　　　　　　　　B. 麻黄碱　　　　　　　　C. 去甲肾上腺素
   D. 异丙肾上腺素　　　　　E. 肾上腺素
   【答案】A
   【解析】多巴胺临床应用：①用于各种休克。滴注给药时必须补足血容量，同时需纠正酸中毒。②与利尿药联合应用于急性肾衰竭。

6. 既有较强平喘作用，又具有强心利尿作用，并可用于心源性哮喘的药物是
   A. 吗啡　　　　　　　　　B. 氨茶碱　　　　　　　　C. 异丙肾上腺素
   D. 肾上腺素　　　　　　　E. 特布他林
   【答案】B
   【解析】氨茶碱使支气管平滑肌舒张。主要用于慢性哮喘的维持治疗及预防急性发作，此外，由于其具有强心作用和利尿作用，故尚可用于治疗心源性哮喘与心源性水肿。

7. 强心苷治疗心房颤动的机制是
   A. 缩短心房的有效不应期　B. 降低浦肯野纤维自律性　C. 抑制心房的异位起搏点
   D. 减慢房室传导　　　　　E. 抑制窦房结
   【答案】D
   【解析】心房颤动的主要危害是心室率过快、心室充盈不足，不能有效地射出血液，强心苷通过抑制房室传导而减慢心率，从而缓解心功能不全的症状。

8. 治疗甲状腺功能亢进引起的窦性心动过速应首选
   A. 奎尼丁　　　　　　　　B. 普萘洛尔　　　　　　　C. 胺碘酮
   D. 苯妥英钠　　　　　　　E. 维拉帕米

【答案】B

【解析】普萘洛尔主要用于室上性心律失常。对于窦性心动过速，尤其是由于交感神经过度兴奋有关的窦性心动过速效果较好。一般认为甲状腺功能亢进引起的窦性心动过速常与体内交感神经活性过高有关。

9. 为了延长局麻药的局麻作用和减少不良反应，可加用
   A. 肾上腺素　　　　　　B. 异丙肾上腺素　　　　　　C. 多巴胺
   D. 去甲肾上腺素　　　　E. 麻黄碱

【答案】A

【解析】肾上腺素加入局麻药注射液中，可延缓局麻药的吸收，延长局麻药的麻醉时间。

10. 对各型癫痫都有一定疗效的药物是
    A. 乙琥胺　　　　　　　B. 苯妥英钠　　　　　　　C. 卡马西平
    D. 丙戊酸钠　　　　　　E. 苯巴比妥

【答案】D

【解析】丙戊酸钠为一种不含氮的广谱抗癫痫药。本品对多种原因引起的惊厥，均有不同程度的对抗作用。对各型癫痫如对各型小发作、肌阵挛性癫痫、局限性发作、大发作和混合型癫痫均有效。口服吸收快而完全，主要分布在细胞外液，在血中大部分与血浆蛋白结合。多用于其他抗癫痫药无效的各型癫痫患者，尤以小发作为最佳。

11. 可用于治疗尿崩症的利尿药为
    A. 呋塞米　　　　　　　B. 依他尼酸　　　　　　　C. 氨苯蝶啶
    D. 氢氯噻嗪　　　　　　E. 螺内酯

【答案】D

【解析】尿崩症是由于抗利尿激素缺乏、肾小管重吸收水的功能障碍，从而引起以多尿、烦渴、多饮与低比重尿为主要表现的一种疾病。氢氯噻嗪增加 NaCl 和水的排出的同时对磷酸二酯酶有抑制作用，增加了远曲小管和集合管细胞内 cAMP 的含量，而增加了水的通透性；NaCl 排出增加，导致血浆渗透压下降，口渴感和饮水量减少。

12. 患者，男，34 岁，建筑工人。一次事故严重外伤，大量出血，血压下降少尿，经抢救低血压和血容量已纠正后，尿量仍很少，为避免肾衰竭的进展，应给哪种药物
    A. 氢氯噻嗪　　　　　　B. 呋塞米　　　　　　　　C. 螺内酯
    D. 氨苯蝶啶　　　　　　E. 卡托普利

【答案】B

【解析】呋塞米属于袢利尿剂，临床上可用于：①急性肺水肿和脑水肿；②其他严重水肿：可治疗心、肝、肾性水肿等各类水肿；③急、慢性肾衰竭：袢利尿剂可增加尿量和 K^+ 排出，冲洗肾小管，减少肾小管的萎缩和坏死，但不延缓肾衰竭的进程，大剂量呋塞米可治疗慢性肾衰竭，增加尿量；④高钙血症；⑤加速某些毒物的排泄。

13. 有关糖皮质激素的叙述正确的是
    A. 小剂量抑制体液免疫，大剂量抑制细胞免疫
    B. 可直接中和细菌内毒素和细菌外毒素
    C. 抑制胃酸分泌，促进胃黏液分泌
    D. 能兴奋中枢，出现欣快、激动等，甚至可诱发精神病
    E. 能明显增加血液中性粒细胞数，增强其游走吞噬功能

【答案】D

【解析】糖皮质激素的药理作用包括：①抗炎作用。在炎症早期可减轻渗出、水肿，从而改善红、肿、热、痛，在炎症后期防止粘连和瘢痕形成，减轻后遗症，并不是直接中和细菌内毒素和细菌外毒素。②免疫抑制与抗过敏作用。小剂量时可抑制细胞免疫，大剂量时才能抑制体液免疫。③抗休克。④其他作用。能刺激骨髓造血功能，使红细胞和血红蛋白含量增加，增加中性粒细胞数，但游走、吞噬、消化及糖酵解等功能被降低；能提高中枢神经系统的兴奋性，出现欣快、激动、失眠等，偶可诱发精神病。

14. 环丙沙星抗菌作用不包括
    A. 铜绿假单胞菌　　　　B. 肺炎球菌　　　　　　　C. 肠球菌
    D. 沙眼衣原体　　　　　E. 金黄色葡萄球菌

【答案】D

【解析】环丙沙星具有较强的抗菌作用，其对多种细菌均具有明显的作用，如铜绿假单胞菌、肺炎球菌、

肠球菌和金黄色葡萄球菌等，但对沙眼衣原体则没有作用。

15. 氯丙嗪对何种原因所致呕吐无效
   A. 急性胃肠炎　　　　　　　B. 放射病　　　　　　　　　C. 恶性肿瘤
   D. 药物　　　　　　　　　　E. 晕动病
   【答案】E
   【解析】氯丙嗪为抗精神病药物，主要作用为：①抗精神病；②体温调节；③镇吐作用，氯丙嗪具有较强的镇吐作用，除对前庭刺激引起的晕动症呕吐无效外，对于其他呕吐均有效。

16. 治疗胆绞痛宜选用
   A. 阿托品＋哌替啶　　　　　B. 吗啡＋氯丙嗪　　　　　　C. 阿托品＋氯丙嗪
   D. 阿托品＋阿司匹林　　　　E. 哌替啶＋氯丙嗪
   【答案】A
   【解析】胆绞痛是由于胆囊或胆道痉挛引起的疼痛，治疗上应对症治疗给予止痛剂（吗啡或哌替啶），同时应对因治疗给予M受体阻断剂（阿托品、山莨菪碱等）舒张胆道和胆囊。不能单独应用哌替啶等止痛剂，因单独使用可引起胆道括约肌的收缩而加重胆绞痛。

17. 吗啡对哪种疼痛的适应证最有效
   A. 分娩阵痛　　　　　　　　B. 颅脑外伤剧痛　　　　　　C. 诊断未明的急腹症疼痛
   D. 癌症剧痛　　　　　　　　E. 感冒头痛
   【答案】D
   【解析】吗啡较其他镇痛剂易成瘾，临床上除癌症剧痛外，一般仅短期应用于其他镇痛药无效时。

18. 阿司匹林的镇痛适应证是
   A. 内脏绞痛　　　　　　　　B. 外伤所致急性锐痛　　　　C. 分娩阵痛
   D. 炎症所致慢性钝痛　　　　E. 胃肠道溃疡所致慢性钝痛
   【答案】D
   【解析】阿司匹林属于解热镇痛抗炎药，主要用于炎症引起的疼痛。

19. 与吗啡相比，哌替啶可用于分娩止痛是由于它
   A. 不抑制呼吸　　　　　　　B. 无成瘾性　　　　　　　　C. 镇痛作用较吗啡强10倍
   D. 不影响子宫收缩，不延缓产程　　E. 镇痛时间比吗啡持久
   【答案】D
   【解析】吗啡止痛作用强大，但是不能应用产妇生产中的疼痛，因为其能延缓产程，哌替啶比吗啡作用弱，不影响子宫收缩，不延缓产程，因此可用于分娩止痛，但是哌替啶可抑制新生儿呼吸，因此生产前的2～4个小时禁用。

20. 小剂量阿司匹林预防血栓形成的作用机制是
   A. 能直接抑制血小板聚集　　　　　　B. 阻止维生素K参与合成凝血因子
   C. 抑制血栓素A_2合成酶，阻止TXA_2合成　　D. 抑制PGI_2酶，阻止PGI_2合成
   E. 激活纤溶酶，增强纤溶过程
   【答案】C
   【解析】低剂量阿司匹林可减少血栓素A_2（TXA_2）的合成而影响血小板聚集及抗血栓形成达到抗凝作用。

21. 吗啡治疗心源性哮喘与其哪些作用相关
   A. 镇静、镇痛、镇咳　　　　　　　　B. 镇痛、强心、扩张支气管
   C. 镇静、抑制呼吸、扩张外周血管　　D. 镇静、镇痛、兴奋呼吸中枢
   E. 扩张血管、强心、兴奋呼吸中枢
   【答案】C
   【解析】吗啡可扩张外周血管降低外周阻力，同时其镇静作用有利于消除患者的焦虑恐惧情绪，因而可减轻心脏负荷，此外，吗啡降低呼吸中枢对CO_2的敏感性。

22. 糖尿病酮症酸中毒宜选用
   A. 甲苯磺丁脲　　　　　　　B. 苯乙双胍　　　　　　　　C. 阿卡波糖
   D. 胰岛素　　　　　　　　　E. 珠蛋白锌胰岛素
   【答案】D
   【解析】磺酰脲类可促进胰岛素分泌；用于2型糖尿病轻且单用饮食控制无效者；双胍类用于轻型糖尿病肥胖人群；阿卡波糖用于餐后血糖高的2型糖尿病患者。珠蛋白锌胰岛素主要用于轻、中度糖尿病。胰岛素用

于 2 型糖尿病经饮食控制或口服降血糖药未能控制者，糖尿病发生各种急性或严重并发症者如酮症酸中毒及非酮症高血糖高渗性昏迷。

23. 心绞痛急性发作时，硝酸甘油常用的给药方法是
A. 口服　　　　　　　　　B. 气雾吸入　　　　　　　　C. 舌下含化
D. 皮下注射　　　　　　　E. 静脉滴注

【答案】C

【解析】硝酸甘油能松弛血管平滑肌，改变心肌血液的分布，扩张外周血管，降低心肌耗氧量；增加缺血区血液灌注，是抗稳定型心绞痛的首选药，但是口服硝酸甘油存在首过消除效应，为了降低首过消除效应常采用舌下含化方式给药。

24. 氨基糖苷类抗生素的抗菌机制是
A. 抑制细菌细胞壁合成　　　B. 抑制菌体蛋白质合成　　　C. 影响细菌胞浆膜通透性
D. 抑制核酸代谢　　　　　　E. 抑制叶酸代谢

【答案】B

【解析】β-内酰胺类（青霉素、头孢菌素）可抑制细菌细胞壁合成；氨基糖苷类、大环内酯类、林可霉素类、四环素类、氯霉素类抑制细菌蛋白质合成；喹诺酮类抑制细菌 DNA 合成；磺胺类药抑制细菌叶酸合成酶。

25. 对室上性心律失常无效的药物是
A. 奎尼丁　　　　　　　　　B. 利多卡因　　　　　　　　C. 普萘洛尔
D. 维拉帕米　　　　　　　　E. 胺碘酮

【答案】B

【解析】利多卡因参与动作电位复极 2 期的少量钠内流，缩短浦肯野纤维和心室肌的动作电位时程，主要用于快速室性心律失常、室早、室速、室颤、急性心肌梗死或强心苷中毒所致的室性心动过速或心室纤颤，对室上性心律失常无效，其他几个选项药物对室上性心律失常都有效。

26. 下列疾病首选青霉素，但除外
A. 咽炎　　　　　　　　　　B. 鼠咬热　　　　　　　　　C. 气性坏疽
D. 钩端螺旋体病　　　　　　E. 伤寒

【答案】E

【解析】青霉素的抗菌活性包括大多数 G^+ 球菌、G^+ 杆菌、G^- 球菌、少数 G^- 杆菌、螺旋体和放线菌等。对大多数 G^- 杆菌（如伤寒沙门菌）作用较弱，对真菌、原虫、立克次体、病毒等无作用。

27. 何种原因所致的心力衰竭，强心苷治疗效果好
A. 高血压　　　　　　　　　B. 肺源性心脏病　　　　　　C. 甲状腺功能亢进症
D. 维生素 B_1 缺乏症　　　　E. 严重贫血

【答案】A

【解析】强心苷的主要药理作用是：强心、减慢心率、抑制房室传导、利尿（一正二负三利尿），因此高血压所致的心力衰竭，强心苷治疗效果好。

28. 对水肿患者能利尿而对尿崩症患者能抗利尿的药物是
A. 呋塞米　　　　　　　　　B. 布美他尼　　　　　　　　C. 螺内酯
D. 氢苯蝶啶　　　　　　　　E. 氢氯噻嗪

【答案】E

【解析】噻嗪类利尿药通过抑制远曲小管对 NaCl 的重吸收而产生利尿作用，同时因排 Na^+ 使血浆渗透压降低而减轻口渴感，减少尿崩症患者的尿量和口渴症状。

29. 预防急性肾衰竭可用
A. 甘露醇　　　　　　　　　B. 高渗葡萄糖　　　　　　　C. 螺内酯
D. 氨苯蝶啶　　　　　　　　E. 阿米洛利

【答案】A

【解析】甘露醇是渗透性利尿药，能在肾小管液中发生渗透效应阻止水分再吸收，维持足够的尿流量且使肾小管内有害物质稀释，从而保护肾小管使其免于坏死，可用来预防急性肾衰竭，选项 B、C、D、E 都不能预防急性肾衰竭。

30. 头孢氨苄的抗菌特点是
A. 对 G^+ 菌作用强　　　　　B. 对 G^- 菌作用强　　　　　C. 对 β-内酰胺酶稳定
D. 对肾脏基本无毒性　　　　E. 半衰期长

【答案】A

【解析】一代头孢菌素到三代头孢菌素对 G^+ 菌作用越来越弱，对 G^- 菌作用越来越强，对 β-内酰胺酶的稳定性越来越强；肾毒性越来越小；对铜绿假单胞菌一、二代无效，三代有效，头孢氨苄属于一代头孢菌素。

31. 静脉注射过快易引起心律失常、血压骤降甚至惊厥的平喘药是
A. 氨茶碱　　　　　　　　B. 沙丁胺醇　　　　　　　　C. 异丙托溴铵
D. 酮替酚　　　　　　　　E. 氢化可的松

【答案】A

32. 氨基糖苷类抗生素对哪种细菌具有高度抗菌活性
A. 大肠埃希菌　　　　　　B. 伤寒杆菌　　　　　　　　C. 淋球菌
D. 肺炎球菌　　　　　　　E. 支原体

【答案】A

【解析】氨基糖苷类抗生素对各种需氧革兰阴性菌如大肠埃希菌、克雷伯菌属、肠杆菌属、变形杆菌属等具高度抗菌活性。此外，对沙雷菌属、产碱杆菌属、布鲁菌、沙门菌、痢疾杆菌、嗜血杆菌及分枝杆菌也具有抗菌作用。对革兰阴性球菌如淋球菌、脑膜炎球菌的作用较差。

33. 奥美拉唑抑制胃酸分泌的机制是
A. 阻断 H_2 受体　　　　　B. 抑制胃壁细胞质子泵的功能　　C. 阻断 M 受体
D. 阻断胃泌素受体　　　　E. 直接抑制胃酸分泌

【答案】B

【解析】奥美拉唑具有强大而持久的抑制胃酸分泌作用，作用机制：抑制 H^+-K^+-ATP 酶即胃壁细胞质子泵，是抑制胃酸药中最强、最有效的药物。

34. 杀灭继发性红外期裂殖体，主要用于抗复发的药物是
A. 氯喹　　　　　　　　　B. 青蒿素　　　　　　　　　C. 奎宁
D. 乙胺嘧啶　　　　　　　E. 伯氨喹

【答案】E

【解析】抗疟药中，氯喹、青蒿素、奎宁可控制症状发作，乙胺嘧啶用来预防，伯氨喹用于抗复发和传播。

35. 喹诺酮类的抗菌作用机制是
A. 抑制细菌细胞壁合成　　B. 抑制菌体蛋白质合成　　　　C. 影响胞浆膜通透性
D. 抑制细菌 DNA 回旋酶　E. 抑制二氢叶酸合成酶

【答案】D

【解析】喹诺酮类药物抗革兰阴性菌的靶点是 DNA 回旋酶，抗革兰阳性菌的靶点是拓扑异构酶Ⅳ。

36. 弥散性血管内凝血早期可用
A. 华法林　　　　　　　　B. 氨甲苯酸　　　　　　　　C. 肝素
D. 尿激酶　　　　　　　　E. 阿司匹林

【答案】C

【解析】肝素在 DIC 早期应用可以防止因纤维蛋白和凝血因子的消耗而引起的继发性出血。

37. 四环素对 8 岁以下儿童禁用是因其
A. 胃肠道反应　　　　　　B. 二重感染　　　　　　　　C. 肝损害
D. 对骨骼和牙齿生长的影响　E. 过敏反应

【答案】D

【解析】四环素类经血液到新形成的牙齿组织，与牙齿中的羟磷灰石晶体结合形成四环素-磷酸钙复合物，后者呈淡黄色。造成恒齿永久性棕色色素沉着，牙釉质发育不全，对骨组织也有相同作用，可抑制胎儿、婴幼儿骨骼发育，8 岁以下儿童禁用。

38. 妨碍铁吸收的物质是
A. 维生素 C　　　　　　　B. 稀盐酸　　　　　　　　　C. 半胱氨酸
D. 果糖　　　　　　　　　E. 氢氧化铝

【答案】E

39. 长期大量使用可致视神经炎的药物是
A. 异烟肼　　　　　　　　B. 链霉素　　　　　　　　　C. 利福平
D. 乙胺丁醇　　　　　　　E. 吡嗪酰胺

【答案】D

【解析】异烟肼的不良反应主要为神经系统毒性和肝毒性；利福平主要为消化道反应、肝损害、流感综合征、肾脏损害；乙胺丁醇可引起球后视神经炎；链霉素主要不良反应是过敏反应。

40. 胰岛素的药理作用是
A. 促进葡萄糖氧化分解　　　B. 促进脂肪分解　　　C. 促进蛋白质分解
D. 提高血钾　　　E. 保钠排钾
【答案】A
【解析】胰岛素的药理作用主要是降低血糖；促进脂肪、蛋白质合成和抑制其分解；降低血钾。

41. 甲硝唑具有的药理作用是
A. 抗阿米巴作用　　　B. 抗 G^+ 细菌作用　　　C. 抗 G^- 细菌作用
D. 抗螺旋体作用　　　E. 抗立克次体作用
【答案】A
【解析】甲硝唑属于人工合成的抗菌药物，可以抗厌氧菌，对需氧菌和兼性需氧菌无效，是治疗滴虫病、阿米巴病和破伤风的首选药物。

42. 关于药物的副反应描述正确的是
A. 是难以避免的　　　B. 较严重的药物不良反应　　　C. 药物作用选择性高所致
D. 与药物治疗目的有关的效应　　　E. 剂量过大时产生的不良反应
【答案】A
【解析】副作用是指在治疗剂量时出现的一种反应，多数轻微，这是因为药物选择性低，是一种难以避免的反应。

43. 下列有关药物的副作用描述错误的是
A. 为治疗剂量时所产生的药物反应　　　B. 为一种难以避免的药物反应
C. 为不太严重的药物反应　　　D. 为与治疗目的有关的药物反应
E. 为药物作用选择性低时所产生的反应
【答案】D
【解析】副作用是指在治疗剂量下，与治疗目的无关，不严重、可预知、不可避免的一种不良反应。是药物的选择性低造成的。

44. 长期应用氢化可的松突然停药可发生上述哪种反应
A. 高敏性　　　B. 耐药性　　　C. 成瘾性
D. 反跳现象　　　E. 快速耐受性
【答案】D
【解析】肾上腺皮质激素类药物的不良反应有类肾上腺皮质功能亢进综合征，诱发或加重感染，消化系统并发症，长期应用超剂量糖皮质激素患者，将引起糖代谢的紊乱，长期应用突然停药可引起医源性肾上腺皮质功能不全、反跳现象。

45. 下列关于药物依赖的叙述，正确的是
A. 个体对药物产生精神依赖　　　B. 个体对药物产生躯体依赖　　　C. 个体对药物产生耐受性增加
D. 个体对药物产生耐受性降低　　　E. 个体对药物产生精神和躯体依赖
【答案】E
【解析】传统上将依赖分为躯体依赖和心理依赖。躯体依赖也称为生理依赖，它是由于反复用药所造成的一种病理适应状态，表现为耐受性增加和戒断状态。心理依赖又称精神依赖，它使使用者产生一种愉快满足或欣快的感觉，驱使使用者为寻求这种感觉而反复使用药物，表现所谓的渴求状态。

46. 下列关于药物毒性反应的叙述，正确的是
A. 与药物剂量无关　　　B. 与机体高敏性有关　　　C. 与药物的使用时间无关
D. 大多为难以预知的反应　　　E. 一般不造成机体的病理性损害
【答案】B
【解析】指在剂量过大或蓄积过多时发生的危害性反应，一般比较严重，但是可以预知也是应该避免发生的不良反应。其特点为：①剂量使用过大（超量）；②慢性蓄积过多；③可以避免。

47. 治疗指数是指
A. ED_{50}/LD_{50}　　　B. ED_{50}/TD_{50}　　　C. LD_{50}/ED_{50}
D. 比值越大越不安全　　　E. 比值越大，药物毒性越大
【答案】C

【解析】LD_{50}/ED_{50} 的比值称为治疗指数，是药物的安全性指标。此值越大越安全。

48. 用药的间隔时间主要取决于下列哪项指标
A. 药物的排泄速度　　　　　　B. 药物的吸收速度　　　　　　C. 药物的分布速度
D. 药物的消除速度　　　　　　E. 药物与血浆蛋白的结合率
【答案】D
【解析】半衰期即 $t_{1/2}$ 常指血浆半衰期或消除半衰期。是药物血浆浓度下降一半所需要的时间，以小时为单位计算，反应药物在体内的消除速度，是确定给药时间的依据。

49. 下列有关按一级消除动力学的药物特点描述正确的是
A. 药物的半衰期与剂量有关　　　　　　B. 为绝大多数药物的消除方式
C. 单位时间内实际消除的药量递增　　　　D. 单位时间内实际消除的药量不变
E. 体内药物经 $2 \sim 3$ 个 $t_{1/2}$ 后，可基本清除干净
【答案】B
【解析】一级消除动力学是指体内药物按恒定比例消除，在单位时间内消除量与血浆药物浓度成正比。绝大多数药物都按一级动力学消除，这些药物在体内经过 5 个 $t_{1/2}$ 后，体内药物可基本消除干净。药物消除半衰期恒定，与药物浓度和剂量无关。

50. 下列哪种给药途径可引起首关消除
A. 皮下注射　　　　　　B. 舌下给药　　　　　　C. 口服给药
D. 直肠给药　　　　　　E. 吸入给药
【答案】C
【解析】首关消除主要途径是口服，主要器官是肝脏，结果是真正入血药量减少，舌下和直肠给药可以避免首关消除。

51. 下列哪种受体支配虹膜环形肌
A. M 受体　　　　　　B. α 受体　　　　　　C. β 受体
D. N 受体　　　　　　E. 多巴胺受体
【答案】A
【解析】M 受体可分布于虹膜环形肌、心肌、血管平滑肌、腺体等，α 受体主要分布于外周毛细血管，β 受体可分布于心肌、呼吸道平滑肌，N 受体主要分布于骨骼肌等。

52. 有机磷酸酯类急性中毒表现为
A. 腺体分泌减少、胃肠平滑肌兴奋　　　　B. 支气管平滑肌松弛、唾液腺分泌增加
C. 膀胱逼尿肌松弛、呼吸肌麻痹　　　　　D. 神经节兴奋、心血管作用复杂
E. 脑内乙酰胆碱水平下降、瞳孔扩大
【答案】D
【解析】有机磷酸酯类与 AchE 结合后难以水解，结果使 AchE 失去水解 Ach 的活性，导致 Ach 在体内大量堆积，引 M 样症状、N 样症状和中枢神经系统症状，表现为瞳孔缩小、流涎和出汗，严重者可见口吐白沫、大汗淋漓。支气管平滑肌收缩和腺体分泌增加；胃肠道平滑肌兴奋及有机磷酸酯类对胃肠道黏膜的刺激作用，出现恶心、呕吐、腹痛和腹泻等症状。严重患者可由于膀胱逼尿肌痉挛性收缩而引起小便失禁，甚至出现心率减慢及血压下降。当患者同时有 N 样症状时，则血压有时可升高，故此时心血管作用较为复杂。

53. 阿托品抢救有机磷类中毒时能
A. 复活 AchE　　　　　　B. 促进 Ach 的排泄　　　　　　C. 阻断 M 受体，解除 M 样作用
D. 阻断 M 受体和 N_2 受体　　　　E. 与有机磷结合成无毒产物而解毒
【答案】C
【解析】阿托品为 M 胆碱受体阻断剂，当有机磷中毒时，可阻断 M 受体，对抗 M 样作用，从而缓解有机磷中毒的症状。

54. 关于异丙肾上腺素的作用描述正确的是
A. 收缩血管、舒张支气管、增加组织耗氧量　　　　B. 舒张血管、舒张支气管、降低组织耗氧量
C. 舒张血管、舒张支气管、增加组织耗氧量　　　　D. 收缩血管、舒张支气管、降低组织耗氧量
E. 舒张血管、收缩支气管、降低组织耗氧量
【答案】C
【解析】异丙肾上腺素主要激动 β 受体，对 $β_1$ 和 $β_2$ 受体选择性很低。对 α 受体几乎无作用。对心脏 $β_1$ 受体具有强大的激动作用，使心肌收缩力增强、心率加快，收缩期和舒张期缩短。激动 $β_2$ 受体使骨骼肌血管舒

张，对冠状血管也有舒张作用，也有增加组织血流量的作用。舒张支气管平滑肌，并具有抑制组胺等过敏性物质释放的作用。还可增加组织耗氧量。增加肝糖原、肌糖原分解。

55. 使用过量氯丙嗪的精神病患者，在使用肾上腺素后，主要表现为
A. 升压　　　　　　　　　B. 降压　　　　　　　　　C. 血压不变
D. 心率不变　　　　　　　E. 心率减慢
【答案】B
【解析】氯丙嗪具有α阻断作用，能使肾上腺素升压作用翻转为降压。

56. 关于多巴胺的药理作用描述错误的是
A. 激动心脏β受体　　　　B. 激动血管α受体　　　　C. 大剂量可使肾血管舒张
D. 促进去甲肾上腺素的释放　　E. 激动血管多巴胺受体
【答案】C
【解析】小剂量多巴胺激动多巴胺受体，使血管扩张。大剂量多巴胺激动血管α受体，使血管收缩。

57. 关于β受体阻断药的描述正确的是
A. 可使心率加快、心排出量增加　　B. 有时可诱发或加重哮喘发作　　C. 升高眼内压作用
D. 促进肾素分泌　　　　　　　　　E. 促进脂肪分解
【答案】B
【解析】β受体阻断作用：心血管系统作用为减慢心率，减少心排出量，抑制心肌收缩力。支气管平滑肌作用为收缩平滑肌，增加呼吸道阻力。

58. 具有明显舒张肾血管，增加肾血流的药物是
A. 肾上腺素　　　　　　　B. 异丙肾上腺素　　　　　C. 麻黄碱
D. 多巴胺　　　　　　　　E. 去甲肾上腺素
【答案】D
【解析】低浓度的多巴胺可作用于D_1受体，舒张肾血管，使肾血流量增加，肾小球的滤过率也增加。同时具有排钠利尿作用。大剂量时，可使肾血管明显收缩。

59. 外周血管痉挛性疾病可选用何药治疗
A. 山莨菪碱　　　　　　　B. 异丙肾上腺素　　　　　C. 间羟胺
D. 普萘洛尔　　　　　　　E. 酚妥拉明
【答案】E
【解析】酚妥拉明为α受体阻断药，能使血管舒张，血压下降，可用于外周血管痉挛性疾病，如肢端动脉痉挛性疾病等。

60. 妊娠患者最不宜选用的降压药为
A. 利尿剂　　　　　　　　B. α受体阻断药　　　　　C. β受体阻断药
D. 血管紧张素转换酶抑制剂　　E. 二氢吡啶类钙离子通道阻滞剂
【答案】D
【解析】血管紧张素转化酶抑制剂（ACEI）主要不良反应如下：①首剂低血压；②高血钾；③血管神经性水肿；④肾功能受损，对肾血管狭窄者更甚；⑤咳嗽，以刺激性干咳最多见；⑥低血糖；⑦对妊娠与哺乳的影响；⑧可产生味觉障碍、皮疹与白细胞缺乏等。禁忌证：高血钾、双侧肾动脉狭窄、妊娠等。

61. 局麻药的作用机制是
A. 阻滞Na^+内流　　　　B. 阻滞K^+外流　　　　　C. 阻滞Cl^-内流
D. 阻滞Ca^{2+}内流　　　E. 降低静息电位
【答案】A
【解析】神经动作电位的产生是由于神经受刺激时引起膜通透性的改变，产生Na^+内流和K^+外流。局麻药的作用是阻止这种通透性的改变，使Na^+在其作用期间内不能进入细胞。

62. 下列主要用于表面麻醉的药物是
A. 丁卡因　　　　　　　　B. 奎尼丁　　　　　　　　C. 普鲁卡因
D. 利多卡因　　　　　　　E. 苯妥英钠
【答案】A
【解析】丁卡因对黏膜的穿透力强，常用于表面麻醉，本药因毒性大，一般不用于浸润麻醉。普鲁卡因亲脂性低，对黏膜的穿透力弱，一般不用于表面麻醉；利多卡因具有起效快、作用强而持久、穿透力强及安全范围较大等特点，可用于多种形式的局部麻醉，主要用于传导麻醉和硬膜外麻醉。奎尼丁和苯妥英钠不用于

麻醉。

63. 关于丁卡因的作用说法正确的是
A. 可用于浸润麻醉　　B. 脂溶性低　　C. 穿透力弱
D. 作用较普鲁卡因弱　　E. 可用于表面麻醉
【答案】E
【解析】丁卡因最常用于黏膜表面麻醉，其局麻作用比普鲁卡因强约10倍，吸收后毒性也相应增加，能穿透黏膜，作用迅速，1～3min显效，持续2h以上。

64. 不适合普萘洛尔治疗的疾病是
A. 心律失常　　B. 心绞痛　　C. 支气管哮喘
D. 甲状腺功能亢进　　E. 高血压
【答案】C
【解析】主要用于治疗心律失常、心绞痛、高血压、甲状腺功能亢进等。

65. 男，37岁，在心脏手术过程中，患者心电图表明：突然发生Ⅲ度房室传导阻滞。此时该用何药作紧急处置
A. 静注阿托品　　B. 静滴异丙肾上腺素　　C. 静注肾上腺素
D. 静滴山莨菪碱　　E. 静滴去甲肾上腺素
【答案】B
【解析】异丙肾上腺素可用于治疗房室传导阻滞，舌下含药或静脉滴注给药，治疗Ⅱ、Ⅲ度房室传导阻滞。

66. 男性患者，45岁，半年前体检检查出肝硬化，夜晚突发消化道出血，下列哪种药物能够快速止血
A. 去甲肾上腺素　　B. 对乙酰氨基酚　　C. 阿司匹林
D. 新斯的明　　E. 毛果芸香碱
【答案】A
【解析】去甲肾上腺素有强大的收缩皮肤黏膜血管的作用，此患者消化道出血可以使用去甲肾上腺素进行稀释后口服，可使消化道黏膜血管收缩，从而快速止血。

(67～68题共用备选答案)
A. 普萘洛尔　　B. 去甲肾上腺素　　C. 左旋多巴
D. 酚妥拉明　　E. 肾上腺素

67. 临床上常用的升压药物是
【答案】B
【解析】去甲肾上腺素对α受体具有强大激动作用，对心脏β$_1$受体作用较弱，对β$_2$受体几乎无作用。去甲肾上腺素的主要作用是：收缩血管、兴奋心脏、升高血压。

68. 能减弱心肌收缩力并减慢心率的药物是
【答案】A
【解析】普萘洛尔有β受体阻断作用：①阻断心脏β$_1$受体，可使心率减慢，心肌收缩力减弱，心排出量减少；②使心肌耗氧量下降，冠脉血流量下降；③对高血压患者可使其血压下降；④还能延缓心房和房室结的传导，延长心电图的P-R间期（房室传导时间）。

(69～70题共用备选答案)
A. 抑郁症　　B. 躁狂症　　C. 晕动病
D. 精神分裂症　　E. 重症肌无力

69. 氯丙嗪主要用于
【答案】D
【解析】氯丙嗪主要用于Ⅰ型精神分裂症（精神运动性兴奋和幻觉妄想为主）的治疗，尤其对急性患者效果显著，对慢性精神分裂症患者疗效较差。

70. 丙米嗪主要用于
【答案】A
【解析】丙米嗪用于各种原因引起的抑郁症，对内源性抑郁症、更年期抑郁症效果较好，对反应性抑郁症次之，对精神病的抑郁成分效果较差。此外，抗抑郁药也可用于强迫症的治疗。

第三单元　医学免疫学

1. NK 细胞是
A. 特殊的 T 淋巴细胞　　　　B. 吞噬细胞　　　　C. 抗原提呈细胞
D. 介导 ADCC 的细胞　　　　E. B 淋巴细胞
【答案】D
【解析】NK 细胞通过 CD16 间接识别被 IgG 致敏的靶细胞，发挥 ADCC。

【破题思路】本题考查知识点免疫细胞。

2. 黏膜局部抵御病原微生物感染的重要屏障，是人体的黏膜防御屏障的是
A. PP　　　　B. FDC　　　　C. PALS
D. MALT　　　　E. spleen
【答案】D
【解析】MALT 是人体的黏膜防御屏障，其中的 B 细胞受抗原刺激后产生大量 SIgA，经黏膜上皮细胞分泌至黏膜表面，构成黏膜局部抵御病原微生物感染的重要屏障。

【破题思路】本题考查知识点人体的黏膜防御屏障。

3. Ⅱ型超敏反应性疾病是
A. 过敏性休克　　　　B. 溶血　　　　C. 过敏性鼻炎
D. 血清病　　　　E. 荨麻疹
【答案】B
【解析】输血反应是Ⅱ型超敏反应。荨麻疹、过敏性鼻炎和过敏性休克属于Ⅰ型，血清病属于Ⅲ型反应。

【破题思路】本题考查知识点超敏反应性疾病类型。

4. Th2 细胞主要分泌
A. IFN-α　　　　B. IL-4　　　　C. IFN-γ
D. TNF-α　　　　E. IL-2
【答案】B
【解析】Th2 分泌 IL-4、IL-5、IL-6、IL-10、IL-13。Th1 细胞产生 IL-2、IFN-γ、TFN-α。

【破题思路】本题考查知识点 T 淋巴细胞类型及其功能。

5. T 淋巴细胞阴性选择的部位是
A. 骨髓　　　　B. 淋巴结　　　　C. 胸腺
D. 肝　　　　E. 外周血
【答案】C
【解析】三阴细胞（不表达 CD4、CD8、TCR 分子的 T 细胞）进入胸腺。所以，T 淋巴细胞阴性选择的部位是胸腺。骨髓为 B 细胞成熟的场所。

【破题思路】本题考查知识点 T 淋巴细胞发育成熟过程。

6. 介导固有免疫的细胞是
A. 中性粒细胞　　　　B. NK 细胞　　　　C. 浆细胞
D. 辅助性 T 淋巴细胞　　　　E. 细胞毒性 T 淋巴细胞
【答案】B

【解析】固有免疫细胞包括 NK 细胞、吞噬细胞、NKT 细胞、B 细胞等。

【破题思路】本题考查知识点固有免疫细胞的类型。

7. 参与 TD-Ag 刺激机体产生抗体的细胞
   A. B 细胞
   B. T 细胞和 B 细胞
   C. 巨噬细胞、B 细胞、T 细胞
   D. 巨噬细胞和 B 细胞
   E. 巨噬细胞和 T 细胞

【答案】C
【解析】体液免疫应答主要由 B 细胞介导，但也（除 TI 抗原外）需要 Th 细胞和 APC（巨噬细胞、树突细胞）的帮助。

【破题思路】本题考查知识点 TD-Ag 介导体的液免疫应答。

8. 参与替代途径激活补体的物质是
   A. IgG
   B. IgM
   C. IgD
   D. LPS
   E. MBL

【答案】D
【解析】C3b 与微生物表面多糖 LPS 结合，然后与 B 因子结合为 C3bB 复合物或与 C5 结合形成 C3bC5 复合物，完成替代途径。

【破题思路】本题考查知识点补体激活途径。

9. 抗体的多样性决定于
   A. 淋巴细胞的凋亡
   B. 淋巴细胞的种类
   C. 淋巴细胞的数量
   D. 淋巴细胞的来源
   E. 淋巴细胞的基因

【答案】E
【解析】B 细胞产生至少 1011 种具有独特抗原特异性的抗体分子。抗体的多样性决定于淋巴细胞的基因。

【破题思路】本题考查知识点抗体的特点。

10. 可产生和分泌抗体的细胞是
    A. 浆细胞
    B. 中性粒细胞
    C. 巨噬细胞
    D. NK 细胞
    E. CTL

【答案】A
【解析】浆细胞专门合成和分泌抗体分子。

【破题思路】本题考查知识点抗体的来源。

11. 通过经典途径激活补体的是
    A. IgA
    B. LPS
    C. IgE
    D. IgD
    E. IgG

【答案】E
【解析】经典途径始于 IgG、IgM 分子与补体 C1q 的结合。

【破题思路】本题考查知识点补体的激活途径。

12. 下列属器官非特异性自身免疫性疾病的是
    A. 类风湿关节炎
    B. 慢性甲状腺炎（桥本病）
    C. 格雷夫斯病（Graves 病）
    D. 重症肌无力
    E. 胰岛素依赖型糖尿病（1 型糖尿病）

【答案】A
【解析】自身免疫性疾病可分为器官特异性和器官非特异性两类。器官特异性自身免疫病患者病变属局限于某一特定器官，由对器官特异性抗原的免疫应答引起。备选答案B、C、D、E所列疾病均为器官特异性自身免疫性疾病，其中慢性甲状腺炎是由于隐蔽自身抗原（甲状腺球蛋白）释放所致；格雷夫斯病是由于体内产生针对甲状腺刺激素受体的自由抗体所致，重症肌无力是由于体内产生针对神经肌肉接头处乙酰胆碱受体的自身抗体引起；1型糖尿病则是由于体内产生针对胰岛素受体的自身抗体引起。器官非特异性自身免疫性疾病，又称全身性或系统性自身免疫性疾病，患者病变发生于多种器官和结缔组织，类风湿关节炎和系统性红斑狼疮是典型的器官非特异性疾病。本题正确答案是A。

【破题思路】本题考查知识点自身免疫性疾病类型。

13. 易诱发免疫耐受的是
A. 皮内接种抗原　　　B. 皮下接种抗原　　　C. 口服接种抗原
D. 接种颗粒性抗原　　E. 接种中等量抗原

【答案】C

【解析】口服某些抗原后，在诱导黏膜局部产生免疫应答的同时，可引起全身性免疫耐受，产生"耐受分离"。

【破题思路】本题考查知识点免疫耐受。

14. 引起Ⅰ型超敏反应的抗体是
A. IgM　　　B. IgD　　　C. IgE
D. IgG　　　E. IgA

【答案】C

【解析】IgE介导Ⅰ型超敏反应。

【破题思路】本题考查知识点超敏反应发生机制。

15. 有特异性抗原受体的细胞是
A. B淋巴细胞　　　B. 浆细胞　　　C. 巨噬细胞
D. NK细胞　　　　E. 单核细胞

【答案】A

【解析】骨髓中未成熟的B细胞表达是sIgM和IgA/IgP共同组成的BCR，具有抗原识别能力。

【破题思路】本题考查知识点免疫细胞的类型及特点。

16. 与蛋白质载体结合后才具有免疫原性的物质是
A. 完全抗原　　　　　B. 胸腺依赖性抗原　　　C. 不完全抗原
D. 胸腺非依赖性抗原　E. 同种异型抗原

【答案】C

【解析】本题考核完全抗原和不完全抗原的基本概念。根据抗原的免疫原性和免疫反应性，可将其分为完全抗原和不完全抗原两种类型。完全抗原是指既有免疫原性又有免疫反应性的抗原物质；不完全抗原是指本身具有免疫反应性而无免疫原性的抗原物质，但与蛋白质载体结合后它们可获得免疫原性。本题正确答案为C。备选答案B、D、E所提及的抗原与A相同均为完全抗原，因此均可排除。

【破题思路】本题考查知识点抗原类型。

17. 注射破伤风抗毒素（TAT）的目的是
A. 对易感人群进行预防接种　　　　　B. 对可疑或确诊的破伤风患者进行紧急预防或治疗
C. 杀灭伤口中繁殖的破伤风梭菌　　　D. 主要用于儿童的预防接种
E. 中和与神经细胞结合的毒素

【答案】B

【解析】抗毒素是用细菌外毒素或类毒素免疫动物制备的免疫血清，具有中和外毒素的作用，可用于对应外毒素性疾病的紧急预防和治疗。

【破题思路】本题考查知识点免疫学防治。

18. 介导Ⅳ型超敏反应的免疫细胞是
A. T细胞 B. B细胞 C. 嗜酸性粒细胞
D. 嗜碱性粒细胞 E. 中性粒细胞
【答案】A
【解析】Ⅳ型超敏反应是抗原诱导的Th1型细胞免疫应答。效应T细胞与特异性抗原结合后引起的以单核细胞浸润和组织损伤为主要特征的炎症反应。

【破题思路】本题考查知识点Ⅳ型超敏反应的发生机制。

19. 适应性免疫的三大主要特点
A. 稳定性、耐受性、活化性 B. 获得性、特异性、记忆性 C. 免疫性、耐受性、获得性
D. 特异性、活化性、记忆性 E. 特异性、耐受性、记忆性
【答案】E
【解析】适应性免疫的三大主要特点：①特异性，不同的特定抗原进入机体后可从免疫系统淋巴细胞库中选择出具有相应TCR和BCR的T细胞或B细胞克隆，并发生高度特异性结合，诱导抗原特异性免疫应答。②耐受性，胚胎期凡遭遇和识别自身组织成分的淋巴细胞克隆将被删除或被禁忌，形成对自身抗原的免疫耐受，但保留针对"非己"抗原的识别和反应能力。③记忆性，T细胞和B细胞经抗原刺激活化产生初次免疫应答过程中都会产生由特异性增殖淋巴细胞分化而来的记忆细胞，再次遇到相同抗原时，可短期内迅速诱导更强和持续时间更长的再次免疫应答。

【破题思路】本题考查知识点适应性免疫应答的特点。

20. 关于不完全抗原（半抗原）描述正确的是
A. 有免疫原性 B. 有免疫反应性 C. 是蛋白质大分子
D. 与抗原决定簇无关 E. 与载体的含义相似
【答案】B
【解析】半抗原是指仅具备抗原性而无免疫原性的简单小分子抗原，如某些多糖、类脂和药物等。半抗原与抗原表位具有相同的含义和作用。半抗原单独无免疫原性，与蛋白载体结合形成半抗原载体复合物即可获得免疫原性。

【破题思路】本题考查知识点半抗原的概念及特点。

21. 免疫反应性是指
A. 抗原能够刺激机体发生免疫应答的性能
B. 抗原能够刺激机体产生抗体的性能
C. 抗原能够与相应抗体特异性结合，发生免疫反应的性能
D. 抗原能够与致敏淋巴细胞特异性结合，发生免疫反应的性能
E. 抗原能够与相应免疫应答产物特异性结合，发生免疫反应的性能
【答案】E
【解析】免疫原性即抗原刺激机体产生免疫应答，诱导产生抗体或致敏淋巴细胞的能力。免疫反应性（抗原性）即抗原与其所诱导产生的抗体或致敏淋巴细胞特异性结合的能力。

【破题思路】本题考查知识点抗原的重要特性。

22. 激活B细胞产生抗体过程中依赖T细胞的辅助抗原称为
A. 完全抗原 B. 半抗原 C. TI-Ag
D. TD-Ag E. 共同抗原

【答案】D

【解析】完全抗原是既有免疫原性又有免疫反应性的抗原，半抗原只有免疫反应性无免疫原性；胸腺依赖性抗原（TD-Ag）刺激B细胞产生抗体时依赖于T细胞辅助，故又称T细胞依赖抗原。胸腺非依赖性抗原（TI-Ag）是指无须T细胞辅助，可直接刺激B细胞产生抗体的抗原。共同抗原是指具有共同抗原表位的抗原。

【破题思路】本题考查知识点抗原的分类。

23. B细胞分化、发育和成熟的场所是
A. 骨髓　　　　　　　　　　B. 淋巴结　　　　　　　　　　C. 胸腺
D. 脾脏　　　　　　　　　　E. 黏膜淋巴组织

【答案】A

【解析】骨髓是各类免疫细胞发生的场所，也是B细胞分化、发育和成熟的场所。

【破题思路】本题考查知识点免疫细胞发生的场所。

24. 含T细胞百分率最高的部位是
A. 脾脏　　　　　　　　　　B. 扁桃体　　　　　　　　　　C. 胸腺
D. 骨髓　　　　　　　　　　E. 肝脏

【答案】A

【解析】外周免疫器官是成熟淋巴细胞（T细胞、B细胞）定居的场所，也是这些淋巴细胞针对外来抗原刺激后启动初次免疫应答的主要部位。包括淋巴结、脾脏、黏膜相关淋巴组织（MALT）等。

【破题思路】本题考查知识点外周免疫器官的组成及功能。

25. 关于T细胞的生物学功能描述不正确的是
A. 产生细胞因子　　　　　　B. 介导ADCC效应　　　　　　C. 直接杀伤靶细胞
D. 诱导抗体的类别转换　　　E. 参与对病毒的免疫应答

【答案】B

【解析】Th1细胞要分泌IL-2、IFN-γ，发挥细胞免疫的效应；Th2细胞分泌IL-4、IL-5、IL-10、IL-13，发挥体液免疫的作用；Th3细胞主要分泌大量TGF-β，起免疫抑制作用；Th17细胞参与固有免疫和某些炎症的发生；Tfh细胞可产生IL-1，在B细胞分化为浆细胞、产生抗体和Ig类别转换中发挥重要作用。细胞毒性T细胞（CTL）主要功能是特异性识别内源性抗原肽-MHC Ⅰ类分子复合物，进而杀伤靶细胞。介导ADCC效应的是抗体不是T细胞。

【破题思路】本题考查知识点T细胞的功能。

26. 属于B细胞的表面标志为
A. CD3　　　　　　　　　　B. CD19　　　　　　　　　　C. CD8
D. CD4　　　　　　　　　　E. CD56

【答案】B

【解析】T细胞表面的重要标志包括TCR、CD3、CD4、CD8，CD56是NK细胞的表面标志。CD19为B细胞的表面标志。

【破题思路】本题考查知识点免疫细胞的表面标志。

27. 属于天然血型抗体并不能通过胎盘的是
A. IgA　　　　　　　　　　B. IgE　　　　　　　　　　　C. IgG
D. IgM　　　　　　　　　　E. IgD

【答案】D

【解析】IgG是唯一能够通过胎盘进入胎儿体内的Ig，IgM是发育过程中最早产生的Ig，感染后产生最快、分子量最大的Ig，不能通过胎盘，人类的ABO血型抗体是天然抗体属于IgM型。IgA在黏液中发挥局部抗感染作用，IgD可存在于成熟的B细胞膜，IgE与肥大细胞亲和力强介导Ⅰ型超敏反应。

> 【破题思路】本题考查知识点各类免疫球蛋白的特性和功能。

28. 可导致输血反应的天然抗体类型是
A. IgM   B. IgG   C. IgD
D. IgE   E. IgA

【答案】A

【解析】IgG是唯一能够通过胎盘进入胎儿体内的Ig，IgM是发育过程中最早产生的Ig，感染后产生最快，分子量最大的Ig，不能通过胎盘，人类的ABO血型抗体是天然抗体是IgM型。IgA在黏液中发挥局部抗感染作用，IgD可存在于成熟的B细胞膜，IgE介导肥大细胞、嗜碱性粒细胞释放活性介质引起局部或全身反应。

> 【破题思路】本题考查知识点各类免疫球蛋白的特性和功能。

29. 只有T细胞才具有的表面标记为
A. CD3分子   B. C3受体   C. 细胞因子受体
D. 识别抗原受体 E. 有丝分裂原受体

【答案】A

【解析】细胞表面的重要标志包括TCR、CD3、CD4、CD8、共刺激分子、丝裂原受体和表面分子等。其中CD3是T细胞的特征性标志。

> 【破题思路】本题考查知识点免疫细胞的表面标志。

30. 产生IL-2的细胞是
A. B细胞   B. 肥大细胞   C. T淋巴细胞
D. 嗜酸性粒细胞 E. 巨噬细胞

【答案】C

【解析】B细胞摄取传递抗原及分化成浆细胞产生抗体发挥免疫作用；肥大细胞可释放组胺等生物活性介质介导Ⅰ型超敏反应；T淋巴细胞可释放IL-2、IL-4、IL-5和IFN-γ等细胞因子，促进和增强免疫应答；嗜酸性粒细胞、巨噬细胞可参与固有免疫应答等。

> 【破题思路】本题考查知识点各类免疫细胞的功能。

31. 决定免疫球蛋白类别的是哪项
A. 铰链区   B. 轻链恒定区   C. 重链恒定区
D. 轻链可变区   E. 重链可变区

【答案】C

【解析】同一种属的所有个体的Ig重链恒定区所含抗原表位不同，据此可将重链分为γ、α、μ、δ、ε链五种，与此对应的Ig分为五类，即IgG、IgA、IgM、IgD和IgE。同一类Ig，因其重链C区的某些差异，又可分为若干亚类。

> 【破题思路】本题考查知识点免疫球蛋白的分类。

32. 参与黏膜免疫的免疫球蛋白是
A. IgM   B. IgE   C. IgG
D. IgA   E. IgD

【答案】D

【解析】IgA分两型：血清型IgA和分泌型IgA。血清型IgA为单体，主要存在于血清中；分泌型IgA（SIgA）为二聚体，主要存在于胃肠道和支气管分泌液、初乳、唾液和泪液中，参与黏膜局部免疫，通过与相应病原微生物结合，阻止病原体黏附到细胞表面，发挥局部抗感染重要作用，是机体抗感染的"边防军"。

【破题思路】本题考查知识点各类免疫球蛋白的特性和功能。

33. 免疫系统的三大功能是
A. 免疫防御、免疫应答、免疫记忆
B. 免疫应答、免疫记忆、免疫监视
C. 免疫防御、免疫记忆、免疫监视
D. 免疫防御、免疫自身稳定、免疫监视
E. 免疫应答、免疫自身稳定、免疫监视

【答案】D
【解析】免疫系统的主要功能可以概括为：免疫防御、免疫自稳和免疫监视。

【破题思路】本题考查知识点免疫系统的功能。

34. 抗原性是指抗原
A. 刺激机体发生免疫答的性能
B. 与相应抗体特异性结合，发生免疫反应的性能
C. 刺激机体产生抗体的性能
D. 与相应免疫应答产物特异性结合，发生免疫反应的性能
E. 与致敏淋巴细胞特异性结合，发生免疫反应的性能

【答案】D
【解析】抗原性又称免疫反应性即抗原与其所诱导产生的抗体或致敏淋巴细胞特异性结合的能力。

【破题思路】本题考查知识点抗原的重要性能。

35. 完全抗原
A. 只有免疫原性，无抗原性
B. 只有抗原性，无免疫原性
C. 既无免疫原性，又无抗原性
D. 既有免疫原性，又有抗原性
E. 不能激发细胞免疫应答

【答案】D
【解析】同时具有免疫原性和抗原性的物质称免疫原，又称完全抗原，即通常所称的抗原。半抗原是指仅具备抗原性而无免疫原性的简单小分子抗原。半抗原单独无免疫原性，与蛋白载体结合形成半抗原载体复合物即可获得免疫原性。

【破题思路】本题考查知识点完全抗原与半抗原的区别。

36. 动物新生期切除胸腺的后果是
A. 细胞免疫功能缺陷，体液免疫功能正常
B. 细胞免疫功能正常，体液免疫功能缺陷
C. 细胞和体液免疫功能均不受影响
D. 细胞免疫功能缺陷，体液免疫功能受损
E. 机体造血和免疫功能均有损害

【答案】D
【解析】胸腺是T淋巴细胞成熟的场所，动物新生期切除胸腺会导致T淋巴细胞不能成熟从而使细胞免疫功能缺陷，TD-Ag诱导的体液免疫应答需要CD T4细胞的辅助，因此T细胞缺乏会导致体液免疫功能受损。

【破题思路】本题考查知识点免疫器官的功能及T淋巴细胞的功能。

37. 具有亲细胞作用的抗体是
A. IgM
B. IgD
C. IgE
D. IgG
E. IgA

【答案】C
【解析】IgE为亲细胞抗体，其C_H2和C_H3结构域可与肥大细胞和嗜碱性粒细胞上FcεRI结合，当结合再次进入机体的抗原后可引发Ⅰ型超敏反应。

【破题思路】本题考查知识点免疫球蛋白的特性和功能。

38. 免疫球蛋白分类的主要依据是
A. L 链　　　　　　　　　　B. H 链　　　　　　　　　　C. 二硫键数目
D. 单体数　　　　　　　　　E. 分子量大小
【答案】B
【解析】根据重链（H 链）恒定区的氨基酸组成和排列顺序，免疫球蛋白可分为五类或五个同种型，即 IgM、IgD、IgG、IgA 和 IgE。

【破题思路】本题考查知识点免疫球蛋白的结构与分类。

39. 补体系统在激活后可以
A. 诱导免疫耐受　　　　　　B. 抑制变态反应　　　　　　C. 结合细胞毒性 T 细胞
D. 启动抗体的类别转换　　　E. 裂解细菌
【答案】E
【解析】补体系统在激活后可在细菌表面形成膜攻击复合物，导致细菌裂解。

【破题思路】本题考查知识点补体的生物学功能。

40. 单核 - 巨噬细胞产生的主要细胞因子是
A. IL-1　　　　　　　　　　B. IL-2　　　　　　　　　　C. IL-4
D. IL-5　　　　　　　　　　E. IL-10
【答案】A

41. 诱导免疫耐受形成的最佳时期是
A. 成年期　　　　　　　　　B. 幼年期　　　　　　　　　C. 老年期
D. 胚胎期　　　　　　　　　E. 青年期
【答案】D
【解析】因为胚胎期免疫系统尚未发育成熟，所以诱导免疫耐受形成的最佳时期是胚胎期，幼年期易形成耐受，青年期、成年期不易形成耐受，要达到耐受，抗原的剂量需提高 30 倍以上。

【破题思路】本题考查知识点免疫耐受的形成与建立。

42. 参与Ⅱ型超敏反应的免疫球蛋白是
A. IgM/IgD　　　　　　　　B. IgM/IgG　　　　　　　　C. IgA/IgE
D. IgM/IgA　　　　　　　　E. IgE/IgD
【答案】B
【解析】Ⅱ型超敏反应是由 IgG/IgM 抗体与靶细胞表面相应抗原结合后，在补体、吞噬细胞和 NK 细胞参与下，引起的以细胞溶解和组织损伤为主的病理性免疫反应。

【破题思路】本题考查知识点Ⅱ型超敏反应的发生机制。

43. 在Ⅰ型超敏反应中具有重要负反馈调节作用的细胞是
A. 嗜中性粒细胞　　　　　　B. 嗜碱性粒细胞　　　　　　C. 嗜酸性粒细胞
D. 单核吞噬细胞　　　　　　E. 肥大细胞
【答案】C
【解析】Ⅰ型超敏反应的发生机制，变应原刺激 B 细胞产生的特异性 IgE 抗体。该 IgE 抗体以其 Fc 段与肥大细胞或嗜碱性粒细胞表面相应的 FcεRⅠ结合，而使机体处于致敏状态。相同的变应原再次进入机体后，与致敏细胞表面的 2 个或 2 个以上相邻 IgE 交联，使肥大细胞脱颗粒、生物学活性介质释放，引起超敏反应性疾病发生。Ⅰ型超敏反应发生时嗜酸性粒细胞也会增多，是对嗜碱性粒细胞的负反馈调节作用。

【破题思路】本题考查知识点Ⅰ型超敏反应的发生机制。

44. 属于Ⅲ型超敏反应性疾病的是
A. 过敏性鼻炎	B. 新生儿溶血病	C. 类风湿性关节炎
D. 接触性皮炎	E. 支气管哮喘

【答案】C

【解析】过敏性鼻炎、支气管哮喘属于Ⅰ型超敏反应性疾病，新生儿溶血病属于Ⅱ型超敏反应性疾病，接触性皮炎属于Ⅳ型超敏反应性疾病。Ⅲ型超敏反应性疾病有局部免疫复合物病、血清病、链球菌感染后肾小球肾炎、类风湿性关节炎、系统性红斑狼疮等。

【破题思路】本题考查知识点超敏反应性疾病的分类。

45. 下列关于Ⅱ型超敏反应的叙述，正确的是
A. 由 IgG 或 IgM 介导	B. 属于迟发型超敏反应	C. 与 NK 细胞无关
D. 与吞噬细胞无关	E. 不破坏细胞

【答案】A

【解析】Ⅱ型超敏反应是由 IgG 或 IgM 抗体与靶细胞表面相应抗原结合后，在补体、吞噬细胞和 NK 细胞参与作用下，引起的以细胞溶解和组织损伤为主的病理性免疫反应。

【破题思路】本题考查知识点Ⅱ型超敏反应的发生机制。

46. 关于 NK 细胞正确的叙述是
A. 表达特异性抗原识别受体	B. 具有 MHC 的限制性	C. 具有 ADCC 效应
D. 分泌与 TH_2 相同的细胞因子	E. 具有抗体产生作用

【答案】C

【解析】NK 细胞不表达特异性抗原识别受体，而是通过表面活化受体和抑制性受体对"自身"与"非己"进行识别，并直接杀伤某些肿瘤和病毒感染的靶细胞。NK 细胞也可通过 ADCC 作用杀伤肿瘤和病毒感染的靶细胞。TH_2 细胞分泌 IL-4、IL-5、IL-10 及 IL-13 等细胞因子，而 NK 细胞分泌 IFN-γ 与 IFN-α。

47. 甲胎蛋白是
A. 自身抗原	B. 异种抗原	C. 异嗜性抗原
D. 肿瘤相关抗原	E. 肿瘤特异性抗原

【答案】D

【解析】自身抗原是指在感染、外伤、服用某些药物等影响下，使隔离的自身组织抗原释放，或自身组织细胞发生改变和修饰，诱发机体免疫系统对其发生免疫应答，从而获得了抗原性的自身组织抗原，如：如晶状体蛋白、精子、甲状腺球蛋白等。异嗜性抗原是存在于不同种系生物间的共同抗原。肿瘤特异性抗原是只存在于某一种或几种肿瘤细胞而不存在于正常细胞的新抗原。肿瘤相关抗原是肿瘤细胞和正常细胞组织均可表达的抗原，只是其含量在细胞癌变时明显增高的抗原，如甲胎蛋白、癌胚抗原。

【破题思路】本题考查知识点抗原的分类及概念。

(48～51题共用备选答案)
A. 抗原决定簇	B. 胸腺依赖性抗原	C. 胸腺非依赖性抗原
D. 完全抗原	E. 共同抗原

48. 既有免疫原性又有抗原性的物质是

【答案】D

【解析】完全抗原又称免疫原，是指同时具有免疫原性和抗原性的物质。

49. 可引起交叉反应的抗原是

【答案】E

【解析】在两种不同的抗原之间可以存在相同或相似的抗原表位，称为共同抗原表位。抗体或致敏淋巴细胞对具有相同或相似表位的不同抗原的反应称为交叉反应。

50. 决定抗原特异性的是

【答案】A

【解析】抗原的特异性是由抗原的一些特殊化学基团即抗原决定簇所决定的。

51. 直接刺激 B 细胞产生抗体的是

【答案】C

【解析】胸腺非依赖性抗原刺激机体产生抗体时无须 T 细胞的辅助，又称 T 细胞非依赖性抗原。少数 Ag 属于此类，如细菌脂多糖、聚合鞭毛蛋白等。

> 【破题思路】本题考查知识点抗原的类型。

（52～54题共用备选答案）

A. CD3　　　　　　　　B. CD19　　　　　　　　C. KIR
D. MHC-Ⅱ　　　　　　E. IL-2

52. T 细胞的表面分子为
53. 树突状细胞的表面分子为
54. NK 细胞的表面分子

【答案】A、D、C

【解析】T 细胞的表面分子主要有 CD3、CD4、CD8，CD3 是重要的抗原信号转导分子，也是所有 T 细胞的表面标志。树突状细胞是一种专职的抗原递呈细胞，其细胞表面表达 MHC-Ⅱ分子。NK 细胞表面分子有 CD16、CD56 和 KIR。

> 【破题思路】本题考查知识点免疫细胞的表面标志。

第四单元 医学微生物学

1. 属于真核细胞型微生物的是
   A. 铜绿假单胞菌
   B. 衣原体
   C. 白假丝酵母菌
   D. 立克次体
   E. 肺炎支原体

   【答案】C

   【解析】白假丝酵母菌是真核细胞性微生物，是酵母菌的一种，属于真菌类。铜绿假单胞菌为革兰染色阴性杆菌，属于细菌类。而衣原体、立克次体、肺炎支原体与细菌一样均属于原核细胞微生物。

   【破题思路】本题考查知识点真核细胞性微生物。

2. Dane 颗粒是
   A. 丁型肝炎病毒
   B. 乙型肝炎病毒
   C. 甲型肝炎病毒
   D. 戊型肝炎病毒
   E. 丙型肝炎病毒

   【答案】B

   【解析】Dane 颗粒为具有双层外壳的完整乙型肝炎（HBV）病毒颗粒，HBV 含有环状双链 DNA（dsDNA），属于嗜肝 DNA 病毒科正嗜肝病毒属。

   【破题思路】本题考查知识点肝炎病毒的类型。

3. 关于霍乱弧菌的生物学性状，错误的描述是
   A. 增菌培养基通常为碱性蛋白胨水
   B. 有菌毛和单鞭毛
   C. 悬滴观察呈"穿梭"样运动
   D. EI-Tot 生物型可形成芽孢
   E. 革兰染色为阴性

   【答案】D

   【解析】霍乱弧菌不能形成芽孢，具有菌毛和单鞭毛，运动快而活泼，革兰染色为阴性。增菌培养需用碱性蛋白胨水。

   【破题思路】本题考查知识点霍乱弧菌的生物学性状。

4. HIV 与感染细胞膜上 CD4 分子结合的病毒刺突是
   A. gp120
   B. gp41
   C. P24
   D. P17
   E. gp160

   【答案】A

   【解析】人类免疫缺陷病毒（HIV）编码的病毒蛋白有：由 env 基因编码的包膜糖蛋白前体即 gp160 前体蛋白，然后再裂解为跨膜糖蛋白 gp41 和包膜表面刺突糖蛋白 gp120，其中 gp120 与感染宿主细胞膜上病毒受体（CD）4 分子结合，使病毒进入细胞内。p24 为病毒衣壳蛋白，P17 为基质蛋白，两者均由 gag 基因编码。

   【破题思路】本题考查知识点人类免疫缺陷病毒的结构特点。

5. 白念珠菌（白假丝酵母菌）常引起的疾病是
   A. 癣病
   B. 皮下组织感染
   C. 皮肤、黏膜及内脏感染
   D. 毒血症
   E. 真菌中毒症

   【答案】C

   【解析】白念珠菌为机会性致病菌，当机体免疫受损或滥用广谱抗生素时可引起白念珠菌性皮肤、黏膜感染如鹅口疮等，内脏及中枢神经系统感染如白念珠菌，肺炎、肠炎、肾炎、脑膜炎及脑膜脑炎等。引起癣病的真菌是皮肤癣菌等浅部真菌。引起皮下组织感染的真菌为经皮肤创伤侵入皮下的双相真菌等。真菌感染一般不引起毒血症或真菌中毒症。

【破题思路】本题考查知识点真菌性疾病。

6. 不能被噬菌体感染的微生物是
   A. 念珠菌　　　　　　　B. 螺旋体　　　　　　　C. 病毒
   D. 支原体　　　　　　　E. 隐球菌
   【答案】C
   【解析】噬菌体为寄生于细菌的病毒，除细菌有多种噬菌体外，已发现真菌（念珠菌、隐球菌等）、螺旋体和支原体等，均可被相应的噬菌体感染。病毒为非细胞型微生物，结构简单，不具备被噬菌体感染所需要的细胞结构。

【破题思路】本题考查知识点噬菌体的概念及特点。

7. 不能通过垂直传播的病原体为
   A. 艾滋病病毒（HIV）　　B. 乙型肝炎病毒（HBV）　　C. 梅毒螺旋体
   D. 流行性乙型脑炎病毒　　E. 风疹病毒
   【答案】D
   【解析】垂直传播为经母体的胎盘或围生期经产道等将病原体传染给胎儿或新生儿，称为先天性感染。能通过垂直传播的病原体有艾滋病病毒、乙型肝炎病毒、风疹病毒以及梅毒螺旋体等。流行性乙型脑炎病毒属于黄病毒属病毒，为只能经蚊子叮咬传播的虫媒传播（属于水平传播）病毒。

【破题思路】本题考查知识点病毒的传播方式。

8. 不属于原核细胞型的微生物是
   A. 螺旋体　　　　　　　B. 放线菌　　　　　　　C. 衣原体
   D. 真菌　　　　　　　　E. 立克次体
   【答案】D
   【解析】A、B、C、E属于原核细胞型微生物，均为仅有含DNA和RNA的核质（或称拟核），无核膜与核仁，细胞器亦不完善，仅有核糖体（亦称核蛋白体）。真菌属于真核细胞型微生物，具有完整的细胞核、核膜及核仁，且细胞器完整。

【破题思路】本题考查知识点微生物的类型。

9. 抵抗力最强的细胞特殊结构是
   A. 鞭毛　　　　　　　　B. 荚膜　　　　　　　　C. 芽孢
   D. 普通菌毛　　　　　　E. 性菌毛
   【答案】C
   【解析】芽孢是某些细菌在恶劣的外界环境中，所形成的休眠状态的特殊结构。由芽孢壁包裹细菌的基本结构成分，其中芽孢壳为类角蛋白层，厚而致密，抵抗力极强，使细菌芽孢能长期耐受干燥环境，并可耐受湿热100℃ 2h以上。因此，杀灭芽孢作为灭菌的标志。细菌荚膜为某些细菌细胞壁外的黏液层，具有一定的抗干燥功能，但荚膜菌与一般细菌对热均十分敏感。

【破题思路】本题考查知识点细菌的特殊结构。

10. 肺炎链球菌可引起
    A. 支气管肺炎　　　　　B. 肺脓肿　　　　　　　C. 大叶性肺炎（即典型肺炎）
    D. 支气管哮喘　　　　　E. 胸膜炎
    【答案】C
    【解析】肺炎链球菌一般不引起支气管肺炎和其他呼吸系统疾病。主要引起大叶性肺炎、脑膜炎及支气管炎。

【破题思路】本题考查知识点肺炎链球菌的致病性。

11. 乙型脑炎病毒的传播媒介是
A. 螨　　　　　　　　　　　B. 蚤　　　　　　　　　　　C. 蚊
D. 蛾　　　　　　　　　　　E. 蜱

【答案】C
【解析】虫媒传播的疾病多为人畜共患疾病或自然疫源性疾病。例如：蚊子可传播乙型脑炎（病毒）、登革热（病毒）、黄热病（病毒）等，虱可传播流行性斑疹伤寒（立克次体）等，蚤可传播鼠疫（耶尔森菌）、地方性斑疹伤寒（立克次体）等，螨可传播恙虫病（立克次体）等，蜱可传播森林脑炎（病毒）等。

【破题思路】 本题考查知识点乙型脑炎病毒的传播途径。

12. 引起菌群失调症的原因是
A. 大量使用生态制剂　　　　B. 正常菌群的组成和数量明显改变　　　　C. 正常菌群的耐药性明显改变
D. 正常菌群的增殖方式明显改变　　E. 正常菌群的遗传特性明显改变

【答案】B
【解析】当长期滥用广谱抗生素或正常菌群的寄生部位发生改变时，出现正常菌群的组成和数量明显改变，即微生态平衡失调状态而致病，称为菌群失调症。使用生态制剂是指服用双歧杆菌、乳杆菌等益生菌，不会导致菌群失调症。

【破题思路】 本题考查知识点菌群失调的概念及诱因。

13. 有关干扰素的叙述错误的是
A. 干扰素有广谱抗病毒作用　　　　　　B. 干扰素的抗病毒作用具有相对的种属特异性
C. 干扰素对正常细胞几乎无作用　　　　D. 干扰素有抗肿瘤细胞分裂作用
E. 使用干扰素无副作用

【答案】E
【解析】干扰素是属于非特异性免疫。干扰素具有广谱抗病毒、抗肿瘤细胞分裂及免疫调节作用，其抗病毒作用具有相对的种属特异性，且对正常细胞几乎无作用。使用干扰素的患者可出现多种副作用，如类感冒样反应、胃肠道反应、骨髓抑制现象、精神神经症状、肝功能异常及过敏反应等。

【破题思路】 本题考查知识点干扰素的概念及作用特点。

14. 与细菌运动有关的结构是
A. 荚膜　　　　　　　　　　B. 菌毛　　　　　　　　　　C. 性菌毛
D. 鞭毛　　　　　　　　　　E. 轴丝

【答案】D
【解析】鞭毛是有鞭毛菌的菌体表面由蛋白质构成的细而长的运动器官，分为单鞭毛、双鞭毛、丛鞭毛和周鞭毛，均与细菌能运动有关。菌毛和性菌毛也位于菌体表面，但较短，无运动功能。荚膜是某些有荚膜菌胞壁外的黏液层，亦无运动功能。

【破题思路】 本题考查知识点细菌的特殊结构。

15. 27 岁男性患者，因发热可疑伤寒于 3 日前入院。入院时血液细菌培养阴性，肥达反应 TO 1∶80，TH 1∶80。为确诊应进一步检验的最佳方案是
A. 骨髓细菌培养及再次肥达反应　　B. 荧光抗体检测粪便中沙门菌　　　C. 协同凝集反应检测尿中沙门菌
D. 检验血清中 Vi 抗体　　　　　　E. 进行粪便沙门菌培养

【答案】A
【解析】本题为应用题，考核肥达反应的诊断价值和以病原学诊断伤寒时，不同标本的取材时机，正确答案为 A。肥达反应系应用已知伤寒沙门菌的菌体（O）抗原和鞭毛（H）抗原，与患者血清中相应抗体进行半定量凝集试验。在一般地区人群中，O 凝集滴度（TO）多 1∶80，H 凝集滴度（TH）多 1∶160 有诊断意义。伤寒发病 2 周后，血清滴度明显增高，如在发病后期或恢复期 TO 和 TH 滴度较发病初期达 4 倍增高者亦有诊

断意义。伤寒于发病1～3周时取骨髓液标本或发病1周内取血清标本，进行伤寒沙门菌培养的检出率高。于发病2周后进行粪便及尿液的伤寒沙门菌培养，检出率较高。检验血清Vi抗体，是对伤寒慢性带菌者的辅助诊断手段。因此，本例处于发病初期的可疑伤寒患者，首次肥达反应滴度不高，宜复查肥达反应，观察是否有滴度增高，尤其是否有4倍增高，同时，应进行骨髓液或血液细菌培养，以便确诊。容易错选B。

【破题思路】本题考查知识点伤寒病的诊断方法及肥达反应的诊断指标。

16. 大肠埃希菌O157：H7引起的腹泻特点是
A. 脓性便　　　　　　　　B. 血样便　　　　　　　　C. 米泔水样便
D. 蛋花样便　　　　　　　E. 黏液便
【答案】B
【解析】肠出血性大肠埃希氏菌（EHEC）O157：H7血清型引起以反复出血性腹泻和严重腹痛为特征的出血性结肠炎，表现为大量血样便腹泻。在5岁以下的患儿中，易并发溶血性尿毒综合征（HUS），表现为溶血性贫血，继而发展为急性肾衰竭。容易混淆的米泔水样便是霍乱的腹泻特点。

【破题思路】本题考查知识点大肠埃希菌的致病性。

17. 与EB病毒感染无关的疾病是
A. 鼻咽癌　　　　　　　　B. 淋巴组织增生性疾病　　C. 宫颈癌
D. 非洲儿童恶性淋巴瘤　　E. 传染性单核细胞增多症
【答案】C
【解析】HPV感染是宫颈癌高危因素。与EBV感染有关的疾病主要有4种：①传染性单核细胞增多症；②非洲儿童恶性淋巴瘤即Burkitt淋巴瘤；③鼻咽癌；④淋巴增生性疾病，如AIDS患者极易机会性感染EBV，导致弥漫性多克隆淋巴瘤等并可致死。

【破题思路】本题考查知识点EB病毒的致病性。

18. 引起尖锐湿疣的病原体是
A. 人类免疫缺陷病毒　　　B. 人乳头瘤病毒　　　　　C. EB病毒
D. 水痘带状疱疹病毒　　　E. 巨细胞病毒
【答案】B
【解析】人乳头瘤病毒（HPV）属于乳多空病毒科乳头瘤病毒属，为双股DNA病毒，特异性感染人体的不同部位皮肤和黏膜上皮细胞，仅停留于皮肤和黏膜中。HPV感染可引发皮肤疣、外生殖器尖锐湿疣等，并与宫颈癌的发生密切相关。

【破题思路】本题考查知识点HPV的致病性。

19. 衣原体在细胞内的繁殖型是
A. 始体　　　　　　　　　B. 原体　　　　　　　　　C. 内氏小体
D. 革兰阳性圆形体　　　　E. 革兰阴性圆形体
【答案】A
【解析】衣原体是一类严格真核细胞内寄生，具有独特发育周期，并能通过细菌滤器的原核细胞型微生物。原体是发育成熟的支原体，具有高度的传染性，但无繁殖能力；始体（网状体）是由原体在细胞内空泡中发育而成，无感染性，有繁殖能力，为繁殖体形式。

【破题思路】本题考查知识点衣原体的生物学性状。

20. G^+细菌不具备的成分是
A. 肽聚糖　　　　　　　　B. 脂多糖　　　　　　　　C. 磷壁酸
D. N-乙酰胞壁酸　　　　E. N-乙酰葡糖胺
【答案】B

【解析】G^+ 因不具有细胞膜,细胞膜的主要成分为脂多糖,故 G^+ 不具备脂多糖。

【破题思路】本题考查知识点细菌细胞壁的结构。

21. 关于噬菌体生物活性叙述错误的是
    A. 能通过细菌滤器　　　　　B. 不具有抗原性　　　　　C. 主要成分是核酸和蛋白质
    D. 形态多呈蝌蚪状　　　　　E. 具有严格的宿主特异性
【答案】B
【解析】噬菌体是感染细菌、真菌、螺旋体和支原体等微生物的病毒,无细胞结构,噬菌体有蝌蚪形、微球形和细杆状 3 种形态。噬菌体具有病毒的生物学性状,只含有一种核酸,只能在活的细胞内以复制方式进行增殖,能通过滤菌器,有严格的宿主特异性。噬菌体的化学组成主要是蛋白质和核酸,核酸是噬菌体的遗传物质,蛋白质构成噬菌体的头部衣壳和尾部,起着保护核酸的作用,并决定噬菌体外形和表面特征。具有抗原性和抵抗力的特点。

【破题思路】本题考查知识点噬菌体的生物学性状。

22. 患者,女,因咳嗽发热就诊。拍胸片发现右肺有片状阴影,结核菌素试验红肿直径大于 2.0 cm,试问该患者可能是
    A. 机体对结核无免疫能力　　　B. 结核病恢复期　　　　　C. 结核病活动期
    D. 注射过卡介苗　　　　　　　E. 结核病早期
【答案】C
【解析】结核菌素试验(PPD 试验)于前壁皮内注射,48～72h 后观察结果。①PPD 试验阴性,红肿硬结节＜5mm,表示机体未感染结核分枝杆菌、未接种卡介苗、原发感染早期、免疫功能低下;②PPD 试验阳性,红肿硬结节＞5mm,表示机体已感染过结核分枝杆菌、卡介苗接种成功;③PPD 试验强阳性,红肿硬结节≥5mm,表示有活动性肺结核病,尤其是婴儿。由该患者结核菌素试验红肿直径大于 2.0 cm,可判断患者处于结核病活动期。

【破题思路】本题考查知识点结核菌素试验的判断及意义。

23. 患者有输血史,近日体检发现血液 HCV-RNA(+)和抗 HCV-IgM(+),最积极有效的处置方法是
    A. 卧床休息　　　　　　　　　B. 注射抗生素　　　　　　C. 注射丙种球蛋白
    D. 注射干扰素　　　　　　　　E. 接种疫苗
【答案】D
【解析】应用干扰素,能阻断病毒的感染,限制病毒的扩散;丙种球蛋白可增强机体抵抗力,补充抗体和免疫调节,从而提高机体对多种细菌、病毒的抵抗力;HCV-RNA(+)和抗 HCV-LgM(+),说明患者已经感染了丙肝病毒,故选用干扰素最有效。抗生素对病毒无效。

【破题思路】本题考查知识点 HCV 感染的诊断及丙肝的治疗。

24. 患者,男。手术时曾输血 800mL,1 个月后出现恶心、呕吐、黄疸等症状,怀疑为输血后肝炎,进行实验室确诊首先应检查的是
    A. 抗 -HAV　　　　　　　　　B. 抗 -HCV　　　　　　　　C. 抗 -HDV
    D. 抗 -HEV　　　　　　　　　E. 抗 -CMV
【答案】B
【解析】HCV 病毒主要经过输血、器官移植、血液透析、血液制品、污染注射器等传播。肝患者有输血史,故可判断 HCV 病毒感染。

【破题思路】本题考查知识点肝炎病毒的感染途径。

25. 一新生儿暴发脓毒血症,脓汁标本经涂片革兰染色镜检发现葡萄球菌。确定该菌是否有致病力,应检查哪一种酶

A. 血浆凝固酶　　　　　　　　B. 触酶　　　　　　　　　　　C. DNA 酶
D. 尿素酶　　　　　　　　　　E. 卵磷脂酶

【答案】A

【解析】葡萄球菌通过产生各种酶和毒素而发挥作用。血浆凝固酶是鉴定致病性葡萄球菌的重要指标。

【破题思路】本题考查知识点葡萄球菌的致病性。

26. 患者，女，70岁。因尿路感染于10天前开始服用氨苄青霉素，现出现腹泻，取便标本，培养出大量革兰阳性葡萄球菌。试问腹泻的发生机制是

A. 菌群失调　　　　　　B. 肠毒素使腺苷环化酶活性增加　　　C. 细菌侵袭肠黏膜所致
D. 内毒素作用于肠黏膜　　E. 肠蠕动加快

【答案】A

【解析】菌群失调是指机体的某部位正常菌群中各种菌间的比例发生较大幅度变化超出正常范围的状态，由此产生的病症。临床上长期大量应用广谱抗生素后，可引起菌群失调。从该患者的服药史及症状可判断发生了菌群失调。

【破题思路】本题考查知识点菌群失调症及其诱因。

27. 患者，男，24岁。有不洁性交史，近2日尿急、尿频、排尿刺痛来院就诊。查体尿道有白色脓性分泌物。分泌物涂片染色，镜下见到 G⁻ 成双排列的球菌，该患者感染可能是由下列哪种细菌引起

A. 肺炎链球菌　　　　　　B. 淋病奈瑟球菌　　　　　　C. 葡萄球菌
D. 链球菌　　　　　　　　E. 脑膜炎奈瑟菌

【答案】B

【解析】淋病奈瑟球菌为 G⁻ 球菌，常成双排列，人是唯一的宿主，为化脓菌，引起化脓性炎。根据患者患不洁性交史、尿道脓性分泌物、分泌物涂片等，可诊断患者为淋球菌感染。

【破题思路】本题考查知识点淋病奈瑟球菌的生物学性状及致病性。

28. 从东南亚入境一男子，3天前因突然剧烈呕吐、腹泻而入院。腹泻物呈米泔水样，便检发现穿梭状运动的细菌，请问致病菌可能是

A. 副溶血弧菌　　　　　　B. 肠炎杆菌　　　　　　　　C. 鼠伤寒沙门菌
D. 产气荚膜梭菌　　　　　E. 霍乱弧菌

【答案】E

【解析】霍乱弧菌为逗点状或弧形 G⁻ 菌，有菌毛和单鞭毛，运动活泼，适合在碱性培养基中生长，其致病物质为菌毛、鞭毛、霍乱肠毒素，霍乱肠毒素作用于腺苷酸环化酶，使细胞内 cAMP 浓度增高，肠黏膜细胞分泌增多，致水样便。常引起剧烈腹泻（米泔水样腹泻物）、呕吐、严重脱水、电解质紊乱等。

【破题思路】本题考查知识点霍乱弧菌的生物学性状及致病性。

29. 48岁建筑工人，因牙关紧闭、四肢痉挛入院。8天前，右脚被铁钉扎伤，伤口深，但几日后自愈。5日后，右腿有些麻木和疼痛，咀嚼不便，吞咽困难，最后全身抽搐，四肢痉挛，入院诊断为破伤风。请问下述哪项是最佳治疗原则

A. 注射青霉素　　　　　　　　　　　　B. 注射破伤风抗毒素和青霉素
C. 注射破伤风抗毒素和百白破疫苗　　　D. 注射破伤风抗毒素
E. 注射百白破疫苗和青霉素

【答案】B

【解析】对破伤风患者正确的处理措施是：局部或全身应用抗生素（如青霉素）防止伤口局部细菌的生长繁殖；同时注射破伤风抗毒素中和游离的破伤风外毒素，对患者进行紧急预防和对症治疗。

【破题思路】本题考查知识点破伤风芽孢梭菌的致病性及破伤风的防治方法。

30. 某幼儿园小班发现一患白喉的小朋友，试问对同班小朋友应采取什么紧急预防措施
   A. 注射白喉类毒素　　　　　　　B. 注射百白破三联疫苗　　　　　C. 注射白喉抗毒素
   D. 注射丙种球蛋白　　　　　　　E. 注射抗生素
【答案】C
【解析】注射白喉类毒素是预防白喉的主要措施。应用白喉类毒素或百白破（DPT）三联疫苗进行主动免疫预防。对白喉密切接触者给予肌内注射薄白喉抗毒素进行紧急预防，同时注射白喉类毒素以延长免疫力。对白喉患者的治疗采取尽早、足量注射白喉抗毒素血清以直接中和体内的毒素，并配合选用敏感抗生素和青霉素、红霉素等进行抗菌治疗。

> 【破题思路】本题考查知识点白喉的紧急预防措施。

31. 20 岁男性患者，咳嗽数周。1 个月前开始感到疲劳，食欲减少，发热 2 周后咳痰中带血丝，体重减轻。体温 38℃，非急性面容，右上肺有啰音，WBC11×10⁹/L，多形核 63%，临床怀疑患肺结核，取痰做下列处置，哪项是错误的
   A. 做结核菌素试验　　　　　　B. 痰浓缩集菌涂片进行抗酸染色　　　　C. PCR 查结核分枝杆菌核酸
   D. 痰结核分枝杆菌培养　　　　E. 痰培养物接种豚鼠进行动物实验
【答案】A
【解析】结核菌素试验（OT 试验）原理是测定机体对结核分枝杆菌的迟发性超敏反应，以此判断机体有无抗结核免疫力，结核菌素试验可用于：①诊断婴幼儿的结核病；②测定接种卡介苗后的免疫效果；③在未接种卡介苗人群中进行结核分枝杆菌感染的流行病学调查；④用于测定肿瘤患者的传播免疫功能。该患者已经感染结核分枝杆菌引起临床症状，故作结核菌素试验无实际意义。

> 【破题思路】本题考查知识点结核病的临床症状及病原学检测方法。

32. 某患者，突然出现高热、乏力，伴有腓肠肌疼痛，眼结膜出血以及淋巴结肿大，临床诊断是钩体病。该病原体的主要传染源和储存宿主是
   A. 鼠和犬　　　　　　　　B. 猪和犬　　　　　　　　C. 鼠和猪
   D. 牛和马　　　　　　　　E. 羊和牛
【答案】C
【解析】钩端螺旋体所致的钩体病为人畜共患病，鼠类和猪为主要的传染源和储存宿主。

> 【破题思路】本题考查知识点钩端螺旋体的传播途径。

33. 艾滋病女患者，出现严重的肺炎，痰涂片发现有孢子存在，试问最有可能的病原体是
   A. 曲霉菌　　　　　　　　B. 新生隐球菌　　　　　　C. 毛霉菌
   D. 卡氏肺孢子菌　　　　　E. 小孢子癣菌
【答案】D
【解析】艾滋病导致患者抵抗力下降，易引起卡氏肺孢子菌的感染，也可引起卡波及瘤的发生。

> 【破题思路】本题考查知识点艾滋病的常见并发感染菌。

34. 患儿，女，2 岁。突然因高热、上呼吸道卡他症状，继而出现全身红色皮疹而入院。印象诊断是麻疹。试问对接触过的幼儿应注射
   A. 麻疹疫苗　　　　　　　B. 丙种球蛋白　　　　　　C. 干扰素
   D. 青霉素　　　　　　　　E. 类毒素
【答案】B
【解析】预防麻疹的主要措施是隔离患者，其次为保护易感人群：进行人工主动免疫，提高儿童免疫力，主要使用麻疹减毒活疫苗进行免疫接种。对于麻疹患者有密切接触的，但又未注射过疫苗的易感儿童，可在接触 5 天后肌注丙种球蛋白。

> 【破题思路】本题考查知识点紧急预防病原体感染的方法。

35. 成年男性患者，被确诊为HIV感染者，在对其已妊娠3个月的妻子进行说明的过程中不正确的是
    A. 此病可经性交传播　　　　B. 应该立即中止妊娠　　　　C. 此病具有较长潜伏期
    D. 应配合患者积极治疗　　　E. 避免与患者共用餐具
【答案】E
【解析】HIV主要经性传播、血液传播、垂直传播，不经粪口途径传播，故可以与患者共用餐具。其余选项都需向患者家属交代。

【破题思路】本题考查知识点HIV的传播途径及致病性。

36. 某HIV感染者，近日出现继发感染、衰竭、免疫缺陷等AIDS症状，入院治疗。目前认为最有效的治疗方案是
    A. 蛋白酶抑制剂　　　　　　　　　　　B. 核苷类逆转录酶抑制剂
    C. 鸡尾酒疗法　　　　　　　　　　　　D. 阿糖胞苷非核苷类逆转录酶抑制剂
    E. 脱氧鸟苷单一用药疗法
【答案】C
【解析】艾滋病患者的治疗原则是鸡尾酒疗法（联合用药疗法），服用两种逆转录酶抑制剂与一种蛋白酶抑制剂。

【破题思路】本题考查知识点艾滋病的治疗措施。

37. 某成年男性患者，被确诊为HIV感染者，消瘦衰竭且经常发生肺感染，造成免疫低下机制的主要是
    A. 神经胶质细胞减少　　　　B. 树突状细胞减少　　　　C. 吞噬细胞被破坏
    D. 中和抗体保护作用低　　　E. $CD4^+$ T细胞大量被破坏
【答案】E
【解析】HIV感染常引起$CD4^+$淋巴细胞大量被破坏，导致机体免疫力低下，引起感染和肿瘤的发生。

【破题思路】本题考查知识点HIV病毒的致病机制。

38. 一开放性外伤患者，急需注射破伤风抗毒素血清，皮试发现过敏，需采用的主要防治措施是
    A. 色甘酸二钠阻止肥大细胞脱颗粒　　　　B. 生物活性介质拮抗剂——苯海拉明
    C. 肾上腺素　　　　　　　　　　　　　　D. 脱敏疗法
    E. 减敏疗法
【答案】D
【解析】该患者注射破伤风抗毒素引起过敏，应立即进行脱敏治疗。

【破题思路】本题考查知识点Ⅰ型超敏反应的预防措施及破伤风的防治。

39. 患者，男。有不洁性交史，2个月前出现生殖器皮肤无痛性溃疡，1个月后自然愈合，近日出现全身皮肤红疹，伴有淋巴结肿大。该患者可能患有
    A. 猩红热　　　　　　　　B. 麻疹　　　　　　　　C. 性病淋巴肉芽肿
    D. 风疹　　　　　　　　　E. 梅毒
【答案】E
【解析】梅毒是一种性传播疾病，由梅毒螺旋体引起，以硬下疳、梅毒疹、梅毒瘤为其主要特征，表现为反复发作的特点。

【破题思路】本题考查知识点梅毒螺旋体的致病性。

40. 一男性静脉吸毒者，10年前检查HBsAg（+），近日突发重症肝炎，并于10日内死亡。该患者可能是合并了哪种病毒感染
    A. HAV　　　　　　　　　B. HCV　　　　　　　　C. HDV
    D. HEV　　　　　　　　　E. CMV

【答案】C

【解析】HDV 为缺陷病毒，必须有 HBV 的辅助才能传播疾病，二者可联合感染或重叠感染。重叠感染是在 HBV 慢性感染的基础上重叠感染 HDV，一般会使病情加重。

【破题思路】本题考查知识点肝炎病毒的致病性。

41. 属于非细胞型微生物的是
A. 钩端螺旋体 B. 人类免疫缺陷病毒 C. 沙眼衣原体
D. 霍乱弧菌 E. 白假丝酵母菌

【答案】B

【解析】微生物分为三大类：原核生物（包括细菌、支原体、衣原体、螺旋体、立克次体）、真核生物（念珠菌、隐球菌、酵母菌等）、非细胞型微生物（病毒）。

【破题思路】本题考查知识点微生物的类型。

42. 与内毒素有关的细菌结构是
A. 外膜蛋白 B. 脂多糖 C. 脂蛋白
D. 磷壁酸 E. 肽聚糖

【答案】B

【解析】内毒素是革兰阴性菌死亡裂解后所释放的产物，其成分是脂多糖，耐热，抗原性弱，经甲醛处理不形成类毒素，毒性作用较弱，对组织无选择性，常引起发热、休克等全身反应。

【破题思路】本题考查知识点细菌的致病物质。

43. 不是细菌合成代谢产物的是
A. 内毒素 B. 外毒素 C. 类毒素
D. 色素 E. 侵袭性酶类

【答案】C

【解析】类毒素是由细菌的外毒素经甲醛脱毒处理来的，毒性已经消失，但仍有抗原的作用。细菌可以合成产生：热原质、毒素、侵袭性酶、色素、抗生素、细菌素、维生素。

【破题思路】本题考查知识点细菌的代谢产物。

44. 下列哪项不属于细菌人工培养的实际应用范围
A. 感染性疾病病原学诊断 B. 细菌的鉴定 C. 基因工程中应用
D. 生物制品的制备 E. 传染病的治疗

【答案】E

【解析】细菌培养对疾病的诊断、预防、治疗、科研都具有重要作用，如：①感染性疾病的病原学诊断，指导临床用药；②细菌学研究，细菌生理、遗传变异、致病性、耐药性的等的研究；③生物制品的制备，可用于制备疫苗、类毒素、抗毒素、免疫血清、供诊断用的菌液。

【破题思路】本题考查知识点细菌的人工培养。

45. 在细菌生长过程中，细菌生长最快，生物学性状最典型的阶段是
A. 迟缓期 B. 对数期 C. 减数期
D. 稳定期 E. 衰亡期

【答案】B

【解析】细菌的生长曲线包括迟缓期、对数期、稳定期和衰亡期。对数期的细菌繁殖最快，生物学性状典型，对外界环境敏感；稳定期的细菌形态常有改变，会产生芽孢、抗生素、外毒素等。

【破题思路】本题考查知识点细菌的生长规律。

46. 关于外毒素的叙述，哪一项是错误的
A. 化学成分是蛋白质　　B. 毒性作用强，对组织有选择性　　C. 受甲醛处理形成类毒素
D. 毒性部分是类脂 A　　E. 多由 G^+ 菌产生，不耐热
【答案】D
【解析】外毒素是由革兰阳性菌和少数革兰阴性菌在细菌生活状态下释放的蛋白质，不耐热，抗原性强，毒性作用强，具有选择性特异毒性作用，经甲醛处理脱毒成类毒素。

【破题思路】本题考查知识点细菌的毒素。

47. 对内毒素叙述错误的是
A. G^- 菌裂解后释放出　　　　　　　　　B. 化学成分是脂多糖
C. 不耐热，60℃ 30min 可被破坏　　　　D. 引起发烧、休克、DIC 等症状
E. 甲醛处理不能形成类毒素
【答案】C
【解析】内毒素的特点：①为 G^- 菌；②是由菌体死亡裂解释放；③主要成分为脂多糖；④毒性较弱，引起发热、休克等全身反应；⑤耐热，160℃，2～4h 才可被破坏；⑥抗原性弱，经甲醛处理不形成类毒素。

【破题思路】本题考查知识点细菌的毒素。

48. 噬菌体在分类上属于
A. 细菌　　　　　　　　B. 病毒　　　　　　　　C. 原虫
D. 支原体　　　　　　　E. 真菌
【答案】B
【解析】噬菌体是感染细菌、真菌、螺旋体、支原体等微生物的病毒，无细胞结构，主要由蛋白质构成的衣壳和包含于其中的核酸组成。

【破题思路】本题考查知识点噬菌体的概念。

49. 下述不是鼠疫耶尔森菌特点的是
A. 两端浓染 G^- 短杆菌　　B. 不能在人工培养基上生长　　C. 致病物质主要是鼠疫毒素
D. 以鼠蚤为媒介由鼠传染给人　　E. 临床类型分腺鼠疫、败血症鼠疫和肺鼠疫等
【答案】B
【解析】鼠疫耶尔森菌为革兰阴性菌，呈卵圆形、两端钝圆、两级浓染的短小杆菌，有荚膜，无鞭毛、无芽孢。其致病物质为鼠疫毒素、F1抗原、V/W抗原；啮齿类动物是鼠疫耶尔森菌的贮存宿主，鼠蚤为其主要传播媒介。临床可分为腺鼠疫、败血症鼠疫和肺鼠疫。可在人工培养基中培养。

【破题思路】本题考查知识点鼠疫耶尔森菌的生物学性状及致病性。

50. 白喉棒状杆菌具有
A. 荚膜　　　　　　　　B. 芽孢　　　　　　　　C. 鞭毛
D. 菌毛　　　　　　　　E. 异染颗粒
【答案】E
【解析】白喉杆菌无鞭毛、荚膜、芽孢，G^+，应用亚甲蓝染色或奈瑟氏染色，可见深染色异染颗粒。

【破题思路】本题考查知识点白喉棒状杆菌的生物学性状。

51. 预防伤寒用
A. 活菌苗　　　　　　　B. 灭活菌苗　　　　　　C. 类毒素
D. 抗毒素　　　　　　　E. 转移因子
【答案】B

【解析】目前国内应用伤寒三联菌苗预防，它是伤寒、副伤寒甲、副伤寒乙三种杆菌培养后经过加工的死菌苗。

【破题思路】本题考查知识点伤寒疫苗的类型。

52. 朊粒引起的主要疾病是
A. 狂犬病　　　　　　　　B. 克雅病与库鲁病　　　　　　C. 艾滋病
D. 莱姆病　　　　　　　　E. 恙虫病

【答案】B

【解析】朊粒是一种亚病毒，常引起一些潜伏期长，中枢神经系统致死性慢性退化性疾病，主要包括库鲁病、雅-克病、疯牛病、致死性家族性失眠症等。

【破题思路】本题考查知识点朊粒及其引起的疾病。

53. 关于干扰素的特性，哪项是错误的
A. 具有抗肿瘤、免疫调节作用　　B. 具有种属特异性　　　　　C. 具有直接杀灭病毒作用
D. 具有广谱抗病毒作用　　　　　E. 属于非特异性免疫因素

【答案】C

【解析】干扰素不是直接作用于病毒，而是作用于邻近细胞的干扰素受体，诱导其产生抗病毒蛋白。

【破题思路】本题考查知识点干扰素的作用机制。

54. 干扰素抗病毒的作用机制是
A. 干扰病毒的吸附　　　　　　B. 干扰病毒的穿入　　　　　　C. 直接干扰病毒 mRNA 的转录
D. 诱导邻近细胞产生抗病毒蛋白　E. 干扰病毒的释放

【答案】D

【解析】干扰素（IFN）抗病毒的作用机制是诱导邻近宿主细胞产生抗病毒蛋白，可中和抗体，但不能直接灭活病毒。

【破题思路】本题考查知识点干扰素的作用机制。

55. 关于脊髓灰质炎减毒活疫苗，哪项是错误的
A. 可刺激肠黏膜产生 SIgA　　　B. 可刺激机体产生血清 IgM、IgG　　C. 秋冬季节服用效果最佳
D. 避免各型疫苗间的干扰　　　　E. 可在室温下长期保存

【答案】E

【解析】脊髓灰质炎减毒活疫苗。既可诱发血清中 IgM 和 IgG 抗体，预防麻痹型脊髓灰质炎的产生，肠道局部产生 SIgA，阻止野毒株在肠道的增殖和人群中的流行。脊髓灰质炎减毒活疫苗需在低温下冷藏储存。

【破题思路】本题考查知识点脊髓灰质炎减毒活疫苗的特点。

（56～62题共用备选答案）
A. 荚膜　　　　　　　　　　B. 芽孢　　　　　　　　　　C. 鞭毛
D. 菌毛　　　　　　　　　　E. 异染颗粒

56. 与细菌运动有关的是
57. 肺炎链球菌可形成
58. 志贺菌具有
59. 作为消毒灭菌是否彻底的指标是
60. 与细菌黏附宿主细胞有关的是
61. 与细菌抵抗吞噬有关的是
62. 对外界抵抗力最强的是

【答案】C、A、D、B、D、A、B

【解析】①鞭毛是细菌的运动器官，可使鞭毛菌趋向营养物质，逃离有害物质，且具有抗原性，与致病性有关；②普通菌毛与细菌的致病性密切相关，细菌的毒力、耐药性等性状可通过性菌毛的接合作用传递，性菌毛也是某些噬菌体吸附于菌细胞的受体；③芽孢与细菌的抵抗力有关，是否被杀灭可作为灭菌效果的指标；④荚膜能增强细菌的侵袭力，具有抗吞噬作用、黏附作用、抗有害物质的损伤作用，还可鉴别细菌，如肺炎链球菌就具有荚膜；⑤白喉棒状杆菌无鞭毛、荚膜、芽孢，G⁻，应用亚甲蓝染色或奈瑟氏染色，可见深染色异染颗粒；⑥志贺菌的菌毛与其侵袭力有关。

【破题思路】本题考查知识点细菌的特殊结构。

（63～65题共用备选答案）
A. 真菌　　　　　　　　B. 病毒　　　　　　　　C. 支原体
D. 衣原体　　　　　　　E. 放线菌

63. 只有一种核酸类型的微生物是
【答案】B
【解析】非细胞型微生物仅含有一种核酸 RNA 或 DNA，或仅为传染性蛋白粒子，具有超级寄生性，仅在活的易感细胞中才能复制，且易变异的最低等生物体，包括病毒。

64. 易在体外生长繁殖真核细胞型微生物是
【答案】A
【解析】真核细胞型微生物（真菌）为多细胞或单细胞微生物，其细胞分化完善，有细胞核和各种细胞器，故易在体外生长繁殖。

65. 属于真核细胞型微生物的是
【答案】A

【破题思路】本题考查知识点微生物的特点。

人文医学综合

第一单元　医学心理学

1. 医学心理学的基本观点不包括
   A. 个性特征作用的观点　　B. 认知评价的观点　　C. 主动适应与调节的观点
   D. 情绪因素作用的观点　　E. 遗传决定论的观点
   【答案】E

2. 将人的心理活动分为潜意识、前意识和意识的理论是
   A. 行为主义理论　　B. 心理生理理论　　C. 认知学派理论
   D. 精神分析理论　　E. 人本主义理论
   【答案】D
   【解析】学派及理论观点如下：①精神分析理论：将人的心理活动分为潜意识、前意识和意识；②行为主义理论：强调后天的学习作用及环境对人的心理发展的影响；③心理生理理论：主要研究心身疾病的发病原因和机制、分类、治疗、预防等；④认知学派理论：强调人的理性和认知对情绪产生的影响及对行为的支配作用；⑤人本主义理论：强调自我实现，为心理健康的概念及"询者中心疗法"提供依据。

3. 关于青少年情绪、情感的特点，以下说法不正确的是
   A. 情绪敏感　　B. 情绪反应强烈　　C. 情绪心境化
   D. 情感丰富　　E. 情绪稳定
   【答案】E
   【解析】青少年情绪、情感的特点为情绪情感丰富、强烈，但不稳定，容易心境化，敏感。

> 【破题思路】美国心理学家沙赫特提出情绪的产生是受认知过程、环境刺激、生理反应三因素所制约，其中认知因素在情绪的产生中起关键作用。情景即环境刺激。

4. 与情绪相联系的需要是
   A. 生理需要　　B. 安全需要　　C. 交际需要
   D. 认知需要　　E. 尊重需要
   【答案】A
   【解析】生理的需要是个体生存必不可少的需要，具有自我和种族保存的意义。生理的需要在人类各种需要中占有最强的优势，当一个人被生理需要所控制时，其他的需要都被推到次要的位置。情绪是当时所处情况对自己需要的满足情况，首先考虑的就是生理需要。

5. 有些人在面对应激事件时易采用"钻牛角尖"的方式应对，这种应对方式属于
   A. 自我防御反应　　B. 情绪反应　　C. 行为反应
   D. 生理反应　　E. 认知反应
   【答案】E

6. 一种比较持久微弱、具有渲染性的情绪状态是
   A. 心境　　B. 激情　　C. 心情
   D. 热情　　E. 应激
   【答案】A
   【解析】激情是一种猛烈、迅疾和短暂的情绪。心情是心神、情绪、兴致、情趣或精神状态。热情是一种强而有力、稳定、持久和深刻的情绪状态。应激是在出乎意料的紧迫与危险情况下引起的高速而高度紧张的情绪状态。心境是一种微弱、平静而持久的情绪状态。

7. 某冠心病患者想接受冠状动脉旁路移植术治疗，但又担心术中出现意外，这属于
   A. 双趋冲突　　B. 双避冲突　　C. 趋避冲突
   D. 双重趋避冲突　　E. 多重趋避冲突
   【答案】C
   【解析】趋避冲突为一个人对同一个事物产生的两种动机，既向往得到它，同时又想拒绝和避开它。患者既想接受冠状动脉旁路移植术，又担心术中意外，为趋避冲突。

8. 心理社会因素在发病过程中起重要作用的躯体疾病称为
   A. 心理障碍 B. 精神疾病 C. 躯体障碍
   D. 心身疾病 E. 人格障碍
   【答案】D
   【解析】心身疾病是指心理社会因素在疾病的发生、发展过程中起重要作用的躯体性疾病和躯体功能性障碍。

9. 按照心身医学的观点，下列中属于心身疾病的是
   A. 精神分裂症 B. 抑郁症 C. 消化性溃疡
   D. 大叶性肺炎 E. 精神发育迟滞
   【答案】C
   【解析】消化性溃疡是身心疾病，因为应激会导致消化性溃疡的发生，而精神分裂症、抑郁症、精神发育迟滞仅为心理疾病而无躯体障碍，大叶性肺炎仅有躯体障碍。

10. 心身疾病的诊断标准不包括
    A. 根据临床症状、体征和特殊检查明确器质性改变 B. 疾病的发生有相平行的心理社会因素
    C. 排除神经和精神疾病 D. 单纯的生物医学疗法收效甚微
    E. 由某种躯体疾病引发心理障碍
    【答案】E
    【解析】诊断标准为：①有明确的临床症状、体征和病理学改变；②有明确的心理社会因素，与上述改变构成因果关系，且疾病的发生、发展与心理社会因素相平行；③排除神经病、精神病和理化、生物学因素引起的疾病；④用单纯的生物医学的治疗措施收效甚微。

11. 关于心理应激，错误的说法是
    A. 可引起生理反应 B. 可引起心理和行为反应 C. 对身心健康产生不利影响
    D. 经过认知评价 E. 可能提高工作效率
    【答案】C
    【解析】心理应激对健康的影响既有积极意义，也会产生消极作用。①积极意义：适度的心理应激是人成长和发展的必要条件，是维持人正常功能活动的必要条件。缺乏适当的环境刺激会损害人的身心功能，心理应激可以消除厌烦情绪，激励人们投入行动，克服前进道路上的困难。②消极作用：长期的或强烈的应激反应会引起心身疾病和心理障碍。心理应激下的心理和生理反应，特别是较强烈的消极反应，可加重一个人已有的疾病，或造成复发。心理应激会产生积极和消极作用，不能直接判断为对身心健康产生不利影响。

12. 在心理评估中，向被试者呈现一幅简单的几何图形，并要求被试者临摹，以观察其视觉空间能力。这种方法属于
    A. 会谈法 B. 投射法 C. 问卷法
    D. 观察法 E. 作业法
    【答案】B

13. 依据心理学的理论和方法对人的心理品质及水平作出的鉴定称为
    A. 心理调查 B. 心理测量 C. 心理评估
    D. 心理测验 E. 心理分析
    【答案】C
    【解析】心理评估时，依据心理学的理论和方法对人的心理品质和水平作出的鉴定。

14. 使用明尼苏达多项人格调查表（MM-PI）对某人的人格特征进行测查、分析和评价，属于心理评估的
    A. 调查法 B. 观察法 C. 会谈法
    D. 心理测验法 E. 作品分析法
    【答案】D
    【解析】心理测验法是根据已标准化的实验工具如量表，引发和刺激被测试者的反应，所引发的反应结果由被测试者自己或他人记录，然后通过一定的方法进行处理，予以量化，描绘行为的轨迹，并对其结果进行分析，避免了主观因素的影响，使结果更加客观。

15. 心理评估的常用方法，不包括
    A. 观察法 B. 会谈法 C. 前瞻法
    D. 作品分析法 E. 心理测验法
    【答案】C
    【解析】心理评估的常用方法有调查法、观察法、会谈法、作品分析法、心理测验法。

16. 男，26岁。因人际关系问题而寻求心理治疗，心理治疗师采用的干预方法是非指令性的，无条件地积极关注协助来访者充分体验和整合自己的经验。这一心理治疗的方法属于

A. 精神分析法　　　　　　　　B. 行为疗法　　　　　　　　C. 以人为中心疗法
D. 催眠疗法　　　　　　　　　E. 认知疗法

【答案】C

【解析】以人为中心疗法的治疗过程是让来访者处于治疗的中心地位，治疗师的任务不是教育、指导、训练来访者，是非指令性治疗的技巧。

17. 患者，女性，50岁。10年来因丈夫有外遇，夫妻感情不佳，总想离婚，但又舍不得孩子，又怕丢面子，来到心理咨询门诊，想问心理咨询师，离婚好还是不离婚好，此时心理咨询师最应注意采用的原则是

A. 回避原则　　　　　　　　　B. 中立原则　　　　　　　　C. 耐心原则
D. 综合原则　　　　　　　　　E. 灵活原则

【答案】B

【解析】中立原则的目的是要帮助患者自我成长，心理治疗师不是"救世主"，因此在心理治疗过程中，不能替患者作任何选择，而应保持某种程度的"中立"。例如当遇到来访者来询问："我该与谁结婚？""我应该离婚吗？"等问题时，要让来访者自己做决定。

18. 适用于"主动-被动型"医患关系模式的患者群体中一般不包括

A. 昏迷患者　　　　　　　　　B. 婴幼儿患者　　　　　　　C. 焦虑症患者
D. 痴呆患者　　　　　　　　　E. 精神分裂症缺乏自知力患者

【答案】C

【解析】主动-被动模式中医师完全处于主动地位，患者完全被动，用于意识障碍、婴幼儿、危重休克及某些精神病患者。

【破题思路】指导-合作模式适用于神志清醒，具有正常感知、情感、意志和能力的患者；共同参与适用于慢性病的患者。

19. 某职工，竞争意识强，总想胜过他人；老觉时间不够用，说话快、走路快；脾气暴躁，容易激动；常与他人意见不一致。其行为类型属于

A. A型行为　　　　　　　　　B. B型行为　　　　　　　　C. C型行为
D. AB混合型行为　　　　　　 E. BC混合型行为

【答案】A

【解析】A型行为的基本行为特征为竞争意识强，对他人敌意，过分抱负，易紧张和冲动等。B型行为表现为没有大志、随波逐流、小心谨慎、甘居下游，在人群中最不爱发言、不爱出头露面。C型行为的特征在气质上好压抑自己的情绪，特别是压抑怒，怒而不发，也不善于发泄自己的情绪；在性格上好克服自己，忍让，过分谦虚，过分依从社会，回避矛盾，好调和矛盾。D型行为则表现为个性孤僻、不爱与人交往，但也容易一时冲动。

20. 患者，男性，40岁。经常盲目行动，处理问题优柔寡断，办事虎头蛇尾，半途而废，这种一贯行为特征为

A. 行为特征　　　　　　　　　B. 理智特征　　　　　　　　C. 情绪特征
D. 态度特征　　　　　　　　　E. 意志特征

【答案】E

【解析】有些人决策判断优柔寡断，工作计划杂乱无章，行为举止简单粗暴，情绪爆发难以自控，生活作风贪图享受，工作业绩不思进取，这些既不完全是认知方面的问题，也不完全是情感方面的问题，而是意志方面的问题。意志是一种特殊的、针对行为活动方面的情感，是人类独有的心理活动形式，它使人类具有高度的主动性和创造性，从而在根本上区别于其他低等动物。意志的品质特性就是意志在对人的行为驱动过程中所表现出的动力特性，它主要取决于主体的行为价值关系变化的动力特性，反映了人的行为价值的目的性、层次性、强度性、外在稳定性、内在稳定性、效能性、细致性等。

21. 某人，因工作压力大，多年来经常反复出现心烦、心跳过速、胸部不适、出汗，经心电图、血压、血脂、心脏多普勒检查均正常。这个患者的反应有可能为

A. 躯体疾病　　　　　　　　　B. 心身障碍　　　　　　　　C. 心理症状
D. 神经衰弱　　　　　　　　　E. 精神疾病

【答案】B

【解析】心身障碍是由于心理因素而导致的躯体疾病为表现形式的心理疾病,包括高血压、冠心病、消化性溃疡、神经性厌食等,症状以躯体疾病为主,但是与心理因素密切相关;与患者的性格特征有关;有自知力。

22. 患儿,8岁。言语发音不清,词汇贫乏,不能完整表达意思,能做简单加法,但不会减法,简单活动难以完成。对该患儿首选的心理测验为

A. 情绪测验　　　　　　　B. 智力测验　　　　　　　C. 精神评定量表
D. 人格测验　　　　　　　E. 投射测验

【答案】B

【解析】患者表现为智力低下,需要做智力测验来判断患者智力水平,从而对智力落后的患者采取特殊的教育和训练。

23. 患者,女性,40岁。在心理治疗过程中,医师让该患者打消顾虑,想到什么就说什么,按照原始的想法讲出来。这种方法属于

A. 支持疗法　　　　　　　B. 认知疗法　　　　　　　C. 行为主义
D. 精神分析　　　　　　　E. 人本主义

【答案】D

【解析】精神分析的治疗中需要"节制"和"自由联想",是指医师的节制和患者的自由联想。治疗者少说话,更多地听从患者心理的内心的真实想法。

24. 某单位职工,男性,48岁。平时和同事相处甚难,某同事让其就诊心理咨询,但该职工坚决反对,心理医师也不主张这样的人来门诊治疗,是因为心理治疗的性质有

A. 学习性　　　　　　　　B. 自主性　　　　　　　　C. 实效性
D. 应用性　　　　　　　　E. 操作性

【答案】B

【解析】心理治疗与一般的医学治疗有许多不同,其中患者的自主性是一个重要区别。尽管该职工可能存在着一定的心理问题,需要心理咨询,但如果他自己并不认可自己存在心理问题,即便来咨询也会有很强的抵触情绪,对咨询效果也会带来很大的负面影响,因此没有自主性的人是不宜作心理咨询和治疗的。

25. 在为一名强迫症患者的治疗中,医师鼓励患者回忆从童年起所遭受的精神创伤与挫折,帮助他重新认识,建立起现实性的健康心理,这种疗法是

A. 梦的分析　　　　　　　B. 移情　　　　　　　　　C. 自由联想
D. 系统脱敏　　　　　　　E. 自我调节

【答案】C

【解析】自由联想要求受治疗者讲出他所有的想法:正在想什么,包括突然出现的念头,完全不考虑是否有逻辑关系,是否合乎道德伦理,是否有意义或恰当。在自由联想时,要以患者为主,医师不要随意打断,只做适当的引导即可。一般来说,医师往往鼓励患者回忆从童年起所遭遇到的一切经历或精神创伤与挫折,从中发现那些与病情有关的心理因素。自由联想法的最终目的,是发掘患者压抑在潜意识内的致病情结或矛盾冲突,把他们带到意识域,使患者对此有所领悟,并重新建立现实性的健康心理。

26. 某患者,13岁。在生活中养成不良的抽烟习惯,父母非常恼火,心理医师建议其采取的较有效的行为治疗是

A. 条件刺激和非条件刺激相结合　　B. 环境因素和操作动作相结合　　C. 厌恶刺激与不良行为相结合
D. 通过对不良行为的认识来矫正　　E. 用转变注意力的方法来矫正

【答案】C

【解析】厌恶疗法属于行为治疗的一种,厌恶疗法是一种通过轻微的惩罚来适应消除不良行为的治疗方法。当某种适当不良行为即将出现或正在出现时,当即给予一定的痛苦刺激,如轻微的电击、针刺或催吐剂,使其产生厌恶的主观体验。主要适用于露阴癖、恋物癖、戒烟、戒酒及强迫症治疗。

27. 女性,19岁。大学一年级新生,从山区来到城市上学,自述不能见马路上的汽车,当汽车经过时,总感觉汽车很可能撞上自己,因此十分恐惧,来心理门诊就诊。最好采用的方法是

A. 自由联想　　　　　　　B. 厌恶疗法　　　　　　　C. 生物反馈
D. 系统脱敏　　　　　　　E. 梦的分析

【答案】D

【解析】系统脱敏主要是诱导求治者缓慢地暴露出导致焦虑、恐惧的情境,并通过心理的放松状态来对抗这种焦虑情绪,从而达到消除焦虑或恐惧的目的。

(28～29题共用题干)

男性，55岁，机关干部。患胃溃疡多年，本次因胃出血入院，手术治疗后，病情平稳。

28.医患关系模式为

A. 共同参与型　　　　　　B. 指导-合作型　　　　　　C. 被-主动型
D. 主动-主动型　　　　　　E. 主动-被动型

【答案】B

【解析】指导-合作型医患关系医师仍起决定性的作用，但患者向医师提供自己有关疾病的信息，医师向患者提供有关疾病治疗的建议和观点。适用于急性患者的治疗过程中。

29.经某三级医院5周正规治疗，确认明显好转出院。出院后在家仍不敢活动，吃饭、穿衣都需要他妻子帮助。这是患者角色的哪种变化

A. 角色行为冲突　　　　　　B. 角色行为缺如　　　　　　C. 角色行为减退
D. 角色行为强化　　　　　　E. 角色行为异常

【答案】D

【解析】角色行为强化：安于患者角色的现状，期望继续享有患者角色所获得的利益。由于依赖性加强和自信心减弱，患者对自己的能力表示怀疑，对承担原来的社会角色恐慌不安，安心于已适应的患者角色现状，或者自觉病情严重程度超过实际情况。小病大养。例中患者为典型的角色行为强化。

(30～32题共用题干)

患者，女性，55岁。丧偶八年，现独居，嗜烟酒，不爱运动。平时性情抑郁，过分容忍，办事无主见，常顺从于别人。1月前行胃癌切除，术中及术后情绪低落，兴趣下降，独自流泪，有轻生之念。

30.患者病前的行为特征为

A. A型　　　　　　　　　　B. B型　　　　　　　　　　C. C型
D. 混合型　　　　　　　　　E. AB混合型

【答案】C

【解析】C型行为是一种容易发生癌症的行为模式。C型行为的特征在气质上好压抑自己的情绪，特别是压抑怒，怒而不发，也不善于发泄自己的情绪；在性格上好克服自己，忍让，过分谦虚，过分依从社会，回避矛盾，好调和矛盾。研究发现，C型行为的人肿瘤发生率比一般人高3倍以上，并可促进癌的转移，使癌症病性恶化。

31.患者术后的情绪反应属于

A. 焦虑　　　　　　　　　　B. 抑郁　　　　　　　　　　C. 恐惧
D. 痛苦　　　　　　　　　　E. 内疚

【答案】B

【解析】抑郁是一种常见的心境障碍，可由各种原因引起，以显著而持久的心境低落为主要临床特征，且心境低落与其处境不相称，严重者可出现自杀念头和行为。抑郁临床症状典型的表现包括三个维度活动的降低：情绪低落、思维迟缓、意志活动减退，另外一些患者会以躯体症状表现出为主。患者情绪低落，有轻生之念为抑郁的表现。

32.患者患胃癌的主要原因不包括

A. 生活事件　　　　　　　　B. 易感性人格特征　　　　　C. 情绪因素
D. 不良生活习惯　　　　　　E. 精神失常

【答案】E

【解析】该患者属于C型，其特征在气质上好压抑自己的情绪，特别是压抑怒，怒而不发，也不善于发泄自己的情绪；在性格上好克服自己，忍让，过分谦虚，过分依从社会，回避矛盾，好调和矛盾。再加上该患者嗜烟酒，不爱运动生活习惯不好，这些综合因素导致患者罹患胃癌。

(33～34题共用备选答案)

A. 选择性　　　　　　　　　B. 整体性　　　　　　　　　C. 理解性
D. 个别性　　　　　　　　　E. 恒常性

33.一名幼儿去动物园游玩，能说出很多动物的名字，这是知觉的

【答案】C

34.一个有经验的医师，能够从X线片上看到并不为一般人所觉察的病灶，这是知觉的

【答案】C

【解析】知觉是一系列组织并解释外界客体和事件的产生的感觉信息加工过程。人在感知某一事物时，总

是依据既往经验力图解释它究竟是什么，这就是知觉的理解性。人的知觉是一个积极主动的过程，知觉的理解性正是这种积极主动的表现。人们的知识经验不同、需要不同、期望不同，对同一知觉对象的理解也不同。

(35～36题共用备选答案)
　　A. 自觉性　　　　　　　　B. 果断性　　　　　　　　C. 坚韧性
　　D. 自制性　　　　　　　　E. 独立性

35. 意志行动中善于控制自己的行动，约束自己言行的心理品质是意志的
【答案】D

36. 办事见异思迁，虎头蛇尾的人，其意志活动缺乏
【答案】C
【解析】意志，是人自觉地确定目的，并根据目的调节支配自身的行动，克服困难，实现预定目标的心理过程。意志的自制性是指人善于有效地控制和支配自己的情感和思维，严格约束自己的行动，它反映了意志的强度性。意志的强度越高，它对人的各种活动的激发力、引导力和约束力就越强大，就越能有效地抵抗外部和内部的干扰，表现出较强的情绪克制力和忍耐心，就能够集中精力、忘我工作。意志的坚韧性是指人能够坚持不懈、百折不挠、勇往直前地完成工作任务的能力，它反映了意志的外在稳定性。意志的外在稳定性越高，意志对人的行为活动的控制约束力就越持久，人就会表现出顽强的毅力和持久的耐心。

(37～39题共用备选答案)
　　A. 双趋冲突　　　　　　　B. 双避冲突　　　　　　　C. 趋避冲突
　　D. 双重趋避冲突　　　　　E. 双趋双避冲突

37. "前有狼，后有虎"，这种动机冲突是
【答案】B

38. "鱼与熊掌不可兼得"，这种动机冲突是
【答案】A

39. "想吃糖，又怕胖"，这种动机冲突是
【答案】C
【解析】双避冲突又称负负冲突，指同时有两个可能对个体具有威胁性、不利的事发生，两种都想躲避，但受条件限制，只能避开一种，接受一种，在作抉择时内心产生矛盾和痛苦。如"前有狼，后有虎"的两难境地。双趋冲突，是指两种对个体都具有吸引力的需要目标同时出现，而由于条件限制，个体无法同时采取两种行动所表现的动机冲突。趋避冲突又称正负冲突，指同一目标对于个体同时具有趋近和逃避的心态。这一目标可以满足人的某些需求，但同时又会构成某些威胁，既有吸引力又有排斥力，使人陷入进退两难的心理困境。如"想吃糖，又怕胖"的这种两难选择。

(40～41题共用备选答案)
　　A. 良好的人际关系　　　　B. 恰当的自我评价　　　　C. 情绪乐观稳定
　　D. 行为和生活方式健康　　E. 智力正常

40. "知人者智，自知者明"属于
【答案】B
【解析】"知人者智，自知者明"是心理健康中的能正确地了解自己，并能恰当估计自己的能力。

41. "天时地利不如人和"属于
【答案】A
【解析】"天时地利不如人和"为能保持良好的人际关系。

(42～43题共用备选答案)
　　A. WAIS　　　　　　　　　B. MMPI　　　　　　　　　C. SCL-90
　　D. SAS　　　　　　　　　 E. SDS

42. 常用的智力测验量表是
【答案】A
【解析】在心理评估中，心理测验是常用的方法。在心理测验中，智力测验、人格测验等评定量表是临床上常用的方法。韦克斯勒于1939年编制了成人智力量表（WAIS），现已在各国广泛地使用。

43. 常用的人格测验量表是
【答案】B
【解析】人格测验中，常用的有明尼苏达多相人格调查表（MMPI）。评定量表中常用的有90项症状自评量表（SCL-90）、抑郁量表（SDS）和焦虑自评量表（SAS）。

(44～46题共用题干)

女，28岁。妊娠2个月，到某大学附属医院妇产科接受人工流产手术。接诊医师在给患者检查时，旁边有10多位男女见习医学生。患者要求见习医学生出去，被接诊医师拒绝，随后医师边操作边给医学生讲解。术后患者质问医师为何示教未事先告知，医师认为患者在医院无隐私，后患者以隐私权被侵犯为由，要求当地卫生行政部门进行处理。

44. 基于该案例，下列说法符合伦理的是
    A. 临床教学观摩应征得患者同意
    B. 患者应无条件配合接诊医师的教学工作
    C. 对于不接受临床示教的患者不应做人工流产手术
    D. 教学医院的患者没有拒绝临床教学观摩的权利
    E. 教学医院就诊的患者没有要求保护隐私的权利

【答案】A

【解析】临床诊疗中需遵循知情同意、保护隐私的伦理要求，该医师违背了保护隐私的伦理要求。

45. 基于该案例，该患者就诊期间未被满足的心理需要为
    A. 尊重的需要   B. 生理的需要   C. 归属与爱的需要
    D. 自我实现的需要   E. 安全的需要

【答案】A

【解析】尊重包括尊重患者的人格、知情同意、自主选择权等。

【破题思路】生理的需要以饥饿和渴的需要为主；归属的需要是参加一定的组织，依附于组织；爱的需要包括接受他人和给予他人爱的需求；自我实现的需要指个体的潜能和天赋得到充分的发挥；安全的需要包括生命安全、财产安全、职业安全和心理安全免受威胁、免于孤独、免受他人的侵犯等。

46. 基于该案例，卫生行政部门给予当事医师警告处分。处分的依据是
    A. 医师法   B. 药品管理法   C. 行政处罚法
    D. 母婴保健法   E. 精神卫生法

【答案】A

【解析】《医师法》规定泄露患者隐私的需承担法律责任。

(47～48题共用备选答案)
    A. 角色行为缺如   B. 角色行为冲突   C. 角色行为减退
    D. 角色行为强化   E. 角色行为异常

47. 期望继续享有患者角色所获得的利益，是患者角色的

【答案】D

48. 否认自己有病，不及时就医是患者角色的

【答案】A

【解析】患者角色的变化的特点：①角色行为缺如：否认自己有病，未能进入角色。虽然医师诊断为有病，但本人否认自己有病，根本没有或不愿意识到自己是患者。②角色行为冲突：患者角色与其他角色发生心理冲突。同一个体常常承担着多种社会角色。当患病并需要从其他角色转化为患者角色时，患者一时难以实现角色适应。③角色行为减退：因其他角色冲击患者角色，从事了不应承担的活动。已进入角色的患者，由于更强烈的情感需要，不顾病情而从事力所不及的活动，表现出对病、伤的考虑不充分或不够重视，而影响到疾病的治疗。④角色行为强化：安于患者角色的现状，期望继续享有患者角色所获得的利益。由于依赖性加强和自信心减弱，患者对自己的能力表示怀疑，对承担原来的社会角色恐慌不安，安心已适应的患者角色现状，或者自觉病情严重程度超过实际情况，小病大养。⑤角色行为异常：患者受病痛折磨感到悲观、失望等不良心境的影响导致行为异常，如对医务人员的攻击性言行，病态固执、抑郁、厌世以至自杀等。

49. 李某，性格外向，好交际，好朋友多，因为父亲工作调动，全家移居到上海，后又因母亲工作调动，全家在两年内移居到北京，自此他不愿和父母沟通，学校老师反馈其情绪不稳定，成绩明显下降，其应激源的类型属于：
    A. 躯体性   B. 社会性   C. 心理性
    D. 文化性   E. 伦理性

【答案】D

第二单元 医学伦理学

1. 下述安宁疗护的特点中,正确的是
   A. 安宁疗护的主要对象为临床患者
   B. 安宁疗护应积极治疗,不惜一切代价挽救生命
   C. 安宁疗护应积极治疗,努力延长患者生存时间
   D. 安宁疗护应提供家庭式的爱抚与关怀
   E. 安宁疗护由临床医务人员实施,不应吸纳非专业人员参与
   【答案】D
   【解析】安宁疗护不仅对患者采取积极的治疗和护理,而且给患者和家属精神上的支持,使他们能够正视和承受现实,同时也关心家属的身心健康,使患者和家属都感受到家庭般的温暖。

2. 目前我国医学伦理学主要的研究方向是
   A. 公民道德问题   B. 临床医学问题
   C. 公共道德的学说和体系   D. 生命科学的发展
   E. 医学实践中的道德问题
   【答案】E
   【解析】医学伦理学是运用一般伦理学原则解决医疗卫生实践和医学发展过程中的医学道德问题和医学道德现象的学科,它是医学的一个重要组成部分,又是伦理学的一个分支。

3. 医学伦理学的研究对象,除外以下
   A. 医际之间的关系   B. 医务人员和社会的关系
   C. 政府行政部门之间的关系   D. 医务人员和医学科学发展之间的关系
   E. 医务人员和患者的关系
   【答案】C
   【解析】医学伦理学的研究对象有:①医患关系;②医务人员相互之间的关系;③医务人员和社会的关系;④医务人员与医学科学发展的关系。故应除外政府行政部门之间的关系。

4. 规范全世界精神科医师行为准则的文献是
   A.《东京宣言》   B.《赫尔辛基宣言》   C.《夏威夷宣言》
   D.《纽伦堡法典》   E.《希波克拉底誓言》
   【答案】C
   【解析】《东京宣言》是关于对拘留犯和囚犯给予折磨、虐待、非人道的对待和惩罚时,医师的行为准则。《赫尔辛基宣言》是一份包括以人作为受试对象的生物医学研究的伦理原则和限制条件,也是关于人体试验的第二个国际文件。《夏威夷宣言》除了重申医学良心和慎独外,还为精神科医师制定了在医疗、教学和科研实践中应遵循的道德准则,以规范全世界精神科医师的行为。《纽伦堡法典》还制定了人体试验的基本原则,是国际上进行人体试验的第一个行为规范。《希波克拉底誓言》中提出不伤害原则、为患者利益原则和保密原则,成为西方医学道德的传统和规范,对后世具有广泛影响,也成为后来学医者宣誓的誓词。

5. 治疗要获得患者的知情同意,其道德价值应除了
   A. 维持社会公正   B. 保护患者自主权   C. 解脱医师责任
   D. 协调医患关系   E. 保证医疗质量
   【答案】C
   【解析】治疗获得患者知情同意是为了维护社会公正,保护患者自主权,协调医患关系,保证医患关系,绝对不是解脱医师责任的做法。

6. 在卫生资源分配上,形式公正是根据每个人
   A. 都享有公平分配的权利   B. 实际的需要   C. 能力的大小
   D. 社会贡献的多少   E. 在家庭中的角色地位
   【答案】A
   【解析】在卫生资源分配上,形式公正是有关个案以同样的准则加以处理,是根据每个人都享有公平分配的权利。其他是内容公正的根据。

7. 为了切实做到尊重患者自主性或决定，医师向患者提供信息时要避免
A. 理解　　　　　　　　　B. 诱导　　　　　　　　　C. 适量
D. 适度　　　　　　　　　E. 开导
【答案】B
【解析】要维护患者的自主权，应避免出现诱导性的词语。

8. 最能反映医患关系性质的是医务人员与患者之间的
A. 信托关系　　　　　　　B. 陌生人之间的关系　　　C. 主动-被动关系
D. 类似父（母）子间的关系　E. 商品关系
【答案】A
【解析】医患关系实质是一种信托关系，即在医疗活动中，医患双方都必须遵守一定的道德原则和规范。

9. 构成医患信托关系的根本前提是
A. 患者求医行为中包含对医师的信任　　　B. 患者在医患交往中处于被动地位
C. 医师是"仁者"　　　　　　　　　　　D. 现代医学服务是完全可以信赖的
E. 医患交往中加入一些特殊因素
【答案】A
【解析】医患关系的本质是一种信托关系。信任在先，托付在后。患者看病求医，本身就隐含着对医师的信任，相信医师会把患者的利益放在优先地位。在此前提下，患者才敢放心地把生命托付给医师。

10. 医患之间的契约关系取决于
A. 双方是陌生人　　　　　B. 双方是熟人　　　　　　C. 双方地位有差别
D. 双方都有独立人格　　　E. 双方构成供求关系
【答案】D
【解析】契约关系强调的是医患之间平等的道德和法律地位。医患双方都拥有独立的人格，都有尊重与被尊重的权利、义务才有了医患之间的契约关系。

11. 在慢性病诊治过程中，医患关系最理想的模式是
A. 主动-被动型　　　　　　B. 共同参与型　　　　　　C. 指导-合作型
D. 主动-主动型　　　　　　E. 被动-主动型
【答案】B

12. 临终关怀的根本目的是
A. 节约卫生资源　　　　　B. 减轻家庭的经济负担　　C. 提高临终患者的生存质量
D. 缩短患者的生存时间　　E. 防止患者自杀
【答案】C
【解析】临终关怀的目的在于提高临终患者的生存质量，使其在舒适、安宁与无憾中走完人生的最后旅途，并使家属得到慰藉和居丧护，减轻他们失去亲人的痛苦和悲伤。

13. "医乃仁术"指医学道德是
A. 医学的本质特征　　　　B. 医学活动中的一般现象　C. 医学的非本质要求
D. 医学的个别性质　　　　E. 个别医务人员的追求
【答案】A
【解析】"医乃仁术"是中国传统医德宝贵财富中的精华，它揭示了医学的核心和特质。探究其内涵和现代价值，对于弘扬国粹、继承优秀传统、提高当今中国医学道德水平具有积极意义。道德是医学的本质，是医疗卫生工作的目的。

14. 世界上第一个安乐死合法化的国家是
A. 澳大利　　　　　　　　B. 挪威　　　　　　　　　C. 比利时
D. 新西兰　　　　　　　　E. 荷兰
【答案】E
【解析】荷兰是世界上第一个安乐死合法化的国家。

15. 对有不治之症且濒临死亡而又极度痛苦的患者，停止采用人工干预方式抢救而缩短患者痛苦的死亡过程称为
A. 医师助死　　　　　　　B. 积极安乐死　　　　　　C. 消极安乐死
D. 自愿安乐死　　　　　　E. 非自愿安乐死
【答案】C

【解析】①积极的（主动的）安乐死，指采取促使患者死亡的措施，结束其生命，如当患者无法忍受疾病终末期的折磨时。②消极的（被动的）安乐死，即对抢救中的患者如垂危患者不给予或撤除治疗措施，任其死亡。

16. 关于社区健康教育与健康促进特征描述，下列不正确的是
    A. 以促进社区居民健康为宗旨　　　　B. 以提高社区卫生机构经济效益为目标
    C. 以社区居民为对象　　　　　　　　D. 有组织、有计划、有评价的活动
    E. 以社区为单位
【答案】B
【解析】社区健康教育是指根据医院负责的社区居民或医疗合同单位职工的需求，配合医疗保健服务而实施的健康教育计划。社区健康教育是在当地健康教育机构的指导和合作下，以医院医疗保健人员为主体，以社区群众为对象的教育活动。

17. 在临床医学研究中必须尊重受试者的知情同意权，下面做法中错误的是
    A. 必须获得受试者的知情同意
    B. 无行为能力者需获得代理同意
    C. 获得同意前需要用受试者能够理解的语言向受试者提供基本的信息
    D. 禁止用欺骗的手法获得受试者同意
    E. 可以利诱受试者，让他同意
【答案】E
【解析】任何人体实验都必须得到被试的知情同意。知情同意在人体实验中有严格的要求：信息公开，信息的理解，自主的同意。不可以出现利诱。

18. 在临床医学研究中应切实保护受试者的利益，下列选项中不正确的是
    A. 实验研究前必须经过动物实验　　　　B. 实验研究前必须制订严密科学的计划
    C. 实验研究前必须有严格的审批监督程序　　D. 实验研究前必须详细了解患者身心情况
    E. 实验研究结束后必须作出科学报告
【答案】E
【解析】在临床医学研究中，为切实保护受试者的利益实验研究前，必须经过动物实验、必须制订严密科学的计划、必须有严格的审批监督程序、必须详细了解患者身心情况。

19. 对参加器官移植的医师，应该特别强调的道德责任可除外
    A. 对本人供职的医院，大力宣传器官移植优势，塑造医院良好形象
    B. 对活体器官捐赠者，必须在严格坚持各项标准的情况下摘取器官
    C. 对尸体器官捐赠者，坚持亲属知情同意、死亡判断准确无误
    D. 对器官分配，尽量体现社会公正
    E. 对接受者，坚持正确的医疗动机并尽量保证手术成功
【答案】A
【解析】我国医师在器官移植问题上的道德责任：不能参与任何商业形式的器官移植活动；对尸体捐赠需要亲属的知情同意，死者生前已经知情同意，则不用考虑家属的意见；尊重和保护提供者，在器官移植中，应对提供者给予足够的尊重和必要的保护；在器官移植中应该公平合理地对待器官移植的接受者和捐赠者。

20. 医德修养的根本途径是
    A. 不断地学习医德理论知识　　　　B. 创造一个良好的医德修养氛围
    C. 向医德高尚的医务人员学习　　　　D. 坚持在医疗卫生保健实践中修养
    E. 坚持有的放矢的医德修养
【答案】D
【解析】医德修养源于医疗卫生保健实践，又服务于医疗卫生保健实践。因此，坚持医疗卫生保健实践是医德修养的根本途径和方法。

21. 一因车祸受重伤的男子被送去医院急救，因没带押金，医师拒绝为患者办理住院手续，当患者家属拿来钱时，已错过了抢救最佳时机，患者死亡。本案例违背了患者权利的哪一点
    A. 享有自主权　　　　B. 享有知情同意权　　　　C. 享有保密和隐私权
    D. 享有基本的医疗权　　　　E. 享有参与治疗权
【答案】D
【解析】公民医疗权：①患者有获得为治疗他的疾病所必需的医疗服务的权利；②患者有获得尊重人的医疗服务的权利；③患者有获得公正的医疗服务的权利；④患者有获得费用节省的医疗服务的权利。题干中医师

的做法违反了患者的基本的医疗权。

22. 一名糖尿病患者,足部有严重溃疡,经治疗病情未减轻,并且有发生败血症的危险。根据会诊意见,主管医师在征得患者同意的前提下,对患者实施了截肢术。术后,患者情况良好。这种处置符合
   A. 公益原则　　　　　　　　B. 公正原则　　　　　　　　C. 有利原则
   D. 不伤害原则　　　　　　　E. 经济价值原则
   【答案】C
   【解析】有利原则是指医务人员的诊治行为以保护患者的利益、促进患者健康、增进其幸福为目的。

23. 患者,男,34岁。因患不育症到某医院泌尿科诊治。为使医师更加了解病情,患者将自己曾有过不检点的性行为告诉了医师,希望医师能结合病史确定不育症的原因。然而,该医师不知出于何种动机,将此话传播到患者妻子的耳中,致使患者妻子不能谅解丈夫而离婚,以致发生患者始终不能谅解医师的纠纷案。从医师伦理学的角度分析,在该纠纷中医师违背了下列医德范畴
   A. 权利　　　　　　　　　　B. 情感　　　　　　　　　　C. 良心
   D. 保密　　　　　　　　　　E. 荣誉
   【答案】D
   【解析】医学伦理学的基本范畴主要有权利、义务、情感、良心、审慎、保密等。医疗活动中的保密是指医务人员保守在为患者诊治疾病的医疗活动中获得的医疗秘密,它通常包括患者及其家庭隐私、独特的体征或畸形、患者不愿让别人知晓的病情以及不良诊断和预后等任何患者不想让他人知道的事情。

24. 患者,女,26岁。因右侧乳腺癌行右侧乳房全切和周围淋巴结廓清术。术中经检查证实,病人左侧乳房有腺瘤,伴有腺体增生活跃,在未征求患者及家属意见的情况下,医师又切除了患者的左侧乳房。那么,医师违背了患者的
   A. 基本医疗权　　　　　　　B. 监督自己医疗权利的实现　　C. 知情同意权
   D. 保密和隐私权　　　　　　E. 平等医疗权
   【答案】C
   【解析】知情同意权:患者有权知晓自己的病情,并可以对医务人员所采取的防治医疗措施决定取舍;知情同意权是由知情、理解、同意三个要素所构成的。医师切除患者腺瘤的行为对患者是有利的,但却违背了患者的知情同意权。

25. 某患者要做腰穿检查,患者有恐惧感,从医德要求考虑,临床医师应向患者做的主要工作是
   A. 要征得患者知情同意　　　　　　　　B. 告其做腰穿的必要性,嘱患者配合
   C. 告其做腰穿时应注意的事项　　　　　D. 因诊断需要,先动员,后检查
   E. 动员家属做患者思想工作
   【答案】A
   【解析】知情同意、尽职尽责。有些患者对某些检查,如腰穿、骨穿、内镜等,因惧怕痛苦而拒绝检查,只要这些检查是必要的,医师应尽职尽责地向患者解释和规劝,以便尽早确定诊断和进行治疗,不能听其自然而不负责任,也不能强制检查而剥夺患者的自主权。

26. 某患者,因医师开药少而且便宜,所以对医师有意见,诊治医师在对患者作解释时,以下哪一点是不当的
   A. 对症下药　　　　　　　　B. 合理配伍　　　　　　　　C. 节约费用
   D. 医生权力有限　　　　　　E. 遵守医疗报销制度
   【答案】D
   【解析】医师应遵循:①对症下药、剂量安全;②合理配伍、细致观察;③节约费用、公正分配。医师开药少而便宜是与医师的权力有限无关的。

27. 医师在询问病史时应遵循的道德要求是
   A. 举止热情、态度亲如兄弟　　　　　　　　　B. 全神贯注、语言得当
   C. 医师在询问病史过程中,能发出惊叹、惋惜等语言　　D. 主导谈话,引导患者说出自己想听的内容
   E. 反复提问,尽量使用专业性术语
   【答案】B
   【解析】询问病史的伦理要求有举止端庄、态度热情;全神贯注、语言得当;耐心倾听,正确引导。医师在询问病史过程中,不能发出惊叹、惋惜等语言,会增加患者的心理负担。谈话过程中,医师可以引导患者说出相关的资料,但不是主导谈话。

28. 某医院夜遇上腹部剧痛患者,初诊为急性胆囊炎,诊断医师年轻怕担风险,未作任何处理,即嘱患者

向20里外的中心医院转诊，延误治疗时间，致使患者胆囊穿孔，中毒性休克，虽经抢救挽救了生命，但医药费用花去2万多元。患者要求初诊医院要求赔偿经济损失，其理由是该医院医师违背了抢救工作中的道德，诊治医师对患者所提的理由不完全信服，请评议在下列几点理由中哪一点是最不能使患者信服的

A. 缺乏勇担风险的道德品质
B. 遇疑难病症，不找上级医师，缺乏团结协作精神
C. 病情不作任何处理，一推了之，对患者缺乏满腔热情精神
D. 因为业务经验不足，向中心医院转诊是为了对患者负责
E. 对急诊患者缺乏积极抢救的道德意识

【答案】D

【解析】急危重患者的抢救原则为争分夺秒、积极抢救患者；要团结协作、勇担风险；要满腔热忱、重视心理治疗；要全面考虑、维护社会利益；要加强业务学习，提高抢救成功率。例中医师怕承担责任，建议转院是对患者负责是不能被患者信服的。

29. 李某（殁年73岁）与邓某是母子关系。二十年来邓某赡养母亲一贯孝顺。2011年，长卧病在床、不堪病痛折磨的李某请求邓某为其购买农药服食以结束自己生命，后被告人邓某同意，到一农药店购得农药两瓶，将农药勾兑后给李某饮用。李某喝下农药后即中毒身亡。法院判决认为，被告人明知农药具有毒性，仍帮助母亲饮用导致其死亡，构成故意杀人罪，依法应予惩处。但考虑到被告人的犯罪行为发生于家庭直系亲属之间，且是被害人在患病情况下请求而造成，念及被告人二十年来赡养母亲的一贯孝顺表现，其犯罪动机有值得宽容之处，决定对被告人从轻处罚，判处有期徒刑三年，缓刑四年。法院的"缓刑四年"的判决可能主要基于以下考虑

A. 邓某的行为是变相杀人
B. 人有生的权利，任何情况下都不能主动促其死亡
C. 只有法律部门才能依法结束一个人的生命
D. 邓某的行为可能使李某错过继续治疗得以恢复的机会
E. 李某的行为在某种程度上有利于邓某的自身利益

【答案】E

【解析】法院的"缓刑四年"的判决是因为考虑到安乐死对患者本人的尊严和安详死亡，在某种方面符合邓某的利益。

30. 一位医师在为其患者进行角膜移植手术的前一夜，发现备用的眼球已经失效，于是到太平间看是否有尸体能供角膜移植之用，恰巧有一尸体。考虑到征得死者家属意见很可能会遭到拒绝，而且时间也紧迫，于是便取出了死者的一侧眼球，然后用义眼代替。尸体火化前，死者家属发现此事，便把医师告上法庭。经调查，医师完全是为了患者的利益，并没有任何与治疗无关的动机。对此案例的分析，哪个是最恰当的

A. 此案例说明我国器官来源的缺乏
B. 此案例说明我国在器官捐赠上观念的陈旧
C. 此案例说明医师为了患者的利益而摘取眼球在伦理学上是可以得到辩护的
D. 此案例说明首先征得家属的知情同意是一个最基本的伦理原则
E. 此案例说明医院对尸体的管理有问题

【答案】D

【解析】凡病理解剖或法医解剖的尸体，可以留取部分组织或器官作为诊断及研究之用，但应以尽量保持外形完整为原则。如有损害外形的必要时，应征得死者家属的同意。本题也反映了首先征得家属的知情同意是一个最基本的伦理原则。

31. 下列说法符合我国人类辅助生殖技术伦理原则的是

A. 对已婚女性可以实施商业性代孕技术
B. 对离异单身女性可以实施商业性代孕技术
C. 对任何女性都不得实施代孕技术
D. 对自愿的单身女性可以实施代孕技术
E. 对已婚女性可以实施亲属间的代孕技术

【答案】C

【解析】保护后代的原则：①医务人员有义务告知受者通过人类辅助生殖技术出生的后代与自然受孕分娩的后代享有同样的法律权利和义务，包括后代的继承权、受教育权、赡养父母的义务、父母离异时对孩子监护权的裁定等；②医务人员有义务告知接受人类辅助生殖技术治疗的夫妇，他们通过对该技术出生的孩子（包括对有出生缺陷的孩子）负有伦理、道德和法律上的权利和义务；③如果有证据表明实施人类辅助生殖技术将会对后代产生严重的生理、心理和社会损害，医务人员有义务停止该技术的实施；④医务人员不得对近亲间及任何不符合伦理、道德原则的精子和卵子实施人类辅助生殖技术；⑤医务人员不得实施代孕技术；⑥医务人

不得实施胚胎赠送助孕技术；⑦在尚未解决人卵胞浆移植和人卵核移植技术安全性问题之前，医务人员不得实施以治疗不育为目的的人卵胞浆移植和人卵核移植技术；⑧同一供者的精子、卵子最多只能使5名妇女受孕；⑨医务人员不得实施以生育为目的的嵌合体胚胎技术。

（32～34题共用备选答案）

A. 知情同意　　　　　　　B. 支持医学发展　　　　　　　C. 患者利益至上
D. 医德境界　　　　　　　E. 内心信念

32. 属于患者和受试者权利的是

【答案】A

33. 属于患者义务的是

【答案】B

34. 属于医德评价方式的是

【答案】E

【解析】知情同意权是属于患者和受试者共同的权利。患者的义务：①有如实陈述病情的义务；②有配合医疗机构和医务人员进行一切检查治疗的义务（遵守医嘱的义务）；③支付医疗费用及其他服务费用的义务；④尊重医务人员的劳动及人格尊严的义务；⑤有遵守医疗机构规章制度的义务；⑥有不影响他人治疗，不将疾病传染给他人的义务；⑦有爱护公共财物的义务；⑧有接受强制性治疗的义务（急危患者、戒毒、传染病、精神病等）；⑨支持医学发展的义务。医德评价最一般的方式为社会舆论、内心信念和传统习俗这3种无形而深刻的伦理力量。

（35～37题共用备选答案）

A. 医师为患者做检查时，由于消毒观念不强造成交叉感染
B. 医师的行为使某个患者受益，但却损害了别的患者的利益
C. 医师对患者的呼叫或提问给予应答
D. 妊娠危及孕妇的生命时，医师给予引产
E. 医师满足患者的一切保密要求

35. 上述各项中属于医师违背尊重原则的是

【答案】E

36. 上述各项中属于医师违背不伤害原则的是

【答案】A

37. 上述各项中属于医师违背有利原则的是

【答案】B

【解析】"医师满足患者的一切保密要求"属于违背了尊重患者隐私权的原则。医学伦理学的基本原则：①不伤害原则；②有利原则；③尊重原则；④公正原则。"医师为患者做检查时，由于消毒观念不强造成交叉感染"违背了不伤害原则。"医师的行为使某个患者受益，但却损害了别的患者的利益"违背了有利原则。

（38～40题共用备选答案）

A. 以健康人或患者作为受试对象　　　　　B. 实验时使用对照和双盲法
C. 不选择弱势人群作为受试者　　　　　　D. 实验中受试者得到专家的允许后才可退出实验
E. 弱势人群若参加实验，需要监护人的签字

38. 能体现人体实验知情同意的是

【答案】E

39. 不能体现知情同意的是

【答案】D

40. 能体现人体实验科学原则的是

【答案】B

【解析】在人体实验开始以前，让预备参加实验的人员知情同意是前提。为此，首先必须让其知情，即将实验的目的、方法、预期的好处、潜在的危险等信息公开，并让其理解和回答他们的质疑。在知情的基础上，又表示自愿同意参加并履行承诺手续，然后才能在其身体上进行人体实验。对缺乏或丧失自主能力的受试者，由家属、监护人或代理人代表。已参加人体实验的受试者，有随时撤销其承诺的权利，并且如果退出的受试者是患者，不能因此影响其正常的治疗和护理。人体实验的全过程应遵循医学科学研究的原理，采用实验对照和双盲的方法，以确保实验结果的科学性，经得起重复的验证。同时，人体实验结束后，必须作出实事求是的科学报告，任何篡改数据、编造假象的行为都是不道德的。

第三单元 卫生法规

1.《中华人民共和国医师法》规定，在医疗、预防、保健机构中试用期满一年，具有以下学历者，可以参加执业医师资格考试
A. 高等学校医学专业本科以上学历
B. 高等学校医学专业专科学历
C. 取得助理执业医师执业证书后，具有高等学校医学专科学历
D. 中等专业学校医学专业学历
E. 取得助理执业医师执业证书后，具有中等专业学校医学专业学历
【答案】A
【解析】具有中等专业学校医学专科学历，在执业医师指导下，在医疗、预防、保健机构中试用期满一年的，可以参加执业助理医师资格考试。参加执业医师考试的具体条件有：①具有高等学校医学专业本科以上学历，在执业医师指导下，在医疗、预防、保健机构中试用期满一年的；②取得执业助理医师执业证书后，具有高等学校医学专业学历，在医疗、预防、保健机构中工作满二年的；③具有中等专业学校医学专业学历，在医疗、预防、保健机构中工作满五年的。

2. 医师在执业活动中享有的权利之一是
A. 宣传普及卫生保健知识　　B. 尊重患者隐私权　　C. 人格尊严、人身安全不受侵犯
D. 努力钻研业务，及时更新知识　　E. 爱岗敬业，努力工作
【答案】C
【解析】医师在执业活动中享有下列权利：①在注册的执业范围内，进行医学诊查，疾病调查，医学处置、出具相应的医学证明文件，选择合理的医疗、预防、保健方案；②按照国务院卫生行政部门规定的标准，获得与本人执业活动相当的医疗设备基本条件；③从事医学研究、学术交流，参加专业学术团体；④参加专业培训，接受继续医学教育；⑤在执业活动中，人格尊严、人身安全不受侵犯；⑥获取工资报酬和津贴，享受国家规定的福利待遇；⑦对所在机构的医疗、预防、保健工作和卫生行政部门的工作提出意见和建议，依法参与所在机构的民主管理。

3. 未经有关部门批准，医师擅自开办诊所，卫生行政部门可采取的措施不包括
A. 没收违法所得　　B. 责令赔偿患者损失　　C. 没收药品、器械
D. 吊销执业证书　　E. 取缔
【答案】B
【解析】根据《中华人民共和国医师法》规定：未经批准擅自开办医疗机构行医，或者非医师行医的，由县级以上人民政府卫生行政部门予以取缔，没收其违法所得及其药品、器械，并处十万元以下的罚款；对医师吊销其执业证书；给患者造成损害的，依法承担赔偿责任；构成犯罪的，依法追究刑事责任。本题没有涉及造成损害。

4.《中华人民共和国医师法》规定对考核不合格的医师，卫生行政部门可以责令其暂停执业活动，并接受培训和继续医学教育，暂停期限是3个月至
A. 5个月　　B. 6个月　　C. 7个月
D. 8个月　　E. 9个月
【答案】B
【解析】根据《中华人民共和国医师法》规定，受县级以上人民政府卫生行政部门委托的机构或者组织应当按照医师执业标准，对医师的业务水平、工作成绩和职业道德状况进行定期考核。对考核不合格的医师，县级以上人民政府卫生行政部门可以责令其暂停执业活动3个月至6个月，并接受培训和继续医学教育，暂停执业活动期满，再次进行考核，如考核合格的，允许其继续执业；对考核还不合格的，由县级以上人民政府卫生行政部门注销注册，收回医师执业证书。

5. 医师在执业活动中不属于应当履行的义务是
A. 宣传普及卫生保健知识　　B. 尊重患者隐私权　　C. 人格尊严、人身安全不受侵犯
D. 努力钻研业务，及时更新知识　　E. 爱岗敬业，努力工作
【答案】C
【解析】《中华人民共和国医师法》规定，医师在执业活动中应负有的义务：①遵守法律、法规及技术操作

规范；②敬业精神、职业道德、履行职责、服务患者；③关心、爱护、尊重患者，保护患者隐私；④钻研业务、更新知识、提高水平；⑤宣传卫生知识，对患者进行健康教育。C选项属于执业医师享有的权利。

6.《医师考核管理办法》已经明确规定，国家将对医师施行定期考核的时间是
A. 1年　　　　　　　　　　B. 5年　　　　　　　　　　C. 3年
D. 2年　　　　　　　　　　E. 4年
【答案】C
【解析】从2007年4月1起开始执行的《医师考核管理办法》已经明确规定，国家将对医师的业务水平，工作成绩，职业道德施行定期考核（每3年），其中工作成绩、职业道德由所在医疗机构考核，业务水平施行全国统考。考核不合格者责令暂停执业3～6个月，培训后再考核；合格者继续执业，再次考核不合格者注销注册，收回证书。

7. 2004年，某地农村产妇在无证个体医师王某开办的诊所分娩。由于第三产程子宫收缩无力，产妇的胎盘迟迟未娩出。此时，王某在一不消毒，二不戴消毒手套的情况下，将手伸进子宫，误认为还有一胎儿未娩出而向外猛拉子宫，当场造成产妇大出血死亡。根据《医师法》的规定，应依照该法追究王某的法律责任，其承担的法律责任为
A. 责令改正　　　　　　　　B. 予以取缔　　　　　　　　C. 没收违法所得及其药品、器械
D. 赔偿责任　　　　　　　　E. 刑事责任
【答案】E
【解析】根据《中华人民共和国医师法》规定：未经批准擅自开办医疗机构行医或者非医师行医的，由县级以上人民政府卫生行政部门予以取缔，没收其违法所得及其药品、器械，并处十万元以下的罚款；对医师吊销其执业证书；给患者造成损害的，依法承担赔偿责任；构成犯罪的，依法追究刑事责任。王某属于非法行医，并造成了患者死亡，应承担刑事责任并带民事责任。

8. 刘某，高等学校医学专业大专毕业，2020年取得执业助理医师执业证书。他要参加执业医师资格考试，根据《医师法》规定，应取得执业助理医师执业证书后，在医疗机构中工作满
A. 6年　　　　　　　　　　B. 5年　　　　　　　　　　C. 4年
D. 3年　　　　　　　　　　E. 2年
【答案】E
【解析】《中华人民共和国医师法》规定：取得执业助理医师执业证书后，具有高等学校医学专业学历，在医疗、预防、保健机构中工作满2年的；可以参加执业医师资格考试。

9. 某学生因要报考研究生，欲向单位请假复习，遂找到其中学同学、县医院的某执业医师，请该医师为其开具病假条。该医师为其开出了"病毒性心肌炎，全休1个月"的诊断证明书。对于该医师的行为，县卫生局可以给予
A. 吊销其医师执业证书
B. 警告或责令其暂停执业活动3个月至6个月，并接受培训和继续教育
C. 警告或责令其暂停执业活动6个月至1年
D. 调离医师岗位
E. 给予行政或纪律处分
【答案】C
【解析】根据《中华人民共和国医师法》第三十七条，医师在执业活动中，隐匿、伪造或者擅自销毁医学文书及有关资料的，由县级以上人民政府卫生行政部门给予警告或责令暂停6个月以上1年以下执业活动；情节严重的，吊销其执业证书；构成犯罪的依法追究法律责任。本题中王某的行为属于此类。

10. 黄某，2010年10月因医疗事故受到吊销医师执业证书的行政处罚，2011年9月向当地卫生行政部门申请重新注册。卫生行政部门经过审查决定对黄某不予注册，理由是黄某的行政处罚自决定之日起至申请注册之日止不满
A. 1年　　　　　　　　　　B. 2年　　　　　　　　　　C. 3年
D. 4年　　　　　　　　　　E. 5年
【答案】B
【解析】《医师执业注册暂行办法》规定：执业医师不予注册的情形有：①不具有完全民事行为能力的；②因受刑事处罚，自刑罚执行完毕之日起至申请注册之日不满2年的；③受吊销医师执业证书行政处罚，自处罚决定之日起至申请注册之日止不满2年的；④有国务院卫生行政部门规定不宜从事医疗、预防、保健业务的其他情形的。本题黄某属于第三种情形。

11. 王某经执业医师考试合格并进行注册后，开办了一家牙科诊所，同时因为其对妇产科知识和操作较为熟悉，所以平时也会诊治一些妇科和产科的患者，其进行的妇产科诊疗活动属于
  A. 法律允许的行为　　　　　　　　　B. 医师执业规定所允许的行为
  C. 只要不发生差错，法律即允许　　　D. 超出执业范围的违法行为
  E. 只要是患者自愿，就是法律允许的行为
【答案】D
【解析】《中华人民共和国医师法》规定：医师经注册后，可以在医疗、预防、保健机构中按照注册的执业地点、执业类别、执业范围执业，从事相应的医疗、预防、保健业务。该医师超出了她的执业范围。

12. 医务人员在医疗活动中发生医疗事故争议，应当立即向
  A. 所在科室报告　　　　　　　　　　B. 所在医院医务部门报告
  C. 所在医疗机构医疗质量监控部门报告　D. 所在医疗机构的主管负责人报告
  E. 当地卫生行政机关报告
【答案】A
【解析】根据《医疗事故处理条例》第二章第十三条，医务人员在医疗活动中发生或者发现医疗事故、可能引起医疗事故的医疗过失行为或者发生医疗事故争议的，应当立即向所在科室负责人报告。

13. 某医院的医护人员工作疏忽造成患者重度残疾，经鉴定机构认定为医疗事故，则下列费用中哪项不属于该医院应该承担的
  A. 医疗事故的鉴定费　　　B. 患者为此支出的律师咨询费　　　C. 误工费
  D. 残疾生活补助费　　　　E. 被抚养人生活费
【答案】B
【解析】《医疗事故处理条例》第三十四条：医疗事故技术鉴定，可以收取鉴定费用。经鉴定，属于医疗事故的，鉴定费用由医疗机构支付；其余按照医疗事故赔偿的项目和计算标准。患者为此支出的律师咨询费由患者自己承担。

14. 在下列各项中，对患者不会造成伤害的是
  A. 医务人员的知识和技能低下　　　　B. 医务人员的行为疏忽和粗枝大叶
  C. 医务人员强迫患者接受检查和治疗　D. 医务人员对患者呼叫或提问置之不理
  E. 医务人员为治疗疾病适当地限制或约束患者的自由
【答案】E
【解析】对患者不会造成伤害的是，医务人员为治疗疾病适当地限制或约束患者的自由。其余选项均可对患者造成伤害。

15. 根据《医疗事故处理条例》规定，关于医疗事故技术鉴定专家组产生的说法错误的是
  A. 专家库的专家应具有良好的业务素质和执业品德
  B. 专家库的专家应担任相应专业高级技术职务三年以上
  C. 参加医疗事故技术鉴定的专家与医疗事故争议有利害关系的须回避
  D. 专家库的专家只能是本行政区域的
  E. 参加医疗事故技术鉴定的专家是医疗事故争议当事人的须回避
【答案】D
【解析】现有专家库成员不能满足鉴定工作需要时，医学会向双方当事人说明，并经双方当事人同意，可以从本省、自治区、直辖市其他医学会专家库中抽取相关学科专业组的专家参加专家鉴定组；本省、自治区、直辖市医学会专家库成员不能满足鉴定工作需要时，也可以从其他省、自治区、直辖市专家库中抽取相关学科专业组的专家参加专家鉴定组。不会有地域的限制。

16. 《医疗事故处理条例》规定患者在发生医疗纠纷的时候可以封存和复印病历，下列资料中哪项属于可以封存但不能复印的病历资料
  A. 会诊记录　　　　B. 门诊病历　　　　C. 手术及麻醉记录单
  D. 病理报告单　　　E. 化验报告单
【答案】A
【解析】《医疗事故处理条例》第十条：患者有权复印或者复制其门诊病历、住院志、体温单、医嘱单、化验单（检验报告）、医学影像检查资料、特殊检查同意书、手术同意书、手术及麻醉记录单、病理资料、护理记录以及国务院卫生行政部门规定的其他病历资料。

17. 对患者死因有异议的，应在48h内进行尸检，具备冷冻条件的可以延长至
A. 3天　　　　　　　　　　B. 4天　　　　　　　　　　C. 5天
D. 6天　　　　　　　　　　E. 7天
【答案】E
【解析】参见《医疗事故处理条例》第十八条：患者死亡。医患双方当事人不能确定死因或者对死因有异议的。应当在患者死亡后48h内进行尸检，具备尸体冻存条件的，可以延长至7日。

18. 发生医疗事故争议时，关于病历资料和现场实物的处理，做法不正确的是
A. 疑似输液引起不良后果的，医患双方应当共同对现场实物进行封存
B. 封存的病历资料必须是原件
C. 封存的病历资料和实物由医疗机构保管
D. 封存的现场实物需要检验的，由医患双方共同指定的依法具有检验资格的检验机构进行检验
E. 医疗机构应妥善保管病历资料
【答案】B
【解析】疑似输液、输血、注射、药物等引起不良后果的，医患双方应当共同对现场实物进行封存和启封，封存的现场实物由医疗机构保管；需要检验的，应当由双方共同指定的、依法具有检验资格的检验机构进行检验；双方无法共同指定时，由卫生行政部门指定。疑似输血引起不良后果，需要对血液进行封存保留的，医疗机构应当通知提供该血液的采供血机构派员到场。发生医疗事故争议时，死亡病例讨论记录、疑难病例讨论记录、上级医师查房记录、会诊意见、病程记录应当在医患双方在场的情况下封存和启封。封存的病历资料可以是复印件，由医疗机构保管。故封存的资料不一定非要是原件。

19. 卫生行政部门收到医疗事故争议处理，申请进行审查并做出是否受理决定的期限是
A. 5日　　　　　　　　　　B. 7日　　　　　　　　　　C. 10日
D. 15日　　　　　　　　　E. 30日
【答案】C
【解析】卫生行政部门应当自收到医疗事故争议处理申请之日起10日内进行审查，作出是否受理的决定。

20. 卫生行政部门收到负责组织医疗事故技术鉴定工作的医学会出具的医疗事故技术鉴定书后的工作不包括
A. 审核参加鉴定的人员资格　　　　　　　　B. 审核参加鉴定的人员的专业类别
C. 审核鉴定程序　　　　　　　　　　　　　D. 对鉴定书进行形式审查
E. 组织调查，听取医疗事故争议双方当事人的意见
【答案】D
【解析】卫生行政部门收到负责组织医疗事故技术鉴定工作的医学会出具的医疗事故技术鉴定书后，应当对参加鉴定的人员资格和专业类别、鉴定程序进行审核；组织调查，听取医疗事故争议双方当事人的意见；经审核，发现医疗事故技术鉴定不符合《条例》规定的，应当要求重新鉴定。因此，对医疗事故鉴定结论进行审核是卫生行政部门的法定职责，卫生行政部门应当在收到医疗事故鉴定书后，依职权对鉴定材料进行主动审核。

21. 《医疗事故处理条例》规定，造成患者中度残疾，器官组织损伤，导致严重功能障碍的，属于几级医疗事故
A. 一级甲等　　　　　　　　B. 一级乙等　　　　　　　　C. 二级
D. 三级　　　　　　　　　　E. 四级
【答案】C
【解析】一级是指造成患者死亡或重度残疾。二级是指造成患者中度残疾、器官组织损伤导致严重功能障碍。三级是指造成患者轻度残疾、器官组织损伤导致一般功能障碍。四级是指造成患者明显人身损害的其他后果的医疗事故。

22. 某内科医师，在春节探家的火车上遇到一位产妇临产，因车上无其他医务人员，该医师遂协助产妇分娩，在分娩过程中，因牵拉过度，导致新生儿左上肢臂丛神经损伤，该医师行为的性质为
A. 属于违规操作，构成医疗事故　　　　　　B. 属于非法行医，不属医疗事故
C. 属于超范围执业，构成医疗事故　　　　　D. 属于见义勇为，不构成医疗事故
E. 属于采取紧急医疗措施，虽造成不良后果，但不属医疗事故
【答案】E
【解析】考核《医疗事故处理条例》。医疗事故是指医疗机构及其医务人员在医疗活动中，违反医疗卫生管理法律、行政法规、部门规章和诊疗护理规范、常规，过失造成患者人身损害的事故。该医师的行为属于采取紧急医疗措施，虽造成不良后果，但不属医疗事故。

23. 某地级市医院于2001年10月对患者李某行胃大部切除，胃空肠吻合术。手术操作无误，术后恢复良好。第5天李某感到张口、下咽困难，第6天出现角弓反张、抽搐，诊断为破伤风，经医院抢救无效，于10月11日死亡。患者家属找到市卫生行政部门申诉。经市医学会10月31日鉴定，不属于医疗事故，并在当日将通知书交与家属，家属对此有异议。家属可以向市卫生行政部门申请再鉴定的有效期限是

  A. 11月5日前   B. 11月7日前   C. 11月10日前

  D. 11月15日前   E. 11月30日前

【答案】D

【解析】《医疗事故处理条例》第二十二条：当事人对首次医疗事故技术鉴定结论不服的，可以自收到首次鉴定结论之日起15日内，向医疗机构所在地卫生行政部门提出再次鉴定的申请。

24. 一名女性患者因不孕症、闭经，伴厌食、消瘦到妇科就诊。妇科医师对其做了各种常规检查后，决定行腹腔镜检查，通知患者准备。患者不知该检查如何做，便随医师进入处置室检查，检查中发现作了切口。患者及家属均不满意开刀，遂向院方提出了赔偿要求。该案例行腹腔镜检查应如何决定为合理

  A. 必须征得患者同意   B. 可以征得患者同意   C. 可以由医师决定

  D. 必须由医院决定   E. 可以由医院或科室决定

【答案】A

【解析】《医疗事故处理条例》第十一条：在医疗活动中，医疗机构及其医务人员应当将患者的病情、医疗措施、医疗风险等如实告知患者，及时解答其咨询；但是，应当避免对患者产生不利后果。

25. 产妇郑某住院分娩，分娩过程中由于医护人员操作错误，造成郑某大出血死亡。此后其家属进行的下列哪项行为是不恰当的

  A. 要求医院方就患者死亡给出合理解释

  B. 要求在死者家属在场的情况下封存病历

  C. 要求将死者尸体冻存在医院停尸房，待5天后进行尸检

  D. 要求死者生前的主治医师先行赔付

  E. 要求进行医疗事故鉴定

【答案】D

【解析】《医疗事故处理条例》第十六条：发生医疗事故争议时，死亡病例讨论记录、疑难病例讨论记录、上级医师查房记录、会诊意见、病程记录应当在医患双方在场的情况下封存和启封。第十八条：患者死亡，医患双方当事人不能确定死因或者对死因有异议的，应当在患者死亡后48h内进行尸检；具备尸体冻存条件的，可以延长至7日。尸检应当经死者近亲属同意并签字。

26. 冯医师最近被任命为医务科的科长，其工作中的一个重要方面是处理医疗事故，对于处理医疗事故他有自己的理解，下列他的理解中哪项是正确的

  A. 因为要求病历书写要及时，所以如遇抢救危急患者未能及时书写病历时，不能根据回忆补记，仅写7份抢救患者未能记载病历的报告上交医院管理部门即可

  B. 患者要求复印病历的时候，医疗机构自行将相关内容复印之后交给患者即可

  C. 医院为患者复印病历不能向患者收取任何费用

  D. 医院方可以单独委托相关医学会对医疗事故进行鉴定

  E. 医院发生了患者死亡的医疗事故应该在12h之内上报所在地卫生行政部门

【答案】E

27. 5岁男孩李某，玩耍时将一小跳棋子误吸卡于喉部，出现严重窒息。其父速将其送至邻居周某开设的中医诊所就诊。周某即刻用桌上的一把水果刀将男孩李某的气管切开，并用手伸入切口将棋子捅出。李某的生命虽得救，但伤口感染。经抗感染治疗后，伤口愈合，瘢痕形成，气管狭窄。周某行为属于

  A. 违规操作，构成医疗事故   B. 非法行医，不属于医疗事故   C. 超范围执业，构成医疗事故

  D. 超范围执业，不构成医疗事故   E. 虽造成不良后果，但不属于医疗事故。

【答案】E

【解析】《医疗事故处理条例》规定：医疗事故是指医疗机构及其医务人员在医疗活动中，违反医疗卫生管理法律、行政法规、部门规章和诊疗护理规范、常规，过失造成患者人身损害的事故。该医师的行为属于采取紧急医疗措施，虽造成不良后果，但不属医疗事故。

28. 医疗保健人员未按规定报告传染病疫情，造成传染病传播、流行或者其他严重后果，尚未构成犯罪的，由卫生行政部门给予的行政处分是

  A. 警告、记过或记大过   B. 记过、记大过或降级   C. 记大过、降级或撤职

D. 降级、撤职或开除　　　　　　　E. 撤职、开除或拘留

【答案】D

【解析】《传染病防治法》规定未按照规定报告传染病疫情，或者隐瞒、谎报、缓报传染病疫情的，造成传染病传播、流行或者其他严重后果的，对负有责任的主管人员和其他直接责任人员，依法给予降级、撤职、开除的处分。

29. 下列乙类传染病应按甲类传染病处理的是
A. 流行性出血热　　　　B. 流行性乙型脑炎　　　　C. 肺炭疽
D. 流行性脑脊髓膜炎　　E. 布鲁氏菌病

【答案】C

【解析】《传染病防治法》第四条，对乙类传染病中传染性非典型肺炎、炭疽中的肺炭疽和人感染高致病性禽流感，采取乙类甲管的预防、控制措施。

30. 在传染病疫情控制时，医疗机构的职责中错误的是
A. 对本单位内被传染病病原体污染的场所，依法实施消毒和无害化处理
B. 对甲类传染病患者的密切接触者，在指定场所进行医学观察
C. 对所有传染病患者给予隔离治疗
D. 对拒绝隔离治疗的甲类传染病患者，由公安部门协助医疗机构采取强制隔离措施
E. 对甲类传染病患者，确诊前在指定场所单独隔离治疗

【答案】C

【解析】医疗机构发现甲类传染病时，应当及时采取下列措施：①对患者、病原携带者，予以隔离治疗，隔离期限根据医学检查结果确定；②对疑似患者，确诊前在指定场所单独隔离治疗；③对医疗机构内的患者、病原携带者、疑似患者的密切接触者，在指定场所进行医学观察和采取其他必要的预防措施。拒绝隔离治疗或者隔离期未满擅自脱离隔离治疗的，可以由公安机关协助医疗机构采取强制隔离治疗措施。医疗机构发现乙类或者丙类传染病患者，应当根据病情采取必要的治疗和控制传播措施。医疗机构对本单位内被传染病病原体污染的场所、物品以及医疗废物，必须依照法律、法规的规定实施消毒和无害化处置。并不是所有的传染病患者都要控制。

31. 疾病预防控制机构在传染病的预防与控制中，不具有的职责是
A. 组织实施免疫规划　　B. 开展健康教育、咨询　　C. 进行流行病学调查
D. 疫区的宣布　　　　　E. 进入现场采样

【答案】D

【解析】疾病预防控制机构的职责：①实施传染病预防控制规划、计划和方案；②收集、分析和报告传染病监测信息，预测传染病的发生、流行趋势；③开展对传染病疫情和突发公共卫生事件的流行病学调查、现场处理及其效果评价；④开展传染病实验室检测、诊断、病原学鉴定；⑤实施免疫规划，负责预防性生物制品的使用管理；⑥开展健康教育、咨询，普及传染病防治知识；⑦指导、培训下级疾病预防控制机构及其工作人员开展传染病监测工作；⑧开展传染病防治应用性研究和卫生评价，提供技术咨询。疫区的宣布是由县及县以上人民政府或者国务院宣布。

32. 国家对艾滋病进行一系列行为干预措施，下列属于《艾滋病防治条例》规定的干预措施的是
A. 强制咨询和强制检测制度　　B. 强制咨询和自愿检测制度　　C. 自愿咨询和强制检测制度
D. 自愿咨询和自愿检测制度　　E. 强制检测制度

【答案】D

【解析】《艾滋病防治法》第三章第二十三条规定，国家实行艾滋病自愿咨询和自愿检测制度。县级以上地方人民政府卫生主管部门指定的医疗卫生机构，应当按照国务院卫生主管部门会同国务院其他有关部门制定的艾滋病自愿咨询和检测办法，为自愿接受艾滋病咨询、检测的人员免费提供咨询和初筛检测。

33. 王某，35岁，有长期的吸毒史。因为和他人共用同一针头注射而感染了艾滋病。王某住所地的疾病预防控制机构欲以真实姓名公布他的相关病情和有关资料，以引起社会对艾滋病防治工作的关注，此时，应当得到谁的同意
A. 王某本人　　　　　　B. 王某的父母　　　　　　C. 王某的配偶
D. 王某的单位　　　　　E. 王某所在地的卫生行政部门

【答案】A

【解析】《艾滋病防治法》第三章第三十九条规定，未经本人或者其监护人同意，任何单位或者个人不得公开艾滋病病毒感染者、艾滋病患者及其家属的姓名、住址、工作单位、肖像、病史资料以及其他可能推断出其具体身份的信息。

34. 李某，怀疑自己因为输血感染了艾滋病，现在王某到其所在县的人民政府卫生主管部门指定的医疗卫生机构进行咨询和检测，则
　　A. 王某应当交咨询费和检测费　　　　　　　B. 王某可以不交咨询费但是应交检测费
　　C. 王某不需要交咨询费和检测费　　　　　　D. 王某可以不交检测费但是应交咨询费
　　E. 王某是否交费应当根据具体情况由负责咨询和检测的机构决定
【答案】C
【解析】《艾滋病防治条例》第二十三条规定：县级以上人民政府卫生行政部门指定的医疗卫生机构，应当为自愿接受艾滋病咨询、检查的人员免费提供咨询和初筛检测。

35. 李某是某医疗机构的医师，某日其在值班过程中，接诊了一名急诊车祸患者，由于情况紧急，急需大量血液，所以李某对临时应急采集的血液未进行艾滋病检测，所幸未造成严重后果，则对李某应给予的处罚是
　　A. 通报批评，给予警告　　　　B. 降级　　　　　　　C. 撤职
　　D. 开除　　　　　　　　　　　E. 吊销张某的执业证书
【答案】A
【解析】《艾滋病防治条例》第五十五条规定，医疗卫生机构未依照本条例规定履行职责，对临时应急采集的血液未进行艾滋病检测，对临床用血艾滋病检测结果未进行核查，或者将艾滋病检测阳性的血液用于临床的，由县级以上人民政府卫生主管部门责令限期改正，通报批评，给予警告。

36. 每张中成药处方可以开具的药品种类最多的是
　　A. 2 种　　　　　　　　　　B. 3 种　　　　　　　　C. 5 种
　　D. 6 种　　　　　　　　　　E. 7 种
【答案】C
【解析】《处方管理办法》第六条（七）规定：开具西药、中成药处方，每一种药品应当另起一行，每张处方不得超过5种药品。

37. 处方的有效期限为开具当日有效，特殊情况下需延长有效期的，由开具处方的医师注明有效期限，时间最长不超过
　　A. 1 天　　　　　　　　　　B. 3 天　　　　　　　　C. 5 天
　　D. 7 天　　　　　　　　　　E. 9 天
【答案】B
【解析】《处方管理办法》规定：处方开具当日有效，特殊情况下需要延长有效期的，由开具处方的医师注明有效期限，最长不得超过3天。

38. 下列符合处方书写规则的是
　　A. 西药和中成药不可以开具一张处方
　　B. 中药饮片处方的书写，一般应当按照"君、臣、佐、使"的顺序排列
　　C. 处方不得有任何涂改
　　D. 患者年龄填写的是虚岁
　　E. 西药和中药饮片可以开具一张处方
【答案】B

39. 《处方管理办法》规定的处方应当是谁开具的
　　A. 执业医师　　　　　　　　　　　　　　　B. 执业助理医师
　　C. 注册的执业医师和执业助理医师　　　　　D. 注册的执业药师
　　E. 执业医师
【答案】C
【解析】处方管理办法第二条规定，本办法所称处方，是指由注册的执业医师和执业助理医师（以下简称医师）在诊疗活动中为患者开具的。

40. 关于医师出现下列情形医疗机构可取消其处方权，说法错误的是
　　A. 抗菌药物考核不合格的
　　B. 限制处方权后，仍出现超常处方且无正当理由的
　　C. 未按照规定开具抗菌药物处方，造成严重后果的
　　D. 开具抗菌药物处方未获得良好临床效果的
　　E. 未按照规定使用抗菌药物，造成严重后果的
【答案】D

【解析】《抗菌药物临床应用管理办法》规定：①抗菌药物考核不合格的；②限制处方权后，仍出现超常处方且无正当理由的；③未按照规定开具抗菌药物处方，造成严重后果的；④未按照规定使用抗菌药物，造成严重后果的；⑤开具处方牟取不正当利益的；⑥医师处方和药师处方调剂资格取消后，在6个月内不得恢复其处方权和药物调剂资格。

41. 国家实行特殊管理的药品不包括
A. 麻醉药品　　　　　　　　B. 疫苗　　　　　　　　C. 精神药品
D. 医疗用毒性药品　　　　　E. 放射性药品
【答案】B
【解析】特殊管理药品包括：麻醉药品、精神药品、医疗用毒性药品、放射性药品、药品类易制毒化学品、蛋白同化制剂、肽类激素、终止妊娠药品、部分含特殊药品复方制剂。

42. 某村卫生室私自从"不法药贩"处购入药品用于患者的治疗，险些造成患者的死亡，事发后，经有关部门检查、检测，认定该药品为假药。该认定依据的事实是
A. 药品标签未标明有效期　　　　　　　　B. 药品超过有效期
C. 直接接触药品的包装材料未经批准　　　D. 药品所含成分与国家药品标准规定成分不符
E. 药品擅自添加着色素
【答案】D
【解析】《药品管理法》第四十八条规定：禁止生产（包括配制，下同）、销售假药。有以下情形之一的为假药：①药品所含成分与国家药品标准规定的成分不符的；②以非药品冒充药品或者以他种药品冒充此种药品的。A、B、C、E选项为按劣药论处情形。

43. 某医师与某药厂达成协议，在开处方时使用了该厂生产的药品，并收受了该厂给予的提成。对于该医师的违法行为，有权决定给予行政处分并没收其违法所得的部门是
A. 消费者权益保护协会　　　B. 工商行政管理部门　　　C. 药品监督管理部门
D. 卫生行政部门　　　　　　E. 监察部门
【答案】D
【解析】根据《中华人民共和国药品管理法》第九十一条，医疗机构的负责人、药品采购人员、医师等有关人员收受药品生产企业、药品经营企业或者其代理人给予的财物或者其他利益的，由卫生行政部门或者本单位给予处分，没收违法所得；对违法行为情节严重的执业医师，由卫生行政部门吊销其执业证书；构成犯罪的，依法追究刑事责任。胡某的行为应由卫生行政部门处罚。

44. 《药品管理法》对医疗机构配制的制剂有一系列规定，下列哪项不符合上述规定
A. 应当是本单位临床需要而市场上没有供应的品种　　B. 可以部分在市场销售
C. 必须按照规定进行质量检验　　　　　　　　　　　D. 凭医师处方在本医疗机构使用
E. 不得在市场销售
【答案】B
【解析】《药品管理法》第二十五条：医疗机构配制的制剂，应当是本单位临床需要而市场上没有供应的品种，并须经所在地省、自治区、直辖市人民政府药品监督管理部门批准后方可配制。配制的制剂必须按照规定进行质量检验；合格的，凭医师处方在本医疗机构使用。特殊情况下，经国务院或省、自治区、直辖市人民政府的药品监督管理部门批准，医疗机构配制的制剂可以在指定的医疗机构之间调剂使用。医疗机构配制的制剂不得在市场销售。

45. 甲药厂销售代表和某医院多名医师约定，医师在处方时使用甲药厂生产的药品，并按使用量的多少给予提成。事情曝光以后，按《药品管理法》的规定，对甲药厂可以作出行政处罚的部门是
A. 药品监督管理部门　　　B. 工商行政管理部门　　　C. 税务管理部门
D. 医疗保险部门　　　　　E. 卫生行政部门
【答案】A
【解析】《中华人民共和国药品管理法》第九十一条，药品的生产企业、经营企业的负责人、采购人员等有关人员在药品购销中收受其他生产企业、经营企业或者其代理人给予的财物或者其他利益的，依法给予处分，没收违法所得；构成犯罪的，依法追究刑事责任。医疗机构的负责人、药品采购人员、医师等有关人员收受药品生产企业、药品经营企业或者其代理人给予的财物或者其他利益的由卫生行政部门或者本单位给予处分，没收违法所得；对违法行为情节严重的执业医师，由卫生行政部门吊销其执业证书；构成犯罪的，依法追究刑事责任。

46. 医疗机构应当对麻醉药品处方进行专册登记，加强管理。按照《麻醉药品和精神药品管理条例》的规定，麻醉药品处方至少保存

A. 1 年   B. 2 年   C. 3 年
D. 4 年   E. 5 年

【答案】C

【解析】根据《麻醉药品和精神药品管理条例》：医疗机构应当对麻醉药品和精神药品处方进行专册登记，加强管理。麻醉药品处方至少保存 3 年，精神药品处方至少保存 2 年，普通、急诊、儿科处方保存 1 年。

47. 吉林省长春市某医疗机构欲取得麻醉药品的购用印鉴卡，如果要获得长春市人民政府卫生主管部门的批准，应当具备以下条件，除了

A. 有获得麻醉药品处方资格的执业医师   B. 有专职的麻醉药品管理人员
C. 有保证麻醉药品安全储存的设施   D. 有保证麻醉药品和安全储存的管理制度
E. 有获得麻醉药品处方资格的执业助理医师

【答案】E

【解析】申请《印鉴卡》的医疗机构应当符合下列条件：①有与使用麻醉药品和第一类精神药品相关的诊疗科目；②具有经过麻醉药品和第一类精神药品培训的、专职从事麻醉药品和第一类精神药品管理的药学专业技术人员；③有获得麻醉药品和第一类精神药品处方资格的执业医师；④有保证麻醉药品和第一类精神药品安全储存的设施和管理制度。

48. 从事医疗废物集中处置活动的单位，下列条件得是不符合：

A. 具有符合环境保护和卫生要求的医疗废物贮存、处置设施或者设备
B. 具有经过培训的技术人员以及相应的技术工人
C. 具有负责医疗废物处置效果检测、评价工作的机构和人员
D. 具有保证医疗废物安全处置的规章制度
E. 具有三级甲等资格的医院才可以

【答案】E

49. 《献血法》规定，国家提倡健康公民自愿献血的年龄是

A. 18～40 周岁   B. 18～45 周岁   C. 18～50 周岁
D. 18～55 周岁   E. 18～60 周岁

【答案】D

【解析】我国提倡无偿献血制度，国家提倡 18 周岁至 55 周岁的健康公民自愿献血。

50. 《献血法》规定，对献血者采集血液两次采集间隔期不少于

A. 7 个月   B. 6 个月   C. 5 个月
D. 4 个月   E. 3 个月

【答案】B

【解析】血站对献血者每次采集血液量一般为 200mL，最多不得超过 400mL，两次采集间隔期不少于 6 个月。

51. 医务人员将不符合国家规定标准的血液用于患者，造成患者死亡或者严重损害患者身体健康的，由司法机关追究的法律责任是

A. 违宪责任   B. 行政责任   C. 民事责任
D. 刑事责任   E. 经济责任

【答案】D

【解析】根据《中华人民共和国献血法》第二十二条，医疗机构的医务人员违反本法规定，将不符合国家规定标准的血液用于患者的，由县级以上地方人民政府卫生行政部门责令改正；给患者健康造成损害的，应当依法赔偿，对直接负责的主管人员和其他直接责任人员，依法给予行政处分。构成犯罪的，依法追究刑事责任。造成患者死亡或者严重损害患者身体健康的，需要追究刑事责任。

52. 公民临床用血时，交付用于血液的费用没有包括

A. 血液采集费用   B. 血液购买费用   C. 血液储存费用
D. 血液分离费用   E. 血液检验费用

【答案】B

【解析】根据《中华人民共和国献血法》第十四条，公民临床用血时只交付用于血液的采集、储存、分离、检验等费用；具体收费标准由国务院卫生行政部门会同国务院价格主管部门制定。无偿献血者临床需要用血时，免交前款规定的费用；无偿献血者的配偶和直系亲属临床需要用血时，可以按照省、自治区、直辖市人民政府的规定免交或者减交前款规定的费用。

53. 《母婴保健法》规定的孕产期保健服务不包括
    A. 母婴保健指导　　　　　　B. 孕妇、产妇保健　　　　　　C. 胎儿保健
    D. 胎儿性别诊断　　　　　　E. 新生儿保健
【答案】D
【解析】《母婴保健法》第十四条规定孕产期保健包括：①母婴保健指导，对孕育健康后代以及严重遗传性疾病和碘缺乏病等地方病的发病原因、治疗和预防方法提供医学意见；②孕妇、产妇保健，为孕妇、产妇提供卫生营养、心理等方面的咨询和指导，以及产前定期检查等医疗保健服务；③胎儿保健，为胎儿生产发育进行监护，提供咨询和医学指导；④新生儿保健，为新生儿生产发育哺乳和护理提供医疗保健服务。胎儿性别诊断是非法的。

54. 医疗保健机构依法开展产前诊断的，必须符合卫生管理部门规定的条件和技术标准，并经县级以上地方人民政府卫生行政部门
    A. 审查　　　　　　　　　　B. 审核　　　　　　　　　　C. 认可
    D. 许可　　　　　　　　　　E. 确认
【答案】D
【解析】根据《母婴保健法》规定：医疗保健机构依法开展产前诊断的，必须符合卫生管理部门规定的条件和技术标准，并经县级以上地方人民政府卫生行政部门许可。

55. 婚前医学检查服务的内容是指
    A. 进行性卫生知识、生育知识的教育　　　　B. 进行遗传病知识的教育
    C. 对有关婚配问题提供医学意见　　　　　　D. 对有关生育保健问题提供医学意见
    E. 对严重遗传疾病、指定传染病和有关精神病的检查
【答案】E
【解析】根据《中华人民共和国母婴保健法》的规定，婚前医学检查主要对以下疾病的检查：①严重的遗传性疾病；②指定传染病，是指艾滋病、淋病、梅毒、麻风病等传染病；③有关精神病，是指精神分裂症、狂躁抑郁型精神病以及其他重型精神病。

56. 婚前医学检查，对确诊患有严重遗传病不宜生育者正确的处理方法是
    A. 不能结婚　　　　　　　　　　　　　　　B. 可以结婚，但需要采取长效避孕措施或者实施结扎手术
    C. 可以结婚，但需提交书面声明，保证不生育　　D. 可以结婚，但必须符合晚婚规定
    E. 法律未明确规定禁止结婚的，可以结婚
【答案】B
【解析】经婚前医学检查，对诊断患医学上认为不宜生育的严重遗传性疾病的，医师应当向男女双方说明情况，提出医学意见；经男女双方同意，采取长效避孕措施或者施行结扎手术后不生育的，可以结婚。但法律规定禁止结婚的除外。

57. 李某怀孕期间到医院进行产前检查，此时医师如果发现一些情况存在，就会提出终止妊娠的医学意见，这些情况中不包括
    A. 李某有致畸物质接触史　　　　　　　　B. 胎儿有严重缺陷
    C. 胎儿患严重遗传性疾病　　　　　　　　D. 李某患严重高血压，继续妊娠会危及其生命
    E. 李某患严重糖尿病，继续妊娠会严重危害其健康
【答案】A
【解析】《母婴保健法》第十八条：经产前诊断，有下列情形之一的，医师应当向夫妻双方说明情况，并提出终止妊娠的医学意见：①胎儿患严重遗传性疾病的；②胎儿有严重缺陷的；③因患严重疾病，继续妊娠可能危及孕妇生命安全或者严重危害孕妇健康的。A选项中所述曾经接触过致畸物质，但未具体说明接触时间、接触剂量以及后果，所以并非一定需要终止妊娠。

58. 医务人员在诊疗活动中应当向患者说明病情和医疗措施。需要实施手术、特殊检查、特殊治疗的，医务人员不宜向患者说明时，应当
    A. 向患者的近亲属说明，并取得其书面同意
    B. 向医疗机构负责人说明情况，并取得其书面同意
    C. 向医疗机构科室负责人说明情况，并取得其书面同意
    D. 向保险机构说明情况，并取得其书面同意
    E. 医务人员自行决定
【答案】A

【解析】法律规定：医务人员在诊疗活动中应当向患者说明病情和医疗措施。需要实施手术、特殊检查、特殊治疗的，医务人员应当及时向患者说明医疗风险、替代医疗方案等情况，并取得其书面同意；不宜向患者说明的，应当向患者的近亲属说明，并取得其书面同意。

59. 患者有损害，不是推定医疗机构有过错的法定情形的是
 A. 违反法律、行政法规、规章以及其他有关诊疗规范的规定
 B. 隐匿与纠纷有关的病历资料
 C. 拒绝提供与纠纷有关的病历资料
 D. 伪造、篡改、销毁病历资料
 E. 医疗事故造成患者死亡的
【答案】E
【解析】法律规定，患者有损害，因下列情形之一的，推定医疗机构有过错：①违反法律、行政法规、规章以及其他有关诊疗规范的规定；②隐匿或者拒绝提供与纠纷有关的病历资料；③伪造、篡改或者销毁病历资料。

60. 对精神障碍患者实施住院治疗须经监护人同意的情形是
 A. 医疗费用需要自理　　B. 没有办理住院手续能力　　C. 发生伤害自身行为
 D. 患者家属提出医学鉴定要求　　E. 有危害他人安全危险
【答案】C
【解析】精神障碍患者发生伤害自身行为或有发生伤害自身的危险情形，经监护人同意，医疗机构应当对患者实施住院治疗，未经监护人同意的，不得对患者进行治疗。

61. 在下列哪种情况下，医疗机构及其医务人员在没有其他可替代措施的情况下，可以对精神障碍患者实施约束、隔离等保护性医疗措施的实施
 A. 严重抑郁　　B. 双相情感障碍　　C. 精神分裂症
 D. 有伤害自身倾向的　　E. 家属要求住院的
【答案】D
【解析】《精神卫生法》规定：精神障碍患者在医疗机构内发生或者将要发生伤害自身、危害他人安全、扰乱医疗秩序的行为，医疗机构及其医务人员在没有其他可替代措施的情况下，可以对精神障碍患者实施约束、隔离等保护性医疗措施，禁止利用约束、隔离等保护性医疗措施惩罚精神障碍患者。

62. 精神障碍患者合法权益保护说法有误的是
 A. 精神障碍患者的人格尊严、人身和财产安全不受侵犯
 B. 精神障碍患者的教育、劳动、医疗以及从国家和社会获得物质帮助等方面的合法权益受法律保护
 C. 有关单位和个人应当对精神障碍患者的姓名、肖像、住址、工作单位、病历资料以及其他可能推断出其身份的信息完全保密，不得泄露
 D. 全社会应当尊重、理解、关爱精神障碍患者
 E. 精神障碍患者的监护人应当履行监护职责，维护精神障碍患者的合法权益
【答案】C
【解析】《精神卫生法》第四条规定：有关单位和个人应当对精神障碍患者的姓名、肖像、住址、工作单位、病历资料以及其他可能推断出其身份的信息予以保密；但是依法履行职责需要公开的除外。

63. 孙某，22岁，A型血。有先天性心脏病，逐渐发展为心衰。由于病情不可控制，最有效的方法就是心脏移植手术，在等待3个月后，终于匹配到适合的心脏。由于手术复杂多变，需要准备充足的A型血。心外科中级医师提出申请用血量为4000mL，请问需要哪里批准签发
 A. 科室主任核准签发→报医务科批准　　B. 科室主任核准签发→报院长办批准
 C. 经上级医师审核→科室主任核准签发　　D. 经上级医师审核→报医务科批准
 E. 经上级医师审核→报院长办批准
【答案】A

64. 关于下列抗菌药处方权的授予，正确的说法是
 A. 具有中级专业技术职务任职资格的医师，才可授予特殊使用级抗菌药物处方权
 B. 具有中级以上专业技术职务任职资格的医师，才可授予限制使用级抗菌药物处方权
 C. 具有高级以上专业技术职务任职资格的医师，才可授予限制使用级抗菌药物处方权
 D. 具有初级以上专业技术职务任职资格的医师，才可授予限制使用级抗菌药物处方权
 E. 具有初级专业技术职务任职资格的医师，才可授予特殊使用级抗菌药物处方权

【答案】B

【解析】《抗菌药物临床应用管理办法》规定：①非限制使用级：长期临床应用证明安全、有效，对细菌耐药性影响较小，价格相对较低的抗菌药物；非限普通医师均可开具；②限制使用级：长期临床应用证明安全、有效，耐药性影响较大，或价格相对较高，必须中级职称以上才可开具；③特殊使用级：具有以下情形之一的抗菌药物：a.具有明显或者严重不良反应，不宜随意使用的药物；b.需要严格控制使用，避免细菌过快产生耐药的抗菌药物；c.疗效、安全性方面的临床资料较少；d.价格昂贵，如第四代头孢菌素等，特殊使用级必须高级职称以上医师开具。

65. 某医疗机构拟开展放射治疗、核医学、X线影像诊断工作，批准部门为

A. 设区的市级以上地方人民政府卫生行政部门　　B. 所在地县级人民政府卫生行政部门
C. 省级人民政府卫生行政部门　　D. 所在地医学会
E. 所在地职业病防治机构

【答案】C

【解析】《放射诊疗管理规定》第十一条规定：医疗机构设置放射诊疗项目，应当按照其开展的放射诊疗工作的类别，分别向相应的卫生行政部门提出建设项目卫生审查、竣工验收和设置放射诊疗项目申请：①开展放射治疗、核医学工作的，向省级卫生行政部门申请办理；②开展介入放射学工作的，向设区的市级卫生行政部门申请办理；③开展X线影像诊断工作的，向县级卫生行政部门申请办理。

66. 医疗机构应当设置电离辐射醒目警示标志的场所是

A. 放射性工作人员办公室　　B. 放射性检查报告单发放处　　C. 接受放射诊疗患者的病房
D. 医学影像科候诊区　　E. 放射性废物储存场所

【答案】E

【解析】医疗机构应当对下列设备和场所设置醒目的警示标志：①装有放射性同位素和放射性废物的设备、容器，设有电离辐射标志；②放射性同位素和放射性废物储存场所，设有电离辐射警告标志及必要的文字说明；③放射诊疗工作场所的入口处，设有电离辐射警告标志；④放射诊疗工作场所应当按照有关标准的要求分为控制区、监督区，在控制区进出口及其他适当位置，设有电离辐射警告标志和工作指示灯。

(67～69题共用题干)

某镇个体开业医师，收治一位不慎从高处摔下的儿童，诊断为右臂尺骨骨折。经接骨和其他相应处理后，患儿仍感头疼、恶心，但该医师认为患儿饮食情况良好，无异常问题，10天后才同意转诊。虽经市人民医院抢救，终因伤及颈脊髓，错过最佳抢救时机，于入院第2天死亡。患儿之父随即向县卫生局反映，要求追究该个体开业医师的法律责任。

67. 根据《医疗事故处理条例》的规定，经调查取证后，有权对该个体开业医师，这一医疗行为是否构成医疗事故作出判定的机关是

A. 镇政府文卫办公室　　B. 市医学会　　C. 县医学会
D. 市卫生局　　E. 县卫生局

【答案】E

【解析】根据《医疗事故处理条例》，可以对是否构成医疗事故作出判定的机关是县卫生局。市医学会负责医疗事故鉴定工作的技术鉴定。

68. 对该个体开业医师这一医疗行为作出判定后，有权依法对其作出行政处理的卫生行政部门应当是

A. 市卫生局　　B. 省卫生厅　　C. 县卫生局
D. 当地县级以上卫生行政部门　　E. 卫生管理部门指定的地方卫生行政部门

【答案】A

【解析】根据《医疗事故处理条例》第三十八条，发生医疗事故争议有下列情形之一的，县级人民政府卫生行政部门应当自接到医疗机构的报告或者当事人提出医疗事故争议处理申请之日起7日内移送上一级人民政府卫生行政部门处理：①患者死亡；②可能为二级以上的医疗事故；③国务院卫生行政部门和省、自治区、直辖市人民政府卫生行政部门规定的其他情形。本题患者死亡，应由市卫生行政部门作出行政处理。

69. 如果提出医疗事故鉴定，医学会需要让双方准备材料并进行答辩的法定期限是

A. 3日内　　B. 5日内　　C. 7日内
D. 10日内　　E. 15日内

【答案】D

【解析】根据《医疗事故处理条例》第四十四条，医疗事故争议经人民法院调解或者判决解决的，医疗机构应当自收到生效的人民法院的调解书，或者判决书之日起7日内向所在地卫生行政部门作出书面报告，并附

具调解书或者判决书。

（70～72题共用备选答案）
A. 从事医师执业活动　　　　B. 中止医师执业活动　　　　C. 申请执业医师注册
D. 不予医师执业注册　　　　E. 注销执业医师注册

70. 不具有完全民事行为能力的
71. 受吊销医师执业证书行政处罚，自处罚之日起不满二年的
72. 医师注册后受吊销医师执业证书行政处罚的

【答案】D、D、E

（73～74题共用备选答案）
A. 依法追究刑事责任　　　　B. 给予行政处分　　　　C. 可以责令暂停执业6～12个月
D. 承担民事责任　　　　　　E. 给予纪律处分

73. 发生医疗事故的医务人员，由卫生行政部门给予的处理是
74. 无正当理由，拒绝为患者提供复印资料的，由卫生行政部门给予的处理是

【答案】C、E

【解析】根据《医疗事故处理条例》第五十五条，医疗机构发生医疗事故的，由卫生行政部门根据医疗事故等级和情节，给予警告；情节严重的，责令限期停业整顿直至由原发证部门吊销执业许可证，对负有责任的医务者依照刑法关于医疗事故罪的规定，依法追究刑事责任。《医疗事故处理条例》第五十六条，医疗机构违反本条例的规定，有下列情形之一的，由卫生行政部门责令改正，情节严重的，对负有责任的主管人员和其他直接责任人员依法给予行政处分或者纪律处分。第二款：没有正当理由，拒绝为患者提供复印或者复制病历资料服务的。

（75～77题共用备选答案）
A. 1h内　　　　　　　　　B. 2h内　　　　　　　　　C. 3h内
D. 4h内　　　　　　　　　E. 立即

75. 省、自治区、直辖市人民政府应当在接到发生或可能发生重大职业中毒事件的报告后，何时向国务院卫生行政部门报告
76. 县级人民政府应当在接到发生传染病流行的报告后，何时向市级人民政府或者上一级人民政府报告
77. 发生或者可能发生重大食物和职业中毒事件的，直辖市人民政府应当在接到报告后，何时向国务院卫生行政主管部门报告

【答案】A、B、A

【解析】《突发公共卫生事件应急条例》第三章第十九条规定，有下列情形之一的，省、自治区、直辖市人民政府应当在接到报告1h内，向国务院卫生行政主管部门报告：①发生或者可能发生传染病暴发、流行的；②发生或者发现不明原因的群体性疾病的；③发生传染病菌种、毒种丢失的；④发生或者可能发生重大食物和职业中毒事件的。国务院卫生行政主管部门对可能造成重大社会影响的突发事件，应当立即向国务院报告。第二十条规定县级人民政府应当在接到报告后2h内向设区的市级人民政府或者上一级人民政府报告；设区的市级人民政府应当在接到报告后2h内向省、自治区、直辖市人民政府报告。

第四单元 预防医学综合

1. 下列不属于第二级预防的是
   A. 50岁以上成人通过大便潜血实验筛检结肠癌
   B. 高危人群定期监测HIV
   C. 糖尿病患者定期检查眼底
   D. 通过定期的常规体检发现疾病
   E. 产前利用超声早期发现胎儿神经管畸形
   【答案】C

   【破题思路】一级预防必有因，二级检查加三早，三级预防是防止。

2. 为了解某地区铅污染的情况，抽样收集了130人的尿铅值，经分析发现数据为偏态分布。若要对数据进行描述，应选择集中趋势和离散程度的指标为
   A. 中位数和标准差　　B. 中位数和极差　　C. 中位数和四分位间距
   D. 算术均数和标准差　　E. 算术均数和四分位间距
   【答案】C

3. 反映一组正态分布计量资料离散趋势的指标是
   A. 变异系数　　B. 标准误　　C. 标准差
   D. 均数　　E. 全距
   【答案】C
   【解析】本题考核表示离散趋势的指标。离散趋势的指标包括：极差、四分位间距、标准差、变异系数等。标准差是用来说明一组观察值之间的变异程度，即离散度，故其反映一组正态分布计量资料离散趋势。标准误是用来表示抽样误差的大小，均数是反映一组性质相同的观察值的平均水平或集中趋势的统计指标，标准差与平均数的比值称为变异系数。全距是一组描述数据变动范围大小的度量。

4. 可以全面描述正态分布资料特征的两个指标是
   A. 均数和中位数　　B. 均数和标准差　　C. 均数和极差
   D. 中位数和方差　　E. 几何均数和标准差
   【答案】B
   【解析】本题考核全面描述正态分布资料特征的指标。正态分布资料特征的两个指标是均数和标准差。中位数一般用于偏态分布或分布类型未知的数据；几何均数一般用于指数资料，取对数后资料近似呈对称分布；极差是最大值和最小值的差值，极差稳定性差，提供的信息少，一般不直接用极差描述数据的离散程度；方差的算术平方根是标准差，标准差的单位与原变量的单位一致，直接表示资料特征。

5. 平均数是用于表示一组同质观察值的
   A. 集中趋势　　B. 分布情况　　C. 离散趋势
   D. 抽样误差　　E. 个体间变化水平
   【答案】A
   【解析】本题考核平均数概念的理解。平均数即均数，用于反映一组同质观察值的平均水平，适用于正态或近似正态分布的定量资料，是集中趋势指标。

6. 正态分布的数值变量资料，描述离散趋势的指标最好选用
   A. 全距　　B. 百分位数　　C. 方差
   D. 标准差　　E. 变异系数
   【答案】D
   【解析】本题考核正态分布的数值变量资料离散趋势的指标。标准差、变异系数都是描述计量资料离散趋势或变异程度大小的指标。标准差应用于正态分布资料，描述离散趋势。变异指数主要应用于所比较各组资料单位不同，或均数相差较大的情况。

7. 关于随机抽样研究中，下列描述哪项是错误的
   A. 采集样本应遵循随机化原则
   B. 实行抽样时，要使总体中每个个体都有同等机会被抽到
   C. 调查者可在总体中随意抽取任意部分作为样本

D. 抽取的样本对总体要有代表性

E. 严格控制的随机抽样有助于减少样本的偏性

【答案】C

【解析】本题考核调查或研究的随机化原则。随机不等于随意。贯彻随机化原则是提高组间均衡性的一个重要手段。

8. 反映均数抽样误差大小的指标是
A. 全距
B. 标准误
C. 均数
D. 标准差
E. 变异系数

【答案】B

【解析】样本均数的标准差称为标准误，反映误差大小的指标是标准误。

【破题思路】全距不稳定，易受极端值的影响；描述正态分布的离散程度最佳指标为标准差；变异系数描述变异程度大小的指标。

9. 小概率事件 P 的取值一般认为是
A. $P \leqslant 0.005$
B. $P \leqslant 0.001$
C. $P \leqslant 0.05$
D. $P=0$
E. $|P|<0.05$

【答案】C

【解析】本题考核概率（P）。概率：描述随机事件发生可能性大小的度量，常用 P 表示。P 值的范围在 $0 \sim 1$ 之间，必然发生的时间概率为 1，事件发生的可能性越大，P 越接近 1。习惯上把 $P \leqslant 0.05$ 的随机事件称小概率事件。

10. 为了解 5 年内城市人口高血压的患病情况，随机抽取城市人口的 15% 进行调查，为防止调查产生偏性，下列措施不正确的是

A. 对于那些检查血压时不肯合作的人，应以较合适的人代替

B. 对 5 年内死亡的调查人群的成员，应追踪其死亡是否与高血压有关

C. 应当使用统一的血压计

D. 应反复多次对调查人群观察、测量

E. 对 5 年期间调查人群中搬出该城市的那部分人，应尽量查明新地址，继续测量他们的血压变化情况

【答案】A

【解析】抽样时应遵循随机抽样，抽样时选择合作的人代替不肯合作的人，违背了随机抽样的原则。

11. 对正态分布曲线的描述有误的是
A. 正态分布曲线以均数为中心
B. 正态分布曲线上下完全对称
C. 正态分布曲线是左右完全对称的曲线
D. 正态分布曲线由两个参数固定
E. 正态分布曲线在横轴均数上方所在处曲线为最高点

【答案】B

【解析】本题考核正态分布曲线的特点。正态分布曲线又名高斯分布，因形态也称钟形曲线，有以下特征：①正态曲线在横轴上方均数处最高；②正态分布以均数为中心，左右对称，而非上下对称；③正态分布有两个参数固定，即均数和标准差，均数决定曲线的位置，标准差决定曲线的形状；④正态曲线下面积的分布有一定规律。

12. 在整理分析资料时，欲知道一组观察值的变异程度常计算
A. 平均值
B. 标准差
C. 构成比
D. 百分率
E. 标准误

【答案】B

【解析】本题考核常用统计指标的概念。说明一组观察值的变异程度应计算标准差，故 B 正确。平均值不适用于表示观察值的变异程度，因此 A 错误。标准误是用以说明抽样误差的大小，因此 E 错误。构成比和百分率显然都不能表示观察值的变异程度，因此 C、D 错误。

13. 糖尿病患者，女，65 岁。家庭主妇，初中文化程度。医生给予的饮食建议，容易理解和执行的说法是

A. "您每天摄入热量不能超过 1200 千卡。"

B. "您必须严格控制饮食，要低盐、低脂、低糖饮食。"

C. "每顿饭主食 2 两，少吃油腻的。"

D. "不吃甜食、稀饭、甘蔗、西瓜、甜饮料、少吃肉、油。可吃点粗粮。"

E. "您一定要管住自己的嘴，原来爱吃的都不能吃了。"

【答案】E

14. 从一个呈正态分布的总体中随机抽样，该差别被称为

A. 系统误差　　　　　　B. 个体差异　　　　　　C. 过失误差

D. 抽样误差　　　　　　E. 测量误差

【答案】D

【解析】本题考核几种误差的类型。系统误差：由于纳入观察对象的方法、标准不正确导致的选择偏倚；仪器未校正、观察者的主观因素导致观察值的偏差。抽样误差：由随机抽样引起的统计量与总体参数间的差异引起的误差。过失误差：观察过程中由于错误的判断、记录或录入计算机所致的观察值与实际值之差导致的差异。

15. 下列说法正确的是

A. 测定60名正常成年女性血小板数所得资料只能是计数资料

B. 统计工作步骤中最重要的是分析资料

C. 概率是描述某随机事件发生可能性大小的指标

D. 样本一定具有随机性

E. 样本的指标称为参数

【答案】C

【解析】定量资料也称计量资料，重点强调数值，如身高、血压、体温、血细胞计数等；定性资料又称计数资料，观察值是定性的，重点是强调性质，如性别等，故答案A不正确；统计工作的基本步骤：统计设计、数据整理、统计描述、统计推断，其中统计设计是统计工作步骤中最重要的，设计好了，能达到事半功倍的效果，故答案B不正确；D说法过于肯定；参数是个变量，样本指标用于描述样本与总体样本的差别，故E不正确。概率是描述某随机事件发生可能性大小的指标。

16. 一名45岁的男性，由于患肺结核病而就诊，经问诊得知他已经吸烟20年，每天吸一包烟。他表示考虑在未来的一个月内戒烟，作为一名临床医生，你要做的是

A. 强调戒烟的好处　　　　B. 和患者一起确定戒烟日　　　　C. 提供戒烟药物

D. 随访　　　　　　　　　E. 告知戒烟的危害

【答案】B

【解析】5A戒烟法的干预

询问戒烟情况（Ask）：了解和记录患者吸烟情况。

建议吸烟者情况（Advise）：明确的、个体化的方案督促吸烟者戒烟。

评估吸烟者的戒烟意识（Assess）：患者愿意戒烟，应帮助其制定戒烟计划；如果患者不想戒烟，应适当干预以提高戒烟动机。

提供行为咨询治疗或戒烟药物（Assist）：帮助愿意戒烟的患者确定戒烟日期、制定戒烟计划、技巧等。

随访（Arrange）：吸烟者戒烟后开始安排随访。

17. 某市流行性乙型脑炎逐年（1949～1955年）病死率为4.89%、4.31%、2.73%、2.15%、2.00%、1.82%、1.27%，据此资料画图，应选用

A. 直条图　　　　　　B. 构成图　　　　　　C. 直方图

D. 半对数线图　　　　E. 线图

【答案】E

【解析】本题考核统计图的适用资料。①直条图：适用于按质分组或量分组资料比较大小。②圆形图或百分条图：适用于按质分组或按量分组资料比较各部分构成比。③线图：适用于连续性资料，表示某现象随另一现象的变动趋势。④半对数线图：用于表示事物的发展速度。⑤直方图：适用于连续性资料，表示频数分布情况。⑥散点图：表示两种事物变化的相关性和趋势。

18. 健康咨询的5A模式的第一步是

A. 咨询者对咨询对象的诊断　　B. 咨询对象倾诉自己的感受　　C. 咨询者评估咨询对象的问题

D. 咨询者明确咨询目标　　　　E. 咨询者制订咨询方案

【答案】C

【解析】本题考核临床行为干预5A模式。健康咨询的基本模式是由医务人员在临床场所为患者提供健康咨询的五个步骤：评估、劝告、达成共识、协助、安排随访。

19. 5A 戒烟法中的第四步重点放在
 A. 识别戒烟愿望 B. 建议戒烟者戒烟 C. 帮助制订戒烟计划
 D. 劝阻吸烟者戒烟 E. 准备戒烟方案
【答案】C
【解析】本题考核临床戒烟指导 5A。① Ask：询问患者所有关于吸烟的问题。② Advise：建议吸烟者戒烟。③ Assess：评估吸烟者的戒烟意愿（帮助制订计划）。④ Assist：提供戒烟药物或者行为咨询治疗。⑤ Arrange：安排随访。

20. 对健康影响作用越来越大的因素是
 A. 卫生服务 B. 自然环境 C. 生物学
 D. 行为与生活方式 E. 社会环境
【答案】D
【解析】影响健康的众多因素归纳为4大类：人类生物学、生活方式、环境以及卫生服务的可得性，其中，对健康影响作用越来越大的因素是行为与生活方式。

21. 各级各类医疗保健机构应当设立预防保健组织或者人员承担
 A. 本单位的传染病预防、控制和疫情管理工作 B. 责任地段的传染病监测管理工作
 C. 本单位和责任地段的传染病监测管理工作 D. 本单位和责任地段的传染病预防、控制和疫情管理工作
 E. 本单位和责任地段的传染病监督、监测管理工作
【答案】D
【解析】根据《中华人民共和国传染病防治法》第二十一条，各级各类医疗保健机构应当设立预防保健组织或者人员承担本单位和责任地段的传染病预防、控制和疫情管理工作。市、市辖区、县设立传染病医院或者指定医院设立传染病门诊和传染病病房。

22. 碘缺乏病是碘缺乏时机体产生的一种疾病，例如甲状腺肿及以痴呆、矮小等为特征的机体异常表现。预防其发生最方便和最有效的方法是
 A. 碘盐 B. 碘化钾 C. 碘酸钾
 D. 碘油 E. 碘油 + 碘化钾
【答案】A
【解析】本题考核地方病。食盐加碘是预防碘缺乏病的首选方法。食盐加碘是最生活化、最易坚持的有效措施。

23. 甲类传染病是指
 A. 鼠疫、狂犬病 B. 黑热病、炭疽 C. 鼠疫、霍乱
 D. 鼠疫、炭疽 E. 炭疽、霍乱
【答案】C
【解析】本题考核传染病分类。甲类传染病包括：鼠疫、霍乱。

24. 某市冬季取暖，大量燃烧富含硫的煤炭，受到二氧化硫严重污染的地区的居民何种疾病发病率升高
 A. 血液系统疾病发病率升高 B. 上呼吸道感染发病率升高 C. 高血压发病率升高
 D. 泌尿系统疾病发病率升高 E. 心血管系统疾病发病率升高
【答案】B
【解析】本题考核环境污染物的慢性损伤。上呼吸道感染发病率升高。因为二氧化硫遇水可产生酸性物质，长期对上呼吸道刺激，造成上呼吸道抵抗力下降。因此，在冬季上呼吸道感染发病率明显升高。

25. 在炎热的夏季，下列何种化学物经日光照射，可发生光化学烟雾
 A. 二氧化碳和氯化氢 B. 二硫化碳和硫化氢 C. 氮氧化物和烃类
 D. 氰化物和一氧化碳 E. 二氧化碳和二氧化硫
【答案】C
【解析】本题考核光化学烟雾形成原因。排入大气中的氮氧化物和烃类在强烈太阳紫外线作用下，发生光化学反应，产生具有很强刺激性的浅蓝色烟雾。

26. 亚硝酸盐食物中毒的机制是
 A. 与胺作用形成亚硝酸铵 B. 使亚铁血红蛋白氧化为高铁血红蛋白 C. 转化为硝酸盐
 D. 抵制乙酰胆碱酯酶 E. 溶血
【答案】B
【解析】亚硝酸盐为强氧化剂，发生中毒时，亚硝酸盐将机体中的氧合血红蛋白即亚铁血红蛋白氧化为高

铁血红蛋白，使机体失去携带氧气的能力而缺氧。

27. 引起副溶血弧菌食物中毒的主要食物是
A. 罐头食品　　　　　　　　B. 剩米饭、凉糕　　　　　　C. 奶及奶制品
D. 家庭自制豆制品　　　　　E. 海产品及盐腌制类食品

【答案】E

【解析】本题考核引起食物中毒的病菌存在的食物。副溶血弧菌主要来自海产品或盐腌制食品，常见者为蟹类、乌贼、海蜇、鱼、黄泥螺等。

28. 假设检验的目的
A. 研究总体指标的变化　　　B. 研究样本指标的变化　　　C. 排除主观因素对抽样的影响
D. 排除抽样误差的影响　　　E. 排除系统误差的影响

【答案】D

【解析】本题考核假设检验的目的。假设检验是数理统计学中根据一定假设条件由样本推断总体的一种方法。用来判断样本与样本，样本与总体的差异是由抽样误差引起还是本质差别造成的统计推断方法。其基本原理是先对总体的特征作出某种假设，然后通过抽样研究的统计推理，对此假设应该被拒绝还是接受作出推断。

29. 比较不同职业人群的冠心病患病率的假设检验，应计算的统计量为
A. t　　　　　　　　　　　B. X　　　　　　　　　　　C. F
D. χ^2　　　　　　　　　E. P

【答案】D

【解析】本题考核统计方法的理解与选择。对比不同职业人群冠心病患病率是否相同，是多个样本率的比较，用卡方检验。

30. 疾病的三间分布是指
A. 国家、地区和城市分布　　　　　　　B. 职业、家庭和环境分布
C. 短期波动、季节性和周期性分布　　　D. 年龄、性别和种族分布
E. 时间、地区和人群分布

【答案】E

【解析】本题考核疾病的三间分布。疾病的三间分布：时间、地区和人群分布。

31. 百分条图表示各组成部分各百分比构成，其作用同于
A. 直条图　　　　　　　　B. 线图　　　　　　　　　C. 圆图
D. 直方图　　　　　　　　E. 散点图

【答案】C

【解析】圆形图适用于事物内部各部分的百分比构成资料，面积大小表达各部分所占的比重。

32. 若用统计图直观地表示某城市在8年中肝炎的病发率随时间的变化情况，宜选择
A. 圆图　　　　　　　　　B. 直条图　　　　　　　　C. 普通线图
D. 直方图　　　　　　　　E. 散点图

【答案】C

【解析】线图用于连续性资料的发展变化或一事物随另一事物变迁的情况，题干要求8年中肝炎发病率随时间的变化，为一个连续性的资料。

【破题思路】圆图是把圆的总面积作为100%，表示事物的全部，而圆内各扇形面积用来表示全体中各部分所占比例；直方图用于表示连续性资料的频数分布；散点图用于表示两事物的相关关系。

33. 分析胎儿不同出生体重和围产儿死亡率之间是否有关，可以选用的统计方法是
A. t检验　　　　　　　　B. F检验　　　　　　　　C. χ^2检验
D. 相关分析　　　　　　　E. 秩和检验

【答案】C

【解析】本题考核统计学假设检验方法的选择。χ^2检验又称卡方检验。它是处理测试数据的一种常用方法，在分类变量资料的统计推断中的应用，包括：两个率或两个构成比比较的卡方检验；多个率或多个构成比比较的卡方检验，以及分类资料的相关分析等。题干中说胎儿不同出生体重和围产儿死亡率之间是否有关，属于分类变量资料两个率的比较，故用χ^2检验。

34. 抽样调查中较准确而且便于实行的方法是
    A. 单纯随机抽样　　　　　　B. 机械抽样　　　　　　　　C. 分层抽样
    D. 整群抽样　　　　　　　　E. 分层加整群
【答案】A
【解析】单纯随机抽样是所有抽样中最简单、最基本的方法，是其他随机抽样的基础，但是当总体数量较大时，不仅编号和抽样变得十分烦琐，而且抽到的个体分散，导致资料的收集十分困难。题中并没有强调总体的数量，可以不考虑，简单随机抽样是准确且便于实行的方法。

35. 已知某病患者8人的潜伏期（天）分别为：6、8、8、10、12、15、16、17，其平均潜伏期（天）为
    A. 8　　　　　　　　　　　　B. 10　　　　　　　　　　　C. 11
    D. 12　　　　　　　　　　　E. 15
【答案】C
【解析】常采用计算中位数的方法统计患者的潜伏期。统计样本个数为偶数单位，计算居中的两个样本的平均数，如果统计样本个数为奇数单位，直接取居中间位置的样本。

36. 欲用统计图比较1994～2003年城市和农村3岁以下儿童贫血患病率的变化趋势，选用何种统计图最为合适
    A. 条图　　　　　　　　　　B. 线图　　　　　　　　　　C. 圆图
    D. 直方图　　　　　　　　　E. 散点图
【答案】B
【解析】本题考核统计图的适用资料。①直条图：适用于按质分组或按量分组资料比较大小。②圆形图或百分条图：适用于按质分组或按量分组资料比较各部分构成比。③线图：适用于连续性资料，表示某现象随另一现象的变动趋势。④散点图：表示两种事物变化的相关性和趋势。⑤直方图：适用于连续性资料，表示频数分布情况。

37. 关于队列研究，下列哪项是错误的
    A. 属于观察法　　　　　　　B. 是分析性研究　　　　　　C. 预测疾病发生的危害因素
    D. 由果及因　　　　　　　　E. 可以直接获得研究人群的发病率
【答案】D
【解析】本题考核队列研究的特点。队列研究是分别选择接触与未接触某种危险因素的人群，观察分析危险因素与发病的关系，是由"因"至"果"的方法，前瞻性的研究方法；论证因果的关系能力较强。

38. 评价社区冠心病干预措施效果最有意义的指标是
    A. 患病率　　　　　　　　　B. 罹患率　　　　　　　　　C. 发病率
    D. 死亡率　　　　　　　　　E. 病死率
【答案】C
【解析】本题考核对干预研究和各种指标的理解。发病率是评价预防措施效果的指标。罹患率是范围小、时间短的发病频率指标；患病率受发病率和病程的影响；死亡率和病死率是描述死亡频率的指标。

39. 我们日常所说的"疾病监测"指的是流行病学研究中
    A. 横断面研究　　　　　　　B. 常规资料分析　　　　　　C. 纵向研究
    D. 群组研究　　　　　　　　E. 病例对照研究
【答案】A
【解析】本题考核横断面研究。横断面研究又称现况调查式，调查目标人群中某种疾病或现象在某一特定时间点上的情况。常规资料分析（历史资料分析）：对已有的资料或疾病监测记录做分析或总结。病例对照研究是比较患某些病者与未患某病的对照者暴露于某可能危险因素的百分比差异，分析这些因素是否与该病存在联系。

40. 要想了解某种疾病在某一地区的危害情况，最初进行现况调查时，宜选用下列何种方法
    A. 个案调查　　　　　　　　B. 抽样调查　　　　　　　　C. 普查
    D. 典型病例调整　　　　　　E. 住院病例调查
【答案】B
【解析】本题考核流行病学调查方法。要了解某种疾病在某地区的危害现况，首选采取抽样调查方法，以便推测对整个地区的危害现状。这种方法较为经济和有效。

41. 一种筛检乳腺癌的试验用于研究经病理检查证实患有乳腺癌的400例妇女和未患乳腺癌的400名妇女，结果患癌组有100例阳性，未患癌组有50例阳性，该试验能将实际无病判定为阴性的能力是
    A. 100/300=0.33　　　　　　B. 100/400=0.25　　　　　　C. 100/150=0.67

D. 50/400=0.125　　　　　　　　E. 350/400=0.87

【答案】E

【解析】本题考核诊断或筛检试验的评价指标。试验中实际无病的是400人，被该实验准确判断为阴性的是350。

42. 在一项队列研究中，非暴露组150人中15人患高血压，暴露组200人中30人患高血压，归因危险度为

A. 0.15　　　　　　　　　B. 0.1　　　　　　　　　C. 1.5
D. 0.05　　　　　　　　　E. 0.25

【答案】D

【解析】本题考核归因危险度。归因危险度为暴露组发病率与非暴露组发病率的差，此题为30/200-15/150=0.15-0.10=0.05。

43. 某医师为评价某新药对流感的治疗效果，共收治了100例流感患者，一周后治愈的有90例，由此认为该新药对流感疗效显著，针对此实验，正确的观点是

A. 结论正确，因为治愈率达90%　　　　　　B. 结论不能肯定，因为未作重复试验
C. 结论不能肯定，因为未设对照组　　　　　D. 结论不能肯定，因为未作统计学处理
E. 结论不能肯定，因为实验样本含量较少

【答案】C

【解析】实验设计必须遵循实验设计的基本原则，即对照原则、随机化原则、重复原则，该实验未设置对照组，该实验不成立，故结论不能肯定。

44. 男，35岁。吸烟10年，每天1包烟，不想戒烟。他说："就算生病我也不会把烟戒掉。"按照行为改变阶段模式，其属于

A. 行动阶段　　　　　　　B. 准备阶段　　　　　　　C. 打算转变阶段
D. 维持阶段　　　　　　　E. 无打算阶段

【答案】E

45. 在居民小区建设健康步道，改善小区绿化环境，以鼓励他们参加体育锻炼，这种方法属于

A. 健康促进　　　　　　　B. 卫生宣传　　　　　　　C. 社区启蒙
D. 健康教育　　　　　　　E. 临床预防服务

【答案】A

46. 为探索吸烟是否为慢性阻塞性肺疾病的主要危险因素，对40岁以上的男性5000人连续观察了20年，吸烟是否与慢性阻塞性肺疾病发病的关系，该研究为

A. 病例对照研究　　　　　B. 现况研究　　　　　　　C. 队列研究
D. 临床随访研究　　　　　E. 实验研究

【答案】C

【解析】本题考核流行病学研究方法的应用。队列研究和实验研究均为前瞻性研究，但临床试验研究要采取干预措施，而队列研究只关注暴露因素与疾病之间的关联，没有干预措施，因此只能用队列研究的方法。注本题干中主要强调的是吸烟与慢性阻塞性肺疾病发病的关系，故选队列研究。

47. 为研究职业接触放射性物质与骨瘤发生的关系，某人选取1000名接触放射性物质的女职工和1000名电话员作为研究对象，观察1950～1980年间的骨瘤发生率，结果接触放射性物质的女工中有20例骨瘤患者，而电话员中仅有4例，这种研究属于

A. 横断面研究　　　　　　B. 实验研究　　　　　　　C. 队列研究
D. 临床研究　　　　　　　E. 病例对照研究

【答案】C

【解析】考核流行病学研究方法的判断。队列研究是将一个范围明确的人群按是否暴露于某可疑因素及其暴露程度分为不同的亚组，追踪其各自的结局，由因到果的前瞻性研究。本题中以1000名电话员为研究对象，经过多年的观察，发现接触新射线与骨瘤患者有关，属于由因到果的研究。

48. 某男性成人出现疲倦，体重下降，机体免疫力下降，伴有伤口愈合不良，营养性水肿。血常规检查Hb<130g/L，血浆蛋白低于正常。此时最适宜采取的膳食措施是

A. 补充糖类　　　　　　　B. 补充优质蛋白质　　　　C. 补充铁制剂
D. 补充铁与维生素C　　　E. 补充高热能食物

【答案】B

【解析】本题考核蛋白质营养价值。蛋白质是人体发育必需的营养素，缺乏可导致机体免疫能力下降以及

水肿等营养不良表现。

49. 一名8岁男童，长期挑食，不吃动物性食物，生长迟缓，味觉异常，分析其缺乏的营养素为
    A. 钙   B. 铁   C. 锌
    D. 铜   E. 硒
【答案】C
【解析】此题是基本知识试题，考核对人体需要的营养素中微量元素锌缺乏症状的认识。生长迟缓、味觉异常是缺锌的典型症状。钙缺乏主要影响骨骼发育；铁缺乏造成贫血；铜缺乏表现为中性粒细胞减少，情绪易激动、生长迟缓；硒缺乏与心肌坏死、某些肿瘤有关。

50. 某石棉厂工人，工作30年。近期频繁出现心慌、气短等症状，经X线检查发现该工人肺部有团块状阴影。确诊为硅肺。该病属于
    A. 职业性伤害   B. 职业性工伤   C. 职业病
    D. 职业性损伤   E. 工作有关疾病
【答案】C
【解析】本题考核职业病。职业病是指企业、事业单位和个体经济组织的劳动者在职业活动中，因接触有毒、有害物质、粉尘、放射性物质等因素而引起的疾病。石棉厂工人，工作30年。近期频繁出现心慌、气短等症状，经X线检查发现该工人肺部有团块状阴影，确诊为硅肺，为职业病。

51. 男，55岁。自述头痛、乏力，声音嘶哑，吞咽困难。查体：视力下降，眼睑下垂，瞳孔散大，对光反射迟钝。据悉近两周以来，进食过自制的臭豆腐及鱼制品，该患者最可能的诊断是
    A. 致病性大肠埃希菌中毒   B. 沙门菌属食物中毒   C. 毒蕈中毒
    D. 肉毒毒素中毒   E. 副溶血性弧菌中毒
【答案】D
【解析】本题考核肉毒毒素引起的食物中毒。肉毒毒素中毒是肉毒梭状芽孢杆菌产生毒素引起，引起中毒的食物以家庭自制发酵品多见，如臭豆腐、豆酱、面酱等，肉毒毒素为嗜神经毒物，经消化道入血后，主要作用于中枢神经系统。由患者症状和食物的事务可诊断为肉毒素中毒。

52. 某一家4口，晨起先后出现恶心、呕吐、腹痛、腹泻，大便呈黄绿色水样便，有恶臭，4人伴有体温升高，其中3人为38℃左右，1人为40℃。据了解发病的前晚，晚餐进食米饭、肉炖蛋、炒青菜、肉丝榨菜蛋汤，可能引起食物中毒的细菌是
    A. 沙门菌   B. 变形杆菌   C. 肉毒梭状芽孢杆菌
    D. 副溶血性弧菌   E. 葡萄球菌
【答案】A
【解析】本题考核沙门菌引起的食物中毒。沙门菌食物中毒发病表现为典型的胃肠道症状和黄绿色水样便、高热等；变形杆菌食物中毒起病急骤，有恶臭的稀水便，含黏液，里急后重；肉毒梭状芽孢杆菌食物中毒的食品多为发酵制品，且临床表现以神经系统受损为主；副溶血性弧菌主要见于食用海产品；葡萄球菌食物中毒以呕吐最为显著，呕吐物可呈胆汁性含血及黏液，细菌主要存在于剩饭中。

53. 男，35岁。温度计厂工人。主诉：易激动，易怒（示情感障碍），2年前有唇、手指等细小震颤，现发展到全身，并出现书写震颤。有口腔炎反复发作。该病人的可能诊断为
    A. 汞中毒   B. 铅中毒   C. 苯中毒
    D. 镉中毒   E. 砷中毒
【答案】A
【解析】本题考核金属中毒。汞主要以蒸气形式经呼吸道进入体内，不易通过消化道吸收。长期接触汞蒸气，可产生慢性汞中毒。早期可有头昏、头痛、失眠、记忆力减退、乏力等神经衰弱症状以及精神改变，如胆怯、害羞、易怒等；此外，流涎、口腔炎和牙龈炎也是慢性汞中毒的早期表现。肌肉震颤是汞中毒的特征性症状，初期表现为手指、眼睑和舌细微震颤，严重时，可发展到上下肢。

54. 某校学生食堂数十人进食海虾后6h，陆续出现上腹部绞痛，大便为水样或血水样，体温37～39℃，你认为最可能是
    A. 肉毒梭菌食物中毒   B. 葡萄球菌肠毒素食物中毒   C. 副溶血性弧菌食物中毒
    D. 变形杆菌食物中毒   E. 沙门菌食物中毒
【答案】C
【解析】本题考核细菌性食物中毒。由患者症状上腹部绞痛，大便为水样或血水样，体温37～39℃，可知是副溶血性弧菌感染引起中毒，而此类细菌主要存在于海产品中。

55. 拟了解居民经常吃排骨汤与血压间的关系，故对某城市社区 35 岁以上的居民按是否经常进食排骨汤分组，连续观察了 10 年，随访两组高血压的发病率。该类研究为

A. 病例对照研究　　　　　　B. 病例随访研究　　　　　　C. 临床观察研究
D. 队列研究　　　　　　　　E. 现况研究

【答案】D
【解析】本题考核流行病学方法的理解与应用。队列研究是选定暴露和未暴露于某种因素的两种人群，追踪其各自的发病结局，比较两者发病结局的差异，从而判断暴露因素与发病有无因果关系及关联大小的一种观察性研究方法，即由因到果的前瞻性研究，本题研究属于队列研究。

（56～58题共用备选答案）
某研究人员将统计资料按研究指标的类型整理实验数据。

A. 尿蛋白　　　　　　　　　B. 白细胞分类　　　　　　　C. 就诊人员
D. 职业　　　　　　　　　　E. 血压

56. 属计量资料的是
57. 属计数资料的是
58. 属等级资料的是

【答案】E、D、A
【解析】本题考核变量资料的类型。定量资料又称计量资料，是定量的，表现为数值的大小，有度量衡单位，重点强调数值，如身高、体重、血压等。定性资料是指变量值是定性的，为不相容的类别或属性，性别、民族、职业和 ABO 血型都是定性资料。半定量资料也称有序资料或等级资料，变量的观察值是定性的，但各类别（属性）之间有程度或顺序上的差别。如药物治疗效果按照显效、有效、好转、无效分类等，重点强调顺序。

（59～60题共用备选答案）

A. 直条图　　　　　　　　　B. 圆图　　　　　　　　　　C. 线图
D. 直方图　　　　　　　　　E. 散点图

59. 表达一组分列数据的内部构成比的图是
60. 表达某连续型变量各组段的数或频度的图是

【答案】B、D
【解析】本题考核统计图的适用资料。①直条图：适用于按质分组或按量分组资料比较大小。②圆形图或百分条图：适用于按质分组或按量分组资料比较各部分构成比。③线图：适用于连续性资料，表示某现象随另一现象的变动趋势。④半对数线图：用于表示事物的发展速度。⑤直方图：适用于连续性资料，表示频数分布情况。⑥散点图：表示两种事物变化的相关性和趋势。彼此相互独立的现象间相同指标的比较用直条图。

（61～65题共用备选答案）

A. 平均数　　　　　　　　　B. 标准差　　　　　　　　　C. 标准误
D. 率　　　　　　　　　　　E. 构成比

61. 表示在抽样调查中，样本均数与总体均数之间抽样误差的大小
62. 在抽样调查中一组样本的变异程度，即对均数离散度
63. 计量资料的平均水平
64. 某种现象发生的频率
65. 某事物内各种构成部分所占的比重

【答案】C、B、A、D、E

（66～68题共用备选答案）

A. 双盲　　　　　　　　　　B. 单盲　　　　　　　　　　C. 样本含量
D. 三盲　　　　　　　　　　E. 随机分组

66. 目的是平衡实验组和对照组混杂因素的是
67. 研究者和研究对象均不知分组情况的是
68. 包括连续变量和非连续变量样本大小的估计是

【答案】E、A、C

（69～70题共用备选答案）

A. 鼠疫　　　　　　　　　　B. 风疹　　　　　　　　　　C. 流行性感冒
D. 流行性腮腺炎　　　　　　E. 肺结核

69. 上列疾病中,属于甲类传染病的是
70. 上列疾病中,属于乙类传染病的是

【答案】A、E

【解析】本题考核传染病的分类。甲类传染病包括：鼠疫、霍乱。乙类传染病包括：传染性非典型肺炎、艾滋病、病毒性肝炎、脊髓灰质炎、麻疹、流行性出血热、狂犬病、流行性乙型脑炎、登革热、炭疽、细菌性和阿米巴性痢疾、肺结核、伤寒和副伤寒、流行性脑脊髓膜炎、百日咳、白喉、新生儿破伤风、猩红热、布鲁氏菌病、淋病、梅毒、钩端螺旋体病、血吸虫病、疟疾等27种疾病。